의학용어집 6판 적용

EDITION 19

Clayton's Basic Pharmacology for Nurses

간호사를 위한 기본약리학

대표감수 신인철

Michelle J. Willihnganz, MS, RN, CNE
RCTC Nursing Instructor
Rochester Community and Technical College
Rochester, Minnesota

Samuel L. Gurevitz, PharmD
Associate Professor
College of Pharmacy and Health Sciences
Butler University
Indianapolis, Indiana

Bruce D. Clayton, BS Pharm, PharmD, RPh
Professor Emeritus of Pharmacy Practice
College of Pharmacy and Health Sciences
Butler University
Indianapolis, Indiana

ELSEVIER

의학교육

ELSEVIER

3251 Riverport Lane
St. Louis, Missouri 63043

Clayton's Basic Pharmacology for Nurses, NINETEENTH EDITION ISBN: 978-0-323-79630-9

Publisher's note: Elsevier takes a neutral position with respect to territorial disputes or jurisdictional claims in its published content, including in maps and institutional affiliations.

Previous editions copyrighted 2020, 2017, 2013, 2010, 2007, 2004, 2001, 1997, 1993, 1989, 1985, 1981, 1977, 1973, 1969, 1965, 1961, and 1957.

Clayton's Pharmacology for Nurse, nineteenth edition, by Michelle J. Willihnganz, MS, RN, CNE, Samuel L. Gurevitz PharmD, and Bruce D. Clayton BS Pharm, PharmD, RPh 의 한국어판은

저작권사인 Elsevier Inc. 와 계약 하에 발행되었습니다.

기본약리학

Korean ISBN
979-11-6127-251-1

Notices

본 번역은 Hyunwoosa Publishing Co. 의 단독 책임하에 있습니다.
실무자와 연구자는 항상 자신의 경험과 지식에 의존하여 평가하고 여기에 설명된 정보, 방법, 화합물 또는 실험을 사용해야 합니다.
특히 의학의 급속한 발전으로 인해, 진단과 약물 복용에 대한 독립적인 검증이 이루어져야 합니다.
법의 모든 범위에서 엘스비어, 저자, 편집자 또는 기고자는 번역과 관련하여 제품 책임, 과실 또는 기타 방법으로 인한 사람이나 재산의 손상 및 손해에 대해 어떠한 책임도 지지 않습니다.
또한 본 자료에 포함된 모든 방법, 제품, 지침 또는 아이디어의 사용이나 운영에 대해서도 책임을 지지 않습니다.

Printed in Korea by Hyunwoosa Publishing, Co.

To Kevin, the love of my life,
and to my wonderful daughters Katie and Jennifer,
who always stand beside me.

—MJW

To my wonderful wife Eileen
and to our daughter Maire.

—SLG

To Francine,
for her unfailing support and encouragement,
and to
Sarah, Nathaniel, Evelyn, and Grace
and
Beth, Clayton, and Arden,
the lights of our lives!

—BDC

머리말

Clayton의 〈Basic Pharmacology for Nurses〉 제19판은 1957년에 처음 출간된 책의 기준을 바탕으로 약물 모니터링과 환자교육에 초점을 맞추면서 안전하고 정확하게 약물을 투여할 수 있도록 개정되었다. 실무 환경에서 간호사는 근본적인 질병 과정을 파악하고 있어야 정확한 평가를 내릴 수 있고, 또 치료에 영향을 미치는 결정에 환자가 적극적으로 참여할 수 있도록 간호계획을 수립하고 수행할 수 있다.

이 책에서는 이러한 사실에 중점을 두고 환자의 치료 목표를 달성하고 최적의 건강수준을 유지할 수 있도록 약물요법에 대한 관련 지식과 환자교육을 통합하는 데 힘썼다. 책의 내용, 구조 및 레이아웃이 사용자 친화적이며, 간결하고 읽기 쉽도록 텍스트를 구성하였다. 또한 약물투여 시 지켜야 할 다섯 가지 기본원칙(정확한 대상자, 정확한 약물, 정확한 용량, 정확한 시간, 정확한 경로)을 중심으로 약물치료를 받는 환자에게 안전하고 효과적인 간호를 제공하는 데 필요한 정보를 제공하고 있다.

역자 머리말

많은 약리학 교재가 시중에 나와 있지만, 대부분은 의사로 대표되는 전문의료인력 교육에 초점을 둔 것이 많고 의시 이외의 보건전문인력인 간호사에게 적합한 교재는 많지 않다. 본 교재는 복잡하고 다양해지는 보건의료분야에서 특히 간호학을 전공하는 학생들을 대상으로 인체의 질병에 사용되는 약물에 대한 기본적이고 핵심적인 지식을 제공하고 있다.

이 책은 모든 약물에 적용되는 기본적인 개념과 약리학의 원리, 구체적인 신체 장기 시스템 또는 치료법과 연관된 약물을 소개하였다. 또한 각각의 약물에 대해서는 작용기전, 치료 효과, 임상용도, 부작용, 약물 상호작용 등에 집중하여 이해하기 쉽게 설명하였다. 따라서 간호학 전공자는 물론 임상에 근무하는 의료인들에게 많은 도움을 줄 수 있는 책이다.

끝으로 이 책의 번역에 참여해 주신 저자들께 깊은 감사를 드리며, 이 책이 나오기까지 성심껏 도움을 주신 출판사 대표님을 비롯한 편집부 여러분께 깊은 감사를 드린다.

역자 대표 신인철

목차

Chapter 01 약리학의 기초

Chapter 02 약리학과 간호과정

Chapter 03 약물투여의 원리

Chapter 04 말초신경계통 약물

Chapter 05 중추신경계통 약물

Chapter 06 심혈관계통 약물

Chapter 07 호흡계통 약물

Chapter 08 소화계통 약물

Chapter 09 내분비계통 약물

Chapter 10 비뇨생식계통 약물

Chapter 11 근골격계통 약물

Chapter 12 항감염제

Chapter 13 항암제

Basic Pharmacology

CHAPTER

01

약리학의 기초

학습목표

1. 약물의 명칭을 구분하여 설명할 수 있다.
2. 약물의 작용기전을 설명할 수 있다.
3. 약물의 투여경로와 체내동태를 설명할 수 있다.
4. 약물의 부작용을 설명하고 그 유형을 나눌 수 있다.
5. 약물의 상호작용과 관련된 용어를 열거할 수 있다.
6. 약물치료에 영향을 미치는 요인을 열거할 수 있다.

주요용어

- 약리학(pharmacology)
- 화학명(chemical name)
- 일반명(generic name)
- 상품명(brand name)
- 처방약(prescription drug)
- 비처방약(nonprescription drug)
- 유사생물학제제(바이오시밀러, biosimilar)
- 후발의약품(복제의약품, generic drug)
- 약리작용(pharmacological action)
- 약력학(pharmacodynamics)
- 작용제(agonist)
- 대항제(길항제, antagonist)
- 흡수(absorption)
- 분포(distribution)
- 대사(metablism)
- 배설(excretion)
- 약동학(pharmacokinetics)
- 반감기(half life)
- 치료약물농도감시(therapeutic drug monitoring, TDM)
- 부가효과(additive effect)
- 상승효과(synergistic effect)
- 대항효과(antagonistic effect)
- 대체(displacement)
- 간섭(interference)
- 부적합(incompatibility)
- 위약효과(placebo effect)
- 노세보효과(nocebo effect)
- 내성(tolerance)
- 약물의존(drug dependence)

1 약리학의 개요

약리학(pharmacology)은 '약물'을 의미하는 그리스어 '*pharmakon*'과 '학문'을 의미하는 그리스어 '*logos*'에서 유래한 말로, 인체에 미치는 약물의 작용을 연구하는 학문이다. 인체에서 발병하는 다양한 질병은 여러 가지 방법으로 치료되는데, 이때 질병 치료를 위해 시행되는 다양한 접근법을 **치료법**(therapeutic method)이라고 한다. 치료법에는 구체적으로 다음과 같은 종류가 있으며, 인체의 질병을 성공적으로 치료하려면 이러한 치료법을 복합적으로 활용할 필요가 있다.

- 약물치료 : 약물을 이용한 치료
- 식이요법 : 심혈관질환 환자를 위한 저염식 등의 식사 조절을 통한 치료
- 물리치료 : 물, 빛, 열 등의 물리적인 힘을 이용한 치료
- 심리치료 : 스트레스 요인을 파악하여 이를 줄이거나 제거하는 치료

또한 **약물**(drug)은 '건조한'을 의미하는 네덜란드어 '*droog*'에서 유래한 말로, 살아있는 유기체에 영향을 미치는 화학물질을 말한다. 흔히 의약품이라고 부르는 치료용 약물은 질병의 예방과 치료를 위해 사용된다.

1. 약물의 명칭

모든 약물에는 여러 가지 명칭이 있어 혼동을 일으킬 수 있다. 따라서 이 명칭들을 숙지하고 있는 것이 매우 중요하며, 처방된 약물과 투여하는 약물을 정확하게 일치시켜야 투약 오류가 발생하지 않는다.

일반적으로 약물에는 ①**화학명**(chemical name), ②**일반명**(generic name; **성분명**), ③**상품명**(brand name)의 세 가지 명칭이 있다(그림 1-1).

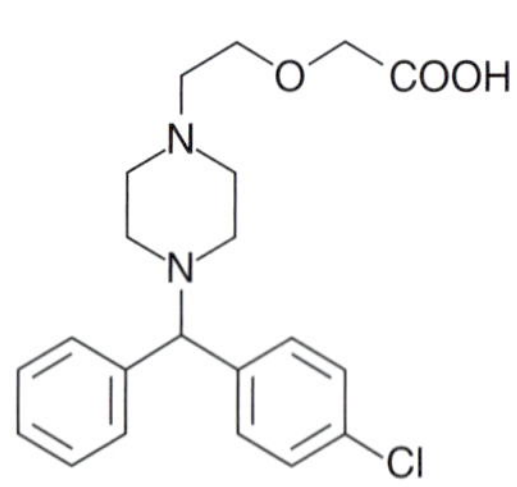

화학명	[2-[4-[(4-클로로페닐)페닐메틸]-1-피페라지닐]에톡시]아세트산 이염산염
일반명(성분명)	세티리진(cetirizine)
상품명	지르텍(Zyrtec®)

그림 1-1 약물의 명칭 예

1) 화학명(chemical name)

화학명은 약물의 구성성분과 원자나 분자 구조에 따라 붙여진 명칭으로, 사용하기에 복잡하고 길어 임상에서는 흔히 사용되지 않는다. 다만, 화학명을 알고 있으면 약물의 물리 · 화학적 구성성분을 추측할 수 있어 약물의 특성을 이해할 수 있다는 장점이 있다.

2) 일반명(generic name; 성분명)

일반명은 승인된 약물에 대해 국가의약품집이나 약전 등에 수록된 공식 명칭으로, 미국식품의약청(FDA)에서 부여한다. 화학명보다 간단하며 모든 국가나 제약회사에서 사용할 수 있다. 현재 우리나라에서는 처방전에 성분명과 상품명을 모두 명시 및 기재할 수 있기 때문에 일반명과 상품명을 학습해둘 필요가 있다. 성분명 처방전의 경우 치료 효과가 동등한 후발의약품(복제의약품, generic drug)의 이용이 가능하다. 일반명은 보통 첫 글자를 대문자로 표기하지 않는다.

3) 상품명(brand name)

상품명은 제약회사가 어떤 약물을 상품화할 때 붙이는 명칭으로, 상표나 상품명 뒤에 ®이나 ™을 붙여 표시한다. 이 기호는 명칭이 등록되어 있고 해당 명칭의 사용은 개발한 제약회사로 제한됨을 나타낸다. 대부분의 제약회사는 일반명이 아닌 상품명으로 약물을 출시하는데 이는 발음이나 철자를 의도적으로 사용하여 수요자가 쉽게 기억할 수 있도록 하기 위함이다. 상품명의 첫 글자는 대문자로 표기한다.

2. 약물의 분류

약물은 작용하는 인체의 계통, 치료 목적, 화학구조, 생리 · 화학적 작용, 제형, 사용 목적, 적용방법 등에 따라 다양하게 분류할 수 있다(표 1-1). 일반적으로 약물이 작용하는 장기나 효과를 미치는 계통에 따라 분류하거나 비슷한 의미이지만 효능에 따라 분류한다. 경우에 따라서는 약물의 주요 재료에 따라 분류하기도 한다(표 1-2).

또한 약물을 **처방약**(prescription drug)과 **비처방약**(nonprescription drug)으로 분류할 수도 있다. 처방약은 정부가 부여한 처방 권한을 가진 의료전문가(의사, 치과의사, 한의사)가 처방하는 약물이고, 비처방약은 의학적 감독이 없어도 사용 안정성이 보장되는 약물이다. 비처방약을 **일반의약품**(over the counter drug, OTC)이라고도 하며, 약국이나 일반 점포의 건강코너에서 처방전 없이 구매할 수 있다.

표 1-1 약물 분류의 기준

분류 기준	종류
작용 계통	심장계통 약물, 신경계통 약물, 내분비계통 약물, 소화계통 약물, 피부계통 약물
치료 목적	항암제, 항당뇨병제, 진통제, 소화제 등
화학구조	벤조다이아제핀 계열 항생제, 페노싸이아진 계열 항생제, 부신피질스테로이드 등
생리 · 화학적 작용	항콜린제, 콜린제, 베타차단제, 칼슘통로차단제 등
제형	정제, 캡슐제, 주사제, 연고제, 점안제 등
사용 목적	치료약, 진단용 약물, 예방약 등
적용방법	내복약, 외용약, 주사약 등

표 1-2 재료에 따른 약물의 분류

분류	정의	종류
생약	동 · 식물의 성분 또는 분비물 등을 간단하게 가공한 것	아편분말(진통작용), 세네가(거담작용), 현초(정장작용) 등
유효성분	동 · 식물 등에서 질병 치료에 도움이 되는 성분만 추출한 것	모르핀(양귀비의 미숙 과피에서 채취한 아편에서 추출), 레세르핀(인도사목에서 추출), 인슐린(동물의 췌장에서 추출) 등
합성품	화학적으로 합성되는 것으로 대부분의 약물이 여기에 속함	아스피린, 설파제, 클로르프로마진 등
기타	미생물과 세포 등의 생물체가 가진 능력과 유전자공학 기술을 접합시켜 안전성이 높은 약물	인슐린, 적혈구형성호르몬, 인터페론 등

3. 약물의 개발

보통 신약을 시장에 내놓기 위해서는 약 20억 달러 이상의 연구 및 개발 비용과 평균 8~15년의 시간이 소요된다. 신약은 기존 약물에 대한 단순 모방이나 개량 합성에 의한 것이 아니라 기존 약물의 문제점을 근본적으로 해결하거나 새로운 기전에 의한 신약으로서의 독창성을 지녀야 하며, 약물 효과와 안전성 측면에서 기존 약물보다 현저하게 개선된 형태로서 우월성을 지녀야 한다.

신약은 ①전임상연구, ②임상연구, ③신약허가신청(NDA) 검토, ④시판 후 감시의 4단계 개발과정을 거쳐 보건당국의 승인을 받게 된다(그림 1-2).

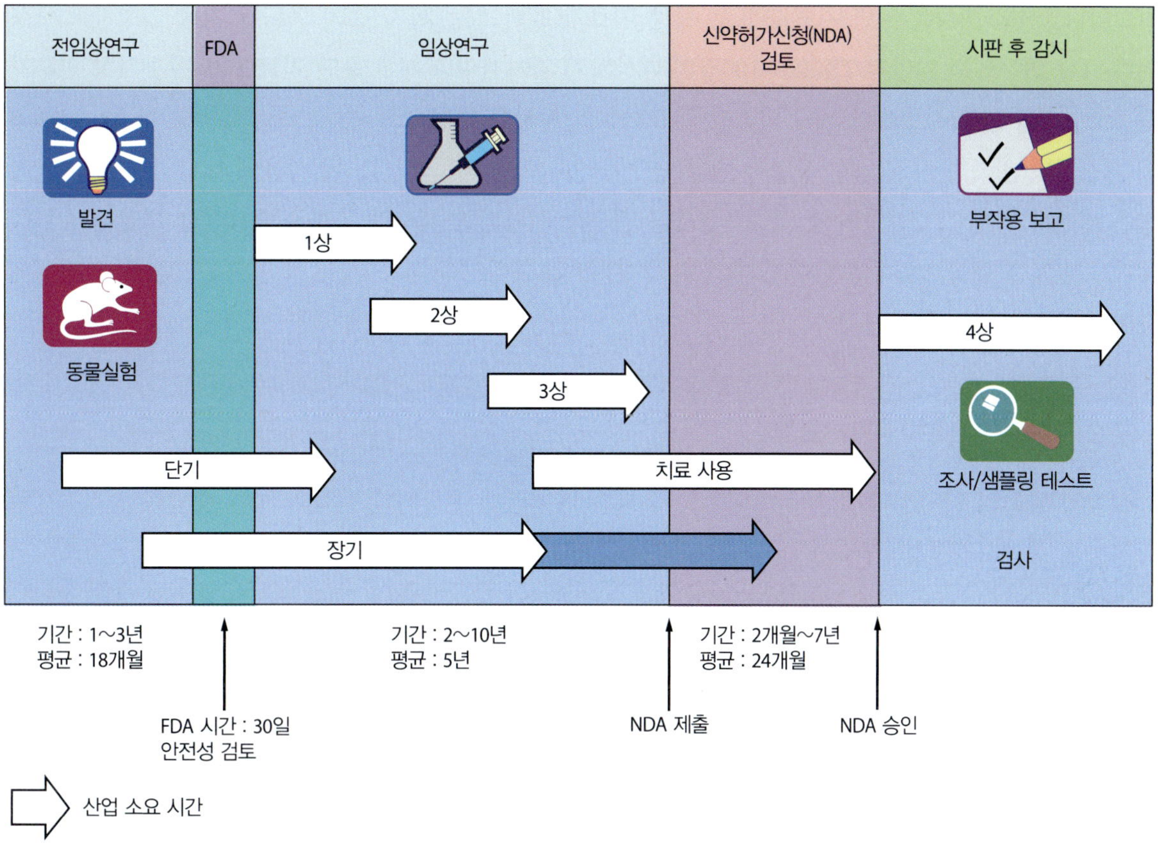

그림 1-2 신약 개발과정

1) 전임상연구

전임상연구는 실험용 약물이 치료적 가치를 가지는지, 동물에 안전한지를 실험실 연구를 통해 판단하는 단계이다. 실험용 약물을 인간 대상으로 시험하기 위한 충분한 데이터를 획득하는 기간이기도 하며, 데이터 수집에 약 1~3년(평균 18개월)이 소요된다. 동물실험을 통해 약효 · 약리시험, 안전성 시험, 약물동태시험 등을 하여 유효성과 안전성이 확인되면 사람을 대상으로 하는 임상연구를 진행하게 된다.

2) 임상연구

임상연구는 약물 등의 유효성과 안전성을 증명하기 위해 사람을 대상으로 진행하는 시험으로, **임상시험**(clinical trial)이라고도 한다. 2~10년(평균 5년)이 소요되며 연구 결과는 환자의 안전성과 효과를 보장하기 위해 FDA가 검토한다.

임상연구는 일반적으로 1상, 2상, 3상의 세 단계로 나뉜다. **1상 연구**에서는 실험용 약물의 약리학적 특성을 결정해서 약동학, 대사, 안전한 용량 범위, 특정 용량에서의 중독 가능성 및 안전한 투여 경로 등을 확인한다. 연구 대상은 일반 지원자 또는 표준 치료가 효과 없는 환자 등의 의도된 치료 대상자로 구성된다. 1상 연구에는 일반적으로 20~100명의 대상자가 참가하여 4~6주 동안 치료를 받는다. 1상 연구가 성공하면 **2상 연구**로 넘어가 해당 약물로 치료하려는 환자를 대상으로 연구가 진행된다. 약 100~300명의 대상자가 참가하며, 다양한 용량에 관한 연구가 이루어져 약물의 의도된 사용에 대한 성공률과 안전성을 결정하게 된다. 2상 연구가 성공하여 **3상 연구**로 전환되면 결과의 통계적 중요성을 보장하기 위해 대규모 환자를 대상으로 검토한다. 약 1,000~5,000명의 대상자가 참가하며, 적절한 투여량 및 안전성에 대한 추가 정보를 확보하게 된다.

3) 신약허가신청(NDA) 검토

실험적 약물의 안전성과 효과를 보여주는 충분한 데이터가 수집되면 신약의 시판 승인을 공식적으로 요청하는 신약허가신청(new drug application, NDA)을 FDA에 제출하게 된다. FDA의 NDA 평균 검토기간은 24개월이며, FDA의 승인을 받은 약물이 제품으로서 출시되는 시기는 제약회사의 결정에 달려 있다.

4) 시판 후 감시

제약회사가 약물을 출시하기로 결정하면 신약의 부작용에 대한 지속적인 검토와 제조시설 및 결과물의 주기적 점검이 이루어진다. 이를 **4상 연구**라고도 하며, 이 단계에서 약물이 유용할 수 있는 다른 환자 집단의 식별, 복용 권장사항의 수정, 그리고 잠재적인 약물 상호작용의 탐색이 이루어진다.

약물에 따라서는 시간이 한참 지난 후 유해반응이 나타날 수도 있고, 많은 대상자가 사용하기 전에는 유해반응이 나타나지 않을 수도 있다. 따라서 FDA는 매년 회의를 열어 환자, 의료인, 제약회사로부터 신약의 안전성과 효과에 대한 피드백을 얻는다. 만약 FDA가 신약의 심각한 문제를 발견하게 되면 제품 판매를 철회하고 사용자들에게 이 사실을 알리게 된다.

MEMO

● **후발의약품(복제의약품, generic drug)과 유사생물학제제(바이오시밀러, biosimilar)**

제약회사가 신약을 개발하면 개발과정에 투자한 시간과 비용을 보호하기 위하여 일정 기간 특허권을 인정한다. 일반적으로 20년 정도의 특허기간이 지나면 다른 제약회사도 의약품의 주성분을 합성하여 판매할 수 있다. 이때 처음 개발한 의약품을 오리지널(original) 의약품이라고 하고, 특허권이 소멸된 의약품을 구조적으로 동일하게 제조하여 만든 것을 후발의약품(복제의약품, generic drug)이라고 한다.

의약품에는 항체(antibody)와 같은 생물 의약품이 있는데, 이는 화학적으로 합성할 수 없고 세포에서 생산해야 한다. 생물 의약품은 제조회사에 따라 세포를 생산하는 조건과 단백질 의약품을 정제하는 방법이 다르기 때문에 특허권이 소멸된 기존 생물 의약품과 완벽하게 동일하게 제조할 수 없다. 따라서 이 경우 후발의약품이라고 하지 않고 유사생물학제제(바이오시밀러, biosimilar) 또는 바이오제네릭(biogeneric)이라고 한다.

후발의약품은 오리지널 의약품과 달리 거액의 개발비용이 들지 않기 때문에 저가에 공급할 수 있다. 그러나 ①제제의 생물학적 동등성(서방정 제제와 같이 특수한 가공이 이루어지는 경우 효과나 안전성이 동등하지 않을 가능성이 높음), ②의약품 정보제공체계, ③환자안전대책 등의 문제점도 많다.

후발의약품과 유사생물학제제의 비교

성질	후발의약품	유사생물학제제
크기	작음	큼
구조	단순하고 잘 확인됨	구조적 변이가 가능하고 복잡함
세소	화학반응이 동일한 복제가 가능	동일한 복제를 달성하기 어려움
복잡성	완전히 특성화하기 쉬움	완전히 특성화하기 어려움
안정성	저장 및 취급 조건이 덜 민감함	저장 및 취급 조건이 더 민감함
알레르기 가능성	잠재적으로 낮음	잠재적으로 높음
승인 요건	건강한 자원자 대상의 소규모 임상시험	환자 대상의 대규모 임상시험

2 약물작용

1. 약물의 작용기전

일반적으로 약물은 인체 내의 특정 **수용체**(receptor)와 화학적으로 결합하여 **약리작용**(pharmacological action)을 나타낸다. 이 결합은 약물과 해당 수용체가 유사한 모양을 가지며 약물이 수용체와 화학적으로 친화력을 가질 때만 형성된다. 이러한 약물과 수용체의 관계를 열쇠와 자물쇠의 관계로 비유한다.

약리작용을 나타내는 약물은 크게 **작용제**(agonist)와 **대항제**(길항제, antagonist)로 나눌 수 있다. 작용제는 특정 수용체와 결합하여 고유의 생리반응을 이끌어내는 약물을 말하고, 대항제는 특정 수용체와 결합하지만 생리반응을 일으키지 않는 약물을 말한다. 또한 반응을 일으키는 수용체와는 상호작용을 하지만 추가적인 약리작용은 억제하는 약물을 **부분작용제**(partial agonist)라고 한다(그림 1-3).

대부분의 약물은 각 분자 내에 여러 개의 원자를 가지고 있어 수용체의 다양한 위치와 결합이 가능하다. 약물과 수용체 분자 간의 적합성이 높을수록 약물에 대한 반응이 좋다. 약물의 반응 강도는 약물 분자가 수용체와 얼마나 잘 맞는지의 여부와 함께 약물이 가진 수용체의 수와 관련이 있다. 이처럼 약물과 수용체의 상호작용과 약리작용에 이르는 일련의 과정을 연구하는 분야를 **약력학**(pharmacodynamics)이라고 하며, 구체적으로 용량-반응관계, 약물-수용체 상호작용, 약리작용의 환자 간 차이, 치료지수 등을 연구한다.

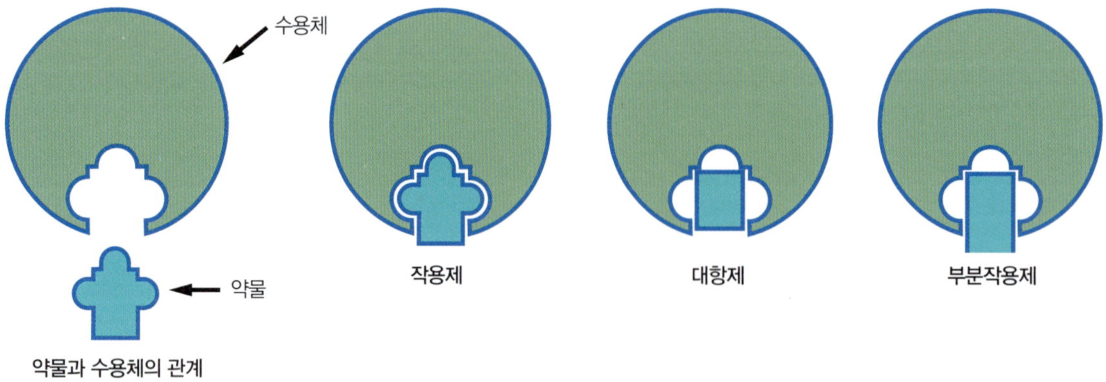

그림 1-3 약물과 수용체

2. 약물의 투여경로

약물을 투여하는 경로는 다양하며 그 방법에 따라 혈중약물농도, 작용발현 및 지속시간이 다르다(그림 1-4). 또 약물에 따라서는 특정 방법에서만 효과를 나타내기도 한다. 약물투여의 가장 일반적인 경로는 **경구, 비경구, 피부경유**(경피)이다(자세한 내용은 Chapter 03 약물투여의 원리를 참조).

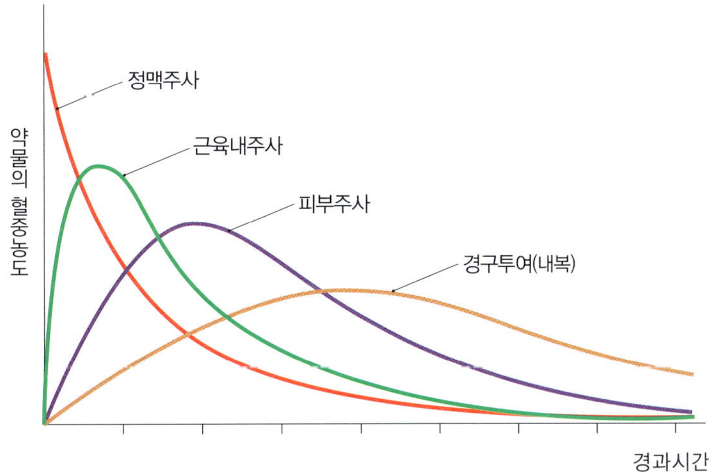

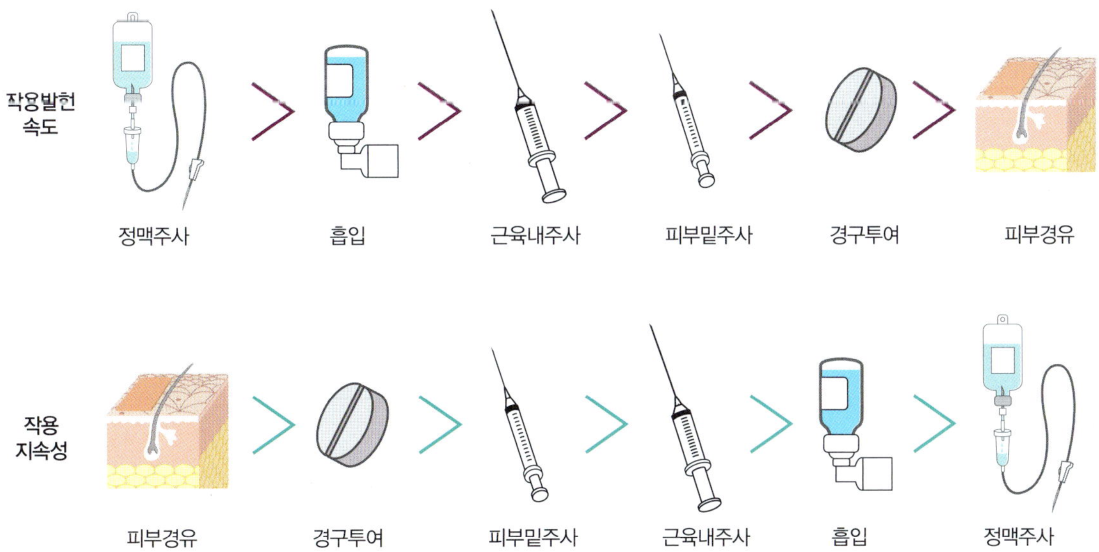

그림 1-4 약물의 투여경로에 따른 혈중농도와 약리작용의 변화

1) 경구 경로

경구, 항문, 비강-위 경로를 통해 위장관으로 약물을 직접 투여하는 방법이다. 경구투여(oral administration, PO; 내복)는 가장 자연스럽고 간편한 약물투여방법이며, 복용한 약물의 대부분은 소장 점막에서 흡수되고 일부는 구강, 위, 대장에서 흡수된다. 소장에서 흡수된 약물은 간문맥(portal vein)을 통해 간으로 들어가며 심장을 거쳐 전신으로 퍼진다. 항문투여는 약물을 복용할 수 없는 환자나 복용이 부적합한 약물에 효과적인 투여방법으로, 직장에서 흡수된 약물 대부분은 간을 통과하지 않고 심장을 거쳐 전신으로 퍼진다. 전신작용과 국소작용을 목적으로 한다.

2) 비경구 경로

피부밑주사(피하주사, hypodermic injection), 근육내주사(intramuscular injection, IM), 정맥주사(intravenous injection, IV) 등의 주사(injection)를 통해 위장관을 우회하여 투여하는 방법이다. 주사의 효력은 경구투여(내복) 시의 투여량을 1로 보았을 때 이와 동등한 효과를 얻을 수 있는 양으로서 피부밑주사가 1/2, 근육내주사가 1/3, 정맥주사가 1/4이다.

3) 피부경유(경피) 경로

피부와 점막을 통해 약물을 흡수시키는 방법으로, 흡입(inhalation), 설하(혀 밑) 투여, 국소(피부 위) 투여가 포함된다.

휘발성 약물인 경우는 흡입을 통해 폐포에서 신속하게 흡수되어 전신작용을 나타내는데, 전신마취제(general anesthetics)의 흡입 등이 그 예이다. 또한 기관지확장제인 살부타몰(salbutamol) 등의 약액을 분무하여 기도에 국소적으로 적용시키는 경우도 있다. 항협심증제인 나이트로글리세린(nitroglycerin) 등의 설하정(sublingual tablet)이나 구강정(buccal tablet)은 구강 내에서 용해된 약물이 구강점막을 통해 흡수되어 간을 통과하지 않고 혈액으로 들어가 심장을 거쳐 전신으로 퍼진다.

3. 약물의 체내동태

다양한 방법으로 투여된 약물은 온몸순환으로 들어가 표적장기에 도달하여 약리작용을 나타낸다. 우선 체내로 들어온 약물은 **흡수**(absorption)되어 혈액 중으로 들어가 체내에 **분포**(distribution)하고, 간에서 화학적으로 변화를 일으켜 **대사**(metablism)된 후 신장 등으로 **배설**(excretion)되는 과정을 거친다(그림 1-5). 인체가 약물을 처리하는 과정인 흡수, 분포, 대사, 배설의 머리글자를 따서 ADME라고 표현하며, 특정 용량의 약물은 고유한 ADME의 특성을 가진다. 개별 약물의 시간에 따른 ADME의 특성 간 수학적 관계를 연구하는 학문을 **약동학**(pharmacokinetics)이라고 한다.

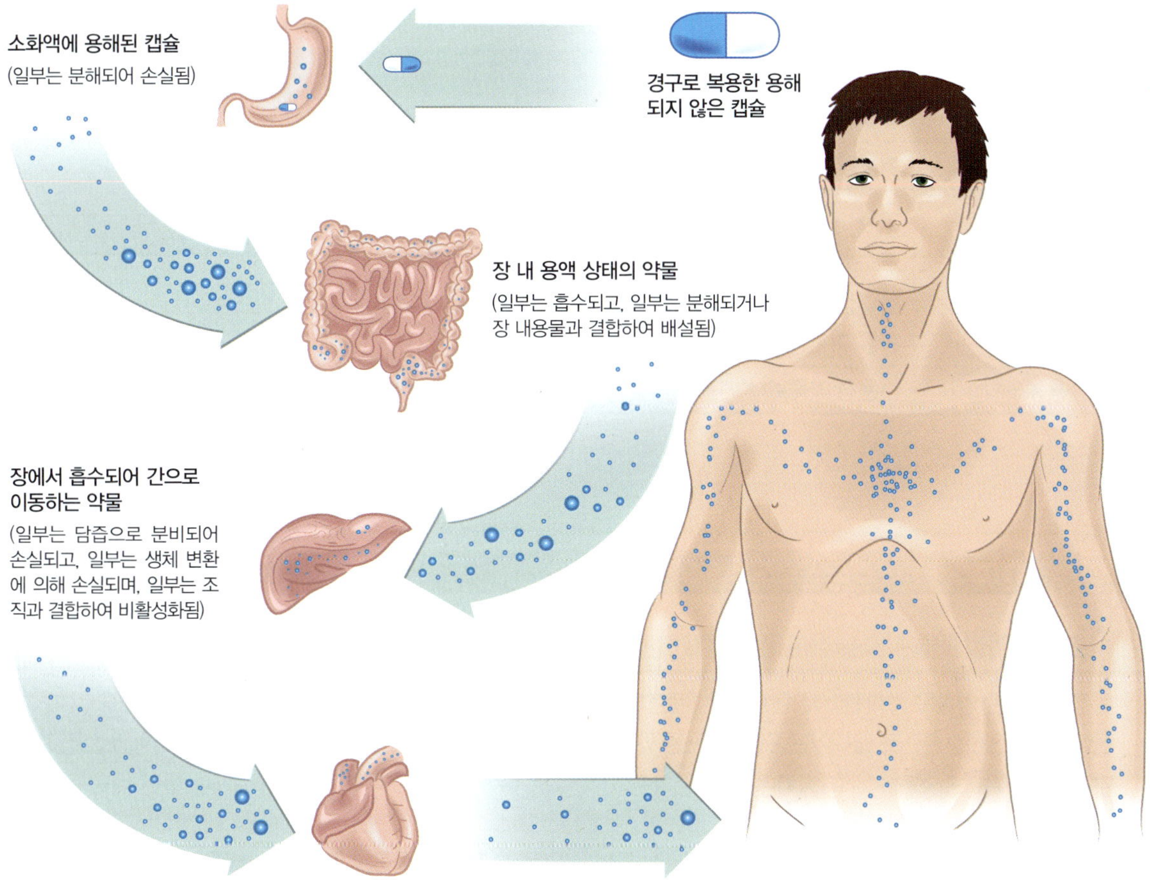

그림 1-5 약물의 체내동태

1) 흡수(absorption)

흡수는 약물이 체내에 진입한 시점부터 체내 순환액인 혈액과 림프로 이동하여 전신에 분포하게 되는 과정이다. 흡수 속도는 투여경로, 약물이 투여된 조직의 혈류속도, 약물의 용해도 등에 따라 달라진다(표 1-3). 따라서 ①충분한 양의 물과 함께 경구 약물을 투여하고, ②흡수를 향상시키기 위해 비경구 제형을 올바른 조직에 적절하게 투여하며, ③제약회사가 권장하는 용매로 약물을 희석하여 약물의 용해도가 손상되지 않도록 하는 것이 중요하다. 또한 간호과정에서 약물이 잘 흡수되는지를 평가하는 것도 중요하다.

표 1-3 흡수에 영향을 미치는 요인

요인	흡수 속도
제형	알약이나 캡슐 형태의 약물보다 물약이나 시럽이 흡수가 빠름
용량	저용량 약물보다 고용량 약물이 흡수와 작용 발현시간이 빠름
투여경로	구강, 근육내주사, 피부밑주사보다 혈류로 바로 투여되는 정맥주사가 흡수가 빠름
흡수부위	흡수부위의 면적이 넓고 혈류가 많은 조직일수록 흡수가 빠름
상호작용	약물과 약물, 약물과 음식의 상호작용으로 위장관의 운동이 느려지거나 빨라지면서 흡수에 영향을 미침
용해도	수용성 약물보다 지용성 약물이 흡수와 분포가 빠름

MEMO

● **첫째통과효과(first pass effect)와 생체이용률(bioavailability)**

경구투여된 약물은 소화관에서 흡수되면 간문맥을 지나 간으로 들어가고 간에서 대사된 후 전신의 혈류로 퍼진다. 이때 전신순환으로 들어가는 것은 투여된 약물의 일부이며, 이를 첫째통과효과라고 한다. 첫째통과효과를 받기 쉬운 약물은 충분한 약효를 기대할 수 없기 때문에 다른 투여방법을 선택해야 하는데, 예를 들어 나이트로글리세린의 경우 설하투여를 해야 한다.

생체이용률은 약물의 흡수를 나타내는 지표로, 투여된 약물이 전신의 혈류로 들어가는 비율 및 속도를 말한다. 정맥주사의 경우 순환계통으로 약물을 직접 투여하기 때문에 당연히 생체이용률은 100%이다. 이에 비해 경구투여의 경우 간에서의 첫째통과효과가 나타나기 때문에 생체이용률은 100%보다 낮을 수 있다.

2) 분포(distribution)

분포는 순환하는 체액을 통해 약물이 전신으로 운반되어 작용부위나 약물수용체에 도달하는 과정이다. 심장, 간, 신장, 뇌 등 혈액 공급이 활발한 장기에는 약물이 빠르게 분포한다. 반면, 근육, 피부, 지방 등 혈액 공급이 덜 활발한 부위는 약물이 더 느리게 분포한다.

약물의 분포과정은 매우 중요한데, 실제로 수용체에 도달하는 약물의 양이 약리작용 정도를 결정하기 때문이다. 즉, 약물이 수용체에 도달하여 결합하는 양이 적으면 약리작용은 최소한으로 나타난다.

약물의 분포에 영향을 미치는 요소에는 단백질 결합도, 지질 용해도, 장벽 등이 있다.

(1) 단백질 결합도

상대적으로 불용성인 대부분의 약물은 운반체로 작용하는 혈장단백질(특히 알부민)과 결합하여 운반된다. 혈장단백질과 결합한 약물(**결합형**)은 복합체의 크기가 커서 혈류에 머물게 되고 그만큼 작용 부위, 대사, 배설에 도달하기 어려워서 약리학적으로 비활성 상태가 된다. 혈장단백질과 결합하지 않은 약물(**유리형**)만 조직으로 확산되어 수용체와 상호작용을 하고 생리작용을 나타낸 후 대사되고 배설된다.

(2) 지질 용해도

약물이 혈류에서 벗어나면 활성화된 수용체를 가진 조직이 아닌 다른 조직과 결합할 수 있다. 지방조직은 지질 용해도가 높은 약물과 친화력이 높기 때문에 이러한 약물의 저장소 역할을 한다. 지방조직으로 가는 혈류 수준은 상대적으로 낮기 때문에 지질 용해도가 높은 약물은 체내에 더 오래 머무르는 경향이 있다.

(3) 장벽

일부 약물은 혈액뇌장벽(blood brain barrier)이나 태반장벽(placental barrier)과 같은 특정 유형의 세포막을 통과할 수 없다. 하지만 일부 약물은 쉽게 침투하는데, 예를 들어 지용성 약물과 비이온형 약물이 여기에 해당한다. 전신마취제(general anesthetic) 등의 중추신경계통에 작용하는 약물은 지용성인 것이 많아 이들 장벽을 쉽게 통과한다.

3) 대사(metabolism)

대사는 약물이 체내에서 쉽게 제거될 수 있는 형태로 바뀌는 화학적 변화과정이다. 대부분은 간에서 화학적 변화가 일어나 활성이 변하고 수용성이 높아져 배설되지만, 일부 조직이나 장기(백혈구나 위장관, 폐 등)에서도 대사가 소규모로 이루어진다.

약물대사에 중요한 역할을 하는 것은 간의 미세소체(microsome)에 있는 **사이토크롬P450**(cytochrome P450, CYP)으로, 이를 **약물대사효소**라고 한다. CYP는 약물을 주로 산화하여 처리한다. CYP에는 다양한 종류의 동종효소(isozyme)가 있으며, 동종효소에 따라 대사되는 약물이 다르다. 또한 사람에 따라서는 유전적으로 어떤 특정 동종효소의 작용이 결핍 또는 감소되어 있는 경우도 있다.

약물대사의 조절에는 유전적 · 환경적 · 생리적 요인이 관여하며, 간 효소계통의 유전적 변이, 다른 약물과의 동시 사용, 환경오염물질의 노출, 동반 질병, 나이 등이 있다.

4) 배설(excretion)

배설은 약물의 대사산물이나 일부 활성 약물 자체가 체외로 제거되는 과정이다. 배설의 주요 경로는 위장관을 통한 대변 배출과 신장 요세관을 통한 소변 배출의 두 가지가 있다. 그 밖에도 피부를 통한 증발 배출, 폐를 통한 호흡 배출, 침과 모유를 통한 분비 배출 등이 있다.

또한 수용성 약물은 신장에서 쉽게 배설되지만, 지용성 약물은 요세관에서 재흡수되어 신체 안으로 되돌아온다(그림 1-6). 즉, 수용성 약물은 그대로 배설되고 지용성 약물은 간에서 대사되어 수용성으로 바뀐 후 소변으로 배설된다(지용성 → [간] → 수용성).

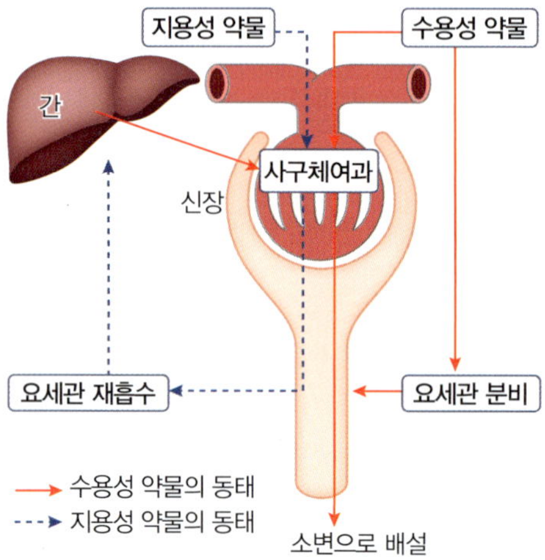

그림 1-6 수용성 약물과 지용성 약물의 배설

4. 반감기

약물은 대사와 배설을 통해 체내에서 제거된다. 제거에 필요한 시간을 측정하는 지표인 **반감기**(half life)는 체내에서 약물의 50%가 제거되는 데 필요한 시간을 말한다(표 1-4).

반감기는 특정 약물을 대사하고 배설하는 개인의 능력에 의해 결정된다. 대부분의 환자가 특정 약물을 비슷한 속도로 대사하고 배설하기 때문에 약물의 대략적인 반감기가 설정되어 있으며, 이 약물의 반감기를 통해 약물의 투여 용량과 빈도를 계산할 수 있다. 반감기 36시간인 디곡신(digoxin)처럼 반감기가 긴 약물은 하루에 한 번만 투여해도 되지만, 반감기 5시간인 아스피린(aspirin)처럼 반감기가 짧은 약물은 치료범위를 유지하기 위해 4~6시간마다 투여해야 한다. 또한 간이나 신장 기능이 손상된 환자는 대사나 배설 능력이 감소되어 있기 때문에 반감기가 상당히 길어질 수 있다. 그 밖에도 혈장단백질과의 결합성, 장간순환 등이 반감기에 영향을 미친다.

표 1-4 반감기 12시간인 약물(100mg)의 체내 변화

시간	반감기	체내에 남은 약물(%)
0시	–	100mg(100)
12시	1	50mg(50)
24시	2	25mg(25)
36시	3	12.5mg(12.5)
48시	4	6.25mg(6.25)
60시	5	3.12mg(3.12)

12시간의 주기가 지날 때마다 체내에 남은 약물의 양은 12시간 전의 50%가 되며, 6번의 반감기가 지나면 약물의 98% 이상이 체내에서 제거된다.

MEMO

● 장간순환(enterohepatic circulation)

간에서 담즙으로 배설된 물질이 장으로 이동하고 그 후 장벽에서 흡수되어 간문맥을 지난 후 다시 간으로 되돌아가 또 간에서 담즙으로 배설되는 것을 반복하는 흐름을 말한다. 이 경우 약물이 체내에 머물러 있는 시간이 길어져 체외 배설은 늦어진다.

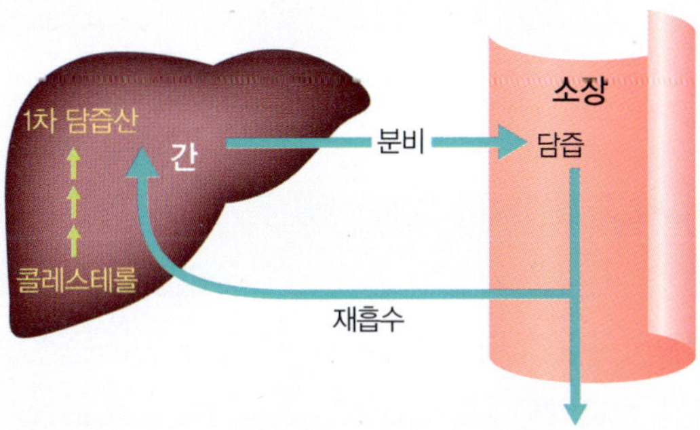

5. 약물의 효과

약물이 나타내는 효과는 작용 발현시점, 최고점, 작용 지속시간을 통해 파악한다. 약물의 작용이 발현하는 것은 약물이 작용부위에서 생리학적(약리학적) 반응을 시작하기에 충분한 농도에 도달했을 때이다. 또한 약물이 수용체 부위에서 가장 높은 농도에 도달하여 주어진 용량에 대해 최대한의 약리학적 반응을 유발하는 시점을 최고점이라고 하며, 그 후 약리학적 효과가 지속되는 시간을 작용 지속시간이라고

한다. 이처럼 약물의 발현시점, 최고점, 작용 지속시간을 **시간반응곡선**(time response curve)으로 나타낼 수 있으며, 이는 약물투여와 관련된 반응 간의 관계를 보여준다(그림 1-7).

약물의 농도가 효과를 나타내는 최소 농도에 도달하지 않으면 약리학적 효과가 없고, 최고 농도가 치료범위를 넘으면 독성 효과가 나타난다. 따라서 약물의 농도는 효과를 나타내는 최소 농도와 독성이 나타나지 않는 농도 사이를 목표로 해야 하며 이를 **치료범위**(therapeutic range)라고 한다.

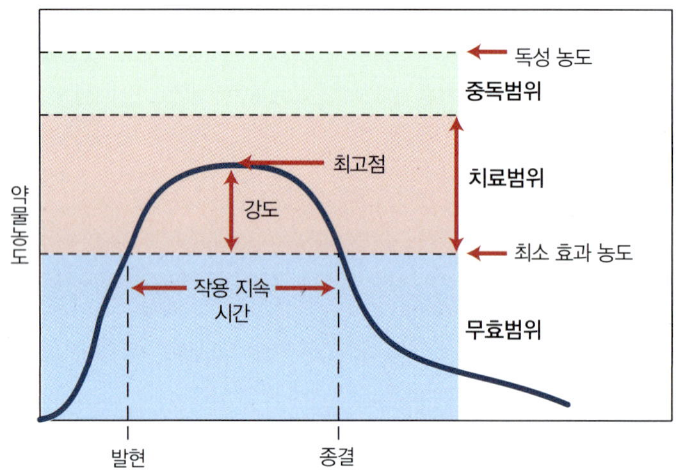

그림 1-7 약물의 시간반응곡선

1) 약물의 혈중농도

약물이 혈액 내에서 순환할 때 혈액 샘플을 채취하면 존재하는 약물의 양을 측정할 수 있다. 이를 약물의 혈중농도라고 한다. 대부분의 경우 약물의 효과는 약물의 혈중농도와 상관관계를 나타내는데(그림 1-7), 같은 양의 약물을 복용해도 사람에 따라 혈중농도의 상승 정도는 다르다. 따라서 치료범위가 좁고 중독범위에 근접해 있는 약물은 **치료약물농도감시**(therapeutic drug monitoring, TDM)를 시행할 필요가 있다.

특히 항경련제나 아미노글리코사이드 계열 항생제와 같은 특정 약물은 약물의 혈중농도가 치료범위 내에 있는지를 반드시 확인해야 한다. 만약 약물의 혈중농도가 낮으면 용량을 늘리거나 투여 빈도를 늘리고, 약물의 혈중농도가 너무 높으면 독성 징후를 확인한 후 용량을 줄이거나 투여 빈도를 줄여야 한다(표 1-5).

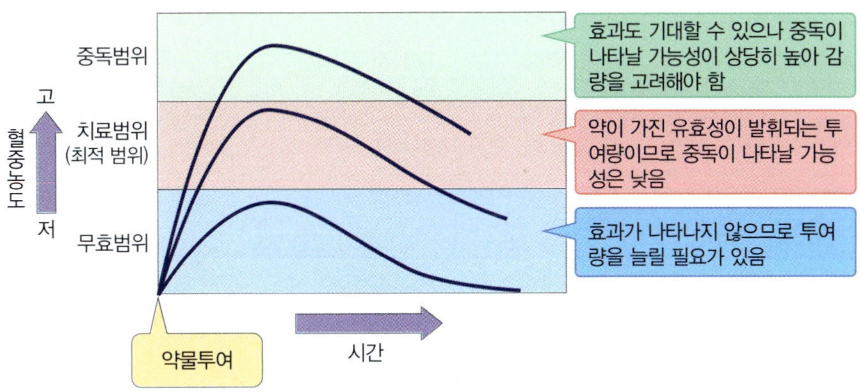

그림 1-8 약물의 혈중농도

표 1-5 TDM 대상 주요 약물

분류		약물명
디기탈리스 제제		디곡신(digoxin)
항뇌전증제		페니토인(phenytoin), 페노바비탈(phenobarbital), 카바마제핀(carbamazepine), 발프로산소듐(sodium valproate), 조니사마이드(zonisamide), 클로바잠(clobazam), 클로나제팜(clonazepam), 나이트라제팜(nitrazepam), 라모트리진(lamotrigine), 가바펜틴(gabapentin), 토피라메이트(topiramate), 레비티라세탐(levetiracetam)
기분안정제		탄산리튬(lithium carbonate)
항부정맥제		다이소피라마이드(disopyramide), 프로케인아마이드(procainamide), 시벤졸린(cibenzoline), 리도케인(lidocaine), 멕실레틴(mexiletine), 아프린딘(aprindine), 필시카이나이드(pilsicainide), 프로파페논(propafenone), 플레카이나이드(flecainide), 아미오다론(amiodarone)
기관지확장제		테오필린(theophylline), 아미노필린(aminophylline)
항정신병제		할로페리돌(haloperidol)
항생물질	아미노글리코사이드 계열	아미카신(amikacin), 젠타마이신(gentamicin), 토브라마이신(tobramycin), 아베카신(arbekacin)
	당펩타이드 계열	반코마이신(vancomycin), 테이코플라닌(teicoplanin)
항진균제		보리코나졸(voriconazole)
항암제		메토트렉세이트(methotrexate)
면역억제제		사이클로스포린(cyclosporine), 타크로리무스(tacrolimus)

2) 치료지수(therapeutic index)

치료지수는 원하는 반응을 나타내기 위한 약물용량에 대해 독성을 나타내는 약물용량의 비를 말한다. 특정 약물농도에서 원하는 반응의 빈도와 독성을 나타내는 빈도를 측정하여 결정하며, 약물의 안정성을 평가하는 데 유용한 지표이다.

주로 집단의 50%에서 치료 효과를 나타내는 용량인 **중간유효용량**(median effective dose, ED_{50})과 집단의 50%에서 독성 효과를 나타내는 용량인 **중간독성용량**(median toxic dose, TD_{50})을 이용하며, 치료지수는 TD_{50}을 ED_{50}으로 나눈 값이다.

$$\text{치료지수} = \frac{TD_{50}}{ED_{50}}$$

수치가 클수록 ED_{50}과 TD_{50} 사이의 폭이 넓다는 것을 의미하며, 치료에 사용하는 양으로 사망하는 일이 거의 없어 결국 안전성이 큰 약물이라고 할 수 있다.

6. 약물의 부작용

어떠한 약물도 단일 작용만 나타내는 것은 없다. 환자에게 투여된 약물이 체내에서 흡수 및 분포가 이루어지면 보통 목적으로 하는 효과(예상된 반응)가 나타난다. 그러나 이와 동시에 모든 약물은 인체의 여러 계통에 영향을 미칠 수 있는 잠재력이 있으며, 이로 인해 발생하는 바람직하지 않은 작용을 **부작용**(side effect) 또는 **유해반응**(adverse reaction)이라고 한다. 이는 매우 경미할 수도 있지만 심각한 부작용으로 독성을 일으킬 수도 있다.

세계보건기구(WHO)의 정의에 따르면 약물 부작용은 '예방, 진단, 치료를 위해 사람에게 사용되는 용량에서 발생하는, 해롭고 의도하지 않으며 원하지 않는 모든 약물의 효과'이다. 약물 부작용을 약물 투약오류나 약물 관련 부작용 사건과 혼동해서는 안 되며, 약물 관련 부작용 사건이란 약물과 관련된 의료개입으로 인한 손상으로 정의할 수 있다.

약물의 부작용 중에서도 특히 예측하기 어려운 유형에는 특이약물반응과 알레르기반응의 두 가지가 있으며, 장기장애별로 부작용을 일으키는 약물을 정리하면 **표 1-6**과 같다.

1) 특이약물반응(idiosyncratic drug response)

특이약물반응은 약물이 처음 투여될 때 비정상적이거나 이례적인 반응이 나타나는 것을 말한다. 일반적으로 환자가 특정 효소의 유전적 결핍으로 인해 약물을 대사할 수 없어서 발생하며, 매우 드문 유형이다.

2) 알레르기반응(allergic reaction; 과민반응)

알레르기반응은 약물을 복용하는 환자 중 약 6~10%에서 발생한다. 알레르기반응은 이전 약물에 노출된 적이 있는 환자에게서 발생하며, 이들의 면역계통이 약물에 대한 항체를 생성한다. 그 후 약물에 재노출되면 이 항체들이 반응을 일으키며, 가려움증을 유발하는 두드러기나 불규칙한 모양의 발진으로 흔히 나타난다. 때로는 호흡곤란이나 심혈관 손상을 일으키는 급성중증과민증(anaphylaxis)을 유발하여 생명을 위협하기도 한다. 급성중증과민증은 의료적으로 긴급하게 치료가 이루어져야 하는 상황이지만, 다행히 발생 빈도는 낮다.

표 1-6 부작용의 장기장애별 분류

장기장애		유발 약물 [( ) 안은 발현 증상]
간장애	간실질성	항암제(anticancer drug), 테트라사이클린(tetracycline) 계열 항생물질, 항결핵제(antituberculosis drug), 할로테인(halothane), 암포테리신 B(amphotericin B)
	담즙정체성	남성호르몬(androgen), 단백동화스테로이드(anabolic steroid), 경구피임제(oral contraceptive), 경구당뇨병제, 클로르프로마진(chlorpromazine) 등의 항정신병제
신장장애		젠타마이신(gentamicin), 스트렙토마이신(streptomycin) 등의 항생물질로, 아미노글리코사이드 계열이 특히 강함
소화기장애		아스피린(aspirin), 인도메타신(indomethacin) 등의 비스테로이드소염제
혈액장애		클로람페니콜(chloramphenicol; 재생불량빈혈), 페나세틴(phenacetin; 메트혈색소혈증), 항갑상샘제인 티아마졸(thiamazole; 백혈구 감소)
신경 · 정신장애		레세르핀(reserpine; 우울상태), 레보도파(levodopa; 운동과다, 망상, 환각 등), 삼환계 항우울제(tricyclic antidepressant; 환각, 정신착란), 아이소나이아지드(isoniazid; 말초신경염), 부신피질호르몬제(adrenocortical hormone; 정신병 기질이 있는 환자의 경우 신경과민, 성격변화, 다행감 등의 증상)
내분비장애		부신피질호르몬제(부신피질 위축), 남성호르몬(생식샘 위축)
대사장애		싸이아자이드 계열 이뇨제인 퓨로세마이드(furosemide; 저칼륨혈증, 고혈당, 고요산혈증), 부신피질호르몬제(지질대사이상에 의한 보름달 얼굴, 수분대사이상에 의한 체중증가)

7. 약물의 상호작용

약물의 상호작용은 하나의 약물이 다른 약물에 의해 그 작용이 변경되거나 영향을 받을 때 발생한다. 일반적으로 약물을 함께 사용하면 하나 또는 두 약물의 작용을 증강시키거나, 반대로 하나 또는 두 약물의 효과를 감소시키는 방식으로 약물의 상호작용이 유발된다.

약물이 상호작용을 일으키는 기전은 약물의 체내동태(흡수, 분포, 대사, 배설)를 변경하는 것과 약물 간의 약리학적 효과를 증진시키는 것으로 분류할 수 있다.

또한 약물의 상호작용과 관련하여 **표 1-7**과 같은 용어가 사용된다.

표 1-7 약물 상호작용과 관련된 용어

용어	정의	예
부가효과 (additive effect)	유사한 작용을 가진 두 약물을 함께 사용함으로써 증가된 효과를 나타냄(그림 1-9)	하이드로코돈(hydrocodone) + 아세트아미노펜(acetaminophen) = 부가적인 진통 효과
상승효과 (synergistic effect)	두 약물을 함께 사용함으로써 각각의 약물을 투여했을 때의 효과를 합친 것보다 효과가 크게 나타냄(그림 1-9)	아스피린(aspirin) + 코데인(codeine) = 더 커진 진통 효과
대항효과 (antagonistic effect)	한 약물이 다른 약물의 작용을 방해함	테트라사이클린(tetracycline) + 제산제(antacid) = 테트라사이클린의 흡수 감소
대체 (displacement)	첫 번째 약물이 단백질 결합부위에서(즉, 결합된 약물은 비활성화 상태) 두 번째 약물에 의해 대체됨으로써 더 많은 비결합 약물을 사용할 수 있게 되어 첫 번째 약물의 활동성이 증가	와파린(warfarin) + 발프로산(valproic acid) = 항응고 효과 증가
간섭 (interference)	첫 번째 약물이 두 번째 약물의 대사나 배설을 억제하여 두 번째 약물의 활성을 증가시킴	프로베네시드(probenecid) + 암피실린(ampicillin) = 프로베네시드가 암피실린의 신장 배설을 차단하기 때문에 암피실린의 항균 활성 연장
부적합 (incompatibility)	첫 번째 약물이 두 번째 약물과 화학적으로 부적합하여 같은 주사기나 용액에 섞거나 같은 부위에 함께 투여하면 약물이 변질되며, 약물이 혼합될 때 용액의 혼탁, 침전물 형성, 색상 변화 등의 징후가 나타남	암피실린(ampicillin) + 젠타마이신(gentamicin) = 암피실린이 젠타마이신을 불활성화

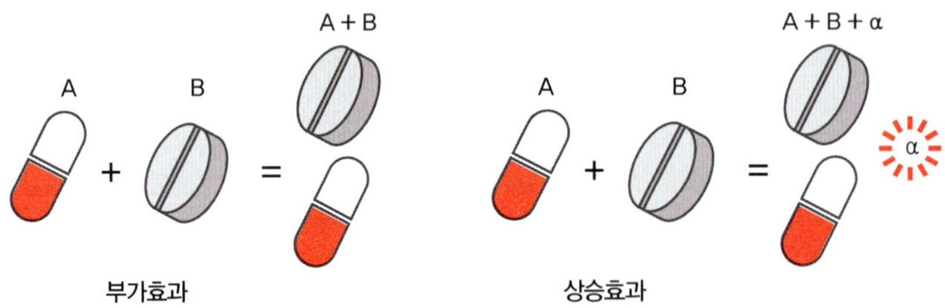

그림 1-9 부가효과와 상승효과

1) 약물의 체내동태 변경

(1) 흡수 변화

약물의 흡수에 변화를 일으키는 약물의 상호작용은 주로 위장관, 특히 위에서 일어난다.

예를 들어 제산제는 위의 pH를 증가시켜 케토코나졸(ketoconazole)의 용해를 억제한다. 이때는 케토코나졸 투여 후 최소 2시간이 지난 후 제산제를 투여함으로써 관리할 수 있다. 또한 알루미늄을 함유한 제산제는 테트라사이클린(tetracycline)의 흡수를 억제한다. 알루미늄염은 테트라사이클린과 불용성 화학복합체를 형성하기 때문인데, 이때는 테트라사이클린과 제산제의 투여시간을 3~4시간 간격으로 두어 관리할 수 있다.

(2) 분포 변화

약물이 비활성 부위(순환하는 혈장알부민, 근육단백질 등)와 결합함으로써 약물의 상호작용을 일으킨다. 보통 약물이 혈액에 흡수되면 혈장단백질과 결합하여 전신으로 운반되며, 종종 근육단백질 등과도 결합한다. 단백질 결합부위와 강력하게 결합하는 약물은 해당 결합부위와 더 높은 친화력을 가진 다른 약물에 의해 대체될 수 있으며, 이로 인해 중요한 상호작용이 발생할 수 있다.

예를 들어 이뇨제인 퓨로세마이드(furosemide)를 와파린(warfarin)과 함께 투여하면 와파린의 항응고 작용이 증가한다. 퓨로세마이드는 와파린을 알부민 결합부위에서 대체하여 혈장단백질과 결합하지 않은 항응고제의 양을 증가시키기 때문이다. 이때는 와파린의 용량을 줄임으로써 관리할 수 있다.

(3) 대사 변화

약물을 대사하는 효소를 억제하거나 유도(자극)함으로써 약물의 상호작용을 일으키기도 한다.

효소와 결합하여 다른 약물의 대사를 늦추는 약물에는 베라파밀(verapamil), 케토코나졸(ketoconazole), 아미오다론(amiodarone), 시메티딘(cimetidine), 에리트로마이신(erythromycin) 등이 있다. 이 약물들을 동시에 투여하면 대사가 억제되어 혈청 약물농도가 증가하므로 독성 예방을 위해서는 같이 사용하는 약물의 용량을 줄여야 한다.

반대로 효소와 결합하여 다른 약물의 대사를 증가시키는 약물(효소유도제)에는 페노바비탈(phenobarbital), 카바마제핀(carbamazepine), 리팜핀(rifampin), 페니토인(phenytoin) 등이 있다. 빠르게 대사되는 약물에는 독시사이클린(doxycycline), 와파린, 메트로니다졸(metronidazole), 테오필린, 베라파밀이 있는데, 이 약물들을 효소유도제와 함께 투여하는 경우에는 치료 효과를 위해 빠르게 대사되는 약물의 용량을 늘여야 한다.

(4) 배설 변화

신장 요세관에서 pH를 변화시켜 배설을 증진하거나 억제함으로써 약물의 상호작용을 일으킨다. 소변의 pH를 변화시키는 예에는 아세타졸아마이드(acetazolamide; 소변의 pH를 상승)와 퀴니딘(quinidine)의 조합을 들 수 있다. 아세타졸아마이드에 의해 생성된 알칼리성 소변은 퀴니딘을 신장 요세관에서 재흡수하게 하여 퀴니딘의 생리학적 및 독성 효과를 증가시킨다.

2) 약물 간의 약리학적 효과 증진

약물의 상호작용은 약물 간에도 일어나며, 한 약물이 다른 약물의 약리학적 효과를 증진시킬 수도 있다.

알코올과 진정 · 수면제는 모두 진정 효과를 나타내지만, 함께 사용하면 중추신경계통의 기능 저하를 유발할 수 있다. 또한 아미노글리코사이드 계열 항생제인 젠타마이신(gentamicin)이나 토브라마이신(tobramycin)과 신경근(육)차단제인 판큐로늄(pancuronium) 간에는 심각한 결과를 초래할 수 있는 약물 상호작용이 일어난다. 만일 함께 사용하면 항생제가 신경근육 차단을 증가시켜 정상 호흡으로 복귀하거나 회복되는 시간이 연장된다.

3 약물치료

1. 약물치료에 영향을 미치는 요인

동일한 용량의 약물을 사용해도 예상치 못한 강력한 약효를 나타내는 경우가 있는 반면, 반응이 거의 나타나지 않는 경우가 있다. 또한 약물을 투여하는 시간대에 따라 동일한 용량에 다르게 반응하기도 한다. 이처럼 약물치료에 대한 정확한 반응을 예측하기는 매우 어려우며, 약물치료에 영향을 미치는 요인 또한 다양하다.

1) 연령

소아와 노인은 약물의 효과에 매우 민감한 경향이 있다. 소아는 약물의 흡수, 분포, 대사, 배설과 관련하여 여러 가지 점에서 중요한 차이가 있다. 또한 노화과정은 신체의 구성과 기관 기능에 변화를 일으키기 때문에 노인은 약물치료에 감수성이 높다(표 1-8).

2) 성별

일반적으로 여성이 남성보다 약물에 대한 감수성이 높다(표 1-8). 따라서 여성은 임신과 수유 시 태아와 신생아에게 약물이 전달되지 않도록 특히 주의해야 한다. 임신부와 태아 사이에는 태반장벽(placental barrier)이 있어 임신부가 복용한 약물이 모두 태아에게 가지는 않는다. 다만 이 장벽의 능력은 약하기 때문에 약물의 이행을 절대적으로 막지는 못한다. 또한 태아의 혈액뇌장벽(blood brain barrier, BBB)은 아직 발달되지 않았기 때문에 태반장벽을 통과한 약물 대부분은 뇌로 간다.

표 1-8 연령과 성별에 따른 약물치료의 생리적 변수

약물의 체내동태	연령/성별		생리학적 변수
흡수	연령	영아	• 근육이 발달하지 않아 근육내주사(IM) 약물의 불규칙한 흡수 • 피부가 발달하지 않아 국소 약물이 더 빨리 흡수 • 경구투여된 약물에 대한 위산 감소 및 약물 전달시간의 연장
		노인	• 근육내주사(IM) 약물에 대한 예측 불가능한 흡수(근육량, 혈류, 근육 활동이 요인) • 국소 약물은 피부두께, 조직관류에 영향을 받음 • 위산 감소, 경구용 약물의 위 배출시간 감소
	성별		• 여성이 남성보다 위를 비우는 시간이 더 느림
분포	연령	영아	• 총지방 함량이 낮음 • 순환 혈장단백질과 결합하는 비율이 낮음
		노인	• 체내 총수분 함량 감소 • 총지방 함량은 나이가 들수록 증가 • 단백질 결합 감소, 40세 이후 알부민 수치 감소
	성별		• 여성이 남성보다 신체 지방비율이 높음
대사	연령	영아	• 간의 효소계통 미성숙
		노인	• 간기능은 나이가 들수록 저하되어 대사가 느려짐
	성별		• 여성이 남성보다 약물대사효소인 사이토크롬P450이 더 활발함
배출	연령	영아	• 신장기능은 만삭아 출산 시 성인의 15%이며, 조산 시에는 더 낮음
		노인	• 혈청 크레아티닌에 따른 신장기능의 저하(크레아티닌 생산은 근육량에 기초하기 때문)
	성별		• 신장혈류량과 사구체여과율(GFR)은 남성이 여성보다 높음 • 여성은 신장을 통해 제거되는 약물의 간격이 더 느림 • 임신 중 사구체여과율(GFR)은 2배로 증가할 수 있으며, 치료 효과를 유지하기 위해 사구체여과에 의해 배설되는 약물을 더 자주 투여할 필요가 있음

3) 체중

일반 인구와 비교하여 과체중인 사람은 동일한 치료 효과를 얻기 위해 약물의 용량을 늘릴 필요가 있다. 이에 비해 저체중인 사람은 동일한 치료 효과를 얻기 위해 약물의 용량을 낮추어야 한다. 이는 환자의 신장과 체중이 약물의 용량을 계산할 때 매개변수로 작용하기 때문이다.

소아용 약물의 경우 소아의 성장속도에 맞추어 체중 kg당 약물 mg(mg/kg)으로 계산하여 약용량을 산출하고, 화학요법제와 같은 약물의 경우 체표면적을 기준으로 약용량을 산출한다.

4) 대사율

평균 이상의 대사율을 가진 갑상샘항진증 환자는 약물을 빠르게 대사하므로 더 많은 용량을 투여하거나 더 자주 투여해야 하는 반면, 평균 이하의 대사율을 가진 갑상샘저하증 환자는 더 적은 용량을 투여해야 한다. 또한 만성적인 흡연은 클로자핀(clozapine)이나 올란자핀(olanzapine) 등 일부 약물의 대사를 촉진시키므로 치료 효과를 위해 더 많은 용량을 자주 투여해야 한다.

5) 질병 유무

병리학적 상태는 약물의 흡수, 분포, 대사, 배설 속도를 바꾸기도 한다. 예를 들어 정신적 충격을 받은 환자는 말초혈관의 순환량이 감소하기 때문에 근육내주사나 피부밑주사로 투여된 약물은 느리게 흡수된다. 구토 환자는 용해나 흡수에 필요한 시간을 위에서 충분히 유지하지 못할 수도 있다. 신부전이나 영양실조 환자는 약물의 적절한 분포에 필요한 혈중 혈청단백질의 양이 감소되어 약물을 느린 속도로 배설하기 때문에 약물의 용량을 크게 줄여야 한다(표 1-9).

표 1-9 신부전 환자의 용량 조절이 필요한 약물

치료 범주	약물 분류	예
항생제	아미노글리코사이드	아미카신(amikacin), 젠타마이신(gentamicin), 토브라마이신(tobramycin)
	세팔로스포린	세포탁심(cefotaxime), 세포테탄(cefotetan), 세프타지딤(ceftazidime), 세프트리악손(ceftriaxone), 세푸록심(cefuroxime), 세프포독심(cefpodoxime)
	페니실린	암피실린(ampicillin), 피페라실린(piperacillin), 티카실린(ticarcillin)
	퀴놀론	시프로플록사신(ciprofloxacin), 레보플록사신(levofloxacin)
	기타	반코마이신(vancomycin), 마이노사이클린(minocycline), 아즈트레오남(aztreonam), 이미페넴(imipenem), 에탐부톨(ethambutol)
항진균제	–	암포테리신 B(amphotericin B), 플루코나졸(fluconazole)
항바이러스제	–	아시클로버(acyclovir), 간시클로버(ganciclovir)
심혈관제	안지오텐신전환효소억제제	캡토프릴(captopril), 라미프릴(ramipril)
	항부정맥제	아미오다론(amiodarone)
	베타차단제	아테놀롤(atenolol), 라베탈롤(labetalol), 핀돌롤(pindolol), 메토프롤롤(metoprolol), 나돌롤(nadolol), 프로프라놀롤(propranolol)
	디기탈리스당화물	디곡신(digoxin)
위장제	항히스타민제	시메티딘(cimetidine), 라니티딘(ranitidine)
기타	–	리튬(lithium), 알로퓨린올(allopurinol), 메토트렉세이트(methotrexate)

6) 심리상태

환자의 태도와 기대는 치료에 대한 환자의 반응과 처방된 대로 약물을 복용하려는 의지에 중요한 역할을 한다. 질병 상태가 환자의 신체능력에 물리적으로 영향을 미치는 경우(인슐린이 필요한 인슐린 의존성 당뇨병 환자나 진통제가 필요한 관절염 환자 등)에는 일반적으로 치료 프로토콜을 잘 따른다. 하지만 고혈압이나 고지질혈증처럼 질병의 증상이 거의 없는 경우에는 환자 본인의 신체능력에 영향이 없기 때문에 치료 프로토콜을 잘 따르기 어렵다. 고혈압이나 고지혈증이 현재의 생활방식에 즉각적인 영향을 주지 않기 때문에 자발적으로 치료를 중단하는 경우도 많다.

한편, 의학적 상식으로 볼 때 약리작용이 전혀 없는 위약(placebo; 녹말, 젖당, 생리식염수 등)을 진짜 약인 것처럼 사용하면 조건에 따라서는 치료 효과가 나타나는데, 이를 **위약효과**(placebo effect)라고 한다. 반대로 유효한 약물이 심리적 영향 때문에 그 효과가 감소되는 경우도 있는데, 이를 **노세보효과**(nocebo effect)라고 한다.

임상에서는 약물의 실제 효과와 위약효과, 그리고 질환의 자연적 변화가 합쳐져 약물 효과로서 나타난다(그림 1-10). 이 위약효과나 노세보효과는 약물치료뿐만 아니라 외과치료나 물리치료에서도 나타난다.

실제 효과 + 위약효과 + 질환의 자연적 변화 = 약물 효과

그림 1-10 약물의 효과

7) 내성

약물의 반복적인 사용으로 감수성이 저하되어 약물 효과가 떨어지는 것을 **내성**(tolerance)이라고 한다. 페노바비탈(phenobarbital) 등과 같이 간의 대사능력이 항진되어 혈중농도가 떨어지는 경우나 아이소프로테레놀(isoproterenol) 등과 같이 작용부위에서의 약물감수성이 저하되는 경우 등이 있다. 이때는 해당 약물을 증량하거나 다른 약물을 바꾸어야 효과가 나타난다.

내성은 심리적 의존으로 인해 발생할 수 있으며, 신체가 특정 약물을 이전보다 더 빠르게 대사하여 그 약물의 효과가 더 빠르게 감소하는 경우에도 발생할 수 있다.

MEMO

● **교차내성(cross-tolerance)과 빠른내성(tachyphylaxis)**

특정 약물에 내성을 나타내면 그것과 화학구조가 유사한 약물에도 내성을 나타내는데, 이를 교차내성이라고 한다. 알코올 내성과 에테르(ether) 마취, 모르핀 내성과 다른 마약진통제 등에서 교차내성이 일어난다.

또한 단시간에 나타나는 급성내성을 빠른내성이라고 한다. 에페드린(ephedrine)을 정맥주사로 반복 투여하면 혈압상승반응이 감소되는 경우가 빠른내성에 해당한다.

8) 약물의존

약물의 반복적인 사용으로 약물의 섭취 욕구를 조절할 수 없는 것을 **약물의존**(drug dependence)이라고 하며, 약물의존은 **신체적 의존**과 **정신적 의존**으로 나눌 수 있다(그림 1-11).

신체적 의존은 일정 기간 약물을 중단하면 금단증상이 나타나는 상태를 말하며, 신체적 의존을 일으키는 약물은 모두 정신적 의존도 일으킨다. 대표적인 약물에는 모르핀(morphine), 바비튜레이트(barbiturate) 계열 수면제, 알코올(alcohol), 프로포폴(propofol) 등이 있다. 정신적 의존은 약물에 애착을 느끼는 상태를 말하며, 약물을 중단하면 불안정해진다. 대표적인 약물에는 담배(tobacco), 대마초(마리화나, marihuana), 코케인(cocaine) 등이 있다.

많은 사람, 특히 노인은 진통제에 중독되는 것을 우려하여 진통제가 필요할 때조차 복용하지 않는 경우가 있다. 급성통증을 완화하기 위해 사용하는 마약진통제는 약 1% 미만의 환자에게 중독을 일으킨다는 연구 결과가 있으므로, 환자에게는 최대한 통증이 없는 상태로 유지하는 것이 삶의 질에 중요하다는 사실을 확신시켜야 한다.

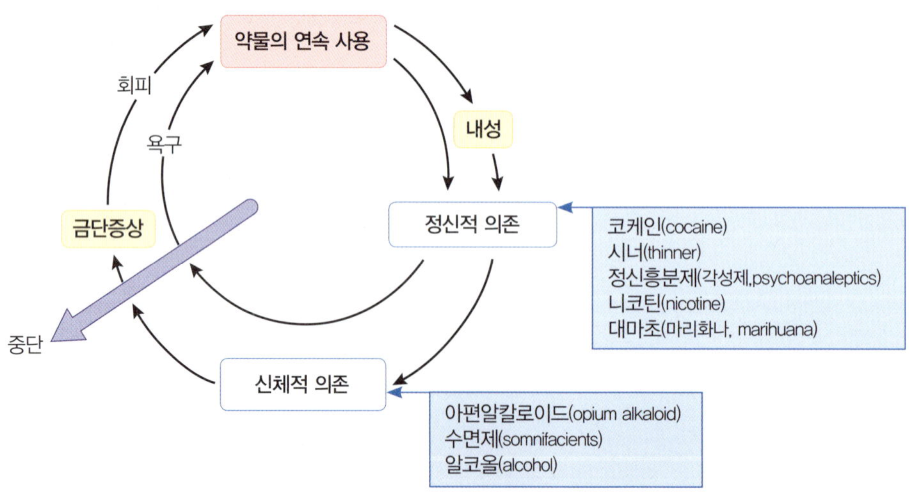

그림 1-11 약물의존

9) 누적효과

이전 투여한 용량이 대사되거나 배설되기 전에 다음 번 용량을 투여하는 경우에는 약물이 체내에 축적될 수 있다. 약물이 체내에 과다하게 축적되면 약물 독성이 나타나기도 한다. 또한 살아있는 세포가 돌연변이를 일으켜 암이 되도록 유도하는 약물의 능력을 **발암성**(carcinogenicity)이라고 한다. 많은 약물이 발암성을 가지기 때문에 인체에 투여하기 전 다양한 동물에 독성시험을 시행한다.

2. 대상별 약물치료 모니터링

1) 소아

소아는 성인의 축소판이 아니기 때문에 단순히 크기만 기준으로 하여 소아에게 약물치료의 원리를 적용하면 안 된다. 특히 소아는 신체 및 장기의 기능이 지속적으로 발달하는 과정에 있어서 약물치료로 인한 합병증 위험이 더 크다(표 1-10).

소아에게 약물치료를 할 때의 주의점은 다음과 같다.

- 소아는 신체의 수분 함량은 더 높지만, 발열, 구토, 설사로 인한 탈수 증상에는 더 취약하다.
- 소아는 정상적인 발달과정에서 급격한 체중 변화가 예측된다. 따라서 정기적으로 신장과 체중을 정확하게 측정하는 것이 중요하다.
- 소아는 약물치료 모니터링이 필수이다. 결과를 정확하게 해석하기 위해 혈액 샘플을 채취하는 시간과 약물 주입시간을 문서화해야 한다.
- 신생아, 영아 및 소아의 경우 정확한 의사표현이 어렵기 때문에 투여된 약물의 치료적 반응을 평가하기 어려운 경우가 많다. 따라서 체온, 맥박, 호흡, 심음, 폐음, 장음, 섭취량 및 배설량, 식욕, 반응성 등의 평가항목에 더 의존해야 한다.
- 소아에게는 경구용 의약품의 용량을 정확하게 측정하여 투여하기 어려울 수 있다. 액약인 경우 정량을 투여할 수 있도록 약용 컵이나 경구 드로퍼, 주사기 등의 사용을 권장하고, 정제나 캡슐의 경우 보통 5세 이상이 되어야 삼킬 수 있으므로 투여 전에는 해당 소아가 정제나 캡슐을 삼킬 수 있는지 확인해야 한다.
- 분말 형태의 경구용 및 비경구용 약물은 제조사의 지시에 따라 적절하게 희석하여 정확한 용량을 지키도록 하고 고삼투압액을 투여하지 않도록 한다. 경구로 고삼투압액을 복용할 경우 설사나 탈수를 일으킬 수 있다.
- 일반적으로 아스피린(aspirin)은 유아기부터 청소년기까지의 환자에게 투여해서는 안 된다. 수두나 독감과 같은 바이러스 감염 당시 또는 직후에 아스피린을 복용할 경우 라이증후군(Reye syndrome)

이라는 생명을 위협하는 질환에 걸릴 수 있다. 소아의 진통과 해열에는 아스피린 대신 이부프로펜(ibuprofen)이나 아세트아미노펜(acetaminophen)이 일상적으로 사용된다.

- 소아는 약물을 정맥 내로 투여하는 경우 알레르기반응이 빠르게 발생할 수 있다. 항생제, 특히 페니실린(penicillin)에 가장 흔하게 발생한다. 따라서 약물투여 후에는 신체반응을 잘 관찰하고 문제가 생기면 신속하게 대처할 필요가 있다. 알레르기반응으로 인해 극심한 불안, 쇠약, 발한, 호흡곤란이 생기고 이어서 저혈압, 쇼크, 부정맥, 호흡곤란, 후두부종, 메스꺼움 등이 나타날 수 있다.

표 1-10 소아의 약물치료 시 주의해야 하는 약물

약물	유의점
테트라사이클린 계열 약물	• 뼈발육 억제, 젖니 착색, 사기질 형성억제
퀴놀론 계열 약물	• 뼈나 관절장애 발생 가능성
클로람페니콜	• 회색증후군(gray baby syndrome; 청색증과 심혈관허혈) 발생 가능
해열진통제	• 아스피린 투여에 의한 라이증후군(Reye syndrome) 발생 가능 • 뇌염증상을 동반한 인플루엔자 이환 중 디클로페낙(diclofenac), 페남산(fenamic acid) 투여에 의한 뇌염 증상 악화
부신피질호르몬제	• 성성숙 지연, 키성장 억제
성호르몬제	• 이차성징에 영향을 미침
근육투여 제제	• 근(육)구축 발생 가능

2) 노인

노인의 약효에 대한 이해 부족은 약물남용과 반대되는 미사용 문제로 이어질 수 있다. 비록 약물투여로 노인의 삶의 질이 저하될 수도 있으나, 한편으로 약물치료가 질병과 장애를 예방하는 데 가장 경제적이면서 효율적인 치료법이라 할 수 있다.

노인에게 약물치료를 할 때의 주의점은 다음과 같다.

- 일반적인 성인 권장 용량의 1/3~1/2로 시작한 후 적절한 간격으로 용량을 점차 늘려 치료 효과와 부작용 발생을 평가한다.
- 다중약물요법으로 인한 혼동을 방지하기 위해 약물달력이나 약물케이스와 같은 보조도구를 사용한다.
- 특정 약물에 대한 혈중 약물농도 데이터가 있는 경우 치료약물 모니터링을 시행한다.
- 현재 복용 중인 약물요법과의 혼동을 최소화하기 위해 유효기간이 지난 처방은 폐기하도록 돕는다.
- 투여를 중단할 수 있는 약물은 없는지 정기적으로 확인한다(계절에 영향을 받는 알레르기약 등).
- 노인 환자에게 사용을 피해야 하는 약물은 아닌지 확인한다(**표 1-11**).

- 노인 중에는 크기가 큰 알약이나 캡슐을 삼키기 어렵다고 반으로 쪼개거나 으깨어 복용하는 사람도 있다. 따라서 흡수율과 독성에 대한 영향 때문에 절대로 으깨어 복용해서는 안 되는 약물(서방정, 장용정, 설하정 등)도 있다는 사실을 주지시킨다.
- 노인에게 약물의 복용 목적과 약물을 임의로 중단할 경우 발생할 수 있는 모든 합병증을 이해시키는 것이 중요하다.

표 1-11 노인에게 사용을 피해야 하는 약물

분류	일반명		이유
항우울제	아미트리프틸린(amitriptyline), 독세핀(doxepin; 6mg 이상), 파록세틴(paroxetine)		• 강한 항콜린성 • 진정 및 기립저혈압 유발
항히스타민제	클로르페니라민(chlorpheniramine), 사이프로헵타딘(cyproheptadine), 다이펜하이드라민(diphenhydramine), 히드록시진(hydroxyzine)		• 강한 항콜린성 • 혼란, 구강건조증 및 변비의 위험 • 다만, 중증 알레르기반응의 급성 치료에는 다이펜하이드라민 사용이 적합
항감염제	나이트로퓨란토인(nitrofurantoin)		• 폐독성, 간독성, 말초신경병증 가능성 • 특히 장기간 사용 시 주의 필요
항연축제	디시클로민(dicyclomine)		• 강한 항콜린성
항정신병약물	1세대 (전형적)	플루페나진(fluphenazine), 할로페리돌(haloperidol)	• 뇌혈관사고의 위험 증가, 치매 환자의 인지능력 저하 • 치매나 섬망의 행동문제에 사용하지 말 것 • 정신분열증, 양극성장애, 화학요법 중 항구토제를 제외하고는 피함
	2세대 (비전형적)	아리피프라졸(aripiprazole), 쿠에티아핀(quetiapine)	
진정 · 수면제 (벤조다이아제핀)	단기 및 중기 작용	알프라졸람(alprazolam), 로라제팜(lorazepam), 테마제팜(temazepam)	• 노인은 벤조다이아제핀 계열 진정 · 수면제에 매우 민감하며, 특히 장기간 작용하는 벤조다이아제핀 계열에 대한 대사능력이 저하 • 인지장애, 섬망, 낙상, 골절의 위험 증가
	장기간 작용	클로나제팜(clonazepam), 다이아제팜(diazepam), 플루라제팜(flurazepam)	
진정 · 수면제 (비벤조다이아제핀)	에스조피클론(eszopiclone), 졸피뎀(zolpidem)		• 벤조다이아제핀 계열 진정 · 수면제와 유사한 부작용 유발
항부정맥제	아미오다론(amiodarone)		• 다른 항부정맥제에 비해 독성이 크므로 심부전 환자가 아닌 경우에는 처방을 피해야 함
	디곡신(digoxin)		• 심방세동 및 심부전과 관련하여 사망률 증가 • 하루 0.125mg 미만의 용량으로 제한
	독사조신(doxazosin), 테라조신(terazosin)		• 기립저혈압의 높은 위험성 • 고혈압 치료에 사용하지 말 것
	클로니딘(clonidine)		• 중추신경계통에 영향을 미칠 위험성이 높음 • 서맥 및 기립저혈압 유발

표 1-11 노인에게 사용을 피해야 하는 약물 (계속)

분류	일반명	이유
위장관약물	메토클로프라미드(metoclopramide)	• 감각운동장애를 포함한 추체외로에 영향을 일으킬 수 있음 • 위무력증(위운동장애)을 제외하고 12주 이상 사용하지 말 것
	양성자펌프억제제(proton-pump inhibitor)	• 클로스트리듐 디피실(*Clostridium difficile*) 감염 및 뼈 손실과 골절 위험 • 고위험 환자(경구 부신피질호르몬제 또는 만성 비스테로이드소염제 사용, 바렛식도염)를 제외하고 8주 이상 사용하지 말 것
비스테로이드소염제	아스피린(aspirin; 325mg 이상), 이부프로펜(ibuprofen), 나프록센(naproxen)	• 위장관출혈 증가 • 만성 사용 피하기

3) 임신부

임신 중 태아는 모체의 자궁 내에 있는 동안 ①약물과 결합할 수 있는 순환 단백질이 거의 없고, ②간의 효소계통이 미성숙한 상태이며, ③배설계통은 최소한의 기능만 하는 등의 이유로 약물이나 외부 물질에 매우 민감하다. 임신부에게 투여된 약물이 태아의 발달에 손상을 미칠 가능성이 있기 때문에 임신 중에는 약물치료를 최대한 피해야 한다. 특히 기형유발물질(기형원, teratogen)로 알려진 일부 약물은 임신 중 특정한 시기에 복용하면 핵심 조직의 비정상적인 발달인 선천결함(congential defect)을 유발한다(표 1-12).

임신부에게 약물치료를 할 때의 주의점은 다음과 같다.

- 가임기 여성의 임신 가능성에 주의해야 한다. 특히 메스꺼움, 구토(특히 아침), 빈뇨 등 임신 초기 증상을 보이는 여성은 약물을 투여하기에 앞서 임신 가능성을 확인한다.
- 의사가 약물의 사용을 권하지 않는 이상 임신 중에는 약물을 사용하지 않도록 임신부를 교육한다.
- 임신 중 알코올 섭취를 자제하도록 조언한다. 과도한 알코올 섭취는 태아알코올증후군(fetal alcohol syndrome)을 유발할 수 있다. 만일 임신을 계획 중이라면 임신 2~3개월 전부터 알코올 섭취를 중단하도록 권한다.
- 흡연을 자제하도록 조언한다. 흡연하는 임신부일수록 유산, 사산, 조산 및 저체중아 출산의 빈도가 높다.

표 1-12 기형유발물질로 알려진 약물

분류	종류
호르몬제 (안드로젠, 에스트로젠)	경구피임제(oral contraceptive), 결합에스트로젠(conjugated estrogen), 클로미펜(clomiphene), 엑스메스탄(exemestane)
안지오텐신전환효소억제제	베나제프릴(benazepril), 캡토프릴(captopril), 에날라프릴(enalapril), 포시노프릴(fosinopril), 리시노프릴(lisinopril), 모엑시프릴(moexipril), 페린도프릴(perindopril), 라미프릴(ramipril), 트란돌라프릴(trandolapril)
안지오텐신II수용체대항제	아질살탄(azilsartan), 칸데살탄(candesartan), 에프로살탄(eprosartan), 이르베살탄(irbesartan), 로살탄(losartan), 올메살탄(olmesartan), 텔미살탄(telmisartan), 발살탄(valsartan)
항경련제	카바마제핀(carbamazepine), 페니토인(phenytoin), 발프로산(valproic acid)
항조증제	리튬(lithlum)
항갑상샘제	프로필싸이오유라실(propylthiouracil), 메티마졸(methimazole)
화학요법제	부설판(busulfan), 사이클로포스퍼마이드(cyclophosphamide), 메토트렉세이트(methotrexate)
HMG-CoA환원효소억제제(스타틴)	아토르바스타틴(atorvastatin), 플루바스타틴(fluvastatin), 로바스타틴(lovastatin), 프라바스타틴(pravastatin), 로수바스타틴(rosuvastatin), 심바스타틴(simvastatin)
기타	암브리센탄(ambrisentan), 아나스트로졸(anastrozole), 아자싸이오프린(azathioprine), 코케인(cocaine), 드로네다론(dronedarone), 두타스테리드(dutasteride), 에탄올(ethanol; 고용량, 빈번한 사용), 아이소트레티노인(isotretinoin), 알리트레티노인(alitretinoin), 라이버바이린(ribavirin), 테트라사이클린(tetracycline), 탈리도마이드(thalidomide), 비타민 A(vitamin A; 18,000단위/일 이상), 와파린(warfarin)

4) 수유부

많은 약물이 수유부의 모유를 통해 영아에게 해를 끼칠 가능성이 있는 것으로 알려졌다(표 1-13). 처방약, 비처방약, 한약재 등 수유부가 사용하는 모든 약물은 복용 전 의사와 상의하는 것이 바람직하다. 만약 수유부가 약물을 복용 중이라면 모유수유를 마친 직후나 아기의 수면시간에 맞추어 복용하도록 권장하고, 수유 시의 약물 복용이 영아에게 어떤 부작용을 일으킬 수 있는지를 교육한다.

표 1-13 수유부가 피해야 하는 약물

분류	종류
영아의 대사를 방해하는 약물	사이클로포스퍼마이드(cyclophosphamide), 사이클로스포린(cyclosporine), 독소루비신(doxorubicin), 메토트렉세이트(methotrexate), 카페시타빈(capecitabine), 사이타라빈(cytarabine), 젬시타빈(gemcitabine), 페메트렉시드(pemetrexed)
부작용이 발생하는 남용 약물	암페타민(amphetamine), 코케인(cocaine), 헤로인(heroin), 대마초(마리화나, marihuana), 에탄올(ethanol)

표 1-13 수유부가 피해야 하는 약물 (계속)

분류		종류
부작용이 우려되는 약물	항불안제	벤조다이아제핀 계열 : 알프라졸람(alprazolam), 다이아제팜(diazepam), 쿠아제팜(quazepam)
	항우울제	• **삼환계 항우울제** : 아미트리프틸린(amitriptyline), 클로미프라민(clomipramine), 노르트리프틸린(nortriptyline), 이미프라민(imipramine), 독세핀(doxepin), 부프로피온(bupropion), 트라조돈(trazodone) • **선택세로토닌재흡수억제제** : 플루옥세틴(fluoxetine), 플루복사민(fluvoxamine), 파록세틴(paroxetine), 설트랄린(sertraline) • **항정신병약물** : 클로르프로마진(chlorpromazine), 클로자핀(clozapine), 할로페리돌(haloperidol), 메소리다진(mesoridazine), 트라이플루오페라진(trifluoperazine)
	기타	아미오다론(amiodarone), 라모트리진(lamotrigine), 메트로니다졸(metronidazole)
영아에게 중요한 영향을 미치는 약물		아스피린(aspirin), 베타차단제[아세부톨롤(acebutolol), 아테놀롤(atenolol)], 클레마스틴(clemastine), 리튬(lithium), 페노바비탈(phenobarbital), 프리미돈(primidone)

01 확인문제

01. 다음 중 설명이 올바른 것은?

① 일반의약품은 처방전이 없으면 구입할 수 없다.
② 비처방약은 FDA의 승인이 필요 없는 약물이다.
③ 처방약은 의사, 치과의사, 약사가 처방하는 약물이다.
④ 비처방약은 동네 약국이나 편의점에서 구입할 수 있다.

02. 신약 개발과정에서 사람을 대상으로 하지 않는 단계는?

① 전임상연구　② 임상연구
③ 신약허가신청 검토　④ 시판 후 감시

03. 수용체와 결합하여 인체에 치료반응을 일으키는 약물은?

① 대항제　② 작용제
③ 차단제　④ 억제제

04. 위관영양액 처방이 내려졌다면 약물을 어느 경로로 투여해야 하는가?

① 경구 경로　② 비경구 경로
③ 피부경유(경피) 경로　④ 근육 내 경로

05. 간질환 환자는 다음의 약동학적 과정에서 어떤 문제가 있을 가능성이 높은가?

① 흡수　② 분포
③ 대사　④ 배설

06. 약물치료 시 약물의 흡수에 관한 설명으로 올바른 것은?

① 지용성 약물보다 수용성 약물이 흡수가 빠르다.
② 흡수부위는 약물의 흡수에 큰 영향을 미치지 않는다.
③ 알약 형태의 약물이 시럽 형태의 약물보다 흡수가 빠르다.
④ 약물과 약물, 약물과 음식의 상호작용은 흡수에 영향을 미친다.

07. 환자가 반감기 12시간인 약물 50mg을 복용했다. 투여 후 36시간이 지났을 때 체내에 남아있는 약물의 양은 어느 정도인가?

① 50mg(100%)
② 25mg(50%)
③ 12.5mg(25%)
④ 6.25mg(12.5%)

08. 두 약물을 함께 사용함으로써 각 약물을 단독으로 투여했을 때의 효과를 합친 것보다 크게 나타나는 약물의 상호작용은?

① 부가효과
② 상승효과
③ 대항효과
④ 간섭효과

09. 갑상샘항진증 등으로 대사율이 증가한 환자에게는 투여하는 약물의 용량을 어떻게 조절해야 하는가?

① 약물투여를 중단한다.
② 정상 용량으로 투여한다.
③ 정상보다 높은 용량으로 투여한다.
④ 정상보다 낮은 용량으로 투여한다.

10. 소아와 노인의 약물 복용량이 적어야 하는 이유는?

① 신장의 대사기능이 활발하기 때문이다.
② 신장의 대사기능이 활발하지 않기 때문이다.
③ 간의 약물대사효소 활동이 활발하기 때문이다.
④ 간의 약물대사효소 활동이 활발하지 않기 때문이다.

11. 약리작용이 전혀 없는 위약(녹말, 젖당, 생리식염수 등)을 진짜 약인 것처럼 투여하면 조건에 따라서는 치료 효과가 나타나는데 이를 __________효과라고 한다. 반대로 유효한 약물이 심리적 영향 때문에 그 효과가 감소하는 경우도 있는데 이를 __________효과라고 한다.

정답 01 ④, 02 ①, 03 ②, 04 ②, 05 ③, 06 ④, 07 ④, 08 ②, 09 ③, 10 ②, 11 위약/노세보

CHAPTER

02

약리학과 간호과정

학습목표

1. 간호과정의 5단계를 구분하여 설명할 수 있다.
2. 약물치료와 관련하여 간호과정을 어떻게 적용하는지 이해한다.
3. 약물치료를 위한 대상자 교육의 내용을 설명할 수 있다.
4. 약물투여의 다섯 가지 기본원칙을 설명할 수 있다.

주요용어

- 간호과정(nursing process)
- 사정(assessment)
- 간호진단(nursing diagnosis)
- 계획(planning)
- 수행(implementation)
- 평가(evaluation)

1 간호과정의 개요

간호과정은 간호사가 건강관리를 필요로 하는 대상자의 건강문제에 대한 반응을 간호 입장에서 계통적으로 판단하고 그 해결책을 계획 및 실천하여 결과를 평가한 후 더 나은 방향으로 문제를 해결하는 일련의 과정으로, 체계적인 간호활동을 가능하게 한다.

일반적으로 간호과정은 **사정**(assessment), **간호진단**(nursing diagnosis), **계획**(planning), **수행**(implementation), **평가**(evaluation)의 5단계로 구성된다(그림 2-1, 표 2-1).

간호과정은 보통 각 단계가 순차적으로 진행되지만, 각 단계는 서로 연관되어 있어 이전 단계의 정확성에 좌우되는 특징이 있다. 또한 간호 중에 사정과 평가를 동시에 진행하여 각 단계로 피드백을 반복하면서 간호문제(간호진단)가 해결될 때까지 순환하는 역동적인 과정이다.

간호과정은 어디까지나 대상자의 간호문제를 해결하기 위한 과정이며, 이 자체만으로는 기능하지 않고 간호사의 비판적 사고, 지식, 기술 등이 적용되어야 비로소 의미를 가진다. 또한 간호사와 대상자의 신뢰관계가 기반이 되며, 각 단계는 대상자에게서 얻은 사실 정보에 근거하여 진행된다. 특히 간호사가 대상자와 직접 대면하는 사정, 수행, 평가 단계는 대상자의 정보를 확인하면서 진행하는 것이 중요하다.

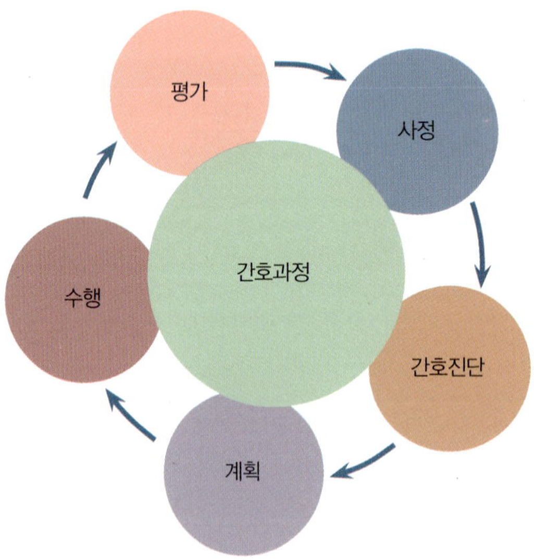

그림 2-1 간호과정

표 2-1 간호과정의 내용

단계	내용
사정 (assessment)	• 대상자의 증상과 관련된 모든 자료(대상자의 병력, 신체검진, 진단 결과, 의료진단 등)를 수집하여 간호중재가 필요한 실제 문제나 위험 · 고위험 문제를 감지 • 대상자의 의학적 요구와 관련된 구체적인 평가에는 약물 이력, 알레르기 유무, 신장과 체중, 연령과 질병과정, 간기능검사 결과(AST, ALT, 알칼리인산염, LDH, 빌리루빈) 및 신장기능검사 결과(혈중 크레아티닌, 크레아티닌 청소율, BUN, 소변분석, 단백질)가 포함 • 대상자의 약물치료 및 치료계획에 대한 이해도를 살피고 복약교육이 가능한지를 결정
간호진단 (nursing diagnosis)	• 수집된 자료를 바탕으로 관련된 행동이나 문제를 작성 • 간호중재에 적합한 간호진단을 작성 • 협업 문제에 대해 의료팀 구성원의 처방이나 요청이 적절한지 확인
계획 (planning)	• 자료에서 확인된 문제를 중요도에 따라 우선순위를 선정 • 대상자의 단기 및 장기 목표를 수립 • 질병과정이나 치료 중 발생 가능한 합병증을 예측하기 위한 모니터링 매개변수를 확인 • 대상자 개개인의 목표에 맞는 간호중재법을 수립 • 대상자의 약물 요구에 관한 구체적인 계획은 지침을 검토하여 개별적인 교육계획을 개발(약물명, 용량, 투여경로와 시간, 예상되는 치료반응, 일반적인 부작용, 심각한 부작용, 복용 누락 시의 대처방법 등)
수행 (implementation)	• 설정된 목표나 결과를 달성하기 위해 계획된 간호중재를 수행 • 대상자의 치료에 대한 반응을 확인하고 이와 관련된 합병증을 모니터 • 대상자의 안전을 고려 • 대상자의 의무기록에 제공된 간호중재 및 추가 발견사항을 기록 • 대상자의 약물 요구와 관련된 구체적인 중재에는 다섯 가지 원칙을 사용하여 투여(정확한 대상자, 정확한 약물, 정확한 용량, 정확한 시간, 정확한 경로)
평가 (evaluation)	• 평가는 간호과정의 모든 단계에서 지속되는 과정이므로, 임상 현장의 지침에 규정된 간격에 따라 검토 및 분석할 목표 자료를 설정 • 대상자와 관련된 자료를 검토 분석하고, 간호 목표 및 결과를 달성할 수 있도록 간호계획을 수정 • 임상에서 사용되는 분류체계, 임상경로 또는 표준간호계획을 활용하여 결과를 평가 • 진행상황을 체계적인 접근방식에 따라 기록 • 지속적인 평가를 수행 • 대상자의 약물 요구와 관련된 구체적인 평가기준에는 대상자의 약물치료에 대한 내성 및 치료계획의 이해도를 평가하는 것도 포함

2 약리학과 간호과정

대상자 간호를 체계적으로 계획, 수행 및 평가하는 과정에서 대상자에게 최적의 치료를 제공하려면 약리학 지식이 바탕이 되어야 한다. 간호활동 중에는 대상자에게 약물을 안전하게 투여하고, 약물의 효과와 부작용을 모니터하며, 약물 상호작용을 파악해야 한다. 또한 대상자와 가족에게 약물에 대한 교육을 하고, 약물치료에 관한 전반적인 과정을 관리해야 한다. 이러한 관리를 통해 대상자는 최적의 치료를 받을 수 있다.

1. 사정

사정(assessment)은 대상자가 입원할 때부터 치료가 더 이상 필요하지 않을 때까지 매일 계속되는 간호과정이다. 사정 시에는 대상자의 약물 이력을 수집해야 하는데, 현재 복용하고 있는 처방약이나 비처방약의 종류, 약물알레르기 유무 등이 포함된다. 약물 이력을 확인하는 것은 ①대상자의 약물 필요성 평가, ②약물알레르기와 관련된 문제 파악, ③약물치료와 관련된 문제 파악의 세 가지 이유에서 매우 중요하다(표 2-2). 특히 간호사는 특정 약물에 알레르기가 있거나 특정 유형의 약물 사용을 제한해야 하는 다른 질병의 존재와 같은 위험요인을 파악해 두어야 한다.

약물과 관련된 정보를 구축하기 위해 간호사는 세 가지 자료를 활용할 수 있다. 일차적으로는 대상자가 신뢰할 만한 정보를 제공하는 경우 이 정보를 주요 원천으로 활용한다. 또한 간호사가 파악한 주관적 및 객관적 자료를 약물과 관련된 간호진단의 기초로 활용한다. 여기서 주관적 자료는 대상자가 제공하는 자료이고("이 약을 복용하면 속이 메스꺼워요"), 객관적 자료는 간호사가 직접 관찰한 정보이다('피부가 창백하고 차갑고 축축함, 구강체온 37.3℃'). 그 밖에도 객관적 자료로서 신장과 체중이 필요한데, 이는 약물치료에서 사용할 약물의 용량을 정하는 데 활용된다. 경우에 따라서는 대상자 가족, 이전 의료기록이나 검사 보고서 등의 이차적인 자료로부터 정보를 얻을 필요가 있다. 나아가 질병의 특성, 투약이나 처치에 대한 문서 자료나 인터넷 자료 등의 삼차적 자료로부터 유용한 정보를 구할 수도 있다.

대상자가 입원해 있는 동안 약물치료와 관련하여 대상자와의 대화, 필요 시 약물투여, 상태 모니터링, 부작용이나 잠재적인 약물 상호작용 관찰 등의 방법을 통해 지속적으로 평가해야 한다.

표 2-2 약물 이력의 사정

대상자의 약물 필요성 평가	• 투약에 대한 요구를 설명할 수 있는 증상, 징후나 질병 확인(예 : 높은 혈당 수치, 높은 혈압 수치, 통증 등)
대상자의 복용 약물 파악	• 모든 처방약 • 비처방약(예 : 비타민제, 감기약, 제산제, 아스피린 등) • 알코올이나 환각을 목적으로 사용되는 약물(예 : 대마초, 코케인) • 향이나 약초 등의 대체요법 치료제
약물치료 관련 문제 파악	• 특정 약물에 일으키는 알레르기나 부작용 • 약물 사용이 제한 또는 금지되는 질병(예 : 낫적혈구빈혈, 편두통, 협심증 등)

2. 간호진단

확인된 문제, 즉 **간호진단**(nursing diagnosis)을 효과적으로 다루려면 간호사는 원인과 기여요인을 파악해야 한다. 원인과 기여요인은 문제를 일으키거나 발병에 영향을 미치는 임상적이고 개인적인 상황을 말한다. 간호사는 약물치료와 관련된 문제를 확인함에 있어 약물의 정보를 사전에 검토해야 한다. 해당 약물의 사용으로 대상자에게 일어날 수 있는 일반 약물작용 및 부작용, 약물 상호작용을 파악해 두어야 하기 때문이다. 이를 기반으로 할 때 다양한 간호진단을 내릴할 수 있다(표 2-3).

표 2-3 간호진단을 위한 질문

- 대상자의 주요 문제는 무엇인가?(예 : 병원에 오게 된 이유 등)
- 대상자의 질병은 어느 정도로 심각한가?
- 어떤 유형의 처치나 약물치료가 필요한가?
- 약물치료 시 필요한 지식이나 기구는 무엇인가?
- 대상자는 어떤 관심사나 문화적 신념을 가지는가?
- 대상자는 약물치료에 대해 어느 정도 이해하는가?

3. 계획

간호사는 수집한 자료에 근거하여 간호진단을 내리고 목표를 설정하여 **간호계획**(nursing care plan)을 수립한다. 최적의 간호계획을 세우기 위해 대상자와 대면하여 다양한 질문을 통해 ①간호의 목적, ②필요한 대상자와 간호사의 관계 유형, ③대상자의 교육 유형 등을 결정하도록 한다. 또한 처방된 약물과 관련된 계획을 세울 때는 다음의 사항을 고려해야 한다.

① 처방된 약물의 치료 효과와 약이 왜 처방되었고 어떤 증상이 완화되는지를 확인한다.

② 간호사나 대상자의 행동으로 인해 완화되거나 예방될 수 있는 일반적인 부작용을 확인하고 대상자

교육을 위한 계획에 포함시킨다.

③ 처방된 약물이 올바른지, 권장용량과 투여경로가 정확한지를 검토한다.

④ 약물의 투여일정은 의사의 처방전에 따라 검토해야 하며, 약물 상호작용과 약물-음식 상호작용에 대해 검토한다. 혈중농도의 측정이 처방된 경우 해당 검사가 필요하다.

⑤ 대상자가 처방된 약물의 반응을 자가평가양식에 기록하도록 교육한다.

⑥ 필요에 따라 국소패치나 주사 등 직접 투여하는 경우에 대한 추가 교육, 적절한 약물보관법 등에 대해 교육한다.

대상자를 교육할 때는 대상자의 우려, 건강에 대한 신념, 대상자의 우선순위, 교육의 긴급성이나 시간 가능성, 대상자의 개별적인 요구사항 등을 고려해야 한다. 대상자에게 교육할 내용을 신중하게 계획한 후 대상자가 확실히 이해할 수 있는 수준으로 제공하도록 한다(표 2-4).

표 2-4 약물치료를 위한 대상자 교육의 내용

• 약물명 • 약의 용량 • 투여경로와 시간 • 예상되는 치료반응 • 일반적인 부작용 • 심각한 부작용 • 복용 누락 시의 대처방법

4. 수행

간호사는 수립된 간호계획에 따라 대상자에게 간호를 **수행**(implementation)하게 된다. 이 단계에서는 처방된 약물과 대상자 개개인에 대한 정보를 확인한 후 간호계획에 따라 대상자에게 약물을 투여한다.

간호사는 약물의 처방 이유와 작용을 인지하고 약물을 안전하게 투여하는 방법을 알고 있어야 한다. 예를 들어 정맥주사로 항생제를 투여할 때 적절한 기구, 무균술, 주입속도, 기존 약물과의 반응, 치료 후 라인 세척법 등에 관한 지식이 필요하다. 또한 약물에 따라서는 투여 전 대상자의 맥박수를 확인해야 하는 경우도 있다. 이처럼 약물투여 시 위험요소가 될 수 있는 대상자의 상태 변화를 살피는 것은 매우 중요하다. 예를 들어 대상자가 항생제를 맞으면서 가슴과 팔에 가려운 발진이 생긴다면 항생제 투여를 중지하고 담당의사에게 이 사실을 보고해야 한다.

대상자의 안전을 보장하기 위해 약물투여 시 간호사가 지켜야 할 다섯 가지 기본원칙(5 Right)이 있다. ①정확한 대상자(right patient)에게 ②정확한 약물(right drug)을 ③정확한 용량(right dose)으로 ④정확한 시간(right time)에 ⑤정확한 경로(right route)를 통해 투여해야 한다(표 2-5).

표 2-5 약물투여 시의 다섯 가지 기본원칙

구분	내용
정확한 대상자 (right patient)	• 개방적인 질문으로 대상자를 확인하고 대상자의 이름이 같거나 비슷한 경우에는 재차 확인 • 약물을 투약하기 전 대상자의 상태가 투약에 적절한지 확인 • 대상자가 투약을 거부하는 경우에는 이유를 파악하여 담당의사에게 보고 • 투약 후 부작용 유무를 확인하고 부작용이 있을 때는 담당의사에게 보고
정확한 약물 (right drug)	• 같은 약물이라도 화학명, 일반명, 상품명이 다르므로 모르는 약물명인 경우에는 빈드시 확인 • 약물의 유효기간을 확인하고 약물의 라벨이 불명확한 경우 투약하지 말고 약국에 확인 • 여러 대상자의 약물을 동시에 준비하지 말고 한 사람씩 준비
정확한 용량 (right dose)	• 연령, 체중, 약물농도 등 용량을 결정하는 데 영향을 미치는 요인을 확인 • 여러 번 사용할 수 있는 약물은 약물을 섞은 날짜, 시간, 혼합된 약물의 용량, 혼합자의 서명, 사용 가능 시간을 기록하여 냉장고에 보관
정확한 시간 (right time)	• 모든 약물은 직질한 시간에 투여해야 최대 효과를 얻고 부작용을 최소화할 수 있음 • 치료적 혈중농도를 유지하기 위하여 약물의 투여시간 간격을 정확히 유지 • 수액 주입속도를 정확히 하여 정해진 시간 내에 주입 • 진토제나 식욕촉진제는 식전 30분, 소화제는 식후 30분, 제산제는 위산 농도가 최대인 식후 2시간에 복용하도록 함 • 대상자의 수면을 방해하지 않도록 고려하여 투약시간을 정함
정확한 경로 (right route)	• 모든 약물은 적절한 방법으로 투여해야 기대하는 효과를 얻을 수 있음 • 의사의 처방을 제대로 확인하여 처방에 따라 투여 • 같은 약물이라도 목적에 따라 다른 경로로 투약할 수 있음

5. 평가

평가(evaluation)는 계획이 수행되었을 때 나타난 결과를 면밀히 검토하는 과정이다. 약물치료와 관련해서는 대상자에게 처방된 약물의 반응을 지속적으로 평가하게 되는데, 이때 간호사는 약물반응의 두 가지 형태인 치료 효과와 부작용을 확인해야 한다. 치료 효과는 약물이 의도한 작용을 나타내는 것을 말하고, 부작용은 대상자의 약물반응이 예상과 다르거나 새로운 문제를 유발하는 증상과 징후로 나타나는 것을 말한다.

또한 대상자가 교육을 받고 약물을 자가투여할 수 있는지 그 능력을 결정하고 복약 순응도를 확인한다.

02 확인문제

01. 간호과정의 구성 단계를 올바른 순서로 나열하면?

가. 수행	나. 사정	다. 간호진단
라. 평가	마. 계획	

① 가 → 나 → 다 → 라 → 마
② 나 → 다 → 라 → 마 → 가
③ 가 → 다 → 마 → 나 → 라
④ 나 → 다 → 마 → 가 → 라
⑤ 다 → 나 → 다 → 마 → 가

02. 간호사가 환자의 약물알레르기 이력, 복용 약물, 현병력 등을 살펴보는 행위는 간호과정의 어떤 단계에 해당하는가?

① 수행
② 평가
③ 사정
④ 간호진단

03. 간호사는 환자의 정보를 수집하기 위해 무엇을 평가하는지 모두 고르면?

① 전신 평가
② 신체 계통 평가
③ 임상적 문제 중심
④ 근거 기반의 실무
⑤ 고든의 기능적 건강패턴모델

04. 간호과정의 사정 단계에서 수집해야 하는 정보가 아닌 것은?

① 약물알레르기
② 신체사정의 기초자료
③ 약물에 대한 치료반응
④ 신장질환이나 간질환 등의 병력

05. 간호과정의 수행 단계에서 약리학과 관련하여 이루어지는 두 가지 주요 활동은?

① 간호중재의 계획과 수행
② 사정과 약물의 유해반응 평가
③ 환자를 위한 교육 제공과 평가
④ 약물투여와 약물에 대한 환자교육

06. 간호과정의 평가 단계에서 간호사가 가장 중요하게 고려해야 하는 것은?

① 치료 약물의 효과
② 약물치료에 대한 환자의 만족
③ 심각하지 않은 약물 유해반응 발견
④ 약물치료를 환자가 따르지 않을 가능성

07. 간호과정에서 ________은/는 사정 단계에서 얻은 자료를 기반으로 하며, 환자의 주관적 · 객관적 자료에 근거하여 도출한다.

08. 간호과정에서 간호사는 간호진단 및 인과관계를 바탕으로 환자 개개인에 맞춘 ________을/를 세워야 한다.

정답 01 ④, 02 ③, 03 ①②, 04 ③, 05 ④, 06 ①, 07 간호진단, 08 계획

Basic Pharmacology

CHAPTER

03

약물투여의 원리

학습목표

1. 경장투여, 비경구투여, 피부경유투여의 개요를 설명할 수 있다.
2. 경장투여에서 사용되는 투약 형태를 구분하여 설명할 수 있다.
3. 피(부)내주사, 피부밑주사, 근육내주사, 정맥주사를 구분하여 설명할 수 있다.
4. 피부 국소에 적용하는 약물의 종류를 설명할 수 있다.

주요용어

- 경장투여(enteral administration)
- 경구투여(oral administration)
- 코위관투여(nasogastric administration)
- 코위관(nasogastric tube)
- 비경구투여(parenteral administration)
- 피(부)내주사(intracutaneous injection)
- 피부밑주사(피하주사, hypodermic injection)
- 근육내주사(근육주사, intramuscular injection)
- 정맥주사(intravenous injection)
- 피부경유투여(transdermal administration)
- 피부접촉검사(첩포검사, patch test)
- 피부경유 패치(transdermal patch)

1 경장투여

경장투여(enteral administration)란 구강, 코위관, 직장을 통해 소화계통으로 약물을 직접 적용하는 방법을 말한다.

경구투여는 방법이 간편하고 안전하며, 비교적 가격이 저렴하고 대부분의 약물에서 쉽게 활용될 수 있다. 또한 투약오류나 의도적인 과다복용 시에도 위세척이나 구토를 유도하여 약물 대부분을 제거할 수 있다. 반면, 음식의 섭취 여부, 감정 상태나 신체활동 등에 따라 소화관 내 환경이 바뀌기 때문에 다른 투여경로에 비해 흡수율이나 흡수속도가 가장 느리다. 또한 인슐린(insulin)이나 젠타마이신(gentamicin) 등 일부 약물은 구강으로 투여하면 소화액에 파괴되기도 한다.

대상자가 구토를 하거나 흡인 가능성이 있거나 의식이 없어 삼킬 수 없는 경우에는 코위관을 통해 약물을 투여한다. 코위관투여는 구강과 인두를 우회하여 소화계통에 투여하는 것으로 장점과 단점이 경구투여와 비슷하다. 지속적인 정맥주사 경로와 비교하여 움직임의 제한이 상대적으로 적고, 비용 부담이나 주삿바늘 삽입에 따른 자극과 통증이 덜하기 때문에 이러한 사항을 고려하여 투약경로를 선정하도록 한다. 장기간의 약물투여와 영양공급이 필요한 대상자의 경우 코위관투여를 고려한다.

또한 대상자가 심한 구역질이나 구토가 있을 때는 약물을 직장으로 투여할 수도 있다. 이때 구강, 식도, 위를 통과하지 않기 때문에 소화효소의 작용과 자극을 피할 수 있는 장점이 있지만, 경구투여에 비해 정확한 용량을 투여하기 어렵고 효과를 예측하기도 쉽지 않다.

1. 경구투여

경구투여(oral administration)는 투여경로 중에서도 가장 자연스럽고 간편한 방법으로, 복용한 약물의 대부분은 소장 점막에서 흡수되며 일부는 구강, 위, 대장에서도 흡수된다. 소장에서 흡수된 약물은 간문맥(portal vein)을 통해 간으로 들어가며 심장을 경유하여 전신으로 퍼진다.

경구투여에 사용되는 약물에는 캡슐, 함당정제, 정제, 엘릭시르, 에멀션, 현탁액, 시럽 등 다양한 제형이 있다.

1) 캡슐(capsule)

캡슐은 분말이나 액상 약물을 감싸는 작은 원통형의 젤라틴 용기로, 그 크기와 모양이 다양하다(그림 3-1). 불쾌한 맛과 냄새가 없어 투여하기 쉽다. 캡슐 표면에 있는 제조업체 기호뿐만 아니라 캡슐의 색상과 모양도 제품을 식별하는 수단이 된다.

몸 안에서 서서히 퍼져 효과가 오래가는 서방형(sustained-release) 캡슐은 캡슐 내부의 과립이나 정제 성분이 다른 속도로 용해되기 때문에 점진적이지만 지속적으로 약물을 방출한다(그림 3-2). 따라서 하루 투여횟수를 줄일 수 있는 장점이 있으며, 보통 12시간 또는 24시간마다 투여한다.

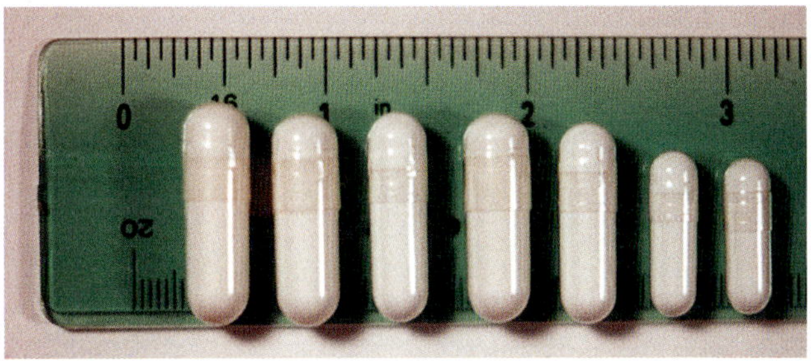

그림 3-1 다양한 크기의 캡슐

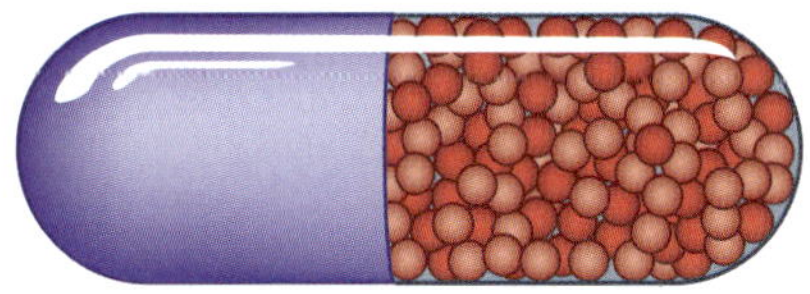

그림 3-2 서방형 캡슐

안전경고

서방형 캡슐이나 정제를 깨물어 먹거나 으깨어서 음식이나 음료에 타서 복용하면 안 된다. 이러한 행위는 흡수 속도를 변화시킬 수 있기 때문에 약물 과다복용이나 치료 효능의 감소를 일으킬 수 있다.

2) 함당정제(lozenge)

함당정제는 납작한 디스크 모양의 알약으로, 적당한 향이 가미된 기반 물질에 약물성분이 포함되어 있다. 젤라틴 물질과 설탕을 혼합하여 만들며, 정제를 빨면 입 안에서 서서히 녹으면서 약물성분이 방출된다.

3) 정제(tablet)

정제는 분말 형태의 건조한 약물을 작은 디스크 모양으로 압축한 것이다. 정제에는 약물성분 외에도 결합제, 해체제, 윤활제, 충전제 중 하나 이상의 성분이 포함된다. 결합제는 정제가 형태를 유지하도록 하는 접착성 물질이고, 해체제는 체액에서 용해를 촉진하는 물질이다. 윤활제는 효율적인 제조에 필요한 물질이고, 충전제는 정제의 크기를 편리하게 만드는 무기능성 성분이다.

정제는 중앙에 홈이 파여 있으며 이 홈을 활용하여 용량을 나눌 수도 있으나 최대한 정확한 용량을 제공하는 것이 좋다. 또한 다양한 방법으로 분쇄하여 소량의 음식에 혼합하거나 음료에 녹여 투여할 수도 있다. 층이 있는 정제로 만들어지기도 하는데, 이 경우 서로 호환되지 않는 약물을 동시에 투여할 수 있다(그림 3-3).

또한 정제에는 다양한 형태가 있다. **당의정**(caplet)은 약물을 보호하고 냄새를 없애기 위해 표면에 당분을 입힌 정제이다. **장용정**(enteric-coated tablet)은 위의 산성 pH에서 용해되지 않지만, 장의 알칼리성 pH에서 쉽게 용해되는 제제이다. 따라서 약물의 방출이 위를 통과한 후 이루어지도록 용해를 지연시키는 물질로 피복되어 있다. **속붕해정**(orally disintegrating tablet)은 입 안에서 침에 신속하게(보통 수초 이내) 용해되어 약물이 방출되는 정제로, 용해되는 데 1분 이상 걸리는 설하정이나 구강정과는 구별된다. 속붕해정은 빠른 작용 시작(편두통 등), 삼키기 어려운 대상자(파킨슨병, 알츠하이머병, 뇌졸중 환자 등), 투여가 보장되어야 하는 대상자(약물투여를 거부하는 조현병 환자 등)에게 사용될 수 있다.

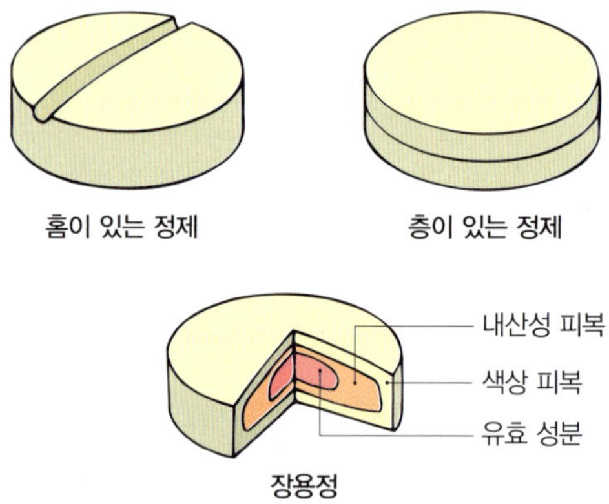

그림 3-3 다양한 형태의 정제

안전경고

장용정은 깨물거나 으깨면 유효성분이 조기에 방출되어 위에서 파괴되기 때문에 절대로 깨물거나 으깨어 복용하지 않아야 한다.

4) 엘릭시르(elixir)

엘릭시르는 알코올과 물에 약물을 녹여 만든 형태의 맑은 액체로, 주로 약물이 물에 잘 녹지 않을 때 사용된다. 약물이 엘릭시르에 녹은 후 맛을 좋게 하기 위해 물과 향미제를 첨가하는 경우가 많다. 엘릭시르의 알코올 함량은 약물의 용해도에 따라 매우 다양하다. 대다수의 기침약과 구강청결제는 알코올이 함유된 엘릭시르이다.

5) 에멀션(emulsion)

에멀션은 기름에 물과 약물의 작은 입자가 섞여 있거나, 반대로 물에 기름과 약물의 작은 입자가 섞여 있는 용액을 말한다. 약물의 쓴맛을 덜 느끼게 하거나 특정 약물이 잘 녹게 하기 위해 사용된다.

6) 현탁액(suspension)

현탁액은 액체 기반의 용액에 고형의 불용성 약물 입자가 섞여 있는 형태이다. 이 고형 입자는 막을 형성하기 쉬우므로 경구투여 전 잘 흔들어서 사용해야 한다. 대부분의 경구용 제산제[탄산칼슘(calcium carbonate), 수산화알루미늄(aluminum hydroxide), 수산화마그네슘(magnesium hydroxide), 시메티콘(simethicone)]와 액상 항생제[아목시실린(amoxicillin), 에리트로마이신(erythromycin)]가 현탁액에 속한다.

7) 시럽(syrup)

시럽은 약물의 쓴맛을 가리기 위해 농축 당액 속에 약물을 용해시켜 만든 것이다. 특히 소아는 단맛을 선호하기 때문에 소아를 위한 많은 약물이 시럽 형태로 제공된다.

2. 코위관투여

코위관투여(nasogastric administration)는 삼키기가 불편한 대상자, 의식이 없는 대상자, 식도장애가 있는 대상자를 위해 튜브를 통해 약물을 투여하는 방법이다.

튜브에는 코에서 위로 삽입하는 **코위관**(nasogastric tube), 코에서 십이지장으로 삽입하는 **코십이지장관**(nasoduodenal tube), 코에서 공장으로 연결하는 **코공장관**(nasojejunal tube)이 있다. 또한 복부에 수술적으로 삽입하는 튜브를 **위루관**(gastrostomy tube; G-튜브)이라고 한다. 피부경유내시경위루술(percutaneous endoscopic gastrostomy, PEG)은 위루관 튜브를 삽입하는 시술을 가리키며, PEG 과정 중에 소장에 튜브를 삽입할 수도 있는데, 이를 **공장루관**(jejunostomy tube; J-튜브)이라고 한다(그림 3-4).

코위관투여 시에는 액상 형태의 약물을 사용해야 한다. 정제나 캡슐을 사용할 경우에는 정제를 으깨거나 캡슐을 열어 약물을 약 10~15mL의 물에 녹여 투여한다. 단, 장용정을 으깨거나 서방형 캡슐을 열어서는 절대 안 된다. 약물을 투여할 때는 투여 전후에 최소한 30mL의 물을 튜브로 넣어준다. 이렇게 하면 약물이 장으로 운반되는 데 도움이 되며, 튜브에 약물에 남지 않는다. 여러 약물을 동시에 투여해야 하는 경우에는 각 약물 사이에 5~10mL의 물을 투여한다. 이때 튜브에 주입한 물도 환자의 24시간 총수분 요구량에 포함시켜야 한다.

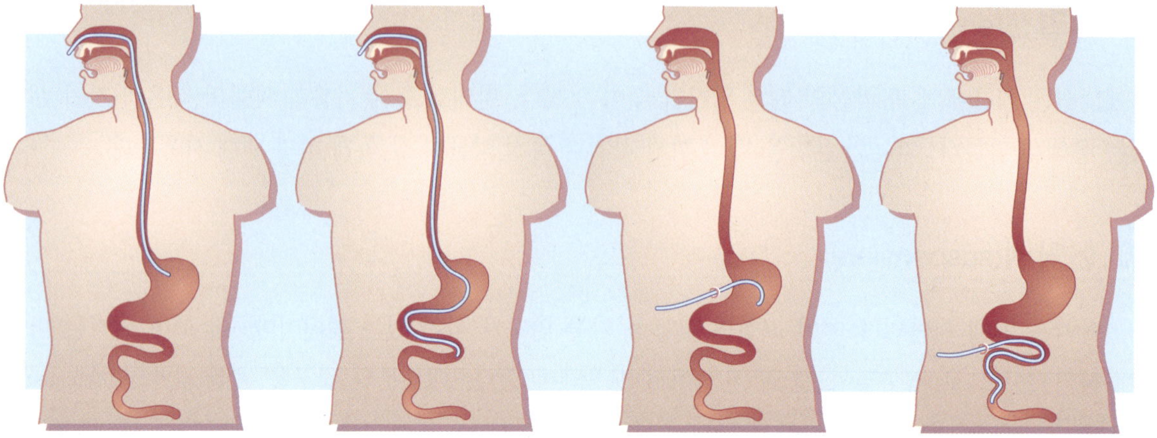

그림 3-4 튜브의 종류

3. 직장투여

대상자에게 심한 구역질이나 구토가 있는 경우에는 약물을 직장으로 투여하기도 한다. 직장에서 흡수된 약물 대부분은 간을 통과하지 않고 심장을 경유하여 전신으로 퍼진다. 이때 전신작용과 국소작용을 목적으로 투여한다.

1) 좌약(suppository)

좌약은 인체 내 구멍(항문, 질 등)으로 삽입하도록 제조된 고체 형태의 약물이다(그림 3-5). 체내로 삽입된 약물은 보통 체온에 용해된 후 점막으로 흡수된다. 좌약은 삽입 형태를 유지하기 위해 냉장보관을 해야 한다. 일반적으로 직장 좌약은 최근 전립샘수술이나 직장수술을 받은 대상자, 직장이 손상된 대상자에게 사용해서는 안 된다.

직장 좌약을 투여할 때는 우선 대상자를 왼쪽으로 눕히고 담요로 몸을 덮어 노출을 최소화한다. 포장을 개봉하고 좌약을 꺼내어 수용성 윤활유를 바른 다음 내부 항문조임근을 지나 2.5cm 정도까지 부드럽게 삽입한다(그림 3-6).

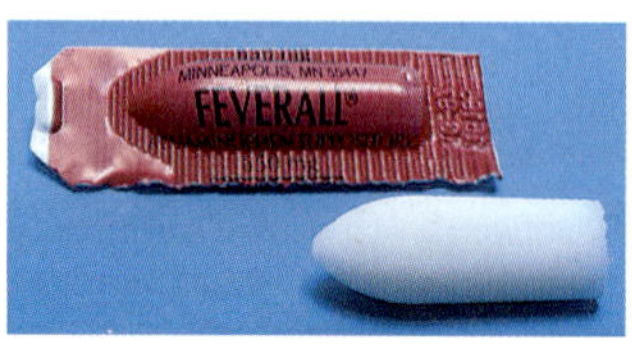

그림 3-5 직장 좌약

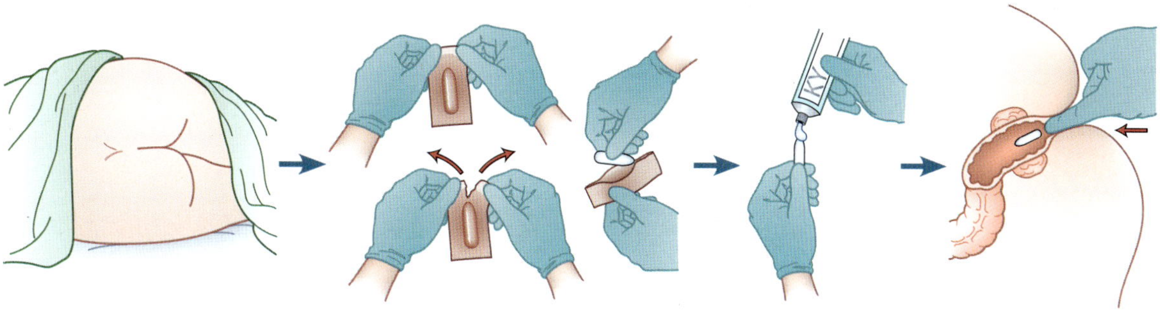

그림 3-6 직장 좌약 투여방법

2) 일회용 관장액(disposable enema)

일회용 관장액은 의사가 처방한 용량이 사전에 포장되어 있는 약물이다. 일회용 관장액을 투여할 때는 우선 대상자를 왼쪽으로 눕히고 담요로 몸을 덮어 노출을 최소화한다. 관장액의 보호마개를 제거하고 끝부분에 윤활제를 바른 다음 대상자의 직장에 삽입한다. 플라스틱 용기를 눌러 용액을 주입하고 사용한 용기는 원래 포장에 넣은 후 폐기한다(그림 3-7).

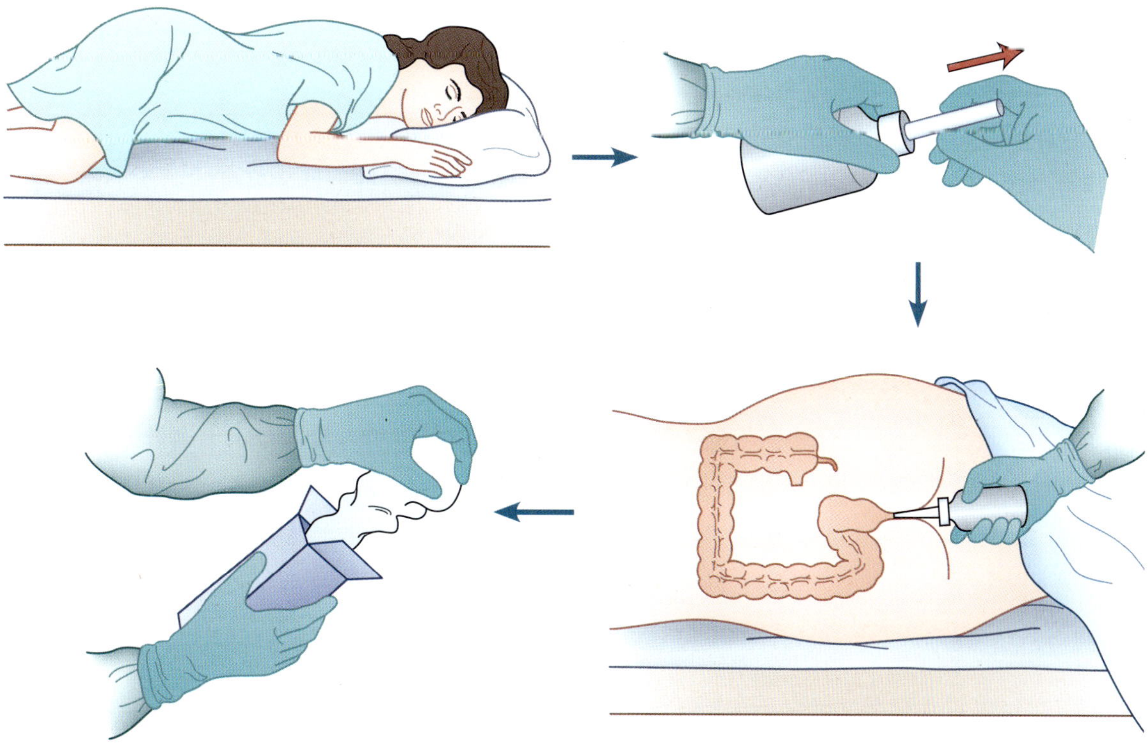

그림 3-7 일회용 관장액 투여방법

2 비경구투여

비경구투여(parenteral administration)란 경장이나 피부를 제외한 경로로 약물을 투여하는 방법으로, 피(부)내주사(intracutaneous injection), 피부밑주사(피하주사, hypodermic injection), 근육내주사(근육주사, intramuscular injection), 정맥주사(intravenous injection)가 있다.

비경구투여는 경구투여와 비교하면 ①약효 발현시점이 더 빠르지만 지속시간은 짧고, ②약효가 위나 간에서 변화되지 않는 경향이 있어 투여용량이 대체로 적으며, ③약물 치료비용은 더 많이 드는 특징이 있다.

약물이 최대한 빠르고 완전하게 흡수되어야 하거나, 약물이 일정하고 제어된 속도로 흡수되어야 하거나, 구역질과 구토로 인해 대상자가 경구로 약물을 복용할 수 없는 경우에는 주사로 비경구투여한다.

1. 비경구투여 약물의 안전한 투약 준비

간호사는 정확한 약물을 투여하기 위해 모든 측면에서 세심한 주의를 기울여야 하는데, 특히 다음 사항에 중점을 두어야 한다.

① 개별 약물의 처방, 준비, 투여와 관련하여 필요한 기본 지식
② 해당 약물이 처방되는 임상증상과 처방된 약물의 치료 효과를 평가하는 데 사용하는 기준 자료 수집
③ 부작용을 감지하고 예방 또는 경감하는 데 필요한 간호사정
④ 의사, 의료진 또는 약사와 상담이 필요한 상황(투약 누락, 의약품 주문 변경, 치료 효과가 동등한 의약품으로의 대체, 환자의 상태 변화 등)의 임상적 판단

특히 약물의 주사투여는 주사부위의 외상, 감염 가능성, 과민반응 가능성, 그리고 주사 후에는 약물을 회수할 수 없다는 점 때문에 숙련된 기술과 특별한 주의가 필요하다. 따라서 주사 약물을 신중하고 정확하게 준비하고 투여해야 하며, 주사 중에는 감염을 피하기 위해 무균기술을 적용하여야 한다. 농양 형성, 괴사, 피부박리, 신경손상 및 장기간 통증과 같은 부상을 피하기 위해 약물투여속도와 주사부위를 정확하게 지켜야 한다.

2. 피(부)내주사

피(부)내주사(intracutaneous injection)는 표피 바로 아래의 진피층에 시행하며, 일반적으로 0.1mL 이내의 적은 용량을 주입한다. 피(부)내 부위는 약물흡수가 느리기 때문에 알레르기 민감도검사, 탈감작검사, 국소마취제, 예방접종 등에 주로 선택되는 경로이다.

피(부)내주사는 모든 피부 표면에 투여할 수 있지만, 해당 부위에 털이 없어야 하고 옷에 의한 마찰이 거의 없어야 한다. 일반적으로 가슴 위쪽, 등의 어깨뼈, 팔 안쪽 부분을 주로 이용한다. 무균술을 적용하여 투여할 약물을 준비하며, 일반적인 주입 용량은 0.01~0.05mL이다. 주삿바늘 경사면이 위쪽을 향하도록 하여 15° 각도로 삽입한다. 주입된 약물은 피부 바로 아래 공간에 침전되며, 약물이 피(부)내 공간으로 들어가면 피부 표면으로 작은 수포가 나타난다(그림 3-8).

피부밑공간에 주사하지 않도록 주의하고, 주사 후에는 알코올 솜으로 해당 부위를 닦지 않으며, 사용한 주삿바늘의 뚜껑을 다시 씌우지 말고 전용용기에 폐기한다.

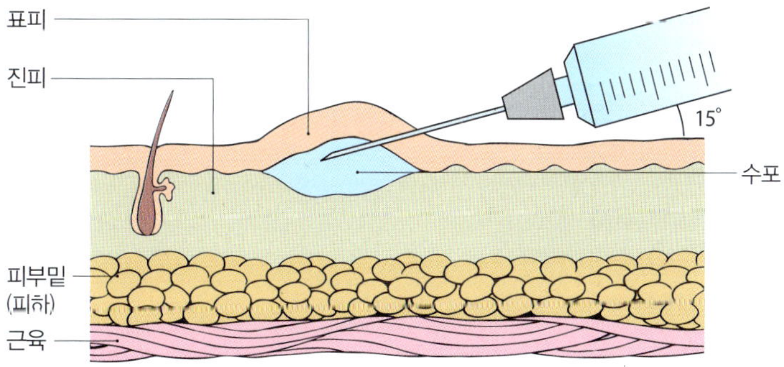

그림 3-8 피(부)내주사

3. 피부밑주사

피부밑주사(피하주사, hypodermic injection)는 진피와 근육층 사이의 느슨한 결합조직에 시행한다. 이 부위는 근육보다 혈관이 적게 분포되어 있어 어떤 약물이든 천천히 그리고 완전히 흡수되도록 주사를 놓아야 한다. 피부밑주사의 경우 흡수는 비교적 느리지만, 약물의 작용시간은 길다.

피부밑주사로는 2mL 이상을 주입할 수 없기 때문에 투여 가능한 약물은 제한적이다. 조직에 큰 자극을 주지 않고 소량으로도 충분히 효력을 나타내는 약물이어야 한다. 피부밑주사로 투여하는 약물에는 헤파린(heparin), 에녹사파린(enoxaparin), 인슐린(insulin) 등이 있다. 만성 질환자의 경우 이들 약물을 오랫동안 매일 투여해야 하기 때문에 피부조직의 자극을 피하도록 같은 부위에 반복해서 주사를 놓지 않는 주의가 특별히 필요하다. 주사부위는 팔, 허벅지 앞쪽, 복부가 일반적이며, 그 밖에도 엉덩이, 등의 어깨뼈

부위도 사용된다.

무균술을 적용하여 투여할 약물을 준비하며, 일반적인 주입 용량은 0.5~2mL이다. 주삿바늘을 45° 각도로 삽입한 후 약물을 주입하고 주삿바늘을 뺀다(그림 3-9). 알코올 솜으로 해당 부위를 가볍게 닦아내고(문지르지 않음), 사용한 주삿바늘의 뚜껑을 다시 씌우지 말고 전용용기에 폐기한다.

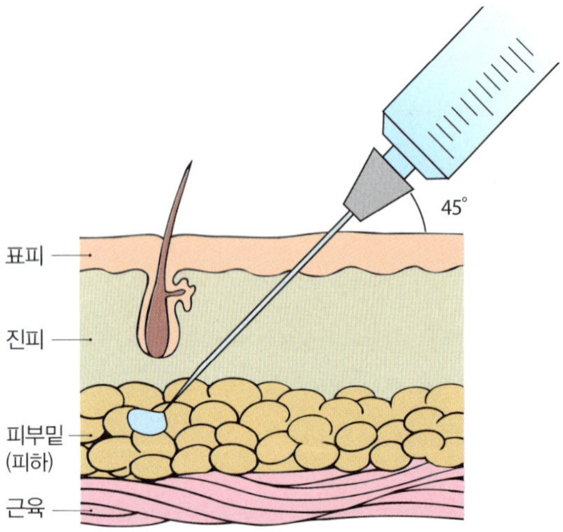

그림 3-9 피부밑주사

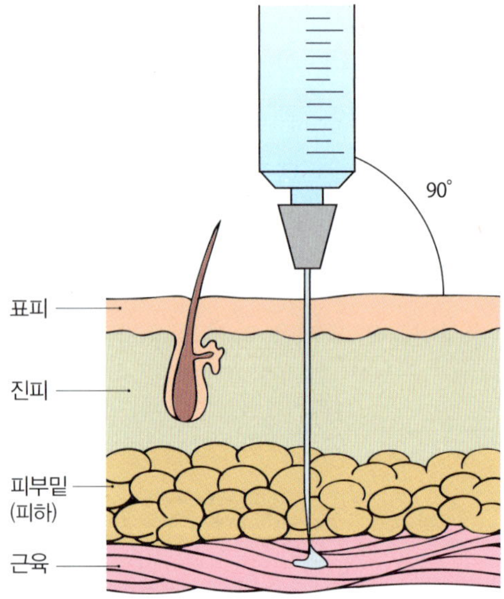

그림 3-10 근육내주사

4. 근육내주사

근육내주사(근육주사, intramuscular injection)는 비경구투여에서 가장 흔한 형태로, 주삿바늘을 표피, 진피, 피부밑조직을 지나 근육층까지 관통시켜 약물을 근육 내부 깊숙이 주입하는 방법이다. 근육에는 많은 혈관과 신경이 분포하기 때문에 피부밑주사보다 흡수는 더 빠르지만, 주삿바늘을 잘못 찌르면 혈관이나 신경을 손상시킬 수 있으므로 특히 주의가 필요하다.

주사부위는 어깨세모근(삼각근, deltoid muscle), 등볼기근(배둔근, dorsogluteal muscle), 배볼기근(복둔근, ventrogluteal muscle), 넓적다리곧은근(대퇴직근, rectus femoris muscle), 가쪽곧은근(외측광근, vastus lateralis muscle)의 5개 근육을 주로 사용한다.

무균술을 적용하여 투여할 약물을 준비한다. 일반적인 주입 용량은 0.5~3mL 정도로, 영유아의 경우 0.5~1mL이며 1mL를 넘어서는 안 된다. 주삿바늘을 90° 각도로 삽입한 후 약물을 주입하고 주삿바늘을 뺀다(그림 3-10). 알코올 솜으로 해당 부위를 가볍게 닦아내고, 사용한 주삿바늘의 뚜껑을 다시 씌우지 말고 전용용기에 폐기한다.

5. 정맥주사

정맥주사(intravenous injection)는 약물을 혈류로 직접 주입하는 방법으로, 비경구투여 경로 중 가장 빠르게 약물을 전달한다. 쇼크 상태에서 많은 양의 수액을 정맥에 주입하면 혈류량을 빠르게 증가시킬 수 있고, 응급상황에서 정맥으로 약물을 주입하면 약물작용을 빨리 나타낼 수 있다는 장점이 있다. 약물을 정맥에 직접 주사하기도 하지만, 보통은 주로 정해진 시간에 이미 확보된 말초정맥이나 중심정맥 라인을 통해 간헐적 또는 지속적으로 주입한다.

정맥주사는 다른 비경구투여 경로와 비교하여 특히 하루에 여러 차례 약물을 투여해야 하는 경우에 간편하게 투여 가능하다는 장점이 있다. 하지만 간호사에게 정맥주사부위를 설정하고 유지하는 기술이 필요하고, 대상자는 정맥주사를 투여받는 동안 이동이 불편하며, 감염과 약물에 대한 심각한 부작용이 발생할 가능성이 크다는 단점도 있다.

주사부위는 보통 손에서 가까운 작은 정맥을 이용하며, 주입할 곳이 더 필요하면 심장 쪽으로 가까워지는 상부 정맥을 이용한다.

03

1) 사용 장비

(1) 정맥주사세트

정맥주사세트는 대량의 수액을 대상자의 정맥접근상지와 연결하여 정맥 내로 투여하는 장치이다. 보통 삽입침, 드립 챔버, 클램프가 있는 관, 고무로 된 주사포트(Y포트), 주삿바늘 어댑터, 보호 캡으로 구성되며, 제조사에 따라 다양한 형태로 제공된다(그림 3-11, 3-12).

정맥주사세트를 사용함에 있어 기억해야 할 점은 제조사마다 드립 챔버로 전달되는 방울의 크기가 다르다는 것이다. 매크로드립 챔버는 10, 15, 20방울/mL의 속도로 투여되는 반면, 마이크로드립 챔버는 60방울/mL의 속도로 투여된다. 마이크로드립 챔버는 신생아나 소아 환자, 체액 조절과 관련하여 문제가 있는 환자 등 소량의 수액을 정밀하게 투여해야 하는 경우에 사용한다. 또한 100mL/hr 미만의 속도로 정맥주사를 투여할 필요가 있는 경우에도 마이크로드립 챔버를 사용한다.

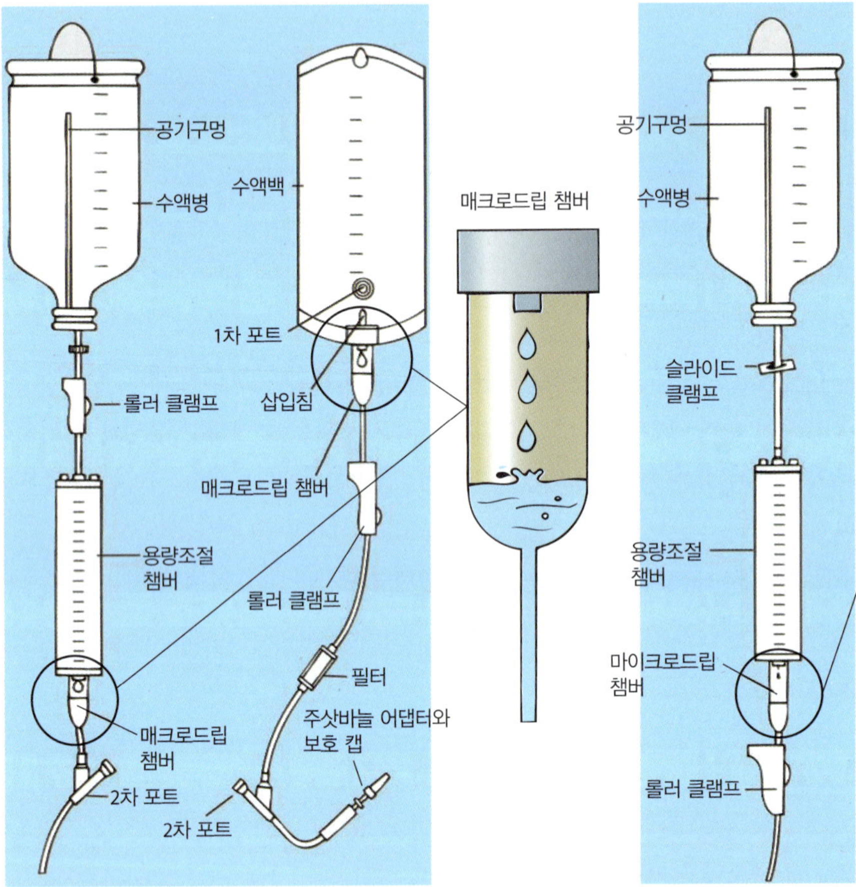

그림 3-11 다양한 형태의 정맥주사세트

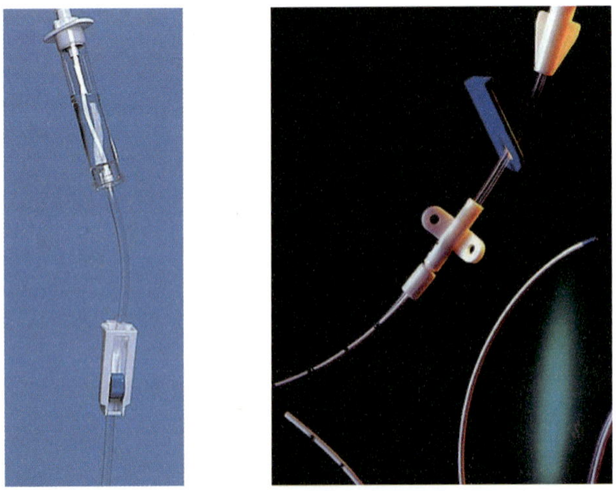

롤러 클램프 슬라이드 클램프

그림 3-12 속도 조절을 위한 다양한 형태의 클램프

(2) 주입펌프(infusion pump)

약물 주입속도의 세밀한 조절은 항응고를 위한 헤파린 연속주입 등과 같은 특정 치료 효과를 얻거나, 신독성이나 이독성 등의 독성 예방을 위해 약물투여를 모니터할 때 중요하다. 수액 및 약물을 안전하게 투여하기 위해 컴퓨터 프로그램으로 조절할 수 있는 다양한 주입펌프를 사용한다(그림 3–13).

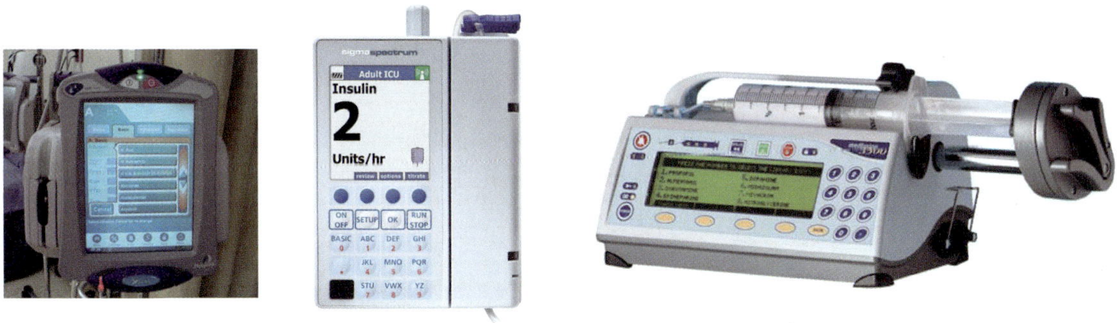

그림 3–13 다양한 형태의 주입펌프

(3) 정맥접근장치(venous access device)

정맥접근장치는 진단이나 치료를 목적으로 말초정맥이나 중심정맥으로 삽입하는 기구이다. 사용 위치에 따라 크게 말초정맥장치(peripheral device), 말초정맥관(midline catheter), 중심정맥관(central device), 이식형 정맥주입포트(implantable venous infusion port)이 네 종류로 세분할 수 있다.

간헐적 말초정맥장치는 단기간 사용을 위해 손이나 아래팔의 말초정맥에 사용하는 기구이고(그림 3–14), 말초정맥관은 2~4주에 걸친 사용을 위해 중간 크기의 정맥에 삽입하여 큰 혈관으로 전진시켜 사용하는 기구이다. 중심정맥관은 중간 크기의 혈관에 삽입하여 중심정맥으로 전진시켜 사용하는 기구로, 보통 위대정맥에 삽입하여 많은 양의 수액이나 약물을 혈액에 최대로 투여할 수 있다. 이식형 정맥주입포트는 장기간 치료를 위해 중심정맥에 외과적으로 설치하는 기구이다.

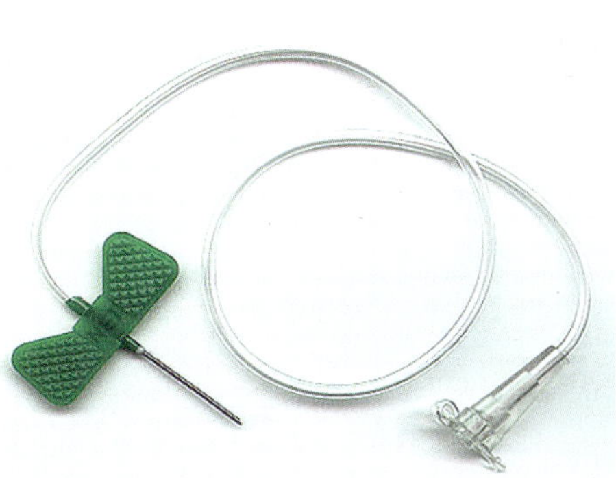

그림 3–14 간헐적 주입구가 달린 나비날개 주삿바늘

2) 사용 약물의 형태

정맥주사에 사용하는 약물은 다양한 용기에 담겨 나오는데, 앰풀(ampule), 바이알(vaial), 믹스오바이알(mix-o-vial)이 가장 흔한 형태이다(**그림 3-15**).

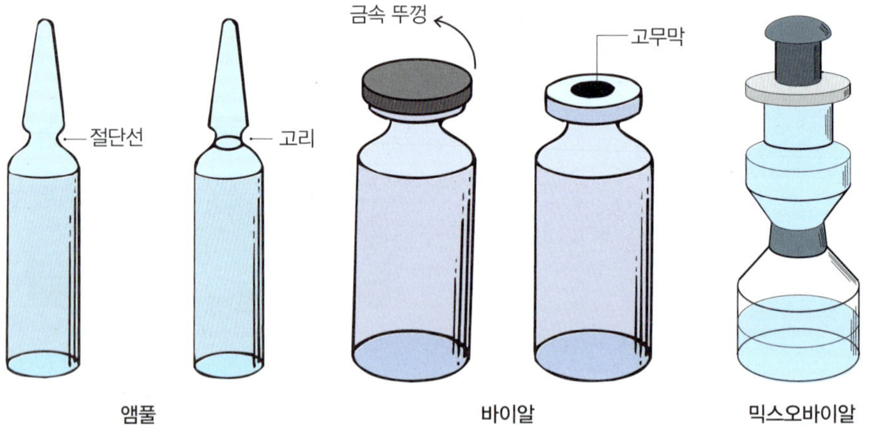

그림 3-15 정맥주사에 사용하는 약물의 형태

앰풀은 보통 1회 용량의 약물이 들어 있는 유리 용기이다. 용기에 절단선이 있거나 앰풀의 목 주위에 개봉을 위해 부러뜨리는 위치가 표시되어 있다. 바이알은 1회 용량이나 다용량의 약물이 들어 있는 유리 또는 플라스틱 용기이다. 사용하지 않은 바이알은 멸균 상태를 유지하기 위해 금속 뚜껑으로 밀봉되어 있으며, 바이알 입구의 두꺼운 고무막을 통해 주삿바늘을 통과시켜 약물을 빼내는 구조이다. 믹스오바이알은 2개의 구획이 있는 유리 용기이다. 아래쪽 칸에는 약물이 들어 있고 위쪽 칸에는 멸균 희석제가 들어 있으며 두 공간 사이에는 고무마개가 있다. 보통 1회 용량의 약물이 들어 있는데, 사용 시 상단의 고무막 밀대에 압력을 가하면 희석제와 고무마개가 아래쪽 칸으로 떨어지면서 서로 혼합되어 약물이 재구성된다.

3 피부경유투여

피부경유투여(transdermal administration)는 피부나 점막에 약물을 적용하는 방법이다. 피부나 점막에 적용하는 약물의 흡수는 약물의 농도, 약물이 피부에 접촉하는 시간, 영향을 받은 부위의 범위, 피부의 두께, 조직의 수분 공급 및 피부손상 정도에 따라 영향을 받는다.

피부경유경로의 주요 장점은 약물의 작용이 적용부위에 국한되며, 전신 부작용의 발생을 감소시킨다는 점이다. 하지만 약물을 적용하기 어려운 부위도 있고, 작용시간이 짧기 때문에 자주 투여해야 하는 단점도 있다.

피부경유투여 방법에는 ①피부 국소에 적용하는 방법, ②눈, 코, 입, 귀, 질 등의 점막에 적용하는 방법, ③구강이나 비강으로 흡입시키는 방법이 있다.

1. 피부 국소 적용

1) 피부 국소에 적용하는 약물의 종류

(1) 크림(cream)

크림은 외용 약제를 함유한 반고체 유제이다. 일반적으로 기름기가 없고 물로 제거할 수 있어서 보습제로서 많이 사용된다.

(2) 로션(lotion)

로션은 현탁 물질을 함유한 수성 제제이다. 피부를 보호하고 발진과 가려움을 완화하는 진정제로서 흔히 사용된다. 로션은 혈액순환을 돕고 가려움증을 방지하기 위해 피부에 문지르기보다는 피부에 부드럽게 두드리듯이 발라야 한다. 사용 전에는 잘 흔들어서 내용물을 충분히 섞어 적당량을 사용한다.

(3) 연고(ointment)

연고는 라놀린(lanolin)이나 페트롤라툼(petrolatum)과 같은 유성 베이스에 약물성분을 섞어 반고체로 만든 제제이다. 일반적으로 피부나 점막에 직접 도포하여 사용하며, 물로 쉽게 제거할 수 없다. 유성 베이스는 약물성분이 피부에 오랫동안 접촉 상태를 유지하도록 한다.

(4) 분말(powder)

분말은 약물을 미세하게 분쇄한 입자로, 불활성 베이스에 포함되어 있다. 일반적으로 분말을 적용하면 냉각, 건조 또는 보호 효과가 나타난다. 분말층이 너무 두꺼우면 뭉침 현상이 발생하여 완전히 덮이지 않게 된다. 분말은 세척하면 쉽게 제거할 수 있다.

(5) 드레싱(dressing)

드레싱은 상처의 치유속도를 빠르게 하고 상처 난 부위가 더 손상되지 않도록 하기 위해 상처에 붙이는 약물이다. 드레싱에는 멸균거즈, 비부착성 거즈 드레싱, 제2의 피부 역할을 하는 접착성 투명필름, 하이드로콜로이드 드레싱, 하이드로겔 드레싱, 칼슘 알지네이트 드레싱 등 다양한 유형이 있다. 특히 하이드로겔 드레싱은 상처나 화상으로 부분층 및 전층이 손상된 피부에 사용한다. 감염 상처에 사용할 수 있는 칼슘 알지네이트 드레싱은 해조류로 제조되었으며 삼출물을 흡수하는 기능이 있다.

임상정보

상처치유 속도를 빠르게 하는 드레싱의 주요 원리는 상처의 상피화를 촉진하기 위한 습한 환경을 제공하는 데 있다. 또한 단백질, 비타민 A, 비타민 C, 아연 등이 풍부한 식단으로 더욱 강화할 수 있다.

2) 피부접촉검사(첩포검사, patch test)

피부접촉검사는 비누, 꽃가루, 염료 등의 접촉물질에 대한 환자의 민감도를 확인할 때 사용하는 방법이다. 알레르기(allergy)가 의심되는 알레르기항원(알레르겐, allergen)을 피부 표면에 직접 접촉시킨 후 비흡수성 테이프로 덮는다. 뚜렷한 자극이 나타나지 않는 한 보통 48시간 후 테이프를 제거하고, 15분 동안 해당 부위를 공기 중에 노출시켜 상태를 확인한다. 피부접촉검사에서 양성이면 특정 알레르기항원에 대해 발적과 부기가 나타나는 두드러기반응(팽진반응, wheal reaction)을 보인다(그림 3-16).

지연반응을 감지하기 위해 3일 후에 해당 부위를 다시 확인하고 7일 후에 재차 확인해야 하는 경우도 있다.

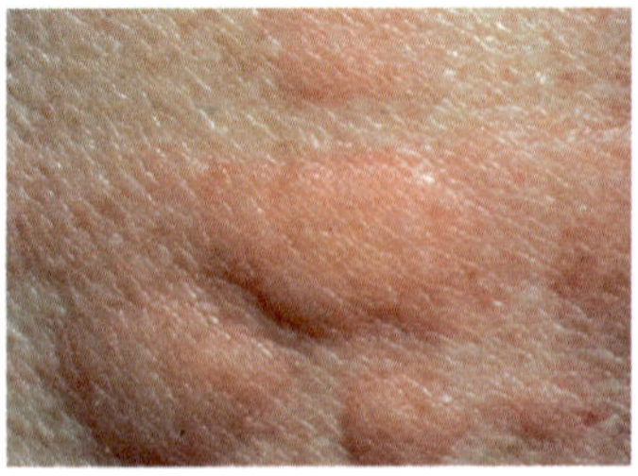

그림 3-16 두드러기반응

3) 나이트로글리세린 연고(nitroglycerin ointment)

나이트로글리세린 연고는 나이트로글리세린 설하정보다 몇 시간 더 오랫동안 협심증 통증을 완화한다. 연고를 적절히 도포할 경우 야간 협심증의 발병에 특히 효과적이다. 털이 없는 부위라면 어디든 사용할 수 있으며, 면도는 피부 자극을 유발할 수 있으므로 연고를 바르기 위해 일부러 면도할 필요는 없다. 일반적으로 가슴, 옆구리, 위팔 부위를 선호하여 도포한다(그림 3-17).

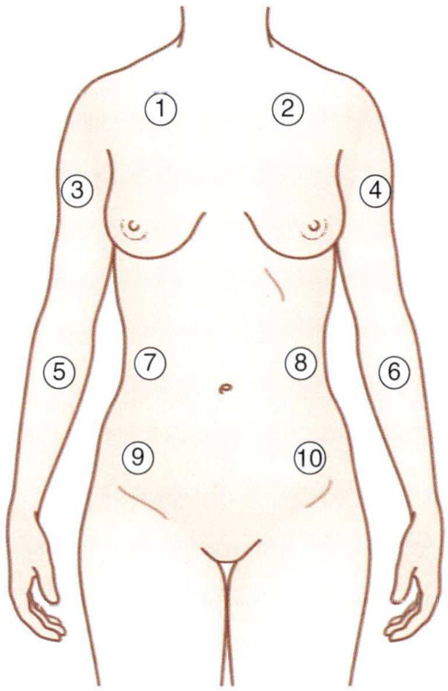

그림 3-17 나이트로글리세린 적용부위
그림 속 번호는 도포 일정을 의미한다.

4) 피부경유 패치(transdermal patch)

피부경유 패치는 피부에 부착하여 약물을 흡수시키는 형태로, 손상되지 않은 피부에 적용하는 경우 수 시간에서 3주 동안 반투과성 막을 통해 처방된 약물이 방출된다(그림 3-18). 방출되는 용량은 피부 표면과 접촉하는 패치의 표면적과 약물의 종류에 따라 다르다. 피부경유 패치로 투여되는 약물에는 나이트로글리세린(nitroglycerin), 클로니딘(clonidine), 에스트로젠(estrogen), 니코틴(nicotine), 스코폴라민(scopolamine), 펜타닐(fentanyl) 등이 있으며, 약물의 작용 출현시간이나 작용 기간은 해당 약물의 첨부문서를 참조하도록 한다.

털이 없는 부위라면 어디든지 사용할 수 있다. 일반적으로 가슴, 옆구리, 위팔 부위를 많이 이용하며, 일정에 따라 부위를 순환하면서 패치를 부착한다(그림 3-17 참조).

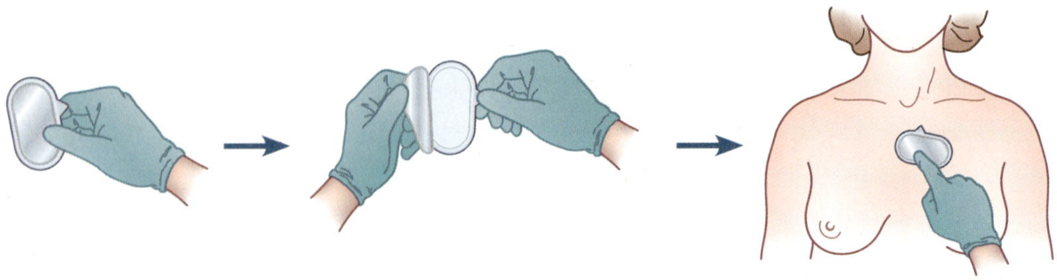

그림 3-18 피부경유 패치(나이트로글리세린 패치)

투약지식

● **나이트로글리세린 연고와 패치**

간호사는 나이트로글리세린 연고를 바르거나 피부경유 패치를 다룰 때 반드시 장갑을 착용해야 한다. 특히 나이트로글리세린 패치를 부착할 때는 부착부위를 기록해두도록 한다. 간혹 환자가 편리함이나 피부 자극, 혼동 때문에 패치를 다른 곳에 옮겨 붙일 수도 있다. 만일 제거 예정 시간에 원래 위치에서 패치가 발견되지 않으면 다른 부위에서 패치를 찾도록 한다. 먼저 부착한 패치가 제거되지 않은 상태에서 다른 패치를 부착하면 약물내성과 항협심증 반응이 상실될 수 있으므로 주의해야 한다. 사용한 나이트로글리세린 종이나 패치는 상당량의 나이트로글리세린이 남아 독성이 있을 수 있으므로 환자나 소아, 애완동물이 접근할 수 없는 전용 용기에 폐기하도록 한다.

2. 점막 적용

점막은 피부경유투여의 중요한 경로이다. 일반적으로 약물은 점막을 통해 쉽게 흡수되어 곧바로 치료 효과를 얻을 수 있다. 하지만 모든 점막이 약물에 대한 민감도가 동일하지는 않으며, 또 흡수 정도도 다르다. 예를 들어 수용성 약물은 빨리 흡수되어 신속하게 효과를 나타내는 반면, 지용성 약물은 흡수가 느리다.

약물을 적용하는 부위는 볼, 혀밑, 눈, 코, 귀, 질, 요도, 직장의 점막이 있고, 투여하는 약물의 형태는 정제, 점적제, 연고, 크림, 좌약 등이다.

1) 볼과 혀밑 투여

볼과 어금니 사이에 적용하여 볼의 혈관을 통해 약물이 흡수되도록 설계된 정제를 구강정(buccal tablet)이라고 한다. 또한 혀밑에 적용하여 해당 부위의 광범위한 혈관망을 통해 약물이 흡수되도록 설계된 정제를 설하정(sublingual tablet)이라고 한다(그림 3-19).

03

이처럼 볼과 혀밑으로 정제를 투여하는 장점으로는 빠른 흡수와 신속한 작용 발현을 들 수 있다. 약물이 볼과 혀밑의 혈관을 통해 혈류로 빠르게 흡수되기 때문에 간에서의 대사과정을 거치지 않고 전신의 순환계통으로 직접 전달되며, 다른 점막투여에서와 달리 약물의 작용이 전신적으로 나타난다.

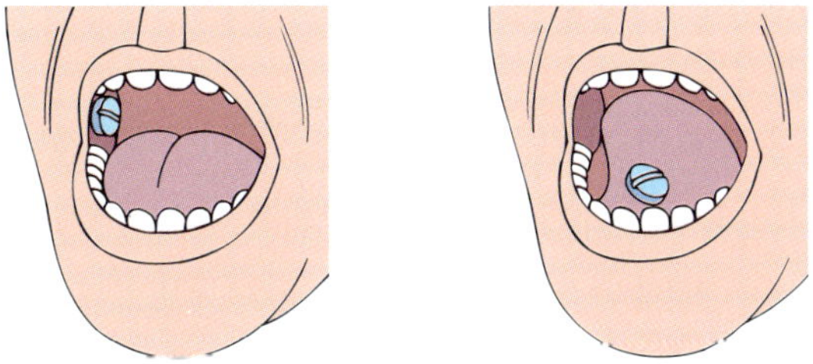

그림 3-19 구강정과 설하정 투여

2) 눈 투여

눈에는 아주 소량의 점안제(eye drop)나 연고(ointment)를 투여할 수 있으며, '안과용'이라고 용기에 표기된 약물만 눈에 투여해야 한다. 멸균 처리된 점안제는 투여가 쉽고 눈에 주입해도 시력에 지장을 주지 않으며, 상온에서 보관하여 사용한다. 안과용 연고는 시력에 변화를 주기도 하지만, 점안제보다 작용시간이 더 길다. 안과용 연고를 투여할 때는 대상자가 위를 보노록 하고 아래눈꺼풀을 부드럽게 아래로 잡아당긴 후 용기가 닿지 않도록 조심하면서 노출된 결막에 연고를 짜 넣는다(그림 3-20).

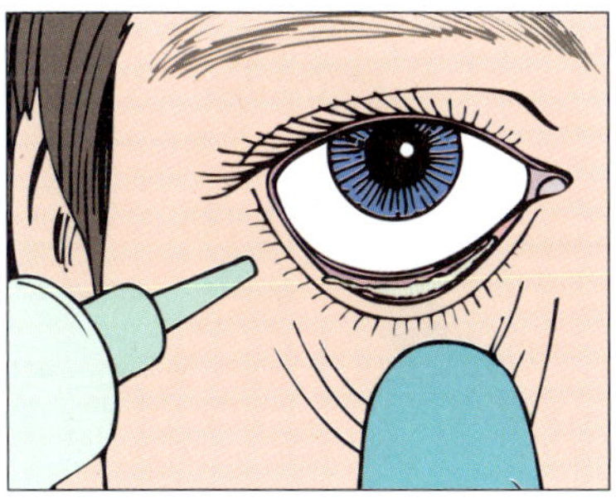

그림 3-20 안과용 연고 투여

3) 코 투여

코점막은 수용성 약물이 아주 잘 흡수되며, 점비제(nose drop)나 스프레이(spray) 형태로 투여한다. 점비제는 코점막에 영향을 주는 일시적인 장애를 치료하기 위해 국소적으로 사용한다. 점비제는 대상자에게 코를 가볍게 풀게 하고 점적기에 약물을 담아서 대상자에게 주입한다. 약물이 잘 흡수되도록 자세를 2~3분간 유지하도록 한다(그림 3-21).

스프레이는 코점막에 약물을 뿌려서 작은 물방울이 점막을 코팅시켜 빠르게 흡수하게 하는 원리이다. 점비제의 경우에는 흡수가 일어나기 전 대상자의 목구멍 뒤쪽으로 약물이 흘러들어 가는 경우도 많은데, 스프레이는 이러한 단점이 적다. 스프레이는 대상자에게 코를 가볍게 풀게 한 후 한쪽 콧구멍을 막고 다른 쪽 콧구멍으로 스프레이 끝을 밀어 넣은 다음, 대상자가 숨을 들이마실 때 뿜어준다. 나머지 콧구멍에도 같은 절차를 반복하여 흡수시킨다(그림 3-22).

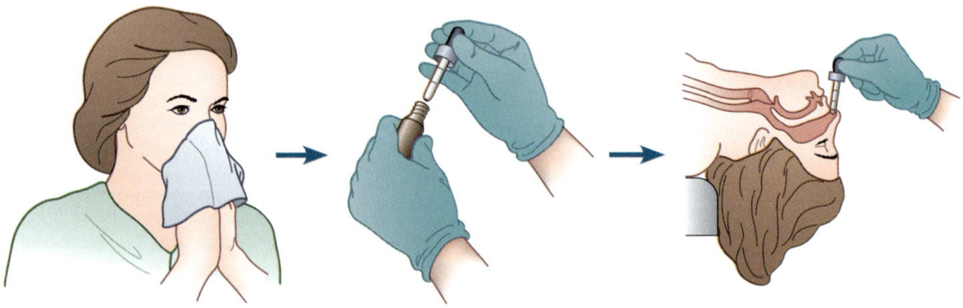

그림 3-21 점비제 투여

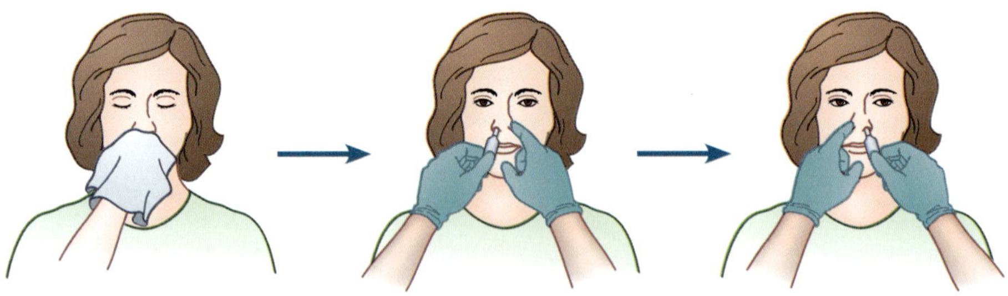

그림 3-22 스프레이 투여

4) 귀 투여

귀의 국소적 감염이나 염증을 치료하기 위해 소량의 점이제(otic drop)를 투여한다. '점이액' 또는 '이용액'이라고 용기에 표기된 약물만 귀에 투여할 수 있다. 또한 차가운 용액을 귀 안으로 점적하면 현기증이나 통증이 유발될 수 있으므로 사용 전 1~2분 정도 손으로 쥐어 따뜻하게 한 후 투여하도록 한다.

점이제는 대상자의 환부측 귀가 위쪽을 향하도록 옆으로 눕힌 후 3세 미만의 유아는 귓볼을 뒤쪽 아래로 가볍게 잡아당기고, 성인은 귓바퀴를 위쪽으로 가볍게 잡아당겨서 약물을 넣는다. 이때 점적기가 귀에 직접 닿지 않도록 주의한다. 주입 후 약 5분간 누운 자세를 유지하여 약물이 내이도 표면에 골고루 코팅될 수 있도록 한다(그림 3-23).

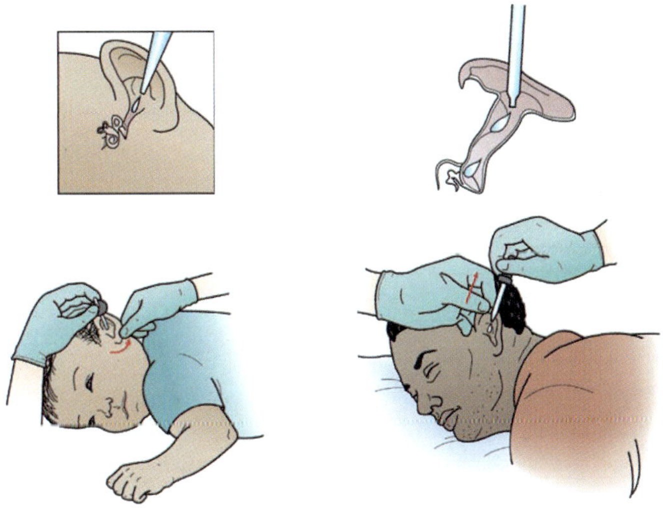

그림 3-23 점이제 투여

5) 질 투여

질의 국소적 감염이나 자극을 치료하기 위해 크림, 겔, 정제, 발포제, 좌약, 세정제 등을 질 내로 투여한다. 크림, 젤리, 정제 및 발포제는 약물에 딸려 있는 특수기구로 삽입하고, 좌약은 장갑을 낀 손으로 질 내부에 삽입한다(그림 3-24).

세정제는 질 내부에 감염이 있거나 분비물이 동반된 경우 질 내부를 세척하기 위해 사용한다. 건강한 여성의 질 위생에 세정제를 사용할 필요는 없으며, 질 세척이 피임의 효과적인 방법이 아니라는 점도 유념해야 한다.

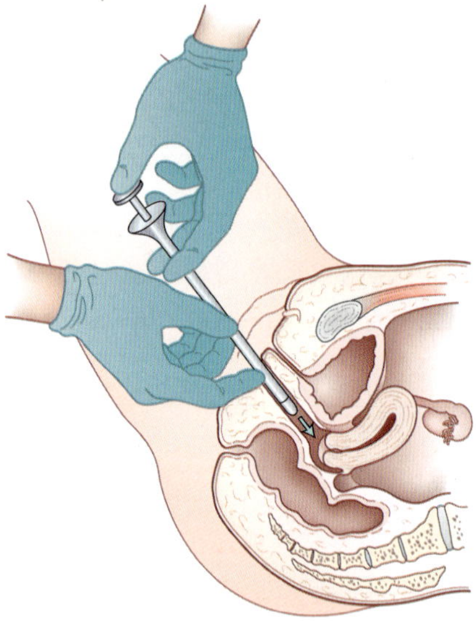

그림 3-24 질정제 투여

3. 흡입 적용

1) 구강 흡입

기관지확장제(bronchodilator)와 코티코스테로이드(corticosteroid)는 에어로졸식 정량흡입기(metered dose inhaler, MDI)나 분말흡입기(dry powder inhaler, DPI)를 사용하여 구강을 통한 흡입으로 투여한다(그림 3-25).

흡입기의 장점은 약물이 작용부위(기관지 민무늬근육)에 직접 적용되어 빠르게 흡수된다는 점이다. 정량흡입기의 경우 용기 안이 가스로 압축되어 있어서 정량의 약물이 밀려나가면서 작은 입자로 바뀌고 대상자가 심호흡할 때 폐 안으로 깊숙이 들어간다. 분말흡입기의 분말 팩도 흡입 시마다 정량의 약물이 투여된다. 하지만 소아나 노인 등 대상자의 약 25%에서 흡입기를 적절하게 사용하지 못해서 약물의 효과를 얻지 못하는 경우가 있다. 이러한 경우에 사용하는 익스텐더(extender)나 스페이서(spacer) 등의 장치는 흡입 시 약물 방출을 조정할 수 없는 환자를 위해 제작되었다. 익스텐더는 대부분의 정량흡입기에 적용할 수 있다(그림 3-26).

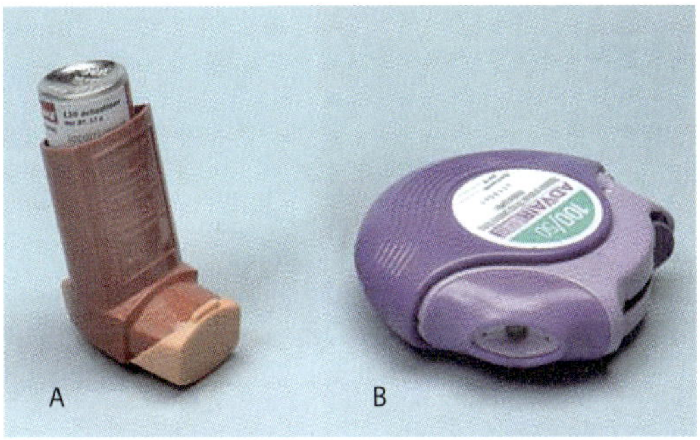

그림 3-25 정량흡입기(A)와 분말흡입기(B)

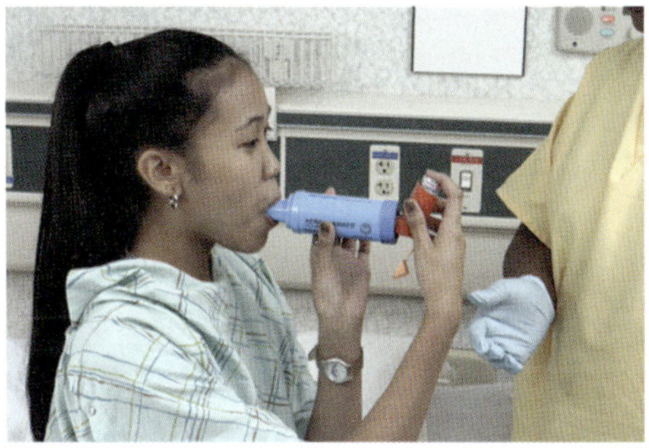

그림 3-26 스페이서를 장착한 모습

2) 비강 흡입

연무기(nebulizer)로 에어로졸을 흡입시켜 호흡기 점막에 약물을 주입한다(그림 3-27). 연무기는 일정한 압력하에 공기나 산소의 흐름을 사용하여 호흡기 전체에 약물을 분산시킨다. 다만, 유성 제제는 오일 방울이 폐로 운반되어 지질성 폐렴을 유발할 수 있기 때문에 투여해서는 안 된다.

대상자는 똑바로 앉아서 연무기의 마우스피스를 입에 대고 연무기를 통해 산소가 공급되는 동안 약물이 전부 없어질 때까지 천천히 숨을 들이쉬고 내쉰다. 기구는 사용 후 깨끗이 씻어둔다.

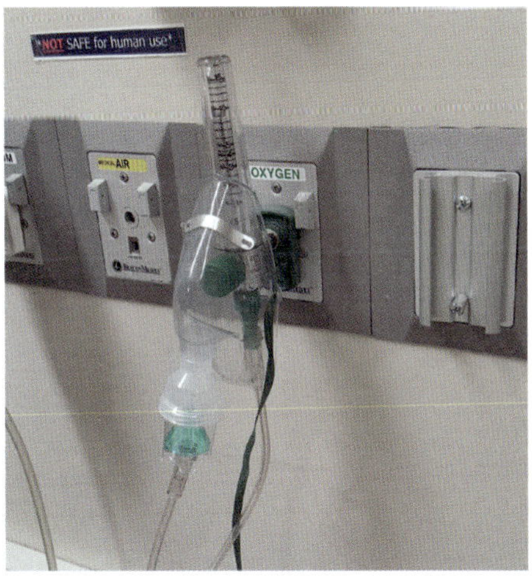

그림 3-27 연무기

03 확인문제

01. 서방형 캡슐이나 정제는 씹거나 으깨어 복용하지 않아야 하는데 그 이유는?

① 약물의 방출속도가 느려지기 때문이다.
② 약물의 흡수속도를 변화시키기 때문이다.
③ 약물 조각이 폐색 증상을 유발할 수 있기 때문이다.
④ 쓴맛이 강해져 환자의 협조를 얻기 어렵기 때문이다.

02. 코위관투여에 대한 설명으로 옳은 것은?

① 여러 약물을 투여하는 경우에는 모든 약물을 동시에 투여한다.
② 약물을 투여할 때는 투여 전후 최소 10mL의 물을 튜브로 넣어준다.
③ 튜브에 주입한 물도 환자의 24시간 총수분 요구량에 포함시켜야 한다.
④ 장용정이나 서방형 캡슐을 사용할 때는 으깨거나 캡슐을 열어 물에 녹여 투여한다.

03. 대상자의 협측 경로로 약물을 투여할 때의 올바른 조치는?

① 투여 전 약물을 으깬다.
② 멸균기술을 사용하여 약물을 투여한다.
③ 투여 후 환자에게 물이나 주스를 제공한다.
④ 대상자의 어금니와 볼 사이에 약물을 넣는다.

04. 다음 중 작용발현이 가장 빠르게 나타나는 약물투여방법은?

① 피부경유　　② 경장투여
③ 정맥주사　　④ 근육내주사

05. 다음 보기에서 설명하는 주사는?

> • 진피와 근육층 사이의 느슨한 결합조직에 놓는다.
> • 투여 가능한 약물에는 헤파린, 에녹사파린, 인슐린 등이 있다.
> • 2mL 이상의 약물을 주입할 수 없기 때문에 투여 가능한 약물은 제한적이다.

① 정맥주사　　② 피부밑주사
③ 근육내주사　　④ 피(부)내주사

06. **알레르기항원에 대한 피부접촉검사를 진행할 때의 올바른 순서를 나열하면?**

> 가. 지정된 패치를 피부에 붙인다.
> 나. 두드러기반응이 일어나는지 확인한다.
> 다. 검사를 위해 해당 부위를 알코올 솜으로 닦아낸다.
> 라. 환자에게 항히스타민제나 소염제를 복용했는지 물어본다.

① 가 → 나 → 다 → 라 ② 나 → 다 → 라 → 가
③ 다 → 라 → 가 → 나 ④ 라 → 다 → 가 → 나

07. **나이트로글리세린에 대한 설명으로 옳은 것은?**

① 나이트로글리세린 연고나 패치를 다룰 때는 반드시 장갑을 착용한다.
② 나이트로글리세린은 동일한 부위에 적용하여야 약물 효과가 잘 나타난다.
③ 나이트로글리세린 연고를 도포할 때 털이 있는 부위는 면도를 하도록 한다.
④ 나이트로글리세린 설하정이 나이트로글리세린 연고보다 협심증 통증을 오랫동안 완화한다.

08. **점이제에 대한 설명으로 옳은 것은?**

① 차가울수록 치료 효과가 뛰어나기 때문에 냉장보관한다.
② 성인은 귓불을 뒤쪽 아래로 가볍게 잡아당긴 후 투여한다.
③ 귀의 국소적 감염이나 염증을 치료하기 위해 사용하는 약물이다.
④ 3세 미만의 유아는 귓바퀴를 위쪽으로 가볍게 잡아 당긴 후 투여한다.

09. **__________은/는 위의 산성 pH에서는 용해되지 않지만 장의 알칼리성 pH에서는 쉽게 용해되는 정제이고, __________은/는 입 안에서 침에 신속하게(보통 수초 이내) 용해되어 약물이 방출되는 정제이다.**

10. **대상자가 심한 구역질이나 구토가 있는 경우 약물을 __________(으)로 투여하기도 한다. 흡수된 약물 대부분은 간을 통과하지 않고 심장을 거쳐 전신으로 퍼진다.**

정답 01 ②, 02 ③, 03 ④, 04 ③, 05 ②, 06 ④, 07 ①, 08 ③, 09 장용정/속붕해정, 10 직장

B a s i c P h a r m a c o l o g y

CHAPTER

04

말초신경계통 약물

학습목표

1. 신경계통 기능에 영향을 미치는 신경전달물질에 대해 설명할 수 있다.
2. 국소마취제의 작용기전을 설명하고 국소마취제의 종류를 열거할 수 있다.
3. 아드레날린작용제의 종류와 부작용을 설명할 수 있디.
4. 베타차단제의 종류, 임상응용 및 부작용을 설명할 수 있다.
5. 콜린작용제의 종류, 임상응용 및 부작용을 설명할 수 있다.다.
6. 항콜린제의 종류, 임상응용 및 부작용을 설명할 수 있다.

주요용어

- 몸신경(somatic nerve)
- 자율신경(autonomic nerve)
- 교감신경(sympathetic nerve)
- 부교감신경(parasympathetic nerve)
- 국소마취(local anesthesia)
- 국소마취제(local anesthetic)
- 신경전달물질(neurotransmitter)
- 아세틸콜린(acetylcholine)
- 노르에피네프린(norepinephrine)
- 자율신경작용제(autonomic drug)
- 아드레날린작용제(adrenergic drug)
- 항아드레날린제(antiadrenergic)
- 콜린작용제(cholinergic agonist)
- 항콜린제(anticholinergic)

Section 01 말초신경계통의 개요

1 말초신경계통의 분류

온몸에 분포하는 신경(nerve)은 ①인체 각 부위의 감각기(관)에서 받아들인 정보를 뇌로 보내는 역할, ②보내온 정보를 분석, 정리, 판단하여 그 정보에 맞게 적절한 결정을 내리는 역할, ③그 결정을 말초로 전달하는 역할을 담당한다. 여기서 ②의 역할을 하는 것이 중추신경계통이고, ①과 ③의 역할을 하는 것이 말초신경계통이다.

말초신경계통(peripheral nervous system, PNS)은 뇌와 척수에서 나온 신경과 각 기관을 연결하는 신경계통 다발이며, 그 기능에 따라 **몸신경**(somatic nerve)과 **자율신경**(autonomic nerve)으로 분류된다(그림 4-1).

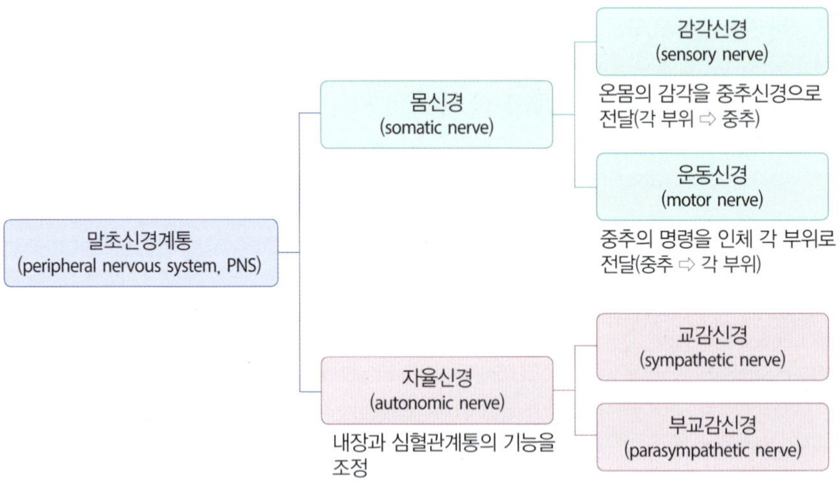

그림 4-1 말초신경계통의 분류

몸신경은 해부학적으로는 뇌로 출입하는 **뇌신경**(cranial nerve)과 척수로 출입하는 **척수신경**(spinal nerve)으로 나뉘고, 기능적으로는 피부 등의 말초에서 보내온 정보를 중추로 전달하는 **감각신경**(sensory nerve; 들신경)과 이 정보에 대응하는 중추에서 내려진 명령을 말초(뼈대근육)로 전달하는 **운동신경**(motor nerve; 날신경)으로 나뉘는데, 의지를 가지고 행하는 운동이나 감각을 인식한다.

자율신경은 다시 **교감신경**(sympathetic nerve)과 **부교감신경**(parasympathetic nerve)으로 나뉘며, 순환, 호흡, 소화, 대사, 분비, 체온유지, 배설, 생식 등의 자율기능을 담당한다.

2 말초신경계통에 작용하는 약물

말초신경계통에 작용하는 약물은 크게 몸신경계통에 작용하는 **국소마취제**(local anesthetic), 자율신경계통에 작용하는 **자율신경작용제**(autonomic drug)가 있다. 자율신경작용제에는 교감신경에 작용하는 아드레날린작용제와 아드레날린차단제, 부교감신경에 작용하는 콜린작용제와 항콜린제 등이 있다.

Section 02 국소마취에 사용하는 약물

1 국소마취

1. 통각의 인지

인체의 곳곳에 분포하는 통각수용기(nociceptor)가 자극을 받아들여 발생한 활동전위는 신경세포의 축삭(axon)을 따라서 전도되어 척수의 뒤뿔(후각, dorsal horn)에 있는 신경세포의 연접(시냅스, synapse)을 활성화시킨다. 이 정보는 처리되어 뇌로 전달되는데, 이처럼 통각수용기의 들신경자극이 충분히 자주 일어나면 그것은 통증으로서 인지된다. 통각의 인지는 통각수용기의 들신경섬유는 물론 비통각수용기의 들신경섬유 활성화에 의해서도 유발되며 상황, 심리상태 등 여러 요인에 따라 변화될 수 있는 복잡한 과정이다.

2. 국소마취의 정의와 분류

국소마취(local anesthesia)란 말초신경의 전도로를 가역적으로 차단함으로써 신경이 지배하는 영역의 감각(주로 통각)을 완화하거나 소실시키는 방법이며, 중추신경계통을 억제해서 의식을 소실시키는 전신마취와는 달리 국소마취에서는 의식이 유지된다.

국소마취는 약물의 적용경로에 따라 **표면마취**, **침윤마취**, **전도마취**, **경막외마취**, **척수마취**로 분류된다(그림 4-2, 표 4-1).

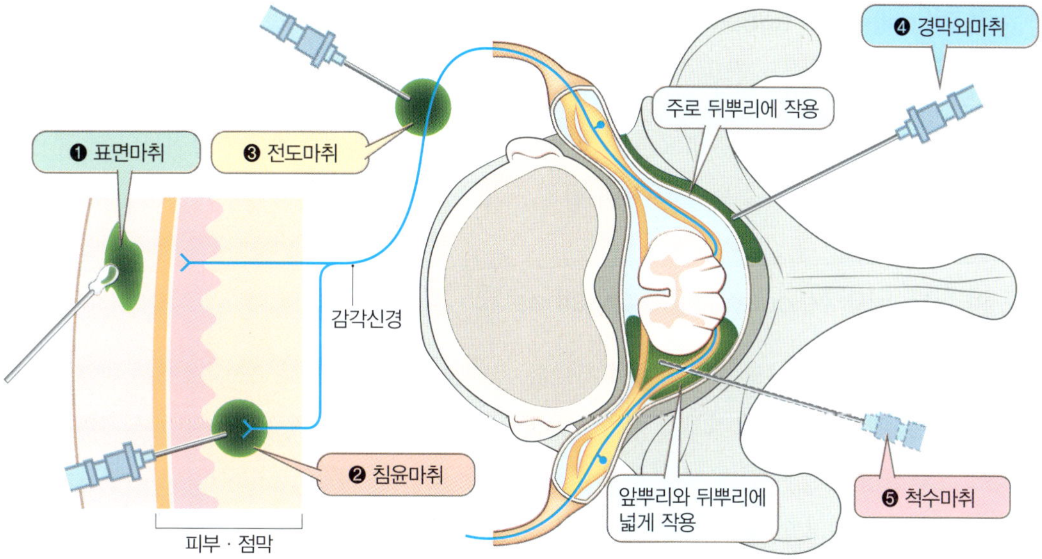

그림 4-2 약물의 적용경로에 따른 국소마취의 분류

표 4-1 국소마취의 특징

투여법	❶ 표면마취	❷ 침윤마취	❸ 전도마취	❹ 경막외마취	❺ 척수마취
	도포, 분무, 내복	주사			
작용 부위	신경말단		신경줄기, 신경얼기, 말초신경	뒤뿌리	앞뿌리 · 뒤뿌리
특징	피부와 점막 등 체표면으로 스며 들어가게 함	목적부위의 피부 밑, 점막 밑 등에 투여	목적부위의 중추 쪽에 투여하여 말초 쪽의 지배 영역을 마비시킴	경막외공간에 투여	거미막밑공간에 투여
적용예	상처, 눈, 위, 구강 점막 등	범위가 좁은 소수술	신경차단(삼차신경차단, 골절정복 등)	복부, 흉부, 다리의 수술(전신마취, 척수마취와 병용)	하복부, 다리의 수술

1) 표면마취(topical anesthesia)

표면마취는 점막이나 피부 등의 표면에 약물을 떨어뜨리거나 도포, 분무해서 표면만 마취시키는 방법이다. 결막, 코안, 입안, 인후두, 기관지, 식도 또는 생식기의 점막마취에 주로 사용된다. 표면마취에 사용하는 약물은 표피를 통과하면 빠르게 순환계통으로 흡수되어 전신독성을 일으킬 수 있으며, 국소마취제에 알레르기가 있는 환자에게는 사용할 수 없으므로 사용 전 문진을 통해 확인하여야 한다.

2) 침윤마취(infiltration anesthesia)

침윤마취는 피부 밑이나 점막 밑에 직접 주사해서 약물이 침윤한 부위의 감각신경 말단을 마비시키는 방법으로, 가장 흔히 사용된다. 약물이 표피를 통과하지 않아도 되기 때문에 표면마취보다 빨리 마취 효과가 나타난다. 간단한 피부절개수술 또는 치과 발치 시 많이 사용된다.

3) 전도마취(전달마취, conduction anesthesia)

전도마취는 신경 주위에 주사하여 주신경의 전도를 차단시키는 방법으로, 해당 신경이 분포하는 영역을 소량의 마취제로 광범위하게 마취시킬 수 있다. 피부밑주사로 수술부위로 가는 신경을 마취시킴으로써 그 신경이 분포하는 넓은 부위의 피부 전체를 마취시킬 수 있는 **부위차단마취**(field block anesthesia)와 말초신경이나 신경얼기(신경총)에 주사하여 그 신경이 분포하는 팔다리 부위보다 광범위한 부분을 마취시키는 **신경차단마취**(nerve block anesthesia) 등이 있다.

4) 경막외마취(경막바깥마취, epidural anesthesia)

경막외마취는 보통 척수의 경막외공간(경막바깥공간)에 약물을 주입하여 자극전도기능을 상실시키는 방법이다. 주로 허리뼈 부위에 주사하지만 필요에 따라 가슴뼈 부위에 주사할 수도 있으며, 엉치뼈틈새(천골열공)를 통해 꼬리뼈에 주사하는 꼬리마취(미추마취, caudal anesthesia)도 있다.

5) 척수마취(척추마취, spinal anesthesia)

척수마취는 약물을 3~4번 허리뼈 또는 4~5번 허리뼈 사이의 추간판(척추(사이)원반) 공간을 통해 거미막밑공간(지주막하강, subarachnoid space)의 뇌척수액 내에 주사하는 방법으로, 배꼽 아래의 하반신을 마취하는 경우에 많이 사용된다.

2 국소마취제

1. 국소마취제의 작용기전

신경섬유는 **활동전위**(action potential)의 전파에 따라 흥분을 전도하는데, 활동전위는 세포막의 **소듐이온**

(Na⁺)**통로**가 열림으로써 발생한다. 이 신경의 전도에 중요한 역할을 하는 소듐이온통로는 단백질로 둘러 싸인 이온통로 속에 M관문(M gate)과 H관문(H gate)이 있으며 이 관문이 열리고 닫힘으로써 소듐이온의 세포 내 유입이 조절된다.

신경이 흥분되지 않은 상태에서는 M관문이 닫혀 있어 소듐이온은 세포 내로 유입되지 않는다. 흥분의 전도가 막으로 전해져 오면 M관문이 열려 소듐이온이 세포 내로 유입되기 때문에 주변 막에 활동전위가 발생해 흥분이 전달된다. 국소마취제가 세포막을 통과하여 안쪽 소듐이온통로의 단백질에 결합되면 H관문이 닫힌다. 이 때문에 M관문이 열려도 소듐이온은 세포 내로 유입되지 못하고 활동전위의 발생이 억제되어 막의 안정상태가 유지된다. 따라서 감각의 전도가 억제된다(그림 4-3).

국소마취제의 주작용은 탈분극 속도를 감소시키는 것인데 이는 탈분극 과정을 매개하는 소듐이온의 세포막투과성을 감소시키거나 차단함으로써 나타난다. 마취 효과를 원하는 부위의 혈액 흐름을 줄이면 국소마취제가 더 오랫동안 머무를 수 있어 작용지속시간이 길어지는데, 이를 위해 혈관수축제를 함께 사용하기도 한다.

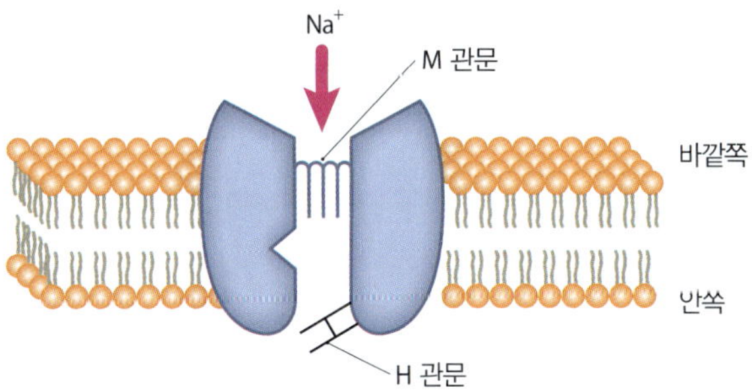

신경이 흥분해 있지 않은 상태

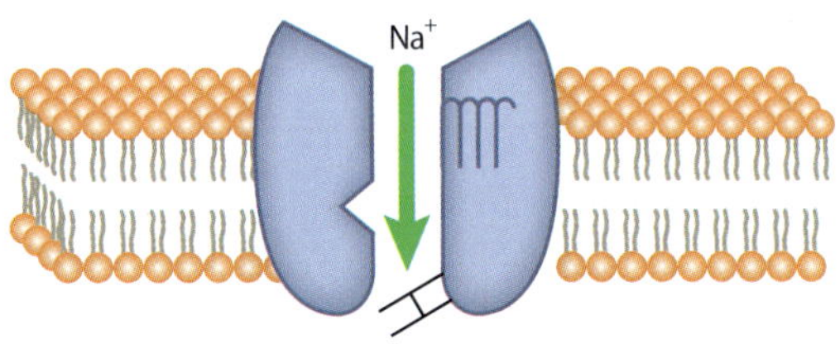

흥분의 전도가 막을 통해 전달되어온 상태

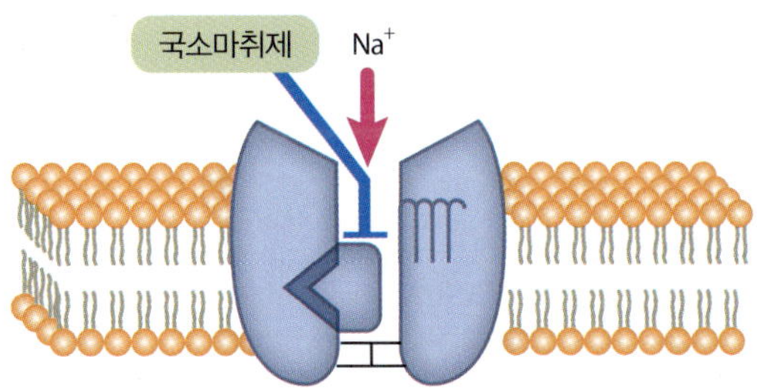

국소마취제가 작용한 상태

그림 4-3 국소마취제의 작용부위

2. 국소마취제의 종류

국소마취제(local anesthetic)는 공통된 기본구조를 가지는데, 지용성의 방향족과 수용성의 아미노기와 이들을 연결하는 중간사슬로 이루어진다. 방향족과 중간사슬의 결합양식에 따라 크게 **에스터형**과 **아마이드형**으로 나뉘며 각각 다른 특징을 가진다(그림 4-4).

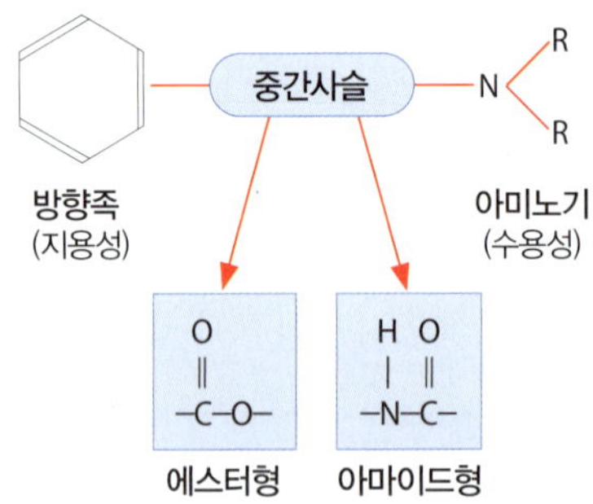

그림 4-4 국소마취제의 기본구조

1) 에스터형 국소마취제(ester-type local anesthetic)

에스터형 국소마취제는 혈중 반감기가 짧고 혈장의 콜린에스터분해효소(cholinesterase, ChE)에 의해 신속하게 분해되어 작용지속시간이 비교적 짧은 약물이다. 대사산물인 파라아미노벤조산(p-aminobenzoic acid, PABA)은 알레르기반응의 원인이 될 수 있다. 또한 뇌척수액에는 ChE가 존재하지 않기 때문에 척수 투여에서는 혈중으로 흡수될 때까지 활성을 유지하며 작용부위에 머무르기 쉽다.

(1) 대표적인 약물

코케인(cocaine), **프로케인**(procaine), **테트라케인**(tetracaine), **옥시부프로케인**(oxybuprocaine) 등이 있다(표 4-2). 코케인은 처음으로 사용된 국소마취제이며, 프로케인은 에스터형 국소마취제의 기본형이다.

표 4-2 에스터형 국소마취제의 종류

약물명	특징
코케인 (cocaine)	• 천연 국소마취제 • 강력한 국소마취작용 외에 중추흥분작용이 있으며, 국소마취제 중 유일하게 교감신경 흥분작용도 있음 • 안과 영역에서 제한적으로 사용되며, 정신적 의존을 일으키기 때문에 마약으로 지정

표 4-2 에스터형 국소마취제의 종류 (계속)

약물명	특징
프로케인 (procaine)	• 주사부위에서 신속히 흡수되기 때문에 보통 에피네프린 등의 혈관수축제를 첨가해서 사용 • 침윤마취(0.25~0.5%), 전도마취(0.5~2%), 척수마취(10%) 등에 사용되고 있으나 짧은 작용시간과 분해산물로 인한 알레르기 증상 때문에 리도케인(lidocaine)으로 많이 대체
테트라케인 (tetracaine)	• 작용시간이 긴 약물이지만, 효과가 나타나기까지 10분 이상의 긴 시간이 소요되며 프로케인보다 독성과 작용이 10배 정도 강함 • 안과 영역과 코안, 인후두의 점막마취, 척수마취 등에 사용
옥시부프로케인 (oxybuprocaine)	• 구강, 인후두, 식도, 위에 대한 검사, 처치나 수술 시 표면마취에 사용 • 구강점막 및 인후의 감염에 사용

(2) 약물 효과

- 국소부위의 마취작용

(3) 부작용

주요 부작용에는 마취제의 혈중농도 상승에 따른 국소마취제 중독과 대사산물에 의한 알레르기반응이 있다. 중독증상으로 중추신경의 흥분에 동반되는 구역(메스꺼움), 구토, 불안, 떨림, 경련, 서맥, 혈관확상, 혈압저하, 호흡중추의 억제에 의한 호흡마비 등이 나타난다.

또한 국소마취제나 주사제에 첨가되어 있는 방부제인 메틸파라벤(methylparaben)에 대한 알레르기반응 때문에 급성중증과민반응쇼크(anaphylactic shock)가 발생하는 경우가 있다. 그 예로 프로케인쇼크가 잘 알려져 있는데 이 반응은 소량의 국소마취제로도 발생하며 위중한 증상을 나타내기도 한다. 그 밖에도 메트혈색소혈증(methemoglobinemia), 신경성쇼크, 과다환기증후군, 심장독성 등의 부작용이 있다.

(4) 상호작용

- 다른 국소마취제, 항부정맥제 : 병용할 경우 부작용 위험이 증가한다.

2) 아마이드형 국소마취제(amide-type local anesthetic)

아마이드형 국소마취제는 혈중에서는 분해되지 않고 간의 약물대사효소인 사이토크롬P450(CYP)에 의해 천천히 대사되기 때문에 작용지속시간이 비교적 긴 약물이다. 간기능이 저하된 환자의 경우는 대사가 느려지기 때문에 부작용이 발생하기 쉬우므로 주의해야 한다.

(1) 대표적인 약물

리도케인(lidocaine), **프릴로케인**(prilocaine), **부피바케인**(bupivacaine), **메피바케인**(mepivacaine), **다이뷰케인**(dibucaine) 등이 있다(표 4-3).

표 4-3 아마이드형 국소마취제의 종류

약물명	특징
리도케인 (lidocaine)	• 효력이 프로케인의 2배이며 조직침투성도 우수해 연고나 겔, 스프레이 등의 제제로 만들어 표면마취(1~5%)에 사용 • 침윤마취(0.5%), 전도마취(1~2%) 등에도 사용
프릴로케인 (prilocaine)	• 리도케인보다 작용은 늦게 나타나지만 작용시간은 길 • 호흡억제, 불안, 경련 등의 중추신경계통 부작용이 나타날 수 있고, 메트헐색소혈증의 위험이 있어 치과 영역에서만 제한적으로 사용
부피바케인 (bupivacaine)	• 저농도로 희석한 부피바케인을 경막바깥에 투여하면 운동신경보다 감각신경을 선택적으로 차단하는 장점이 있어 분만과 수술 후 마취의 용도로 많이 사용되었지만, 고농도에서 나타나는 심장독성으로 인해 현재는 제한적으로 사용
메피바케인 (mepivacaine)	• 구강 및 턱부위의 침윤마취, 전도마취에 사용 • 점막주사를 이용해야 하며 정맥투여하면 안 됨
다이뷰케인 (dibucaine)	• 외용 및 척추강 내에 주사 • 약물 효과와 독성이 가장 강력한 편에 함

(2) 약물 효과

- 국소부위의 마취작용

(3) 부작용

에스터형 국소마취제의 부작용 항목을 참조할 것

(4) 상호작용

- 시메티딘(cimetidine), 메토프롤롤(metoprolol), 프로프라놀롤(propranolol), 시프로플록사신(ciprofloxacin) : 리도케인의 효과를 증가시켜 부작용 위험을 증가시킨다.
- 아미오다론(amiodarone) : 리도케인이 이 약물의 효과와 부작용 위험을 증가시킨다.
- 질산염/아질산염, 다른 국소마취제, 항암제, 항생제, 항말라리아제, 항뇌전증제, 아세트아미노펜(acetaminophen), 메토클로프라마이드(metoclopramide) : 이 약물과 병용하는 경우 메트헤모글로빈혈증 발생 위험을 증가시킨다.
- 다른 국소마취제, 항부정맥제 : 병용할 경우 부작용 위험이 증가한다.

Section 03 자율신경계통에 작용하는 약물

1 자율신경계통의 개요

자율신경계통(autonomic nervous system)은 순환, 호흡, 소화, 분비, 체온조절 등 기본적인 생명활동(자율기능) 유지에 작용하는 신경계통이다. 심장근육, 민무늬근육(혈관, 소화관, 동공조임근등), 샘 등 거의 온몸에 분포하여 생체의 항상성(homeostasis) 유지에 중요한 역할을 한다.

1. 자율신경계통의 분류

자율신경계통에는 **교감신경**(sympathetic nerve)과 **부교감신경**(parasympathetic nerve)이 있으며 서로 상반된 역할을 한다. 또 지배 기관에 이르는 도중에 반드시 신경세포를 1번 바꾸는데, 신경세포를 바꾸는 장소를 신경절(ganglion)이라고 한다. 신경절보다 중추쪽 신경섬유를 신경절전신경섬유(preganglionic nerve fiber), 말초쪽 신경섬유를 신경절후신경섬유(postganglionic nerve fiber)라고 하며, 자율신경계통의 신경전도는 신경절전신경섬유 ⇨ 연접(신경절) ⇨ 신경절후신경섬유 ⇨ 효과기의 순서로 진행된다(그림 4–5).

MEMO

● 교감신경과 부교감신경의 흥분

교감신경계통의 흥분은 싸움이나 도주에 필요한 신체의 대응라고 볼 수 있다. 싸움이나 도주에는 모두 손발의 근육활동이 필요하고 뼈대근육(골격근)에 다량의 혈액이 공급되어야 한다. 이로 인해 심장의 박동수와 수축력이 증가하여 내장으로 가는 혈류는 억제되고 근육계통으로 가며 소화관의 연동운동도 억제된다. 또한 심장과 근육으로 가는 영양물질의 공급을 증가시키기 위해 간에서 포도당과 지방조직에서 지방산이 혈중으로 방출된다. 또 기관지가 확장되어 환기량이 증가하고, 동공이 확대되어 상대방 또는 도주 경로가 잘 보이게 된다.

부교감신경계통의 흥분은 열량 섭취(영양소 섭취, 소화, 흡수)나 저장과 관련이 있다. 이는 안정 시에 이루어지기 때문에 적은 환기량(기관지는 좁게 유지)과 낮은 심장기능으로 충분하다. 침과 소화액의 분비는 증가하고 연동운동이 항진되며 동공은 축소된다.

교감신경계통이나 부교감신경계통 어느 한쪽의 긴장이 감소되면 결과적으로 다른 계통의 긴장을 증가시키는 것과 비슷한 효과를 나타낸다.

2. 자율신경계통의 신경전달물질과 수용체

1) 신경전달물질(neurotransmitter)

교감신경과 부교감신경의 신경절전신경섬유와 신경절후신경섬유 사이, 신경절후신경섬유와 효과기 사이에는 틈새가 있다. 이 틈새에서 정보를 전달하는 것이 **신경전달물질**이며, 이 화학물질이 방출되어 지배 기관의 각 수용체와 결합하여 작용한다.

신경전달물질에는 아세틸콜린(acetylcholine)과 노르에피네프린(norepinephrine; 노르아드레날린)이 있다. 교감신경의 신경절에서 방출되는 신경전달물질은 **아세틸콜린**이고, 효과기에서 방출되는 신경전달물질은 **노르에피네프린**이다. 반면, 부교감신경의 신경절과 효과기에서 방출되는 신경전달물질이 모두 **아세틸콜린**이다(그림 4-5).

이때 아세틸콜린을 방출하는 신경을 콜린신경세포(cholinergic neuron)라고 하고, 노르에피네프린 또는 에피네프린을 방출하는 신경을 아드레날린신경세포(adrenergic neuron)라고 한다.

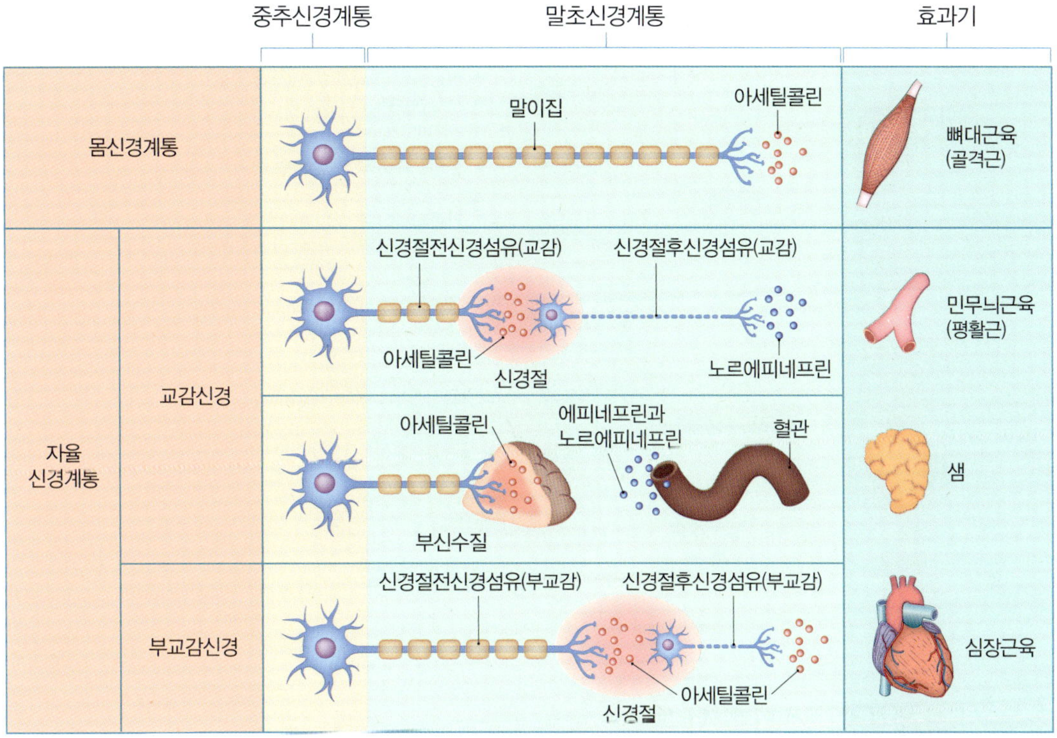

그림 4-5 자율신경계통의 신경전도

2) 수용체(receptor)

신경전달물질 중에서 노르에피네프린(노르아드레날린), 에피네프린(아드레날린) 및 아드레날린 유사 약물과 결합하는 수용체를 **아드레날린수용체**(adrenoceptor)라고 하며, α수용체와 β수용체의 2종류가 있다. 각 수용체는 다시 α_1 및 α_2, β_1 및 β_2, β_3의 서브타입으로 나뉘며 기관에 따라 다르게 분포한다.

또한 신경전달물질 중에서 아세틸콜린 및 다른 콜린성 약물과 결합하는 수용체를 **콜린수용체**(cholinoceptor)라고 하며, 무스카린수용체(muscarine receptor)와 니코틴수용체(nicotine receptor)의 2종류가 있다. 무스카린수용체는 M_1, M_2, M_3, M_4, M_5 등 5가지 서브타입이 있고, 니코틴수용체는 근육형인 N_M, 신경형인 N_N의 서브타입이 있다(그림 4-6).

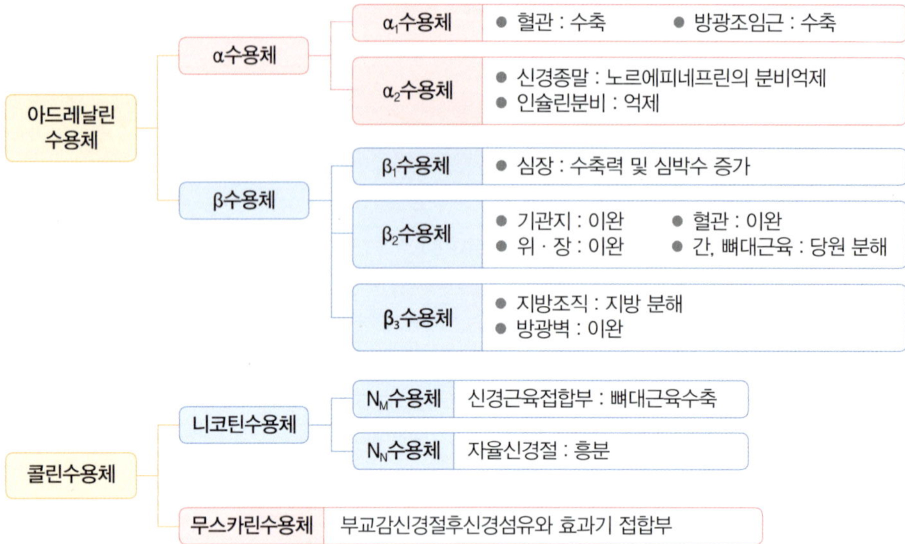

그림 4-6 수용체의 종류와 분포

3. 자율신경계통의 생리학적 특징

자율신경은 내장, 혈관, 샘, 민무늬근육(평활근) 등 비자발적으로 작용하는 장기조직에 분포하면서 생명유지에 필요한 호흡, 순환, 소화, 대사, 배설, 생식 등을 무의식적이고 반사적으로 조절한다. 자율신경이 분포하는 기관에서는 교감신경과 부교감신경이 서로 대항적 이중지배, 긴장성 지배, 장기특이성 지배를 하는 특징이 있다.

(1) 대항적 이중지배

두 신경이 하나의 장기나 기관을 서로 대항적으로 지배하는 것을 말한다. 예를 들어 교감신경차단제에 의해 심박수가 감소하는 이유는 활동하는 교감신경활동이 억제되고 교감신경의 기능이 차단됨에 따라 상대적으로 부교감신경의 활동이 활발해지기 때문이다.

(2) 지속성(긴장성) 지배

자율신경은 지배 기관에 지속적으로 흥분을 보내며 항상 자발적으로 활동한다. 특히 혈관의 민무늬근육에서 현저하게 나타나는데 이를 지속성(긴장성) 지배라고 한다. 이 경우 신경지배를 차단하면 지속성 지배가 소실되기 때문에 그 신경의 작용과 반대 효과가 나타난다.

(3) 장기특이성 지배

두 신경은 장기나 기관을 같은 강도로 지배하는 것은 아니며 장기에 따라 다르다(표 4-4). 혈관은 교감신경이 우위로 지배하지만 다른 장기나 기관은 부교감신경이 우위로 지배한다. 예를 들어 신경절 차단제는 교감신경과 부교감신경의 두 신경절을 모두 차단하는데 그 반응은 항상 우위로 작용하는 교감신경의 기능과 반대 효과를 나타내며 결과적으로 혈압이 저하된다.

표 4-4 교감신경과 부교감신경의 각 장기에 대한 지배 효과

장기	수용체 유형	교감신경 (아드레날린수용체)	부교감신경 (콜린수용체)
혈관			
심장	α_1 β_2	수축 확장	확장
피부	α_1	수축	확장
신장	α_1 β_1, β_2	수축 확장	–
뼈대근육	α_1 β_2	수축 확장	확장
정맥	α_1 β_2	수축 확장	–
눈			
동공확대근	α_1	수축(동공확대)	–
동공조임근	–	–	수축(동공축소)
섬모체근	β	원시력을 위한 이완	근시력을 위한 수축
소화관			
민무늬근육	α_1, β_1, β_2	이완	수축
조임근	α_1	수축	이완
심장			
박동수	β_1	증가	감소
수축력	β_1	증가	저하(심방)
폐			
민무늬근육	β_2	이완(기도 확장)	수축(기도 폐쇄)
기관지샘	α_1 β_2	점액분비 증가 점액분비 감소	자극
간			
대사	β_2	당원 분해(혈당 증가)	–

표 4-4 교감신경과 부교감신경의 각 장기에 대한 지배 효과 (계속)

장기	수용체 유형	교감신경 (아드레날린수용체)	부교감신경 (콜린수용체)
방광			
방광바닥(배뇨근)	β_3	이완	수축
방광삼각, 조임근	α_1	수축	이완
자궁			
임신	α_1 β_2	수축 이완	가변적

2 자율신경작용제

자율신경작용제(autonomic drug)는 자율신경에 작용하여 생리적 작용을 촉진하거나 억제하는 약물이다. 대상이 교감신경인지, 부교감신경인지에 따라, 약리작용이 촉진적인지, 억제적인지에 따라 크게 4종류로 나뉜다(그림 4-7).

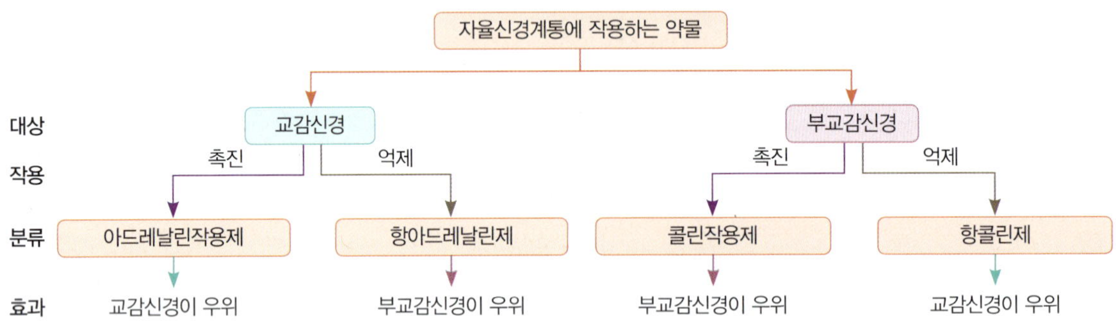

그림 4-7 자율신경작용제의 종류

1) 아드레날린작용제(adrenergic drug)

아드레날린작용제는 신경세포 말단에서 방출되는 노르에피네프린과 부신수질에서 방출되는 에피네프린의 분비를 촉진시키고 아드레날린수용체에 직접 작용함으로써 교감신경이 흥분한 것과 같은 작용을 나타내기 때문에 **교감신경작용제**(sympathomimetic)라고도 한다.

(1) 대표적인 약물

아드레날린작용제의 대표적인 약물은 표 4-5와 같다.

표 4-5 아드레날린작용제의 종류와 임상응용

약물명	작용 수용체	작용	임상응용
아포모테롤(arformoterol)	β_2	기관지 확장	폐기종, 만성기관지염
도부타민(dobutamine)	α_1, β_1, β_2	심장기능 항진	강심제
도파민(dopamine)	α, β_1, 도파민	혈압 상승	승압제
에페드린(ephedrine)	α, β	혈관 수축	마취 유발 저혈압, 수술 후 구역과 구토, 혈관수축제
에피네프린(epinephrine)	α, β	알레르기반응, 혈관 수축, 기도 확장, 심장기능 항진	급성중증과민증, 심정지, 국소 혈관수축제
포모테롤(formoterol)	β_2	기관지 확장	기관지천식, 폐기종, 만성기관지염
인다카테롤(indacaterol)	β_2	기관지 확장	폐기종, 만성기관지염
아이소프로테레놀(isoproterenol)	β	기관지 확장, 심장기능 항진	쇼크, 디기탈리스중독, 기관지경련
미라베그론(mirabegron)	β_3	배뇨근 이완	과민방광
노르에피네프린(norepinephrine)	α_1	혈관 수축	쇼크, 저혈압
페닐에프린(phenylephrine)	α_1	혈관 수축	쇼크, 저혈압, 비충혈 완화제, 안과용 혈관수축세, 동공확대제
살메테롤(salmeterol)	β_2	기관지 확장	기관지천식, 폐기종, 만성기관지염

(2) 약물 효과

일반적으로 α_1수용체를 자극하면 혈관수축을 일으키고, 연접전신경세포에 주로 발현하는 α_2수용체를 자극하면 음성되먹임(negative feedback) 역할을 하여 노르에피네프린의 추가 방출을 막는다. β_1수용체를 자극하면 심박수를 증가시키고, β_2수용체를 자극하면 기관지 확장, 자궁 이완, 말초동맥혈관의 민무늬근육 이완을 유발하며, β_3수용체를 자극하면 지방분해 촉진, 배뇨근 이완을 일으킨다. 또한 뇌의 도파민 수용체를 자극하면 파킨슨병과 관련된 증상이 개선된다. 도파민의 경우 신장에서 도파민수용체 자극을 통해 소변 생산량을 증가시켜 신장혈류를 개선시킨다.

(3) 부작용

일반적인 부작용으로 두근거림, 빈맥, 홍조, 현기증, 떨림 등이 경미하게 나타나고, 드물게 기립저혈압, 체위저혈압이 유발될 수 있다. 심각한 부작용으로 부정맥, 가슴통증, 심한 저혈압, 고혈압 등이 나타날 수 있다.

이러한 부작용은 대개 용량과 관련이 있으며, 용량을 줄이거나 약물을 중단하면 해결된다. 간기능 손상, 갑상샘질환, 고혈압, 심장질환 등이 있는 환자는 아드레날린작용제에 더 민감하며, 당뇨병 환자는 고혈당 증상의 빈도가 증가할 수 있다.

(4) 상호작용

- 셀레길린(selegiline) 등의 모노아민산화효소억제제(MAOI), 아미트립틸린(amitriptyline), 이미프라민(imipramine) 등의 삼환계 항우울제, 할로테인(halothane) 등의 마취제, 아트로핀(atropine) : 치료 효과와 독성작용을 모두 증가시킬 수 있다.
- 프로프라놀롤(propranolol), 나돌롤(nadolol), 티몰롤(timolol), 핀돌롤(pindolol), 아테놀롤(atenolol), 메토프롤롤(metoprolol) 등의 베타차단제, 페녹시벤자민(phenoxybenzamine), 펜토라민(phentolamine) 등의 알파차단제 : 이 약물과 병용하면 치료 효과를 억제한다.

2) 항아드레날린제(antiadrenergic)

항아드레날린제는 아드레날린수용체에서 노르에프네프린의 작용을 차단해서 교감신경의 기능을 억제하기 때문에 **교감신경차단제**(sympathomimetic)라고도 한다. 교감신경의 흥분반응과 반대되는 반응이 나타난다.

(1) 대표적인 약물

항아드레날린제에는 α수용체와 β수용체 각각의 차단제가 있다. **알파차단제**(alpha blocker)는 아드레날린수용체 중 α수용체를 차단하는 약물로, α_1 · α_2수용체를 차단하는 비선택적 알파차단제와 α_1수용체를 선택적으로 차단하는 선택적 알파차단제로 나뉜다. **베타차단제**(beta blocker)는 아드레날린수용체 중 β수용체를 차단하는 약물로, 알파차단제와 마찬가지로 β_1 · β_2수용체를 차단하는 비선택적 베타차단제와 β_1수용체를 선택적으로 차단하는 선택적 베타차단제로 나뉜다. 임상에서 주로 사용되는 것은 β_1수용체 차단작용이다(표 4-6).

표 4-6 항아드레날린제의 종류와 임상응용

분류	약물명	작용 수용체	임상응용
알파차단제	프라조신(prazosin)	α_1	고혈압, 고지혈증
	테라조신(terazosin)	α_1	고혈압
	독사조신(doxazosin)	α_1	고혈압
	알푸조신(alfuzosin)	α_1	전립샘비대에서의 배뇨장애 개선
	실로도신(silodosin)	α_1	전립샘비대에서의 배뇨장애 개선
	탐술로신(tamsulosin)	α_1	전립샘비대에서의 배뇨장애 개선
	펜토라민(phentolamine)	α_1, α_2	크롬친화세포종 진단
베타차단제	아테놀롤(atenolol)	β_1	고혈압, 협심증, 심근경색증
	베탁솔롤(betaxolol)	β_1	고혈압
	비소프롤롤(bisoprolol)	β_1	고혈압
	카베딜롤(carvedilol)	β_1, β_2	고혈압, 심부전, 심근경색증
	에스몰롤(esmolol)	β_1	심실위빈맥, 고혈압
	라베탈롤(labetalol)	β_1, β_2	고혈압
	메토프롤롤(metoprolol)	β_1	고혈압, 심근경색증, 협심증, 심부전
	나돌롤(nadolol)	β_1, β_2	협심증, 고혈압
	네비보롤(nebivolol)	β_1	고혈압
	핀돌롤(pindolol)	β_1, β_2	고혈압
	프로프라놀롤(propranolol)	β_1, β_2	부정맥, 고혈압, 협심증, 심근경색증, 편두통, 떨림, 비후대동맥파하협착증
	소타롤(sotalol)	β_1, β_2	부정맥
	티몰롤(timolol)	β_1, β_2	고혈압, 심근경색증, 편두통, 녹내장

임상정보

베타차단제는 기관지를 강력하게 수축시키기 때문에 기관지염, 폐기종, 기관지천식, 알레르기비염 등의 호흡기질환이 있는 환자에게 사용할 경우 매우 주의해야 한다. 또한 인슐린의 저혈당 효과를 유도하고 고혈당에 반응하여 인슐린 분비를 감소시키기 때문에 당뇨병 환자와 저혈당에 취약한 대상자에게는 사용을 주의해야 하며, 심부전 환자에게는 추가적인 저혈압, 서맥이 발생할 수 있다.

(2) 약물 효과

- 혈압저하
- 배뇨장애 개선
- 심장기능 억제
- 기관지 수축

(3) 부작용

특히 베타차단제와 관련된 부작용의 대부분은 용량과 관련하여 일시적으로 나타나며, 일부 당뇨병 환자에게서 두통, 쇠약감, 조정력 저하, 불안, 발한, 배고픔, 시야 흐림이나 복시 등이 유발될 수 있다.

심각한 부작용으로서 서맥, 말초혈관 수축, 심부전 등의 심혈관증상과 기관지경련, 쌕쌕거림 등의 호흡기증상이 나타나면 약물의 사용을 중단하고 의사에게 보고해야 한다.

(4) 상호작용

- **안지오텐신전환효소억제제(ACEI), 칼슘통로차단제, 이뇨제, 안지오텐신수용체차단제(ARB), 메틸도파(methyldopa), 하이드랄라진(hydralazine), 클로니딘(clonidine) 등의 항고혈압제** : 베차타단제는 이들 약물과 작용하여 혈압을 낮춘다. 특히 베타차단제와 클로니딘을 동시에 투여받는 환자가 치료를 중단하기로 결정한 경우 베타차단제를 며칠 동안 점진적으로 줄인 후 클로니딘을 점차 줄여 나가지 않으면 α수용체 활성으로 인한 심각한 고혈압이 발생할 우려가 있다.
- **아이소프로테레놀(isoproterenol) 등의 아드레날린작용제** : 이들 약물은 사용하는 용량에 따라 베타차단제의 작용을 억제할 수 있다.
- **리도케인(lidocaine), 페니토인(phenytoin), 디곡신(digoxin)** : 이들 약물과 동시에 사용하면 환자에게 추가적인 부정맥, 서맥, 심부전이 유발될 수 있다.
- **페노바비탈(phenobarbital), 펜토바비탈(pentobarbital), 리팜핀(rifampin), 페니토인(phenytoin)** : 이들 약물은 프로프라놀롤, 메토프롤롤, 핀돌롤, 티몰롤의 대사를 향상시킨다.
- **인도메타신(indomethacin), 살리실산염(salicylate) 등의 비스테로이드소염제(NSAID)** : 이들 약물은 프로프라놀롤과 핀돌롤의 항고혈압 작용을 감소시키기 때문에 고혈압 조절이 어려워질 수 있다.

3) 콜린작용제(cholinergic agonist)

콜린작용제를 **부교감신경작용제**(parasympathomimetic)라고도 하며 아세틸콜린과 비슷한 작용을 한다. 일반적으로 부교감신경의 신경절후신경섬유와 효과기 접합부에 있는 콜린수용체에 작용하여 부교감신경의 흥분작용을 하는 반면, 아세틸콜린을 분해하는 아세틸콜린에스터분해효소(acetylcholinesterase)의 작용을 억제하는 콜린에스터분해효소억제제(anticholinesterase)도 같은 작용을 하는 간접작용 콜린작용제에 포함된다.

(1) 대표적인 약물

콜린작용제의 대표적인 약물은 **표 4-7**과 같다.

표 4-7 콜린작용제의 종류와 특징

분류	약물명	임상응용
콜린에스터류	베타네콜(bethanechol)	장마비, 위무력증, 소변정체
콜린에스터분해효소억제제	에드로포늄(edrophonium)	중증근무력증 진단(텐실론 검사)
	네오스티그민(neostigmine)	장마비, 배뇨곤란, 중증근무력증
	피리도스티그민(pyridostigmine)	중증근무력증
동공수축제	필로카핀(pilocarpine)	녹내장, 입안마름증(구강건조증)

04

(2) 약물 효과

- 심박동 감소
- 위장관 운동과 분비 증가
- 조임근의 이완과 함께 방광의 수축 증가
- 기관지 민무늬근육의 분비와 수축력 증가
- 땀 분비
- 안압을 감소시키는 동공근 위축
- 뼈대근육의 수축력 증가
- 혈압 감소

(3) 부작용

메스꺼움, 구토, 설사, 복부경련 등의 소화기증상은 약물의 약리학적 효과 때문이며 용량과 관계가 있다. 따라서 효과를 유지하는 범위 내에서 용량을 줄이면 이러한 부작용을 조절하는 데 효과적일 수 있다. 어지럼증이나 저혈압이 나타나기도 한다.

심각한 부작용으로 기관지경련, 쌕쌕거림, 서맥 등이 유발될 수 있다.

(4) 상호작용

- 아트로핀(atropine), 항히스타민제 : 이들 약물은 콜린작용제의 효과를 반감시킨다.

4) 항콜린제(anticholinergic)

항콜린제는 콜린수용체를 차단해서 부교감신경의 기능을 억제하는 약물로, **부교감신경억제제**(parasympatholytic)라고도 한다. 수용체를 차단하는 항콜린제의 용량이 증가하면 부교감신경의 반응이 감소한다.

(1) 대표적인 약물

콜린수용체 중 어떤 유형과 결합하는지에 따라 무스카린성와 니코틴성 약물로 나눌 수 있다. 이 중에서 무스카린수용체를 선택적으로 차단하는 약물이 부교감신경을 효과적으로 억제할 수 있어 임상에서 많이 활용된다. 따라서 항콜린제는 좁은 의미에서 항무스카린제를 일컫기도 한다(**표 4-8**).

표 4-8 항콜린제의 종류와 특징

분류	약물명	임상응용
무스카린성	아트로핀(atropine)	마취전투약, 동공확장, 콜린에스터분해효소억제제 중독
	벤즈트로핀(benztropine), 트라이헥시페니딜(trihexyphenidyl)	파킨슨병, 신경이완제의 부작용 치료
	사이클로펜톨레이트(cyclopentolate)	진단 및 치료 목적의 동공확장
	디시클로민(dicyclomine)	과민대장증후군
	글리코피롤레이트(glycopyrrolate)	마취전투약
	이프라트로퓸(ipratropium), 티오트로퓸(tiotropium)	기관지천식
	옥시부티닌(oxybutynin), 톨터로딘(tolterodine)	과민방광
	스코폴라민(scopolamine)	마취전투약
니코틴성	로쿠로늄(rocuronium), 베쿠로늄(vecuronium), 석사메토늄(suxamethonium)	전신마취 시 또는 중환자의 근육이완

(2) 약물 효과

- 녹내장 환자의 안압을 증가시키기 위한 동공확장
- 구강, 비강, 기관지의 건조하고 끈끈한 분비물 분비
- 소화계통의 분비 및 운동성 감소

- 심박수 증가
- 땀 분비 감소

(3) 부작용

고용량의 약물을 사용할수록 더 많은 부작용이 나타난다. 일반적인 부작용으로 목마름, 시야 흐림, 변비 등이, 심각한 부작용으로 빈맥, 두근거림, 기립저혈압, 소변정체, 녹내장 악화, 혼란, 우울증, 악몽, 환각, 기면(노인) 등이 유발될 수 있다.

(4) 상호작용

- 아만타딘(amantadine), 페노싸이아진(phenothiazine) 계열 항정신병약물, 삼환계 항우울제 : 이들 약물이 항콜린제의 부작용을 증강시킬 수 있다.

04 확인문제

01. 국소마취제에 관한 설명 중 옳은 것은?

① 전도마취는 침윤마취에 비해 마취 영역이 좁다.
② 리도케인은 국소마취제뿐만 아니라 항부정맥제로도 사용된다.
③ 국소마취제에 에피네프린을 첨가하면 국소마취작용이 신속하게 사라진다.
④ 국소마취제에 혈관수축제를 첨가하면 작용시간이 길어질 뿐만 아니라 전신독성도 증가한다.

02. 말초신경계통을 구성하는 신경과 방출되는 신경전달물질의 조합으로 틀린 것은?

① 교감신경절전신경섬유 : 에피네프린
② 교감신경절후신경섬유 : 노르에피네프린
③ 부교감신경절전신경섬유 : 아세틸콜린
④ 부교감신경절후신경섬유 : 아세틸콜린

03. 교감신경의 흥분으로 나타나는 반응은?

① 서맥
② 동공확대
③ 기관지 수축
④ 심방수축력 저하

04. 다음 중 교감신경의 작용은?

① 동공 수축
② 발한 촉진
③ 소화관운동 촉진
④ 방광 민무늬근육 수축

05. 수용체의 활성화로 혈압상승을 유발하는 것은?

① 아드레날린 α_1수용체
② 아드레날린 β_2수용체
③ 무스카린 M_2수용체
④ 무스카린 M_3수용체

06. 비선택적 베타차단제의 투여가 금기인 경우는?

① 발작성 빈맥
② 본태고혈압
③ 기관지천식
④ 만성심부전

07. 아트로핀의 약리작용으로 올바른 것은?

① 서맥 ② 위산분비 촉진
③ 기도분비 억제 ④ 방광 민무늬근육 수축

08. 약물과 그 작용이 올바르게 짝지어진 것은?

① 항콜린제 – 교감신경 기능흥분
② 콜린작용제 – 부교감신경 기능억제
③ 항아드레날린제 – 교감신경 기능억제
④ 아드레날린작용제 – 부교감신경 기능흥분

09. 다음 설명 중 옳은 것은?

① 베타차단제를 사용하면 빈맥이 된다.
② 노르아드레날린(노르에피네프린)은 α작용만 가진다.
③ 판큐로늄과 네오스티그민의 병용으로 판큐로늄의 작용이 증가된다.
④ 아느레날린(에피네프린)이 가진 β_1수용체 자극작용은 심장의 수축력을 증가시킨다.

10. 다음 설명에서 맞는 것은 ○, 틀린 것은 ×를 표시하라.

(1) 침윤마취에서는 점막 표면에 국소마취제를 도포한다. ______
(2) 전도마취에서는 신경줄기, 신경얼기, 신경절 등의 주위에 국소마취제를 주사하고 그 지배 조직의 감각을 마취시킨다. ______
(3) 경막외마취에서는 척수 거미막밑공간에 국소미취제를 주입하여 신경뿌리를 마취한다. ______
(4) 척수마취는 척추를 손상시킬 가능성이 높아 현재는 거의 시행되지 않는다. ______

정답 01 ②, 02 ①, 03 ②, 04 ②, 05 ①, 06 ③, 07 ③, 08 ③, 09 ④, 10 (1) × (2) ○ (3) × (4) ×

CHAPTER

05

중추신경계통 약물

학습목표

1. 중추신경계통 질환을 치료하는 데 사용되는 약물의 주요 작용을 설명할 수 있다.
2. 진정 · 수면제의 작용기전을 설명하고 약물의 종류를 열거할 수 있다.
3. 파킨슨병과 알츠하이머병 치료에 사용되는 약물을 열거할 수 있다.
4. 불안장애의 정의와 치료에 사용하는 약물의 주요 작용을 설명할 수 있다.
5. 우울증과 양극성장애를 구분하고, 치료에 사용되는 약물의 주요 작용을 설명할 수 있다.
6. 조현병의 증상을 설명하고 약물의 종류를 열거할 수 있다.
7. 뇌전증 발작의 유형과 치료에 사용되는 약물의 주요 작용을 설명할 수 있다.
8. 통증관리에 사용되는 약물을 분류하고 각각의 종류를 열거할 수 있다.
9. 중추신경계통에서 전신마취제의 작용을 설명할 수 있다.

주요용어

- 중추신경계통(central nervous system)
- 중추신경자극제 (central nervous system stimulant)
- 중추신경억제제 (central nervous system suppressant)
- 비렘수면 (non-rapid eye movement, NREM)
- 렘수면(rapid eye movement, REM)
- 불면증(insomnia)
- 진정 · 수면제(sedative-hypnotic agent)
- 파킨슨병(Parkinson disease)
- 알츠하이머병(Alzheimer disease)
- 불안(anxiety)
- 불안장애(anxiety disorder)
- 항불안제(불안치료제, antianxiety drug)
- 기분장애(mood disorder)
- 우울증(depression)
- 양극성장애(bipolar disorder)
- 항우울제(antidepressant)
- 조현병(정신분열증, schizophrenia)
- 항정신병약물(antipsychotic)
- 발작(seizure)
- 뇌전증(epilepsy)
- 항뇌전증제(antiepileptic drug)
- 통증(pain)
- 진통제(analgesic)
- 아편유사제(opioid analgesic)
- 비아편유사제(nonopioid analgesic)
- 전신마취(general anesthesia)
- 전신마취제(general anesthetic)

Section 01 중추신경계통의 개요

1 신경계통의 분류와 구성

신경계통(nervous system)은 내분비계통과 함께 인체를 구성하는 각 기관, 조직, 세포의 활동을 몸 전체로서 통합성을 가지고 기능할 수 있도록 조절하는 기관계통이다. 즉, 신체의 내부 환경이나 외부 환경에 관한 정보를 수용체(receptor)에서 받아들여 중추로 보내고, 중추는 수용체로부터 들어온 정보를 통합해서 근육이나 분비샘 등의 효과기(effector)에 그 기능을 조절하는 신호를 내보낸다.

신경계통은 해부학적 역할에 따라 **중추신경계통**(central nervous system, CNS)과 **말초신경계통**(peripheral nervous system, PNS)으로 구분한다(그림 5-1). 중추신경계통은 말초로부터 자극을 받아들여 이에 반응해서 흥분을 일으키는 중심부를 말하며, **뇌**(brain)와 **척수**(spinal cord)로 구성된다. 말초신경계통은 신체 각 부위와 중추신경계통 사이에서 정보를 주고받는 부분을 말하며, **뇌신경**(cranial nerve)과 **척수신경**(spinal nerve)으로 구성된다.

또한 신경계통은 신경신호를 수용하고 전달할 수 있도록 특수화된 **신경세포**(신경원, neuron)와 이 세포를 지지하고 영양을 공급하는 **신경(아)교세포**(glia cell)로 구성된다. 수많은 신경세포가 집결되어 있어서 정보전달의 중심으로서 수용한 정보를 종합 및 분석하여 판단하고 그에 대한 반응을 명령한다. 중추신경계통 중에서도 뇌는 그 기능이 매우 발달된 부위로 물질대사가 매우 활발하다. 척수는 뇌와 전신의 신경계통을 잇는 역할을 하는데 말초신경계통에서 받아들인 자극은 척수를 통해 뇌로 올라가고, 뇌에서 보낸 운동 신호는 척수로 내려와서 말초신경계통으로 보내진다(그림 5-2).

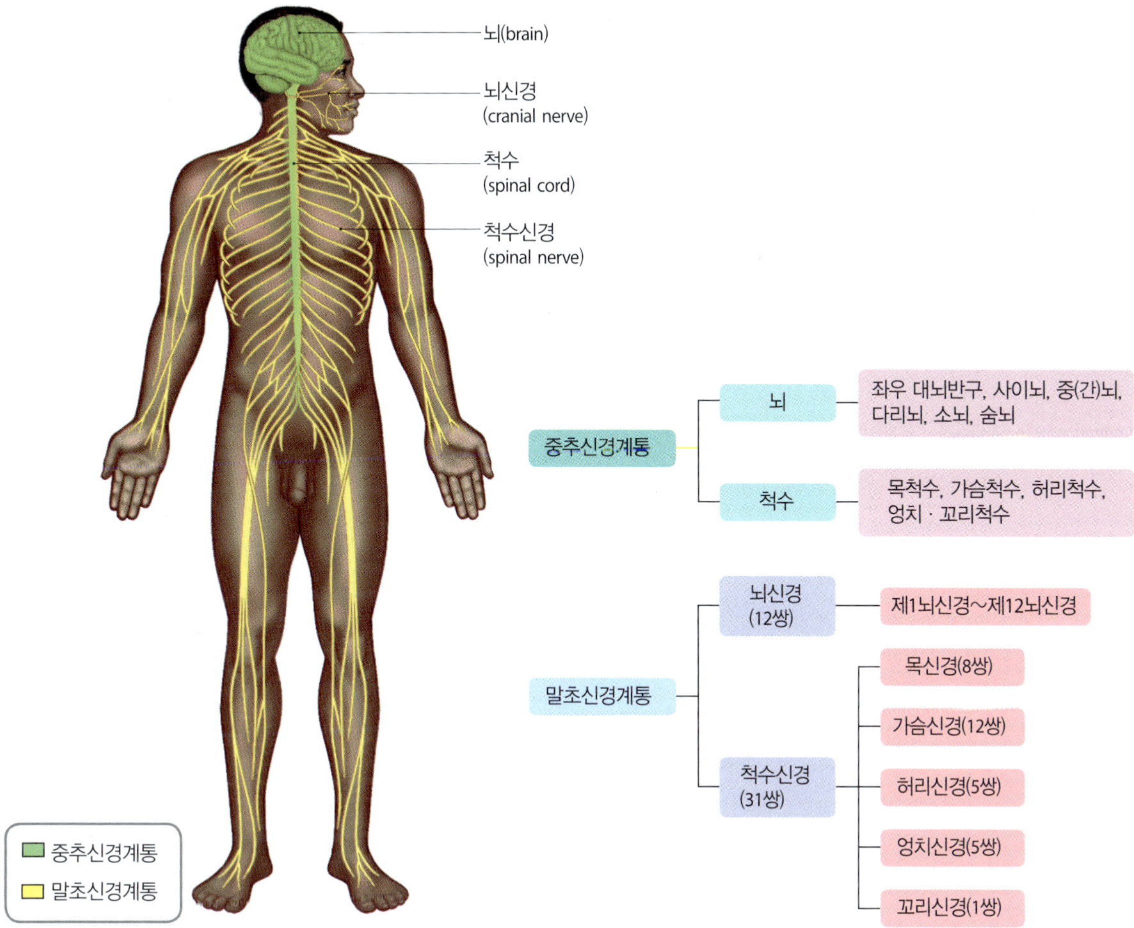

그림 5-1 신경계통의 구성

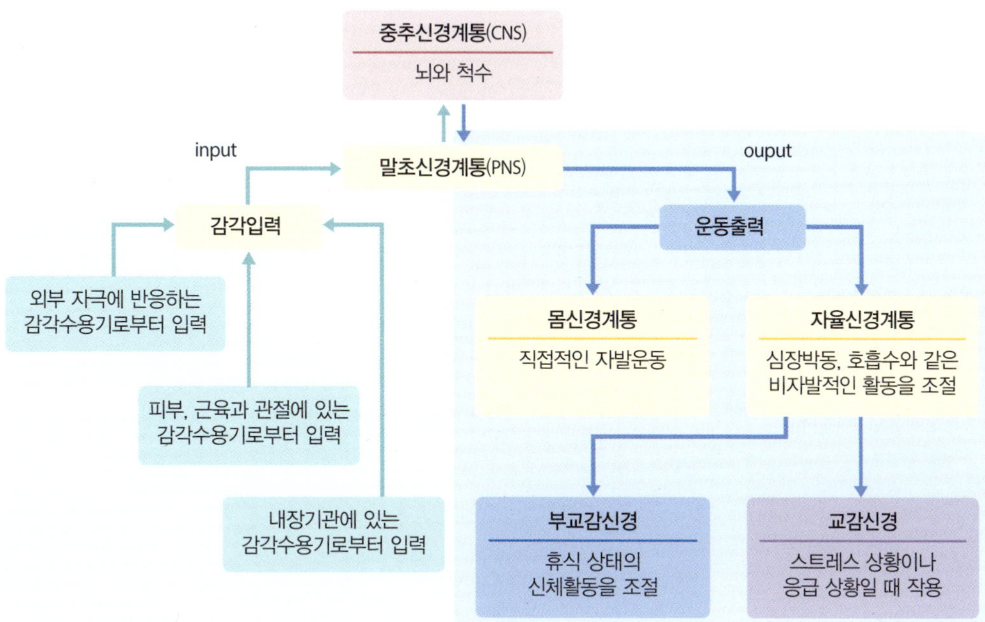

그림 5-2 중추신경계통과 말초신경계통

2 중추신경계통에 작용하는 약물

중추신경계통에는 기능을 항진시키는 신경과 기능을 저하시키는 신경이 공존한다. 따라서 중추신경계통에 작용하는 약물은 **중추신경자극제**(central nervous system stimulant)와 **중추신경억제제**(central nervous system suppressant)로 나눌 수 있다. 중추신경자극제는 주로 도파민의 신경활동을 촉진하여 인체의 정신적 기능을 활성화시키는 약물로 호흡촉진제, 항치매제, 환각제 등이 있다. 중추신경억제제는 중추신경계통을 억제하여 작용을 저하시키는 약물로 진정 · 수면제, 진통제, 항뇌전증제, 항불안제, 마취제 등이 있다. 중추신경자극제보다 중추신경억제제가 압도적으로 많다.

Section 02 불면증에 사용하는 약물

1 수면과 불면증

05

1. 수면과 수면주기

수면(sleep)은 인체가 적절한 자극에 의해 깨어날 수 있는 무의식의 상태를 말하며, 정신적인 균형과 면역 강화 등 신체기능을 유지하는 데 중요하다. 일반적으로 성인의 수면시간은 하루에 7~8시간이 적절하다고 한다. 연구에 따르면 수면시간의 감소는 비만뿐만 아니라 심혈관질환 및 2형 당뇨병과 관련된 위험인자의 증가와도 관련이 있다. 비만 자체로도 건강한 수면패턴에 해로운 영향을 미치며, 수면무호흡증 발병의 원인이 되기도 한다. 또한 수면시간이 하루에 5시간 미만인 사람은 심장마비의 위험성이 3배나 높다고 한다.

정상적인 수면은 신체적 · 정신적 휴식을 동반하는 단계를 통해 진행된다. 수면은 뇌파활동, 근육활동, 안구 움직임에 따라 **비렘수면**(non-rapid eye movement, NREM)과 **렘수면**(rapid eye movement, REM)으로 나눌 수 있다. 비렘수면은 다시 1단계, 2단계, 3단계, 4단계로 나뉘며, 각 단계는 특정 뇌파 활동성을 특징으로 한다(표 5-1, 5-2).

표 5-1 수면주기와 신체의 변화

수면단계	의식변화	뇌파변화	안구운동	근전도	맥박수	호흡수
각성		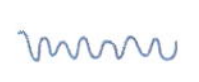	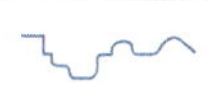	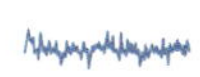	↑	↑
비렘수면	1단계	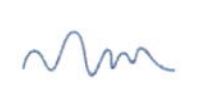	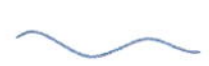	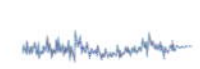	↖	↖
	2단계	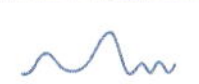	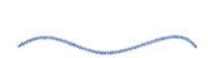	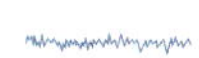	↖	↖
	3단계	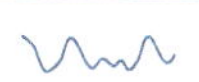		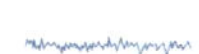	↖	↖
	4단계	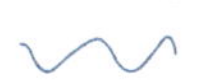	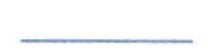	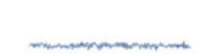	↓	↓
렘수면	꿈이 있는 수면	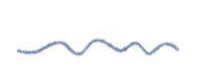	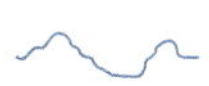	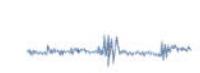	↗	↑

표 5-2 비렘수면의 단계

단계	특징
1단계	• 가장 가벼운 수준의 수면을 포함하며 몇 분간 지속 • 활력징후와 대사의 점진적 하강으로 시작되는 생리적 활동의 감소 • 소음과 같은 감각자극에 의해 쉽게 각성 • 깰 경우 백일몽을 경험한 듯한 기분을 느낌 • 전체 수면의 약 5%
2단계	• 숙면 단계로 10~20분간 지속 • 상대적으로 각성이 쉬움 • 이완이 진행되어 신체 기능이 지속적으로 느려짐 • 전체 수면의 약 50~55%
3단계	• 깊은 수면의 초기 단계를 포함하며 15~30분간 지속 • 각성하기 힘들고 거의 움직임이 없음 • 근육이 완전히 이완되고 활력징후는 감소하나 규칙적 • 전체 수면의 약 10%
4단계	• 가장 깊은 수면 단계로 대략 15~30분간 지속 • 각성이 매우 힘듦 • 세포회복과 조직재생에 도움이 되며, 활력징후가 각성상태에 비해 상당히 감소 • 몽유병이나 야뇨증 발생 가능 • 전체 수면의 약 10%

2. 불면증과 원인

불면증(insomnia)은 수면을 취하지 못하는 상태이다. 가장 흔한 수면장애 중 하나로, 모든 성인의 95%가 일생 동안 적어도 한 번은 불면증을 경험하며, 성인의 최대 35%가 1년 동안 불면증을 겪는다. 일반적으로 불면증은 질병(disease)이 아니라 신체적 또는 정신적 스트레스의 증상(symptom)으로 간주되며, 보통 경미하고 며칠 동안만 지속된다. 불면증의 발생에는 다양한 원인이 작용하며(표 5-3) 치료를 통해 불면증을 제거해야 한다.

표 5-3 불면증의 원인

원인	내용
정신생리적 요인	이혼, 이직, 실직 등에 따른 정서적 충격, 시험이나 여행 전의 정신적 긴장
정신장애	신경증(노이로제), 조울증 및 조현병(정신분열증)에 동반하는 불면
약물복용	수면제나 정신작용제 등의 연속 사용에 따른 내성과 약물복용 중단에 따른 반동성 불면, 각성제 · 카페인 · 에페드린 등의 중추신경자극제에 따른 불면
신체적 질환	통증, 발열, 기침, 설사, 구역질, 잦은 배뇨(빈뇨)에 동반되는 질환
수면무호흡	수면 시 20~100초간 지속되는 무호흡으로 인해 빈번하게 각성
환경조건	소음, 열대야 등의 불쾌한 소리와 습도, 외국여행 등에 따른 시차

2 진정 · 수면제

이완과 안정을 얻거나 수면 리듬을 변화시키기 위해 사용하는 약물을 **진정 · 수면제**(sedative-hypnotic agent)라고 한다. 수면제는 수면을 유발하고, 진정제는 환자를 진정시키고 이완과 안정을 느끼게 해주지만 반드시 수면을 동반하지는 않는다. 이러한 약물의 효과는 투여량과 환자의 상태에 따라 달라질 수 있는데, 동일한 약물이라도 저용량에서는 진정제 역할을 하고, 고용량에서는 수면제 역할을 하여 수면을 유발할 수 있다.

진정 · 수면제는 주로 ①불면증의 일시적인 치료를 위한 수면 리듬을 개선하고, ②진단이나 수술 절차 전 불안 정도를 감소시키고 이완 또는 수면을 증가시키기 위해 사용한다. 일반적으로 **벤조다이아제핀**(benzodiazepine) 계열, **비벤조다이아제핀**(nonbenzodiazepine) 계열, **바비튜레이트**(barbiturate) 계열로 분류할 수 있다.

05

임상정보

좋은 수면제는 짧은 시간 내에 편안하고 자연스러운 수면을 개시할 수 있어야 하고, 대상자가 평소 시간에 깨어날 수 있는 작용 지속시간과 같은 효과를 제공해야 하며, 숙취(hangover) 효과 없이 자연스럽게 깨어나고 중독 위험이 없어야 한다.

1. 벤조다이아제핀 계열

뇌의 활동은 대체로 여러 신경전달물질(neurotransmitter)에 의해 결정된다. 각 신경전달물질은 특정 신경종말에서 분비되며 신경활동을 자극하거나 억제하는 기능을 한다. 이 가운데 **감마아미노뷰티르산**(γ-aminobutyric acid, GABA)은 중추에서 가장 풍부한 억제성 신경전달물질로, 신경종말에서 분비되면 염소이온(Cl^-)을 통과시키는 통로를 가진 GABA-A수용체와 결합한다. 그러면 염소이온통로가 열리고 염소이온이 신경세포 내로 들어가 세포는 **과분극**(hyperpolarization)을 일으켜 흥분이 억제된다(그림 5-3). 이 GABA-A수용체에는 벤조다이아제핀 결합부위 외에도 바비튜레이트, 일반 마취제의 결합부위가 있어 각각의 결합부위에 약물이 결합되면 GABA의 GABA-A수용체에 대한 효과가 증강된다.

벤조다이아제핀(benzodiazepine) **계열** 약물은 치료 및 안전성 측면에서 매우 유용하다. 벤조다이아제핀 계열 진정 · 수면제의 주요 장점 중 하나는 치료용량과 치사용량 간의 범위, 즉 치료지수(therapeutic index)

가 넓다는 점이다. 의도하거나 의도하지 않은 과다복용으로 인해 일반적인 치료용량을 훨씬 초과하더라도 내약성이 좋고 치명적이지 않다.

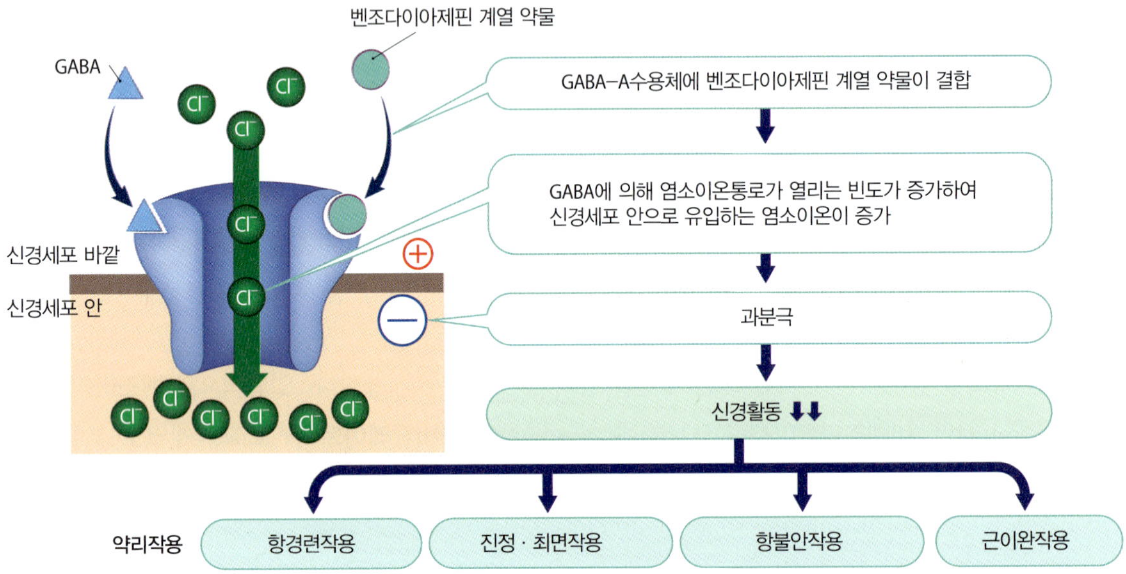

그림 5–3 벤조다이아제핀 계열 약물의 작용기전

(1) 대표적인 약물

플루라제팜(flurazepam), **로라제팜**(lorazepam), **미다졸람**(midazolam), **쿠아제팜**(quazepam), **테마제팜**(temazepam), **트라이아졸람**(triazolam) 등이 있다(표 5–4).

단시간 작용형인 트라이아졸람과 중간 작용형인 테마제팜은 활성대사체가 없어서 여러 번의 투약에도 쉽게 축적되지 않는다. 장시간 작용형인 플루라제팜과 쿠아제팜은 반감기가 길고 활성대사체가 있어 복용 다음 날 숙취를 자주 겪게 된다.

(2) 약물 효과

- 경미한 진정 유발
- 단기간 사용하여 수면 유도
- 기억상실을 동반한 수술 전 진정

표 5-4 벤조다이아제핀 계열 진정 · 수면제의 종류

분류	약물명	특징
단시간 작용형	미다졸람 (midazolam)	• 진정 유도에 사용 • 대부분의 환자에게 기억상실을 일으킴 • 55세 이상 환자는 저용량 사용
	트라이아졸람 (triazolam)	• 불면증 치료에 사용 • 2주 내에 효과가 감소할 수 있으며, 점차 용량 감소가 권장 • 아침 숙취가 없음
중간 작용형	테마제팜 (temazepam)	• 불면증 치료에 사용 • 아침 숙취가 거의 없음 • 불면증 반동이 발생할 수 있음
	로라제팜 (lorazepam)	• 주로 불면증 치료에 사용하지만 수술 전 불안, 지속성 뇌전증에도 사용 • 근육내주사나 정맥주사도 가능
장시간 작용형	플루라제팜 (flurazepam)	• 불면증의 단기 치료에 최대 4주간 사용 • 아침 숙취가 상당함 • 불면증 반동과 빠른 눈 움직임이 덜 자주 발생
	쿠아제팜 (quazepam)	• 불면증 치료에 사용 • 점차 용량 감소가 권장 • 아침 숙취가 상당함

(3) 부작용

일반적인 부작용으로 졸음, 숙취, 진정, 무기력, 주의력 감소, 기립저혈압 등이 나타날 수 있다. 또한 심각한 부작용으로 혼란, 초조, 환각, 기억상실, 과다복용이나 남용, 간독성(식욕부진, 메스꺼움, 구토, 황달, 간비대, 비장비대 등), 드물게 혈액질환 등이 유발될 수 있다.

벤조다이아제핀 계열 약물은 권장량으로 복용하더라도 며칠에서 몇 주 동안 꾸준히 복용하면 신체적 및 정신적 의존이 발생할 수 있다. 또한 장기간 복용하다가 약물을 갑작스럽게 중단하면 쇠약, 불안, 섬망, 긴장간대발작(대발작) 등 알코올 금단증상과 유사한 증상이 나타나기도 하므로 약물 중단 시에는 2~4주에 걸쳐 점진적으로 진행하도록 한다.

임상정보

임신 초기에는 벤조다이아제핀 계열 약물을 투여하지 않는 것이 좋다. 이 약물은 태반을 쉽게 통과하여 태아순환으로 들어가기 때문에 선천결함(congenital defect) 발생률이 증가할 수 있다. 또한 모유를 통해 영유아에게 약리학적 효과를 나타낼 수 있기 때문에 모유수유 중인 산모는 정기적으로 복용하지 않아야 한다.

(4) 상호작용

- 항히스타민제, 알코올, 진통제, 마취제, 신경안정제, 마약, 시메티딘(cimetidine), 아이소나이아지드(isoniazid), 에리트로마이신(erythromycin), 기타 진정 · 수면제 : 이들 약물은 벤조다이아제핀 계열 약물의 독성 작용을 증가시킨다.
- 흡연과 리팜핀(rifampin) : 이 약물은 벤조다이아제핀의 대사를 향상시키기 때문에 흡연 환자의 진정 효과를 유지하려면 더 많은 용량이 필요할 수 있다.

2. 비벤조다이아제핀 계열

비벤조다이아제핀(nonbenzodiazepine) **계열** 약물은 항히스타민제(antihistamine), 삼환계 항우울제(tricyclic antidepressant), 멜라토닌수용체자극제(melatonin receptor stimulant), 벤조다이아제핀유사수용체작용제(benzodiazepine-like receptor agonist) 등으로 분류되며, 모든 약물이 중추신경을 억제하는 작용하여 렘수면, 내성 발달, 반동성 렘수면, 불면증에 다양한 영향을 미친다.

(1) 대표적인 약물

다이펜하이드라민(diphenhydramine), **독시라민**(doxylamine), **독세핀**(doxepin), **멜라토닌**(melatonin), **에스조피클론**(eszopiclone), **잘레플론**(zaleplon), **졸피뎀**(zolpidem) 등이 있다(표 5-5).

표 5-5 비벤조다이아제핀 계열 진정 · 수면제의 종류

분류	약물명	특징
항히스타민제	다이펜하이드라민 (diphenhydramine)	• 가벼운 불면증의 단기 치료에 사용 • 반감기가 약 10시간 정도로 길어 아침 숙취가 흔히 발생
	독시라민 (doxylamine)	• 가벼운 불면증의 단기 치료에 사용 • 아침 숙취가 상당함
삼환계 항우울제	독세핀 (doxepin)	• 저용량에서는 히스타민-1 수용체에 작용함으로써 수면을 촉진하고 유지 • 구강건조 및 변비가 발생
멜라토닌수용체자극제	멜라토닌 (melatonin)	• 수면의 질을 개선 • 55세 이상 환자에게만 사용
벤조다이아제핀 유사수용체작용제	에스조피클론 (eszopiclone)	• 작용 발현이 잘레플론이나 졸피뎀보다는 느리지만 약물 지속시간은 5~8시간으로, 밤이나 이른 아침에 잠이 깨는 환자에게 더 효과적 • 노인이나 고용량을 복용하는 환자에게 아침 숙취를 유발

표 5-5 비벤조다이아제핀 계열 진정 · 수면제의 종류 (계속)

분류	약물명	특징
벤조다이아제핀 유사수용체작용제	잘레플론 (zaleplon)	• 작용 개시시간이 짧고 지속시간은 2~4시간이며, 잠에 드는 것이 어려운 사람이나 한밤중에 깨는 사람에게 사용
	졸피뎀 (zolpidem)	• 작용 개시시간은 잘레플론과 비슷하나 지속시간은 3~5시간임 • 아침 숙취를 유발하지 않으면서 잠에 드는 것을 돕고 수면시간을 연장시키는 데 효과적

안전경고

불면증 치료에 사용되는 일반적인 약물은 드물지만 사망을 포함한 심각한 손상을 일으킨다. 몽유병이나 수면 상태의 운전 등을 비롯한 복잡하고 비정상적인 수면행동이 보고되었으며, 에스조피클론, 잘레플론, 졸피뎀 복용 시 흔히 발생한다. 과거 불면증 치료에 사용한 약물로 인해 복합적 수면이상행동(complex sleep behavior)을 경험한 환자에게는 사용을 피해야 한다.

(2) 약물 효과

- 경미한 진정 유발
- 단기간 사용하여 수면 유도

(3) 부작용

일반적인 부작용으로 졸음, 무기력, 두통, 근육통, 관절통, 우울증, 기립저혈압 등이 나타날 수 있다. 일부는 잠들기 전 일시적인 안절부절(증)(restlessness)과 불안(anxiety)을 경험하기도 한다. 이러한 부작용은 일반적으로 경미하여 약물투여를 중단할 필요는 없다.

(4) 상호작용

- 항히스타민제, 알코올, 진통제, 마취제, 신경안정제, 마약, 시메티딘(cimetidine), 아이소나이아지드(isoniazid), 에리트로마이신(erythromycin) 및 기타 진정 · 수면제 : 이들 약물은 진정 · 수면제의 독성작용을 증가시킨다.
- 리팜핀(rifampin) : 이 약물은 에스조피클론, 졸피뎀의 약물대사를 크게 향상시켜 치료 효과를 감소시킨다.

- **음식** : 특히 지방 함량이 높은 음식은 에스조피클론, 잘레플론, 졸피뎀의 흡수를 지연시켜 작용 개시를 늦추므로, 식사 중이나 식사 직후에는 이들 약물을 투여하지 않아야 한다.

3. 바비튜레이트 계열

바비튜레이트(barbiturate) **계열** 약물은 GABA-A수용체와 결합하여 그물활성화계통을 억제함으로써 수면작용을 나타내며, 렘수면이 매우 적고 비렘수면이 깊은 수면주기를 일으킨다. 벤조디아제핀 계열 약물이 개발되기 전에는 많이 사용되었으나 약물의존성이 높고 렘수면(역설수면)을 단축시키기 위우며, 간의 약물대사효소를 유도하는 특징이 있어서 현재는 많이 사용되지 않는다.

(1) 대표적인 약물

싸이오펜탈(thiopental), **펜토바비탈**(pentobarbital), **페노바비탈**(phenobarbital) 등이 있다. 이 가운데 싸이오펜탈과 펜토바비탈은 불면증 치료보다는 처치나 검사 등의 전 단계에서 수면을 유도하기 위해 사용한다.

(2) 약물 효과

- 수면 유도 및 유지
- 처치나 검사 등의 전 단계에서 수면 유도

(3) 부작용

부작용으로 지각이상, 구음장애, 정신기능 저하, 헛소리, 혼미, 호흡저하, 저혈압, 복시 등이 나타날 수 있다.

(4) 상호작용

- **항히스타민제, 알코올, 진통제, 마취제, 신경안정제, 마약, 시메티딘(cimetidine), 아이소나이아지드(isoniazid), 에리트로마이신(erythromycin) 및 기타 진정 · 수면제** : 이들 약물은 진정 · 수면제의 독성작용을 증가시킨다.
- **쿠마린 계열 항응고제** : 펜토바비탈은 이들 약물에 영향을 미쳐 항응고제의 약물대사를 증가시키기 때문에 병용하는 경우 자주 프로트롬빈 수치를 측정하여 항응고제의 용량을 조절해야 한다.
- **독시사이클린(doxycycline)** : 이 약물의 반감기를 단축시킬 수 있다.

불면증 환자를 위한 간호중재

사정

- **중추신경계통 기능** : 진정 · 수면제는 중추신경계통의 기능을 전반적으로 억제하기 때문에 환자의 각성상태와 지남력(방향감, orientation), 운동기능 수행능력 등을 확인한다.
- **활력징후** : 약물치료를 시작하기 전 환자의 혈압, 맥박, 호흡수를 확인한다.
- **호흡상태** : 호흡기장애가 있거나 코골이가 심한 환자는 호흡능력이 떨어져 있을 수 있으며, 호흡저하를 일으킬 가능성이 있어 수면제를 투여하지 않아야 한다.
- **수면패턴** : 환자의 평소 수면패턴을 사정하고 수면장애패턴(잠들기 어려움, 밤새 잠들지 못함, 새벽 시간에 깨어나고 안정적인 수면으로 돌아갈 수 없음 등)에 대한 정보를 수집한다.
- **불안 수준** : 환자가 나타내는 불안의 정도를 사정하고 진정 · 수면제의 필요 여부를 파악한다.
- **환경 조절** : 환자의 수면 환경에서 수면을 방해하는 요소를 확인한다.
- **영양 요구량** : 각성제로 작용할 수 있는 카페인 함유 제품을 확인하기 위해 식이기록을 확보한다.
- **알코올 섭취량** : 알코올은 진정작용이 있지만, 수면패턴을 방해하고 이른 아침에 잠에서 깨는 원인이 될 수 있으므로 알코올 섭취량을 파악한다.
- **운동** : 환자의 평소 신체활동 정도와 하루 중 가장 활동적인 시간에 관한 정보를 확인한다.

수행

- **활력징후** : 상황에 따라 환자의 활력징후를 주기적으로 확인한다.
- **수술전투약** : 수술전투약을 위해 진정 · 수면제를 사용하는 경우에는 지정된 시간에 환자에게 예정된 약물을 투여한다.
- **모니터링** : 약물을 투여할 때는 약물의 효과와 부작용을 주기적으로 사정한다.

교육

- **취침시간** : 잠자리에 드는 표준시간을 권장하여 환자의 신체 리듬과 습관을 확립할 수 있도록 돕는다.
- **영양** : 환자에게 수분 섭취 및 비타민 활용에 관한 적절한 영양정보를 교육한다. 특히 취침 몇 시간 전에는 알코올이나 카페인의 섭취를 줄이거나 중단하게 한다. 불면증이 있는 경우 잠자리에 들기 약 30분 전 따뜻한 우유를 마시도록 권유한다.
- **안정** : 환자가 최대한 편안한 자세를 취할 수 있도록 돕는다. 침구가 깨끗한지 확인한다. 환자 개개인의 욕구를 충족시키고 두려움을 진정시키는 데 시간을 들이며 신뢰관계를 형성한다.
- **환경 조절** : 수면을 촉진하는 조용한 환경에서 수면을 취하도록 하고, 침실에서 TV 시청, 컴퓨터 작업, 식사 등을 하지 않도록 교육한다. 약물을 복용한 후에는 안전을 위해 야간조명을 켜놓도록 한다.
- **활동과 운동** : 신체가 피곤하여 잠을 잘 들 수 있도록 환자의 일상생활에 운동을 포함시키도록 조언한다.
- **스트레스 관리** : 환자의 불면증에 영향을 미칠 수 있는 개인 및 업무적 스트레스 요인을 확인하고, 이를 완화하기 위한 이완요법이나 조치(따뜻한 목욕, 명상 등)를 알려준다.

Section 03 퇴행성 뇌질환에 사용하는 약물

1 파킨슨병

1. 파킨슨병의 병태

사람은 자신의 의지대로 신체를 움직이기 위해서는 **도파민**(dopamine)이라는 신경전달물질이 필요하다. 도파민은 뇌의 흑(색)질(substantia nigra)에서 만들어져 대뇌의 줄무늬체(선조체, corpus striatum)로 보내진다. 줄무늬체로 보내진 도파민이 아세틸콜린(acetylcholine)과 작용하면 근육에 운동 명령이 내려진다.

파킨슨병(Parkinson disease)은 흑(색)질의 신경세포가 감소하여 줄무늬체로 보내지는 도파민의 양이 감소하기 때문에 발생하는 운동장애이다(그림 5-4).

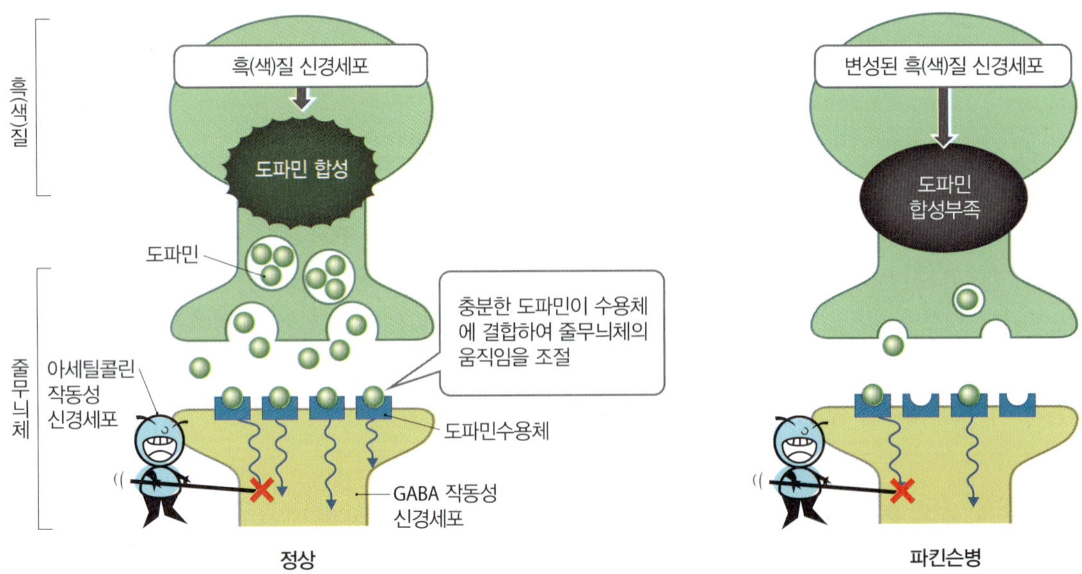

그림 5-4 파킨슨병의 병태

2. 파킨슨병의 증상

대개 50세 이후에 증상이 시작되고 환자의 30% 정도에서 치매증상이 동반된다. 바닥핵에서 도파민의 생산이 현저하게 감소됨으로써 아세틸콜린의 흥분활동을 적절하게 조절하지 못해 자발적 동작의 시작과 조절이 어려워진다.

특징적인 증상으로 안정 시 손떨림(resting tremor), 근육경직(rigidity), 운동이상증(dyskinesia)이 나타나고 그 외에도 종종걸음, 가속보행, 눈 깜빡임이 없는 가면 같은 얼굴 등이 나타난다(표 5-6). 일반적으로 증상은 신체 한쪽의 손가락이나 손의 떨림으로 시작되며, 이후 양측으로 진행된다. 상체가 먼저 영향을 받고 자세와 보행에 변화가 나타나며, 전체적인 도움이 필요한 상태가 된다(그림 5-5).

표 5-6 파킨슨병의 특징적인 증상

떨림	안정 시 가장 강하게 나타나며 자발운동을 하면 감소 또는 소실
근육경직	근육을 수동적으로 늘렸을 때 저항이 증가하는 것을 말함. 뻣뻣해지는 경직상태가 일정 간격으로 나타나는 톱니바퀴경축(cogwheel rigidity)이 많음
운동이상증	동작을 시작하는 데 시간이 걸리고 동작도 느려지는 현상을 말함. 일상생활동작이 어려워지며, 발음장애, 대화장애, 씹기장애, 보행장애 등이 나타남
자세반사장애	외력을 받았을 때 자세를 바로잡는 반사가 장애를 받는 것을 말함. 예를 들어 환자 뒤에서 어깨에 손을 올려 뒤쪽으로 살짝 당기면 자세를 유지하지 못하고 종종걸음으로 뒤쪽으로 옴. 파킨슨병 환자에게서 볼 수 있는 앞으로 굽은 자세는 뒤쪽으로 넘어지는 것을 방지하기 위한 비정상적인 자세이며, 또 보행 시 작은 보폭으로 걸음
기타	자율신경장애로 변비, 지루성 얼굴(지방분비과다), 다한(발한이상)이 나타나며 자동운동장애에 의해 눈깜박임 감소, 가면을 쓴 듯한 표성, 침 흘림, 보행 시 팔 흔들기의 감소가 나타남

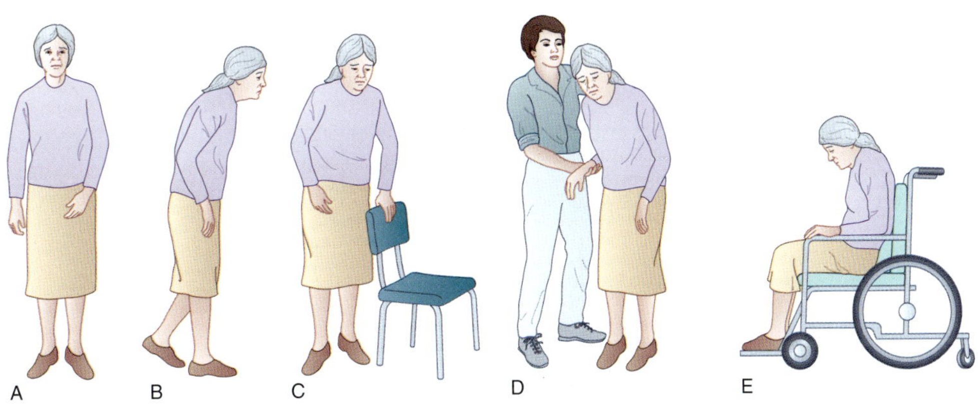

그림 5-5 파킨슨병의 진행단계

A. 한쪽 팔이 구부러지고 반대쪽으로 몸이 기운다.
B. 짧은 보폭으로 발을 끄는 걸음걸이를 한다.
C. 걷는 데 어려움을 느껴 지지물을 찾게 된다.
D. 몸이 쇠약해지면서 보행 시 다른 사람의 도움이 필요해진다.
E. 쇠약이 심해져 휠체어 생활을 하게 된다.

파킨슨병은 진행성 질환인 동시에 완치될 수 없는 질환이므로, 치료 목표는 증상을 완화하고 질병의 진행을 늦추는 것이다. 환자가 예정대로 약을 복용하며 가능한 한 일상적인 활동을 할 수 있도록 격려하는 것이 중요하다.

3. 파킨슨병의 치료 원칙

각 환자에게 맞는 현실적인 치료 목표가 설정되어야 한다. 약물 부작용 때문에 질환으로 발생하는 증상을 모두 없애기란 불가능하다. 따라서 최대한 낮은 용량의 약물을 사용하고, 질병의 진행 정도에 맞추어 용량을 늘리며, 다른 약물을 추가하여 복합적인 효과를 얻도록 한다. 질병이 진행되면 약물 수, 용량 조절, 투여 빈도, 부작용 빈도 측면에서 약물치료는 더욱 복잡해진다. 부작용이 삶의 질에 영향을 미치기 때문에 치료를 중단해야 하는 경우도 종종 있다(그림 5-6).

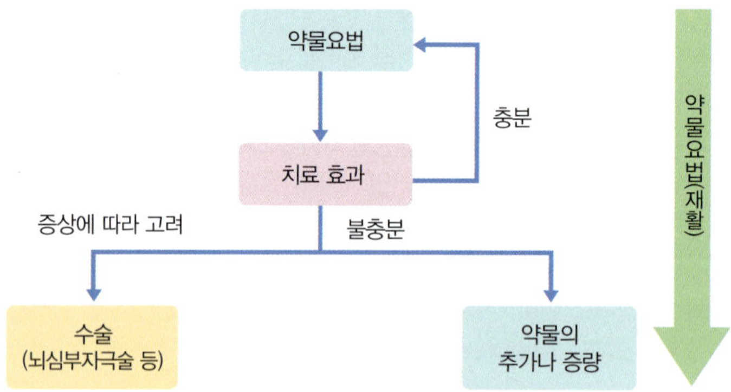

그림 5-6 파킨슨병의 관리

2 파킨슨병 치료제

일반적으로 파킨슨병의 치료에는 감소한 도파민의 양을 늘려서 치료하는 약물과 아세틸콜린을 억제하여 치료하는 약물이 사용된다. 도파민의 양을 늘리는 것에는 **도파민작용제**, **MAO-B억제제**(monoamine oxidase-B inhibitor), **COMT억제제**(catechol-o-methyltransferase inhibitor)가 있고, 아세틸콜린을 억제하는 것에는 **항콜린제**(anticholinergic)가 있다. 그 밖에 도파민분비촉진제나 도파민을 대신해서 도파민수용체를 자극함으로써 작용을 증가시키는 **도파민수용체자극제**나 파킨슨병에서 관찰되는 운동이상증이 노르에피네프린(norepinephrine)의 부족에 따른다고 판단하여 노르에피네프린 보충제도 사용된다(그림 5-7).

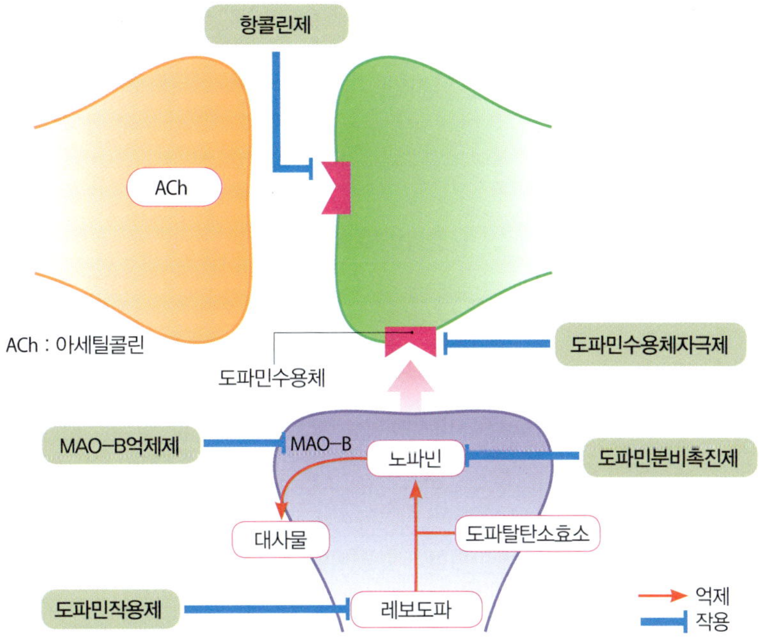

그림 5-7 파킨슨병 치료제의 작용부위

1. 도파민작용제

도파민작용제(dopamine agonist)는 도파민수용체를 자극하여 도파민이 결합된 것과 유사한 효과를 나타내는 작용을 한다.

1) 레보도파(levodopa)

(1) 작용기전과 적응증

도파민은 경구투여 시 혈액뇌장벽(blood brain barrier)을 통과하지 않기 때문에 그 전구물질인 레보도파가 사용된다. 레보도파의 대부분은 도파탈탄산효소(dopa decarboxylase)에 의해 말초에서 도파민으로 변화되므로 줄무늬체(선조체)의 도파민을 보충하려면 대량의 레보도파가 필요하다.

말초에서 도파탈탄산효소를 억제하는 **카비도파**(carbidopa)나 **벤세라자이드**(benserazide)를 함께 사용하면 레보도파의 사용량을 줄일 수 있다. 일차성 파킨슨병에 반응이 좋으나 약물로 인한 파킨슨병에는 효과가 없다.

(2) 약물 효과

- 뇌세포로 도파민 전달을 강화하여 뇌바닥핵에서 도파민과 아세틸콜린의 균형을 유지

(3) 부작용

레보도파를 복용하면 많은 부작용이 유발되지만, 대부분은 용량과 관련이 있으며 가역적이다(표 5-7).

표 5-7 레보도파의 부작용

도파민 과잉에 따른 부작용	소화기증상	구역질, 구토, 식욕부진 등
	운동이상증	씹는 동작, 고개를 끄덕이는 동작, 얼굴을 찡그리는 동작, 흔들거리는 움직임 등
	정신증상	환각, 섬망(지남력장애), 혼동 등
	순환기증상	기립저혈압, 부정맥 등
장기 복용에 따른 부작용	on-off 현상	복약시간에 관계없이 갑자기 증상이 나빠지거나(off) 좋아짐(on)
	wearing-off 현상	효력 지속시간이 점차 단축됨
	up and down 현상	증상에 일중변동(하루변이)이 일어남
갑작스러운 중단에 따른 부작용	악성증후군	무동무언, 심한 근육강직, 삼킴곤란 외에 빈맥, 혈압 변동, 발한 등 다양한 자율신경증상이 나타나고 고열이 계속되어 경련발작, 의식장애가 나타나 죽음에 이르는 경우도 있음

(4) 상호작용

- 셀레길린(selegiline) 등의 MAO억제제 : 이들 약물은 레보도파의 효과를 증가시키므로 레보도파 투여 최소 14일 전에는 중단해야 한다.
- 아이소나이아지드(isoniazid) : 레보도파를 복용 중인 환자에게 고혈압, 홍조, 두근거림, 떨림이 발생하면 아이소나이아지드의 투여를 중단해야 한다.
- 피리독신(pyridoxine; 비타민 B_6) : 피리독신 5~10mg을 경구복용하면 레보도파의 치료 효과 및 독성이 감소할 수 있다.
- 다이아제팜(diazepam), 클로르디아제폭사이드(chlorodiazepoxide), 클로니딘(clonidine), 페니토인(phenytoin) : 이들 약물은 레보도파의 치료 효과를 저하시킬 수 있다.
- 클로르프로마진(chlorpromazine), 할로페리돌(haloperidol), 리스페리돈(risperidone), 메토클로프라마이드(metoclopramide) : 이 약물의 부작용으로 파킨슨유사증후군이 나타난다. 레보도파의 치료 효과를 무효화할 수 있으므로 동시에 사용하지 않아야 한다.
- 에피네프린(epinephrine), 암페타민(amphetamine) : 레보도파는 이 약물의 치료 효과 및 독성을 증가시킬 수 있다. 환자의 빈맥, 부정맥 및 고혈압을 모니터하고, 필요하면 이 약물의 용량을 줄인다.
- 고혈압 치료제 : 과도한 기립저혈압이 발생하면 고혈압 치료제의 용량을 조정해야 한다.
- 벤즈트로핀(benztropine), 다이펜하이드라민(diphenhydramine), 트라이헥시페니딜(trihexyphenidyl) 등의 항콜린제 : 파킨슨병 치료에 사용되지만 위에서 레보도파의 비활성화를 증가시키고 장내 흡수

를 감소시킨다. 항콜린제와 레보도파는 2시간 이상 간격을 두고 투여한다.

- 변기세정제 : 레보도파의 대사생성물이 변기세정제와 작용하여 소변을 붉은색이나 검은색으로 변색시킨다. 환자에게 걱정할 필요가 없음을 알려준다.

2) 아만타딘(amantadine)

(1) 작용기전과 적응증

원래 바이러스 감염을 치료하기 위해 개발된 화합물로, A형 인플루엔자에 걸린 파킨슨병 환자에게 투여했다가 인플루엔자 치료과정에서 환자의 파킨슨 증상 개선이 확인되었다. 아만타딘은 도파민의 파괴를 늦추고 소량의 도파민이 더 효과적으로 작용하도록 하며, 도파민 저장부위에서 도파민 방출을 돕는다.

레보도파 기반 치료를 받는 파킨슨병 환자의 운동이상증 치료에 사용된다. 부작용은 적으나 레보도파보다 효과가 적다.

(2) 약물 효과

- 뇌세포로 도파민 전달을 강화하여 뇌바닥핵에서 도파민과 아세틸콜린의 균형을 유지

(3) 부작용

대부분 용량과 관련하여 발생하며 가역적이다. 정신증상으로 혼동, 지남력장애, 환각, 우울증 등이, 소화기증상으로 식욕부진, 구역질, 복부 불편감 등이, 순환기증상으로 그물울혈반 등이 나타난다. 때로 간독성, 발작장애, 정신병, 호흡곤란과 부종 등의 심각한 부작용이 발생하기도 한다.

(4) 상호작용

- 벤즈트로핀(benztropine), 다이펜하이드라민(diphenhydramine), 트라이헥시페니딜(trihexyphenidyl), 프로시클리딘(procyclidine) 등의 항콜린제 : 아만타딘은 파킨슨병의 증상 조절에 사용되는 항콜린제의 부작용을 악화시키고, 혼동과 환각이 서서히 나타날 수 있다. 아만타딘 또는 항콜린제의 복용량을 줄여야 한다.

3) 아포모르핀(apomorphine)

(1) 작용기전과 적응증

뇌의 도파민수용체를 자극하여 운동기능을 일시적으로 회복시키는 약물로, 화학적으로 모르핀과

관련이 있지만 아편유사제(opioid) 작용은 없다. 파킨슨병이 진행됨에 따라 환자는 종종 레보도파에 대한 반응이 감소하여 운동저하나 on-off 현상(복약시간에 관계없이 갑자기 증상이 나빠지거나 좋아지는 현상)이 나타난다. 아포모르핀은 도파민작용제의 효과 감소와 관련된 저운동성을 치료하는 데 사용된다.

안전경고

아포모르핀은 피부밑주사나 설하 필름으로 투여해야 하는 약물이다. 정맥으로 투여하면 정맥에서 결정화되어 혈전증이나 색전증을 일으킬 수 있으므로 주의해야 한다.

(2) 약물 효과

- 운동 및 일상활동의 개선
- on-off 현상 감소

(3) 부작용

소화기증상으로 구역질이나 구토가 나타날 수 있는데 이때는 항구토제를 미리 투여하고 용량을 천천히 증가시킴으로써 해소할 수 있다. 특히 치료를 시작할 때 어지러움과 쇠약으로 나타나는 기립저혈압을 일으킨다.

때로 악몽, 우울증, 혼동, 환각 등의 정신증상, 빈맥, 두근거림 등의 순환기증상, 음경발기 및 지속적인 통증발기 등의 비뇨생식기증상을 유발할 수 있다.

(4) 상호작용

- **온단세트론**(ondansetron), **그라니세트론**(granisetron), **팔로노세트론**(palonosetron), **알로세트론**(alosetron) **등의 세로토닌수용체차단제** : 이들 약물은 아포모르핀의 독성작용을 증강시켜 심각한 저혈압과 의식상실이 유발될 수 있다.
- **프로클로르페라진**(prochlorperazine), **할로페리돌**(haloperidol) **등의 부티로페논**(butyrophenone) **계열, 싸이오잔틴**(thioxanthene) **계열, 메토클로프라마이드**(metoclopramide) **등의 페노싸이아진**(phenothiazine) **계열** : 이들 약물은 아포모르핀의 도파민 효과를 차단하여 파킨슨 증상을 악화시킨다.
- **에탄올, 고혈압 치료제, 혈관확장제** : 이들 약물을 아포모르핀과 동시에 사용하면 기립저혈압의 빈도가 크게 증가한다. 아포모르핀을 복용하는 동안에는 알코올 섭취를 피하고, 과도한 기립저혈압이 발생하면 고혈압 치료제의 용량 조절이 필요하다.

4) 프라미펙솔(pramipexole)

(1) 적응증

초기 파킨슨병 환자의 떨림, 경직, 운동완만증 등의 증상 치료에 단독으로 사용하거나 진행성 파킨슨병 환자에게 레보도파와 병용하여 이들 증상을 관리하기 위해 사용한다.

(2) 약물 효과

- 운동 및 일상활동의 개선
- 레보도파의 복용량 감소
- on-off 현상 감소

(3) 부작용

많은 부작용을 유발하지만 대부분 용량과 관련이 있으며 가역적이다. 구역질, 구토, 식욕부진, 기립저혈압 등의 일반적인 부작용이 나타날 수 있다. 또한 수간졸음이나 급격한 수면빌직이 발생할 수 있으며 정신증상으로 악몽, 우울증, 혼동, 환각, 충동적 행동, 강박행동 등이 발생할 수 있다. 순환기 증상으로 빈맥이나 두근거림이 유발되기도 한다.

(4) 상호작용

- **시메티딘(cimetidine), 딜티아젬(diltiazem), 베라파밀(verapamil), 퀴니딘(quinidine), 트리암테렌(triamterene)** : 이들 약물은 프라미펙솔의 소변 배설을 억제한다. 독성작용을 예방하기 위해 프라미펙솔의 용량을 줄이는 경우도 있다.
- **부티로페논 계열, 싸이오잔틴 계열, 페노싸이아진 계열 등의 도파민대항제** : 이들 약물은 도파민작용제인 프라미펙솔의 효과를 감소시킨다.
- **고혈압 치료제** : 이 약물은 프라미펙솔의 독성작용을 증강시켜 과도한 기립저혈압을 유발할 수 있으므로 고혈압 치료제의 용량 조절이 필요한 경우도 있다.

5) 로피니롤(ropinirole)

(1) 적응증

프라미펙솔과 마찬가지로 초기 파킨슨병 환자의 떨림, 경직, 운동완만증 등의 증상 치료에 단독으로 사용하거나 진행성 파킨슨병 환자에게 레보도파와 병용하여 이들 증상을 관리하기 위해 사용한다. 레보도파의 장기 사용과 관련하여 발생하는 on-off 현상의 정도를 줄이기 위해 사용하기도 한다.

(2) 약물 효과

- 운동 및 일상활동의 개선
- 레보도파의 복용량 감소
- on–off 현상 감소

(3) 부작용

프라미펙솔과 유사한 부작용이 발생한다(프라미펙솔의 부작용 항목 참조).

(4) 상호작용

- 시프로플록사신(ciprofloxacin) : 이 항생제는 로피니롤의 대사를 억제한다.
- 에스트로젠[주로 에타이닐 에스트라다이올(ethinyl estradiol)] : 이 약물은 로피니롤의 배설을 억제한다. 로피니롤 치료 중 에스트로젠 요법을 시작하거나 중단하는 경우 로피니롤의 복용량을 조정할 수 있다.
- 부티로페논 계열, 싸이오잔틴 계열, 페노싸이아진 계열 등의 도파민대항제 : 이들 약물은 도파민작용제인 로피니롤의 효과를 감소시킨다.
- 고혈압 치료제 : 이 약물은 로피니롤의 독성작용을 증강시켜 과도한 기립저혈압을 유발할 수 있으므로 고혈압 치료제의 용량 조절이 필요한 경우도 있다.

6) 로티고틴(rotigotine)

(1) 적응증

초기 및 말기 파킨슨병을 관리하는 데 사용하며, 피부에 부착하는 패치 형태이다. 레보도파와 병용하는 경우에는 레보도파의 용량을 줄여야 한다.

안전경고

로티고틴은 열을 가하면 다른 피부경유 제품보다 흡수율이 수배 이상 증가한다. 따라서 부착부위가 온열패드나 전기담요, 사우나, 온수욕조, 온수침대, 장시간의 직사광선 등 외부 열원에 직접적으로 노출되지 않도록 주의해야 한다.

(2) 약물 효과

- 운동 및 일상활동의 개선

(3) 부작용

프라미펙솔과 유사한 부작용이 발생한다(프라미펙솔의 부작용 항목 참조). 또한 패치 사용에 따른 국소 부위의 홍반, 부종, 가려움증 등이 나타날 수 있다.

(4) 상호작용

- **부티로페논 계열, 싸이오잔틴 계열, 페노싸이아진 계열 등의 도파민대항제** : 이들 약물은 도파민작용제인 로티고틴의 효과를 감소시킨다.
- **고혈압 치료제** : 이 약물은 로티고틴의 독성작용을 증강시켜 과도한 기립저혈압을 유발할 수 있으므로 고혈압 치료제의 용량 조절이 필요한 경우도 있다.

2. MAO-B억제제

MAO-B억제제(모노아민산화효소B억제제, monoamine oxidase B inhibitor)는 뇌의 줄무늬체에서 모노아민산화효소 B(monoamine oxidase B, MAO-B)에 작용하여 도파민의 분해를 억제한다. 그 결과 줄무늬체의 도파민 농도가 상승하여 초기의 운동증상이나 진행기의 약물 효과가 오래가지 못하는 현상을 개선한다.

(1) 대표적인 약물

셀레길린(selegiline), **사피나마이드**(safinamide), **라사길린**(rasagiline) 등이 있으며(표 5-8), 레보도파와 함께 사용하면 현저한 효과를 얻을 수 있다.

표 5-8 MAO-B억제제의 종류

약물명	특징
셀레길린 (selegiline)	• 파킨슨병 초기뿐만 아니라 질병이 진행된 단계에도 우수한 효능과 안전성이 있음 • 정제나 캡슐로 경구투여하면 암페타민으로 대사되어 순환기증상이나 정신증상을 유발하지만, 구강붕해정을 사용하면 구강 내에서 흡수되어 활성 대사산물의 형성을 피할 수 있음 • 위궤양이 있는 환자에게는 사용하지 않음
사피나마이드 (safinamide)	• 운동 동요 증상이 있는 특발성 파킨슨병 환자의 보조요법으로 사용 • 식사와 관계없이 복용할 수 있음
라사길린 (rasagiline)	• 파킨슨병 초기에 단독으로 투여하거나 레보도파나 도파민작용제의 보조요법으로 사용

(2) 약물 효과

- 증상 발생과 질병의 진행을 늦춤
- 뇌세포로 도파민 전달을 강화하여 뇌바닥핵에서 도파민과 아세틸콜린의 균형을 유지

(3) 부작용

상대적으로 부작용이 적지만 레보도파의 도파민 부작용을 증가시킬 수 있다. 이때는 레보도파의 용량을 줄이는 것이 좋다. 변비나 위장장애 등의 일반적인 부작용과 무도병, 혼동, 환각, 기립저혈압 등의 심각한 부작용이 유발될 수 있다.

(4) 상호작용

- **레보도파(levodopa)** : MAO-B억제제와 함께 사용하면 신경학적으로 부가효과(additive effect)를 나타낸다.
- **트라마돌(tramadol)** : 이 약물을 MAO-B억제제와 병용하면 발작 위험을 증가시킬 수 있다.
- **덱스트로메토판(dextromethorphan)** : 이 약물을 셀레길린과 병용투여하면 정신병이나 이상행동이 발생할 수 있다.
- **시프로플록사신(ciprofloxacin)** : 이 항생제는 라사길린의 대사를 억제하여 라사길린 혈중농도를 상당히 높일 수 있으며, 잠재적으로 심각한 고혈압을 유발할 수 있다.
- **삼환계 항우울제, 선택세로토닌재흡수억제제, 세로토닌-노르에피네프린재흡수억제제 등의 항우울제** : 이들 약물과 동시에 복용하는 환자에게서 드물지만 세로토닌증후군이 발생할 수 있으며, 행동이나 정신 상태의 변화, 발한, 근육강직, 고혈압, 실신, 사망으로 나타난다.
- **에페드린(ephedrine), 슈도에페드린(pseudoephedrine), 페닐에프린(phenylephrine) 등의 교감신경흥분성 아민** : 이들 약물과 동시에 복용하는 환자에게서 드물지만 고혈압발작이 발생한 사례가 있어 동시 치료는 권장되지 않는다.
- **고혈압 치료제** : 이 약물은 MAO-B억제제의 독성작용을 증가시켜 과도한 기립저혈압을 유발할 수 있으므로 고혈압 치료제의 용량을 조절해야 하는 경우도 있다.
- **음식** : 타이라민(tyramine) 함량이 높은 음식과 음료를 피해야 하며, 특히 셀레길린을 하루 9mg 넘게 투여하는 경우 고혈압발작이 드물게 발생할 수 있으므로 주의한다.

3. COMT억제제

말초에서 레보도파의 주요 대사경로에는 도파탈탄산효소가 관여하는데, 도파탈탄산효소억제제로 이 도파탈탄산효소를 억제하면 부경로인 카테콜-o-메틸기전달효소(catechol-o-methyl transferase, COMT)가 중요한 역할을 하게 된다. **COMT억제제**(catechol-o-methyl transferase inhibitor)는 이 COMT의 작용을 억제함으로써 더 많은 레보도파가 뇌 안으로 들어갈 수 있게 하여 레보도파의 효과 및 지속시간을 증가시키는 작용을 한다.

(1) 대표적인 약물

엔타카폰(entacapone), **오피카폰**(opicapone) 등이 있다. 단독 투여로는 효과가 없고 레보도파와 병용해야 한다.

(2) 약물 효과

- 운동동요 감소
- on-off 현상 감소
- 레보도파-카비도파의 하루 복용량 감소

(3) 부작용

엔타카폰을 고용량으로 복용하면 설사를 유발할 수 있으며 일시적으로 용량을 줄이면 부작용을 줄일 수 있다. 오피카폰의 흔한 부작용으로 변비가 유발된다. 치료 초기에 졸음, 무기력증, 불면증을 호소하기도 한다.

또한 환각, 정신병, 운동이상증, 충동조절장애, 갑작스러운 수면발작과 같은 레보도파의 도파민 부작용을 증강시키고, 기립저혈압이 나타나기도 한다.

(4) 상호작용

- **레보도파**(levodopa) : 이 약물은 COMT억제제와 함께 사용하면 신경학적으로 부가효과를 나타낸다.
- **고혈압 치료제** : 이 약물은 COMT억제제의 독성작용을 증가시켜 과도한 기립저혈압을 유발할 수 있으므로 고혈압 치료제의 용량을 조절해야 하는 경우도 있다.
- **아포모르핀**(apomorphine), **아이소프로테레놀**(isoproterenol), **에피네프린**(epinephrine), **노르에피네프린**(norepinephrine), **도파민**(dopamine), **도부타민**(dobutamine) : COMT에 의해 대사되는 이들 약물과 엔타카폰이나 오피카폰을 함께 투여하면 약물의 활성이 연장될 수 있다.

4. 항콜린제

항콜린제(anticholinergic)는 무스카린수용체를 차단함으로써 도파민 결핍에 동반하여 상대적으로 항진해 있는 아세틸콜린신경의 작용을 억제하여 도파민과 아세틸콜린의 균형을 조절하는 약물이다. 조기의 파킨슨병 증상에 효과적이지만, 인지기능장애나 정신증상(섬망, 환각 등) 등의 부작용이 유발될 수 있으므로 노인이나 치매 환자에게 사용하는 것은 피하도록 한다. 또한 갑자기 약물을 중단하면 약물 반동현상이 일어나 파킨슨병 증상이 악화될 수 있으므로 서서히 중단해야 한다.

(1) 대표적인 약물

벤즈트로핀(benztropine), **다이펜하이드라민**(diphenhydramine), **트라이헥시페니딜**(trihexyphenidyl) 등이 있다.

안전경고

항콜린제는 녹내장, 중증근무력증, 전립샘비대 등의 환자에게 사용해서는 안 된다.

(2) 약물 효과

- 아세틸콜린 과잉으로 발생하는 떨림과 침흘림 증상 감소

(3) 부작용

항콜린 효과의 결과 구강점막이나 코점막이 건조해지고 변비가 유발된다. 배뇨곤란 증상이 나타나기도 하며 시야가 흐려지기도 한다. 악몽, 우울증, 혼동, 환각 등의 정신증상이나 기립저혈압, 두근거림, 부정맥 등의 순환기증상이 유발될 수 있다.

(4) 상호작용

- 레보도파(levodopa) : 다량의 항콜린제는 레보도파의 흡수를 억제할 수 있으므로 레보도파의 투여 용량을 늘려야 한다.
- 아만타딘(amantadine), 삼환계 항우울제, 페노싸이아진 계열 약물 : 이들 약물은 항콜린성 부작용을 강화하여 혼동과 환각을 일으킬 수 있다.

파킨슨병 환자를 위한 간호중재

사정

- **파킨슨병 평가척도** : 통합형 파킨슨병 평가척도(UPDRS)를 활용하여 파킨슨병 증상의 기준선을 파악하고, 약물용량 조정이 필요한 증상의 변화를 모니터한다.
- **파킨슨병 병력** : 머리외상, 뇌염, 종양, 페노싸이아진(phenothiazine), 메토클로프라마이드(metoclopramide), 살충제와 같은 약물 노출 등 파킨슨병과 관련된 인자에 대한 환자의 노출 이력을 파악한다.
- **운동 기능** : 떨림(tremor), 운동이상증(dyskinesia), 운동완만증 등의 증상을 파악한다.

수행

- 사정자료와 일치하는 계획된 중재를 실행하고, 환자의 개별 요구사항을 파악한다.
- 치료과정에서 환자의 활력징후, 특히 혈압을 모니터하고 기록한다. 이러한 혈압의 변화는 기립저혈압을 예방하기 위한 조치에 중점을 둔다.
- 환자의 장기능을 모니터하고 변비 예방을 위한 조치를 시행한다.
- 환자 스스로 이동할 수 있도록 지원한다.
- 질병이 진행됨에 따라 식단 수정이 필요하므로 영양 요구사항을 신중하게 사정한다. 연하곤란에 주의하고 환자가 음식이나 물을 흡인할 위험이 있다. 매주 환자의 체중을 측정하고 체중 변화를 사정하여 영양사 또는 의료진에게 보고한다.
- 편안한 환경을 제공하고 스트레스 요인을 최소화하도록 노력한다.
- 환자의 기분과 정서를 모니터하고 우울증 징후에 주의를 기울인다. 기분 변화와 우울증은 질병 진행에 따른 이차적 증상일 수 있지만 무시해서는 안 된다.
- 보행 중 환자의 안전을 유지하고 낙상을 예방한다.
- 약물치료의 효과가 몇 주 동안 소요될 수 있음을 알린다.

교육

- **영양** : 최소 6~8잔의 물이나 수분을 섭취하도록 하고, 변비가 문제가 되는 경우가 많으므로 식이섬유를 섭취하고 필요에 따라 대변 연화제를 사용하도록 한다. 의료진으로부터 처방받지 않은 경우에는 비타민(특히 비타민 B_6)을 복용하지 않도록 한다.
- **스트레스 관리** : 떨림과 같은 증상은 불안에 의해 강화되므로 스트레스가 없는 환경을 유지하도록 한다.
- **자립** : 파킨슨병은 진행성 질환이므로 환자가 간병인에게 너무 의존하지 않고 자립성 유지, 지속적인 사회참여, 취미활동을 할 수 있도록 장려한다.
- **운동** : 올바른 신체정렬을 유지하고, 최대한 똑바로 걸으며, 물리치료실에서 배운 보행훈련을 연습하는 것이 중요하다. 운동 프로그램을 유지하면 환자의 장기적인 안녕을 증진시킬 수 있음을 설명한다.
- **기분 변화** : 질병 진행에 따른 이차적인 증상으로 기분 변화와 우울증이 나타날 수 있음을 설명한다.

3 알츠하이머병

1. 알츠하이머병의 병태

알츠하이머병(Alzheimer disease)은 치매를 일으키는 가장 흔한 퇴행성 뇌질환으로, 매우 서서히 발병하여 점진적으로 진행된다. 인지기능장애를 주요 증상으로 하며 병리조직학적으로 뇌의 전반적인 위축, 뇌실 확장, 신경세포의 섬유화(타우단백질 엉킴 현상)와 노인반(β-아밀로이드판, β-amyloid plaque) 등이 나타나는 것이 특징이다(그림 5-8).

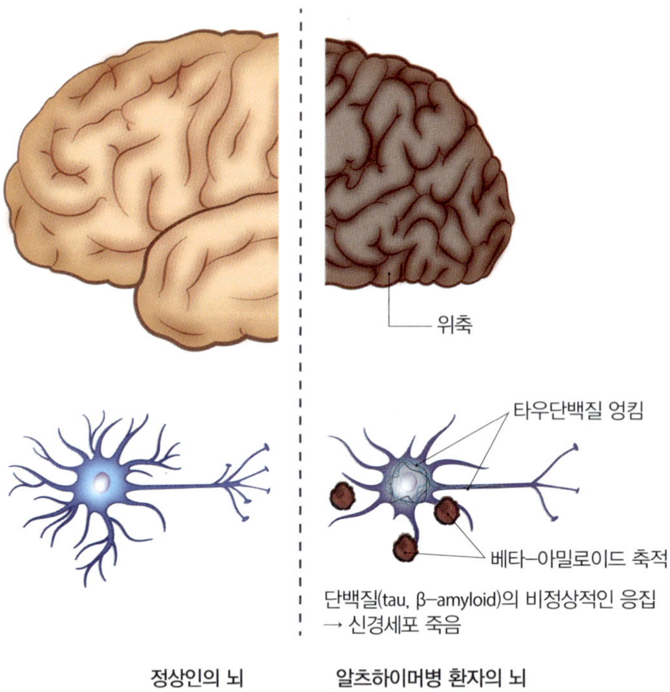

그림 5-8 알츠하이머병의 병태

2. 알츠하이머병의 증상과 치료

초기에는 주로 최근 일에 대한 기억력에 문제를 보이다가 진행되면 인지기능 저하뿐만 아니라 성격 변화, 초조행동, 우울증, 망상, 환각, 공격성 증가, 수면장애 등의 정신행동 증상이 동반된다. 말기에 이르면 경직, 보행이상 등의 신경학적 장애나 대변실금, 요실금, 감염, 욕창 등 신체적인 합병증까지 나타나고 결국은 일상생활의 모든 기능을 상실하게 된다.

현재 사용되는 알츠하이머병 치료제에는 β-아밀로이드판에 직접 작용하는 기전은 없으며, 치매의 최종단계에서 관찰되는 신경전달의 기능저하를 조금이라도 개선하는 작용의 약물이 사용된다.

4 알츠하이머병 치료제

현재 알츠하이머병 치료에는 **콜린에스터분해효소억제제**(cholinesterase inhibitor, ChEI)와 **NMDA수용체대항제**(N-methyl-D-aspartate receptor antagonist) 두 종류의 약물이 사용되며, 인지기능을 개선하는 데 중점을 두고 있다.

1. 콜린에스터분해효소억제제

아세틸콜린(acetylcholine, ACh)은 뇌에서 기억과 인지기능에 매우 중요한 역할을 하는 신경전달물질로, 알츠하이머병 환자의 경우 아세틸콜린을 분비하는 세포가 파괴되면서 인지기능이 떨어지게 된다. **콜린에스터분해효소억제제**(cholinesterase inhibitor, ChEI)는 아세틸콜린을 분해하는 콜린에스터분해효소(cholinesterase, ChE)의 작용을 억제함으로써 중추신경계통 내의 아세틸콜린 양을 증가시켜 신경전달을 오래 유지시키는 작용을 한다(그림 5-9).

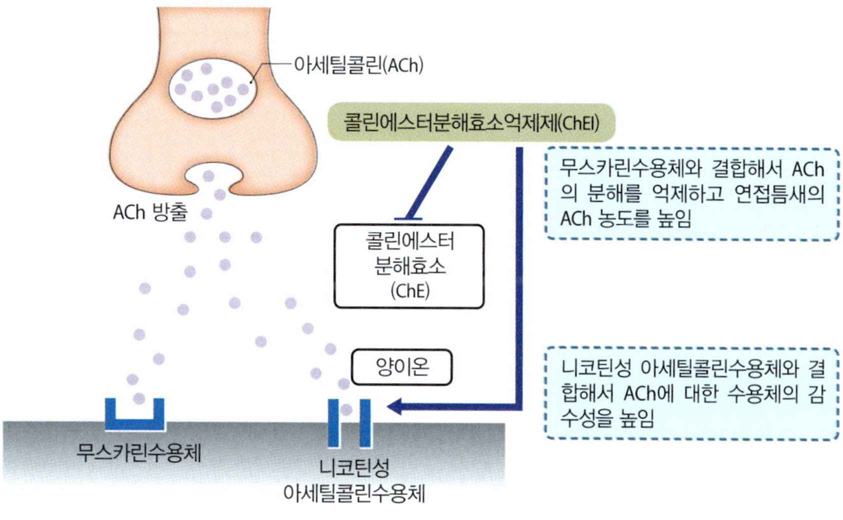

그림 5-9 콜린에스터분해효소억제제의 작용기전

(1) 대표적인 약물

도네페질(donepezil), **갈란타민**(galantamine), **리바스티그민**(rivastigmine) 등이 있다. 도네페질과 리바스티그민(패치)은 경증~중증 치매 환자에게, 갈란타민은 경증~중등도 치매 환자에게 콜린성 기능을 강화하기 위해 사용된다. 이들 약물은 알츠하이머병의 진행을 지연시킬 뿐 완전히 치료할 수는 없다.

(2) 약물 효과

- 인지기능의 개선

(3) 부작용

구역질, 구토, 소화불량, 설사의 소화기증상이 나타날 수 있으며, 심장박동을 느리게 하여 서맥을 유발하기도 한다.

(4) 상호작용

- 항콜린제 : 도네페질은 항콜린제의 활성을 감소시킨다.
- 석시닐콜린형 근(육)이완제, 콜린작용제 : 도네페질은 마취 중 탈분극성 근(육)이완제인 석시닐콜린(succinylcholine)의 작용을 증강시키고 콜린작용제인 베타네콜(bethanehol)의 약리작용을 증가시킨다.

2. NMDA수용체대항제

NMDA수용체(N−methyl−D−aspartate receptor)는 세포의 사멸과 정상세포 간의 신호전달을 조절하는 수용체인데, 기억하려고 하지 않는 안정 시에는 NMDA수용체에 마그네슘이온(Mg^{2+})이 작용하여 칼슘이온(Ca^{2+})이 들어오지 못하도록 한다. 그리고 기억하려고 할 때는 마그네슘이온이 떨어져 나가고 칼슘이온이 들어오기 때문에 그것을 자극으로 받아들여 기억하는 신호로서 이해한다. 그런데 알츠하이머병에 걸리면 안정 시에도 마그네슘이온이 떨어져 나가고 칼슘이온이 끊임없이 과도하게 들어와 신경세포가 손상을 받게 된다.

NMDA수용체대항제(N−methyl−D−aspartate receptor antagonist)는 NMDA수용체의 과도한 활성화를 억제하고 기억의 자극이 정상적으로 전달되도록 돕는다(**그림 5-10**).

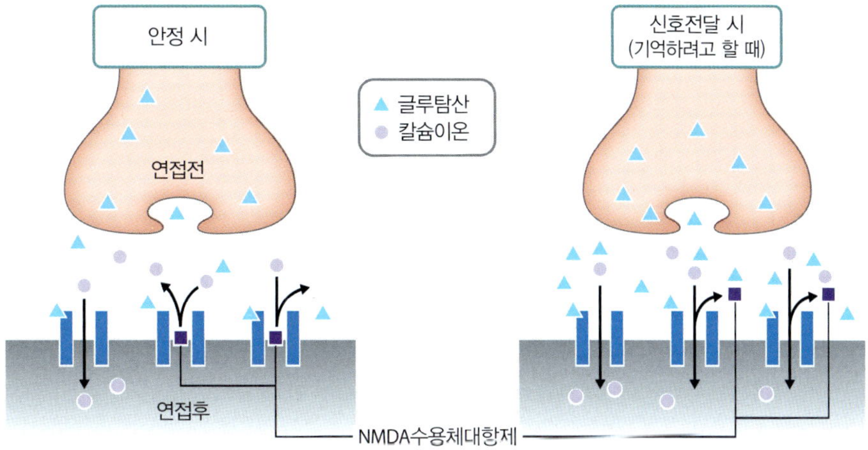

그림 5-10 NMDA수용체대항제의 작용기전

(1) 대표적인 약물

메만틴(memantine)이 있으며, 중추신경계통 내 글루탐산의 과다로 인한 흥분성 신경전달을 감소시키는 작용을 한다. 중등도~중증 알츠하이머병의 치매 진행 억제에 사용하며, ChEI와는 작용기전이 다르기 때문에 병용할 수 있다. 투여 초기의 현기증, 기면에 주의할 필요가 있다.

(2) 약물 효과

- 인지기능의 개선

(3) 부작용

두통, 현기증, 정좌불능, 불면증, 안절부절못함, 운동활동 증가, 흥분, 초조 등의 증상이 나타날 수 있다.

(4) 상호작용

- **아세타졸아마이드**(acetazolamide), **탄산수소소듐**(sodium bicarbonate) : 소변의 pH를 알칼리화하는 이들 약물은 메만틴의 배설을 감소시켜 잠재적 독성을 유발할 수 있다.

알츠하이머병 환자를 위한 간호중재

사정

- 현재 증상에 대한 기준 사정을 시행한다.
- 맥박, 호흡, 혈압의 기준치를 기록한다.
- 치료를 시작하기 전 소화기증상이 있는지 사정하고 기록한다.
- 환자가 지시를 받고 이해할 수 있는지 사정한다.

수행

- 사정 자료와 일치하는 계획된 중재를 실행하고 환자의 개별적인 필요를 파악한다.
- 치료 중 환자의 활력징후, 특히 혈압을 모니터하고 기록한다. 이러한 혈압의 변화는 기립저혈압을 예방하기 위한 조치에 중점을 둔다.

교육

- 환자의 인지능력 저하를 관리하는 방법과 관련 교육은 돌봄 제공자에게 초점을 맞춘다.
- 환자가 최대한 오랫동안 일상활동을 할 수 있도록 지원하고, 요리와 청소 등 모든 집안일을 지도한다.
- 복약순응도를 높일 수 있도록 약물명, 복용량, 투여 경로 및 시간, 부작용에 대해 환자에게 협조와 이해를 구한다.

Section 04 불안장애에 사용하는 약물

1 불안장애

불안(anxiety)은 개인의 안전을 위협하는 잠재적 또는 실질적 위험에 대한 인식으로 발생하는 불쾌한 감정을 말하며, 공포와 유사한 정상적인 감정이다. 가벼운 불안은 주변 환경에 대해 인식 정도가 높아진 상태이며, 상황에 대한 일상적인 반응으로서 나타난다. 불안으로 교감신경이 흥분되어 두통, 심장박동 증가, 호흡수 증가, 소화기증상 등의 증상이 나타나 불편감을 초래하고 불안이나 걱정, 신체의 증상이 일상활동에 지장을 주는 경우 **불안장애**(anxiety disorder)가 있는 것으로 간주한다.

불안장애에는 범불안장애(generalized anxiety disorder), 강박장애(obsessive compulsive disorder, OCD), 공황장애(panic disorder), 공포증(phobia), 외상후스트레스장애(posttraumatic stress disorder, PTSD) 등 다양한 형태로 나타난다(표 5-9).

불안장애 환자를 평가하려면 철저한 병력 청취와 신체검사 및 정신과 검사를 통해 불안이 주된 증상인지 아니면 다른 질환으로 발생하는 이차적인 증상인지를 확인해야 한다.

불안장애의 치료에는 일반적으로 약물요법과 비약물요법의 조합이 필요하다. 다른 의학적 또는 정신과적 진단과 더불어 불안을 치료하기로 결정한 경우 **항불안제**(불안치료제, antianxiety drug)가 처방된다.

표 5-9 불안장애의 종류

범불안장애 (generalized anxiety disorder)	• 두 가지 이상의 생활 상황에 대해 6개월 이상 과도하고 비현실적인 걱정을 하는 것으로, 심리적 증상과 신체적 증상이 나타남 • 보통 20~30대 연령층에서 점진적으로 발병하며, 여성이 남성보다 2배 더 발생 • 스트레스에 의해 유발되는 악화와 완화가 반복되는 만성적인 과정을 거침
강박장애 (obsessive compulsive disorder, OCD)	• 떨쳐버릴 수 없는 강박사고(obsession)와 반복적인 강박행위(compulsion) 때문에 일상적인 생활이나 일을 수행할 수 없는 상태를 말함 • 증상이 시작되는 평균연령은 청소년기 후반에서 20대 초반 • 여성보다 남성이 2배 더 발생하며, 유전적 요인도 있는 것으로 추측

표 5-9 불안장애의 종류 (계속)

공황장애 (panic disorder)	• 갑작스럽고 강렬한 불안이 발작적으로 엄습하는 공황발작(panic attack)이 주증상으로 나타남 • 피로하거나 정서적인 스트레스가 심할 때 오기도 하지만 아무 이유 없이 발생하기도 함 • 공황장애를 가진 사람은 과호흡 증상을 보이는데 이것이 원인이기도 하고 결과이기도 함
공포증 (phobia)	• 특정 상황이나 대상에 대해 비합리적인 두려움을 보이는 장애 • 다른 불안장애와 달리 두려움을 유발하는 상황이나 대상을 환자 자신이 인지하고 있음 • 해당 상황이나 대상에 노출되면 즉각적인 공포감, 식은땀, 빈맥이 발생
외상후스트레스장애 (posttraumatic stress disorder, PTSD)	• 전쟁, 납치, 성폭력, 아동학대, 범죄현장 목격 등 극심한 스트레스 상황을 경험하면 심리적인 상처가 마치 외상처럼 남아서 집중적 두려움, 무력감, 불면증, 악몽, 외부 세계에 대한 반응감소, 돌연회상(플래쉬백, flashback)을 나타내는 장애

2 항불안제

항불안제는 환자의 불안, 긴장, 초조한 감정을 완화시키는 데 사용되는 약물이다. **벤조디아제핀**(benzodiazepine) 계열, **아자피론**(azapirone) 계열, 세로토닌 재흡수를 억제하는 **선택세로토닌재흡수억제제**(selective serotonin reuptake inhibitor, SSRI), 진정작용이 있는 **항히스타민제**(antihistamine) 등으로 분되며, 불안장애와 우울증이 동시에 나타나는 경우에는 항우울제도 함께 사용할 수 있다.

1. 벤조다이아제핀 계열

벤조다이아제핀(benzodiazepine) **계열** 약물은 다른 항불안제에 비해 효과가 일관되고, 다른 약물과의 상호작용 빈도가 적으며, 과다복용 및 남용 가능성이 낮기 때문에 흔히 사용된다. 작용기전은 중추신경억제제와 유사하지만, 특정 부위에 더 선택적으로 작용하기 때문에 진정 · 수면제, 근(육)이완제, 항불안제, 항경련제 등 다양한 용도로 사용할 수 있다. 벤조다이아제핀은 GABA-A수용체에 결합하여 억제성 신경전달물질인 감마아미노뷰티르산(GABA)의 작용을 강화함으로써 불안을 감소시킨다(**그림 5-3** 참조).

벤조다이아제핀 계열 약물을 장기간 복용하다가 갑작스럽게 중단하면 쇠약, 불안, 섬망, 긴장간대발작 등 알코올 금단증상과 유사한 증상이 나타나기도 하므로 약물 중단 시에는 2~4주에 걸쳐 점진적으로 중단하도록 한다.

(1) 대표적인 약물

다이아제팜(diazepam), **클로르다이아제폭사이드**(chlordiazepoxide), **로라제팜**(lorazepam), **브로마제팜**(bromazepam), **에티졸람**(etizolam), **클로티아제팜**(clotiazepam) 등이 대표적이다(표 5-10).

대부분은 간의 사이토크롬P450(CYP)에 의해 대사된 후 글루큐론산(glucuronic acid)과 결합하여 소변으로 배설된다. 그러나 로라제팜의 경우 대사에 CYP가 관여하지 않고 그대로 글루큐론산과 결합하기 때문에 간기능이 저하된 환자나 노인에게도 사용하기 좋다. 다른 벤조다이아제핀 계열 약물은 모두 활성대사산물이 있어 작용 지속시간이 상당히 길고, 장기투여 시 과도한 부작용을 일으킬 정도로 축적될 수 있다.

표 5-10 항불안제로 사용되는 대표적인 벤조다이아제핀 계열 약물

생물학적 반감기		약물명	항불안작용
장시간형	27～28시간	다이아제팜(diazepam)	++
	6.6～28시간	클로르다이아제폭사이드(chlordiazepoxide)	+
중간형	12시간	로라제팜(lorazepam)	+++
	8～19시간	브로마제팜(bromazepam)	++
단시간형	6시간	에티졸람(etizolam)	+++
	6.3시간	클로티아제팜(clotiazepam)	+

(2) 약물 효과

- 불안을 관리 가능한 수준으로 감소

(3) 부작용

일반적인 부작용으로 졸음, 숙취, 진정, 무기력, 기립저혈압 등이 나타날 수 있다. 또한 심각한 부작용으로 과다복용이나 남용, 간독성(식욕부진, 메스꺼움, 구토, 황달, 간비대, 비장비대 등), 드물게 혈액질환 등이 유발되기도 한다.

(4) 상호작용

- 항히스타민제, 알코올, 진통제, 마취제, 진정제, 아편유사제, 통풍 치료제인 프로베네시드(probenecid), 시메티딘(cimetidine), 기타 진정 · 수면제 : 이들 약물은 벤조다이아제핀 계열 약물의 독성작용을 증가시켜 과도한 진정작용과 정신운동 기능장애를 유발할 수 있다.
- 경구피임제, 시메티딘, 플루옥세틴(fluoxetine), 메토프롤롤(metoprolol), 프로프라놀롤(propranolol), 아

이소나이아지드(isoniazid), **케토코나졸**(ketoconazole), **발프로산**(valproic acid) : 이들 약물은 다이아제팜, 클로르다이아제폭사이드, 클로티아제팜의 대사를 억제한다. 또한 벤조다이아제핀 계열 약물의 약리 효과가 증가하여 과도한 진정 효과와 정신운동 기능장애가 발생할 수 있다.

- **흡연과 리팜핀**(rifampin) : 이 약물은 벤조디아제핀의 대사를 향상시키기 때문에 흡연 환자의 불안 완화 효과를 유지하려면 더 많은 용량이 필요할 수 있다.

2. 아자피론 계열

아자피론(azapirone) **계열** 약물은 벤조디아제핀이나 다른 항불안제와는 화학적으로 관련이 없으며, 세로토닌 및 도파민 부분작용제로 중(간)뇌에 작용해서 중(간)뇌조절제라고도 한다. GABA수용체에는 영향을 미치지 않는다.

1) 부스피론(buspirone)

(1) 적응증

범불안장애 치료 및 불안증상의 단기적 완화에 사용된다. 다른 항불안제에 비해 진정 효과가 적고 정신운동기능을 변화시키지 않는다는 장점이 있다. 또한 남용 가능성이 거의 없다. 초기 개선 징후가 나타나기까지 7~10일의 치료기간이 필요하며, 최적의 효과가 나타나려면 3~4주가 필요하다.

(2) 약물 효과

- 불안을 관리 가능한 수준으로 감소

(3) 부작용

가장 흔한 부작용은 현기증, 불면증, 신경과민, 졸음, 어지러움 등의 중추신경계통 장애이다. 기계 주변에서 작업하거나 정신적으로 주의력을 유지해야 하는 업무를 수행하는 사람은 업무 중 이 약물을 복용하지 않아야 한다. 어눌한 말투와 현기증은 과다복용의 징후이다.

(4) 상호작용

- **이트라코나졸**(itraconazole), **에리트로마이신**(erythromycin), **클래리트로마이신**(clarithromycin), **딜티아젬**(diltiazem), **베라파밀**(verapamil), **플루복사민**(fluvoxamine), **자몽주스** : 부스피론의 대사를 억제하여 독성을 증가시키므로 함께 사용하는 경우에는 몇 주 동안 부스피론의 용량을 절반으로 줄인 다음

필요에 따라 용량을 조정해야 한다.

- **리팜핀, 페니토인(phenytoin), 페노바비탈(phenobarbital), 카바마제핀(carbamazepine)** : 부스피론의 대사를 증가시키기 때문에 부스피론의 용량 증가가 필요할 수 있다.
- **알코올** : 일반적으로 중추신경 억제 효과는 없지만 환자에 따라서는 나타날 수 있으므로 주의한다.

3. 선택세로토닌재흡수억제제(SSRI)

1) 플루복사민(fluvoxamine)

(1) 작용기전과 적응증

플루복사민은 신경말단에서 세로토닌의 재흡수를 억제하여 세로토닌 활동을 연장하는 약물로, 강박(compulsion)이 현저한 고통을 유발하거나 시간 소모를 유발하거나 사회적 또는 직업적 책임에 상당한 지장을 초래할 때 강박장애의 치료에 사용된다. 플로복사민은 이러한 장애의 증상을 감소시켜주지만 강박을 예방하지는 않는다.

(2) 약물 효과

- 불안을 관리 가능한 수준으로 감소
- 강박증에 대한 대처 개선
- 강박 활동의 빈도 감소

(3) 부작용

일반적으로 부작용으로서 구역, 식욕감퇴, 변비, 설사, 소화불량, 구갈, 복통, 구토, 두근거림, 초조, 불안, 어지러움, 불면증, 신경과민, 졸음, 진전, 두통, 과다발한, 무기력, 불쾌감 등이 나타난다. 그 밖에도 기립저혈압, 관절통이나 근육통, 소아나 청소년에서의 자살성향 증가, 운동실조, 혼미, 환각, 경련 등이 심각한 부작용으로서 유발될 수 있다.

(4) 상호작용

- **리튬(lithium)** : 리튬은 SSRI의 세로토닌 작용을 강화하여 세로토닌 독성(세로토닌증후군)의 위험을 증가시킬 수 있다.
- **L-트립토판(tryptophan)을 함유하는 제제** : 이들 약물과 병용함으로써 세로토닌증후군이 나타날 수 있다.

- 항뇌전증제, 삼환계 항우울제, 벤조다이아제핀 계열, 올란자핀(olanzapine), 멕실레틴(mexiletine) : SSRI가 이들 약물의 혈중농도를 상승시킬 수 있으므로 병용 시 감량해야 한다.
- 베타차단제인 프로프라놀롤(propranolol) : 프로프라놀롤의 혈중농도 상승으로 인한 서맥, 저혈압 등이 유발될 수 있다.
- 기관지확장제인 테오필린(theophylline) : SSRI는 테오필린의 청소율을 1/3로 저하하시키므로 테오필린의 용량을 1/3로 감량하여 투여한다. 병용하는 경우 어지러움, 졸음, 부정맥 등이 유발될 수 있다.
- 사이클로스포린(cyclosporine), 항응고제인 와파린(warfarin) : SSRI는 각 약물의 혈중농도를 상승시킨다.
- 항정신병약물, 페노싸이아진 계열, 삼환계 항우울제, 아스피린 등 비스테로이드소염제, 와파린 등의 출혈경향이 증강되는 약물 : 이들 약물과 병용함으로써 피부의 이상출혈(구상출혈, 자반 등), 출혈증상(위장출혈 등)이 유발될 수 있다.

임상정보

세로토닌증후군(serotonin syndrome)은 신경 연접에 세로토닌이 과도하게 축적된 결과 발생하는 증후군으로, 매우 드물지만 치명적일 수 있다. 세로토닌이 과도하게 있을 경우 발생한다. 대부분은 SSRI와 MAOI를 병용하거나 한 종류의 약물을 중단하고 다른 종류의 약물을 시작하기 전 권장되는 14일의 휴약 기간을 두지 않아 발생한다. 과민성, 환각, 섬망, 의식저하, 근긴장 증가, 간대경련, 발한, 떨림, 고열, 혈압, 심박수의 증가나 감소 등의 증상이 나타난다.

4. 기타

1) 하이드록시진(hydroxyzine)

(1) 적응증

항히스타민제로 분류되는 하이드록시진은 중추신경계통에 작용함으로써 불안, 긴장, 초조가 특징인 정신과 질환에 가벼운 진정제로서 사용된다. 또한 구토를 조절하고 불안을 완화하며 진통에 필요한 아편유사제의 양을 줄이기 위해 수술 전 또는 수술 후 진정제로 사용되기도 한다. 알레르기반응과 관련된 가려움증을 완화하기 위한 항소양제로 사용되기도 한다.

(2) 약물 효과

- 불안을 관리 가능한 수준으로 감소(대처능력 향상, 불안한 표정 · 떨림 · 서성거림과 같은 불안의 신체적 징후 감소)
- 수술 전후 진정, 이완, 진통제 투여량 감소
- 구토방지제로 사용 시 구토가 없음
- 알레르기반응 중 가려움증 조절

(3) 부작용

하이드록시진에 의한 항콜린 효과로서 시야 흐림, 구강이나 비강의 점막건조, 변비 등이 나타날 수 있다. 또한 기계 주변에서 작업하거나 운전을 하거나 정신적으로 주의력을 유지해야 하는 업무 중에는 이 약물을 복용하지 않도록 한다. 어눌한 말투와 현기증은 과다복용의 징후이다.

(4) 상호작용

- 항히스타민제, 알코올, 진통제, 마취제, 진정제, 아편유사제, 기타 진정 · 수면제 : 이들 약물은 하이드록시진의 독성작용을 증가시킬 수 있으며 필요하면 하이드록시진의 복용량을 줄여야 한다.

➲ 불안장애 환자를 위한 간호중재

사정

- **행동 이력** : 환자의 현재 불안을 촉발하거나 유발하는 요인에 대한 병력을 파악하고 복용 중인 약물을 상세히 확인한다.
- **기본적인 정신상태** : 환자의 일반적인 외모와 옷차림의 적절성에 주목한다. 환자가 자신이나 타인을 해칠 위험이 있는지 파악한다. 환자에게 불안을 유발하는 사건을 파악한다.
- **기분과 감정** : 환자에게 자신의 감정을 설명해 달라고 요청한다. 환자의 기분이 주위 상황과 일치하거나 적절한지 평가한다.
- **생각의 명확성** : 환자 생각의 일관성, 적절성 및 조직화를 평가한다. 환자가 목표를 설정하고 결정을 내릴 때 참여할 수 있는 영역을 파악한다.
- **정신운동기능** : 환자가 유지해온 활동 수준에 대해 구체적으로 질문한다.
- **집착과 강박** : 부적절하고 불안을 증가시키는 지속적인 생각, 반복적인 신체적 또는 정신적 행동 등이 없는지 파악한다.
- **수면패턴** : 환자의 정상적인 수면패턴과 증상 발현 후 수면패턴의 변화를 확인한다.
- **식이기록** : 식욕에 대해 질문하고 의도적인 다이어트와 관련이 없는 체중 증가 또는 감소를 기록한다.

수행

- 현실 지남력을 연습한다.
- 불안이 고조되는 징후를 파악하고, 불안이 고조되는 것을 줄인다.
- 에너지를 방출할 수 있는 안전하고 구조화된 환경을 제공한다. 공격적이거나 파괴적인 행동을 제한한다.
- 환자를 도와주고 안도감을 느끼게 함으로써 환자와 신뢰관계를 구축한다.
- 조용하고 차분한 환경을 제공함으로써 환자의 흥분을 낮춘다. 수면장애를 겪는 환자에게 졸음과 수면을 유도할 수 있는 자극적이지 않은 환경을 제공한다.
- 자신의 감정을 표현할 수 있는 기회를 제공한다. 적극적인 경청과 치료적 의사소통기술을 사용한다.

교육

- 외래 환자나 입원 환자에게 진료실 및 병동, 규칙에 대해 안내한다.
- 지역사회 내에서 이용할 수 있는 활동그룹과 자원에 대해 설명한다. 명상, 바이오피드백, 이완요법도 도움이 될 수 있다.
- 환자와 가족을 목표 설정에 참여시키고, 가능한 한 그룹 프로세스에 통합하여, 환자가 대처기술을 향상시키는 긍정적인 경험을 하도록 한다.
- 환자교육은 개별화되어야 하며, 사정자료를 기반으로 하여 환자가 자존감을 향상시킬 수 있는 환경을 제공해야 한다.
- 환자가 스트레스에 대처하는 모습을 살펴보고, 약물 사용의 대안으로 긍정적이고 현실적인 목표를 향해 나아갈 수 있는 방법을 파악한다.

Section **05** 기분장애에 사용하는 약물

1 기분장애

감정에 관한 용어 중에서 기분(mood)이란 우울한 기분, 즐거운 기분 등과 같이 직접적인 대상이 없이 비교적 오래 지속되는 느낌을 말한다. **기분장애**(mood disorder)란 기분을 조절하는 뇌의 부위에 이상이 생겨 스스로 기분이나 감정을 잘 조절하지 못하고 비정상적인 정서상태가 지속되는 장애를 말하며(그림 5–11), 비정상적인 우울증이나 행복감을 특징으로 한다. 심하면 다른 정신병적 특징도 나타날 수 있다.

기분장애는 크게 **우울장애**(depressive disorder)와 **양극성장애**(bipolar disorder)로 분류할 수 있다.

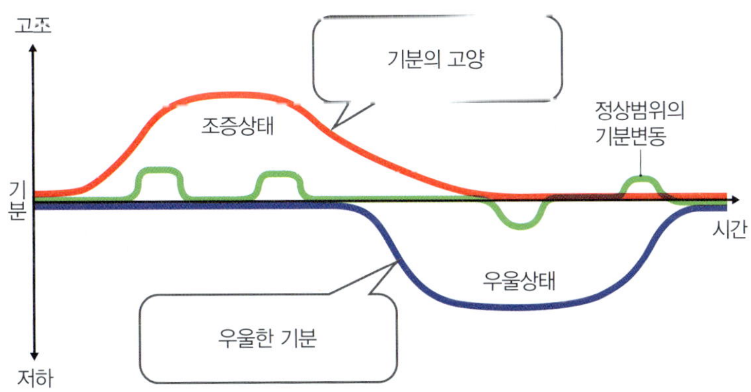

그림 5–11 기분장애

1. 우울장애

우울장애(depressive disorder)는 여러 원인으로 기분이 가라앉고 살아갈 활력이 부족해져 신체의 여기저기에 불편이 생기는 질병이다. 5명 중 1명이 일생에 한 번쯤 우울장애에 걸린 경험이 있다고 하지만, 확실한 치료를 받는 사람은 소수에 불과하다.

우울장애의 증상은 마음과 신체 모두에서 나타난다. 신체의 증상은 마음의 증상에 비하면 알기 쉽지만 우울장애가 원인이 되어 신체의 증상이 나타난다고는 단정하기 어렵다. 또한 신체의 증상에는 다양한 형태가 있고 불면, 두통, 식욕저하 등 여러 증상이 중복되어 나타나는 경우도 적지 않다. 그리고 이러한 증상이 있음에도 불구하고 병원에서 검사를 해도 원인을 알 수 없는 경우가 많다. 우울장애는 여성의 발병률이 남성보다 훨씬 높은데, 이유는 호르몬의 차이, 임신과 출산, 사회 · 심리적 스트레스 등으로 추측된다.

주로 약물요법이나 인지행동요법으로 치료하며, 약물요법으로 항우울제(antidepressant)가 사용된다.

2. 양극성장애

흔히 조울증이라고 하는 **양극성장애**(bipolar disorder)는 기분이 비정상적으로 고양되어 다양한 증상을 일으키는 **조증**(manic episode)과 **우울증**(depressive episode)이 독립 또는 혼합되어 나타나는 질병이다. 기분장애 중 가장 예후가 좋지 않으며 이 질병에 걸린 환자의 25% 정도가 자살을 시도한다고 한다. 남녀 간의 발병률 차이는 거의 없다.

양극성장애의 치료는 약물요법이 기본이며, 기분안정제(mood stabilizer)를 사용하여 정상 기분으로 유도하게 된다. 양극성장애의 우울증에는 항우울제의 단독 투여는 효과적이지 않아 권장되지 않는다.

일반적으로 양극성장애는 만성적이기 때문에 완치되는 경우는 많지 않고, 약물을 통해 정상적인 기분 상태로 유지하고 있더라도 약물치료를 중단하면 양극성장애가 재발할 가능성이 높다. 약물을 임의로 중단하면 위험하기 때문에 평생 약물을 복용하면서 지속적인 관리가 필요하다.

2 항우울제

우울장애는 뇌 내 신경전달물질인 세로토닌(serotonin)이나 노르에피네프린(norepinephrine)의 부족에 의해 발생한다. 즉, 대뇌둘레계통에서 시상하부에 노르에피네프린 및 세로토닌성 신경기전의 기능저하가 발생하는데, **항우울제**(antidepressant)는 이러한 기능저하를 개선하여 정상에 가까운 상태로 회복시키는 작용을 한다.

중등도 이상의 우울증 증상이 있는 환자에게 약물치료가 권장되며, 심리치료에서 잘 반응하지 않는다면 약물치료를 고려해야 한다. 우울증의 약물치료에는 1세대 항우울제인 **모노아민산화효소억제제**(MAOI)

와 **삼환계 항우울제**(TCA), 2세대 항우울제인 **선택세로토닌재흡수억제제**(SSRI)와 **세로토닌 · 노르에피네프린재흡수억제제**(SNRI), **비정형 항우울제**가 사용된다.

임상정보

항우울제는 우울증을 겪고 있는 모든 연령대의 환자에게 자살사고 및 행동(자살 성향)의 위험을 증가시킬 수 있다. 따라서 항우울제를 복용하기 시작한 환자에게서 초조함, 과민성, 비정상적인 행동 변화, 자살충동이 나타나지 않는지를 가족과 보호자가 매일 관찰해야 한다.

1. 모노아민산화효소억제제(MAOI)

모노아민산화효소억제제(monoamine oxidase inhibitor, MAOI)는 뇌에서 모노아민산화효소(MAO)에 의한 에피네프린, 노르에피네프린, 도파민, 세로토닌 등의 신경전달물질 분해를 차단함으로써 결과적으로 중추신경계통의 신경전달물질 농도를 증가시키는 작용을 하는 약물이다. MAO에는 A형(MAO-A)과 B형(MAO-B)이 존재한다. MAO-A는 중추신경계통과 간, 위장관 등에 존재하고 노르에피네프린, 세로토닌 등을 주로 분해하며, MAO-B는 중추신경계통과 혈소판에 존재하고 도파민 등을 주로 분해한다. 따라서 MAOI의 항우울 효과는 특히 MAO-A를 억제함으로써 나타나며, MAO-B에 선택적으로 작용하는 MAO-B억제제는 주로 파킨슨병의 치료에 사용된다.

MAOI는 항우울 효과가 나타나기까지는 2~4주가 필요한데, 우울증 증상의 임상적 개선은 약 60%에서 2주 후에 나타나며 보통은 4주 이내에 달성된다.

(1) 대표적인 약물

모클로베미드(moclobemide)가 있으며, 비정형 우울증, 공황장애, 강박장애 및 일부 공포장애에 효과적이다. 삼환계 항우울제(TCA) 치료에 반응하지 않거나 전기경련요법(ECT)이 부적절하거나 거부되는 경우에도 사용한다.

안전경고

모노아민산화효소억제제(MAOI)를 타이라민(tyramine)을 함유하는 특정 식품(치즈, 과숙 바나나, 무화과, 아보카도, 맥주, 레드와인 등)과 함께 사용하면 심각한 고혈압을 유발하여 뇌졸중, 기타 장기손상 및 사망으로 이어질 수 있다.

(2) 약물 효과

- 기분 향상과 우울증 증상 감소

(3) 부작용

가장 흔한 부작용은 저혈압이다. 일반적으로 경미하지만 치료를 시작할 때 나타나며, 용량을 조절하면 저혈압을 최소화하는 데 도움이 된다. 졸음, 진정, 불안, 동요, 불면증 등의 신경학적 증상과 구강이나 비강 점막의 건조, 변비 등의 소화기증상이 나타나기도 한다. 그 밖에 시야 흐림, 소변정체도 유발된다.

(4) 상호작용

- **삼환계 항우울제** : 특히 이미프라민(imipramine)을 MAOI와 동시에 투여해서는 안 되며 MAOI를 중단한 후 최소 14일의 간격을 두어야 한다.
- **선택세로토닌재흡수억제제, 세로토닌 · 노르에피네프린재흡수억제제** : 이들 약물과 동시에 사용하면 경련, 고열, 사망과 같은 심각한 반응이 나타날 수 있다. 이들 약물을 사용하려면 MAOI를 중단하고 최소 14일의 간격을 두는 것이 권장된다.
- **전신마취제, 이뇨제, 항고혈압제** : 이들 약물의 저혈압 효과를 강화할 수 있다.
- **인슐린(insulin), 경구용 혈당강하제** : MAOI는 이들 약물의 추가적인 혈당강하 효과를 나타낸다. 환자의 혈당치를 모니터하여 필요하면 혈당강하제 용량을 낮춘다.
- **트라마돌(tramadol)** : 이 약물과 동시에 사용하면 고열, 안절부절못함, 고혈압, 저혈압, 경련 및 혼수상태를 겪을 수 있다.
- **타이라민(tyramine)을 함유하는 특정 식품** : 노르에피네프린의 분비를 증가시켜 혈압상승을 유발하여 고혈압 위기(hypertensive crisis)가 발생할 수 있다.

2. 삼환계 항우울제(TCA)

삼환계 항우울제(tricyclic antidepressant, TCA)는 최근까지 우울증 치료에 가장 널리 사용된 약물로, 신경말단에서 노르에피네프린 및 세로토닌이 흡수되는 것을 억제하여 그 결과 수용체에 작용하는 전달물질의 양을 증가시킴으로써 기능저하가 개선된다. 내인우울증에 효과적이며 가벼운 진정 효과를 나타낸다.

(1) 대표적인 약물

아미트리프틸린(amitriptyline), **아목사핀**(amoxapine), **클로미프라민**(clomipramine), **독세핀**(doxepin), **이미프라민**(imipramine), **노르트리프틸린**(nortriptyline) 등이 있다. 이 중 독세핀은 불안장애 치료, 이미프라민은 6세 이상 아동의 야뇨증 치료, 클로미프라민은 강박장애 치료에도 사용된다.

(2) 약물 효과

- 기분 향상과 우울증 증상 감소

(3) 부작용

처음 치료를 시작할 때 기립저혈압이 유발될 수 있다. 항히스타민 작용에 의한 졸음이 유발되므로 자동차 운전을 피하고 취침 전에 복용하도록 한다. 항콜린 작용에 의한 목마름, 시야 흐림, 변비, 소변정체가 나타날 수 있다. 떨림, 마비, 따끔거림, 파킨슨병 증상, 발작 등의 신경학적 증상이나 부정맥, 빈맥, 심부전 등의 심각한 부작용이 유발될 수도 있으므로 주의가 필요하다.

(4) 상호작용

- 항히스타민제, 페노싸이아진(phenothiazine) 계열, 트라이헥시페니딜(trihexyphenidyl), 벤즈트로핀(benztropine) : 이들 약물은 TCA 치료와 관련된 항콜린 작용을 강화한다. 일반적으로 치료를 중단할 만큼 심각하지 않지만 대변 연화제가 필요할 수 있다.
- 에탄올(ethanol), 바비튜레이트(barbiturate) 계열, 마약, 진정제, 항히스타민제, 마취제, 진정 · 수면제 : 이들 약물은 TCA 치료와 관련된 진정 작용을 강화하므로 동시 치료는 권장하지 않는다.
- 페노바비탈(phenobarbital) : 이 약물은 TCA의 대사를 촉진하기 때문에 항우울제의 복용량 조절이 필요하다.
- 부프로피온(bupropion), 발프로산(valproic acid), 메틸페니데이트(methylphenidate) : 이들 약물은 TCA의 혈청 농도를 증가시킨다.
- 카바마제핀(carbamazepine) : TCA는 카바마제핀 농도를 증가시켜 현기증, 떨림, 두통, 졸음, 메스꺼움, 구토와 같은 독성 증상을 유발한다. 카바마제핀은 TCA의 혈청 농도를 감소시킨다.
- 클로니딘(clonidine) : TCA는 클로니딘의 항고혈압 효과를 억제하고 클로니딘의 갑작스러운 중단으로 나타나는 고혈압을 증가시킬 수 있다.
- 모노아민산화효소억제제(MAOI) : 이들 약물과 동시 사용 시 경련, 고열, 사망을 포함한 심각한 반응이 보고되었다. MAOI를 중단하고 TCA를 시작하기 전 2주 정도의 간격을 두는 것이 좋다.
- 선택세로토닌재흡수억제제(SSRI) : 이들 약물은 TCA의 부정맥, 발작, 중추신경계통 자극과 같은

독성반응을 증가시킨다.

- **암페타민**(amphetamine), **트립토판**(tryptophan), **덱스트로메토르판**(dextromethorphan), **리네졸리드**(linezolid), **에페드린**(ephedrine), **슈도에페드린**(pseudoephedrine), **에피네프린**(epinephrine) : 이들 약물은 세로토닌 수치를 증가시켜 세로토닌증후군을 유발할 수 있다.
- **시메티딘**(cimetidine) : 이 약물은 TCA의 대사를 억제한다. TCA를 복용하는 환자에게는 시메티딘 치료를 피하고 라니티딘(ranitidine)이나 파모티딘(famotidine)을 사용한다.
- **흡연** : 흡연은 TCA의 대사를 증가시키기 때문에 흡연 환자의 치료반응을 달성하려면 TCA의 용량을 늘려야 한다.

3. 선택세로토닌재흡수억제제(SSRI)

선택세로토닌재흡수억제제(selective serotonin reuptake inhibitor, SSRI)는 다른 항우울제와 달리 세로토닌의 재흡수만 선택적으로 억제하여 항우울 작용을 하는 약물이다. 삼환계 항우울제의 부작용 원인인 항콜린 작용, 항α_1 작용, 항히스타민 작용은 없으며, 강박장애, 섭식장애, 양극성장애, 공황장애, 자폐증 등에도 효과적이다.

(1) 대표적인 약물

시탈로프람(citalopram), **에스시탈로프람**(escitalopram), **플루옥세틴**(fluoxetine), **플루복사민**(fluvoxamine), **파록세틴**(paroxetine), **설트랄린**(sertraline) 등이 있다. 이 가운데 플루옥세틴은 아동과 청소년의 우울증 치료에 사용하도록 승인된 유일한 SSRI이다.

(2) 약물 효과

- 기분 향상과 우울증 증상 감소

(3) 부작용

치료 초기에 안절부절못함, 동요, 불안, 불면증 등이 발생하여 진정 · 수면제의 단기 치료가 필요할 수 있다. 진정 효과가 나타나고 메스꺼움, 식욕부진이 생기기도 한다. 심각한 부작용으로 자살관념이 생길 수 있으므로 치료 초기 단계부터 환자의 생각, 감정, 행동의 변화를 모니터한다.

임상정보

항우울제 치료를 갑자기 중단하면 항우울제 중단 증후군이 발생할 수 있다. 증상은 항우울제에 따라 다를 수 있지만 일반적으로 구역, 구토, 설사, 두통, 현기증, 식욕 감소, 발한, 오한, 떨림, 감각이상, 피로, 졸림, 수면장애 등이 나타난다. 항우울제 중단 증후군의 발생위험은 약물의 반감기가 짧고 치료기간이 길며 갑작스럽게 투여를 중단하는 경우 더 높아진다.

(4) 상호작용

- 삼환계 항우울제(TCA) : TCA로 인해 SSRI의 독성이 증가하여 부정맥, 발작, 중추신경계통 자극과 같은 증상이 나타날 수 있다.
- 리튬(lithium) : 이 약물은 SSRI의 세로토닌 작용을 강화하여 세로토닌 독성(세로토닌증후군)의 위험을 증가시킬 수 있다.
- 모노아민산화효소억제제(MAOI) : MAOI와 SSRI를 동시에 사용할 경우 흥분, 발한, 강직, 경련, 고열, 사망을 포함한 심각한 반응이 유발될 수 있다. MAOI의 중단과 SSRI 치료 시작 사이에는 최소 14일의 간격을 두는 것이 권장된다.
- 할로페리돌(haloperidol) : 플루옥세틴과 플루복사민은 할로페리돌의 혈중농도를 높이고 추체외로 증상의 발생 빈도를 증가시킨다. 병용하는 경우 할로페리돌의 복용량을 줄여야 한다.
- 페니토인(phenytoin), 페노바비탈(phenobarbital) : 이들 약물은 파록세틴의 대사를 강화하기 때문에 치료 효과를 얻으려면 파록세틴의 용량을 늘려야 한다. 반대로 플루옥세틴은 페니토인의 대사를 감소시켜 페니토인 독성을 초래할 수 있다.
- 카바마제핀(carbamazepine) : 플루옥세틴과 플루복사민은 카바마제핀의 혈중농도를 증가시켜 현기증, 떨림, 두통, 졸음, 구역, 구토와 같은 독성 증상이 나타날 수 있다. 또한 카바마제핀은 시탈로프람의 배설을 증가시켜 치료 효과를 감소시킬 수 있다.
- 알프라졸람(alprazolam) : 플루옥세틴, 플루복사민, 설트랄린은 알프라졸람의 활성을 연장시켜 과도한 진정과 운동능력 손상을 초래한다.
- 프로프라놀롤(propranolol), 메토프롤롤(metoprolol) : 플루복사민과 시탈로프람은 이들 약물의 대사를 유의하게 억제하여 서맥과 저혈압을 유발한다.
- 시메티딘(cimetidine) : 이 약물은 파록세틴과 설트랄린의 대사를 억제한다.
- 와파린(warfarin) : SSRI는 와파린의 항응고 효과를 증가시켜 점상출혈, 반상출혈, 코피, 잇몸출혈, 짙은 타르변, 커피찌꺼기 모양 구토를 유발한다.
- 암페타민(amphetamine), 트립토판(tryptophan), 덱스트로메토르판(dextromethorphan), 리네졸리드(linezolid), 에페드린(ephedrine), 슈도에페드린(pseudoephedrine), 에피네프린(epinephrine) : 이들 약

물은 세로토닌 수치를 증가시켜 세로토닌증후군을 유발할 수 있다.

- **흡연** : 흡연은 플루복사민의 대사를 촉진하기 때문에 흡연 환자의 치료반응을 달성하려면 플루복사민의 용량을 늘려야 한다.

4. 세로토닌·노르에피네프린재흡수억제제(SNRI)

세로토닌 · 노르에피네프린재흡수억제제(serotonin–norepinephrine reuptake inhibitor, SNRI)는 신경세포의 연접틈새에서 세로토닌과 노르에피네프린(노르아드레날린)이 재흡수되는 것을 억제하여 신경전달물질의 작용을 연장시키는 약물이다. 항콜린 작용, 항히스타민 작용 등은 없으며, 만성통증에도 효과적이다. 다른 항우울제와 마찬가지로 완전한 치료 효과를 얻으려면 2~4주의 약물치료가 필요하다.

(1) 대표적인 약물

데스벤라팍신(desvenlafaxine), **둘록세틴**(duloxetine), **밀나시프란**(milnacipran), **벤라팍신**(venlafaxine) 등이 있다. 데스벤라팍신과 밀나시프란은 우울장애, 둘록세틴은 우울증, 범불안장애, 섬유근육통, 근골격계통의 만성통증, 당뇨병신경병성 통증, 벤라팍신은 우울증, 범불안장애, 사회불안장애, 공황장애에 각각 사용된다.

(2) 약물 효과

- 기분 향상과 우울증 증상 감소

(3) 부작용

일반적인 부작용으로 현기증, 졸음, 안절부절못함, 동요, 불안, 불면증, 메스꺼움, 식욕부진이 나타날 수 있다. 심각한 부작용으로 자살관념이 생길 수 있으므로 치료 초기 단계부터 환자의 생각, 감정, 행동의 변화를 모니터한다.

(4) 상호작용

- **모노아민산화효소억제제**(MAOI) : MAOI와 SSRI를 동시에 사용할 경우 흥분, 발한, 강직, 경련, 고열, 사망을 포함한 심각한 반응이 유발될 수 있다. MAOI의 중단과 SSRI 치료 시작 사이에는 최소 14일의 간격을 두는 것이 권장된다.
- **시메티딘**(cimetidine) : 이 약물은 둘록세틴과 벤라팍신의 대사를 억제하므로, 시메티딘을 치료요법

에 추가하는 경우 이 두 약물의 과도한 효과에 대해 면밀히 관찰해야 한다.

- **트라조돈**(trazodone) : 이 약물을 벤라팍신과 함께 사용하면 세로토닌증후군이 유발될 수 있으므로 주의한다.
- **할로페리돌**(haloperidol) : 벤라팍신은 할로페리돌의 혈중농도를 높이고 좌불안석증, 근긴장이상증, 가성파킨슨증, 운동이상증 등의 추체외로증상 빈도를 증가시킨다.

5. 비정형 항우울제

1) 부프로피온(bupropion)

(1) 작용기전과 적응증

단환계 항우울제로 작용기전은 완전히 알려지지 않았다. 삼환계 항우울제(TCA)와 비교하여 노르에피네프린과 도파민의 재흡수를 약하게 억제하는 작용을 한다. 모노아민산화효소(MAO)를 억제하거나 세로토닌의 재흡수를 억제하는 효과는 없다.

부프로피온은 TCA에 반응이 없거나 TCA의 부작용이 심한 우울장애 환자에게 사용되며, 니코틴처럼 담배의 역할을 대신함으로써 경구용 금연 치료제로도 사용된다.

(2) 약물 효과

- 기분 향상과 우울증 증상 감소
- 금연

(3) 부작용

식욕부진, 변비, 설사, 구역, 구토 등의 소화기증상과 안절부절못함, 동요, 불안, 불면증 등의 신경학적 증상이 일반적인 부작용으로서 나타날 수 있다. 드물게 발작이나 자살관념이 유발되기도 한다.

(4) 상호작용

- **시메티딘**(cimetidine) : 이 약물은 부프로피온의 대사를 억제하여 부프로피온의 혈중농도를 증가시킨다.
- **카바마제핀**(carbamazepine), **페노바비탈**(phenobarbital), **페니토인**(phenytoin) : 이들 약물은 부프로피온의 혈중농도를 감소시켜 약리학적 효과를 감소시킨다.
- **니코틴**(nicotine) **대체 약물** : 니코틴 대체약물인 니코틴 패치나 니코틴 껌 등을 부프로피온과 병용

하면 고혈압을 유발할 수 있다.

- **리토나비르**(ritonavir) : 이 항바이러스제는 부프로피온의 대사를 촉진하여 부프로피온의 혈중농도를 감소시킨다.
- **레보도파**(levodopa) : 부프로피온은 약간의 도파민 활성이 있기 때문에 레보도파의 병용으로 부작용을 증가시킬 수 있다. 레보도파 요법에 부프로피온을 추가하는 경우에는 부프로피온을 낮은 용량으로 시작해서 조금씩 늘리도록 한다.

2) 미르타자핀(mirtazapine)

(1) 작용기전과 적응증

사환계 항우울제로 중추신경의 연접전 알파-2수용체대항제로서 작용하여 노르에피네프린과 세로토닌의 방출을 증가시킨다. 노르에피네프린이나 세로토닌의 재흡수를 억제하지는 않는다. 작용기전은 알려져 있지 않지만 약리학적 반응은 TCA와 유사하다.

항불안 작용, 수면, 항구토 작용, 식욕촉진 작용 등이 있으며, 우울장애 치료에 사용된다.

(2) 약물 효과

- 기분 향상과 우울증 증상 감소

(3) 부작용

일반적인 부작용으로 구역, 식욕증가, 체중증가, 졸음, 어지러움이 흔히 나타나며, 드물게 조증, 발작(경련), 자살관념, 무과립구증 등의 심각한 부작용이 유발되기도 한다.

(4) 상호작용

- **클로니딘**(clonidine) : 미르타자핀이 클로니딘의 항고혈압 작용을 약화시킬 수 있다.
- **페니토인**(phenytoin) : 이들 약물은 미르타자핀의 대사를 유도함으로써 혈중농도를 감소시켜 약리학적 작용을 감소시킬 수 있다.
- **플루옥세틴**(fluoxetine), **플루복사민**(fluvoxamine) : 이들 약물은 미르타자핀의 대사를 억제함으로써 혈중농도를 상승시켜 약리학적 작용과 부작용이 증가할 수 있다.

3) 트라조돈(trazodone)

(1) 작용기전과 적응증

트라이아졸로피리딘(triazolopyridine) 계열 항우울제로 정확한 작용기전은 알려지지 않았지만 세로토닌의 재흡수와 파괴를 억제하여 세로토닌의 활성을 강화한다.

트라조돈은 우울증, 정신분열증과 관련된 우울증, 알코올 의존과 관련된 우울증, 떨림, 불안치료에 TCA만큼 효과적이다. 다른 항우울제와 비교하여 항콜린 작용의 발생률이 낮기 때문에 항콜린 작용으로 인해 항우울제 용량이 제한되는 환자나 중증 좁은전방각녹내장, 전립샘비대, 기질성 정신질환, 부정맥 환자에게 특히 유용하다. 또한 진정 효과가 있고 수면 지속성을 개선하며, 내성과 중독 가능성이 적어서 약물 남용 환자의 불면증 치료에도 자주 사용된다.

(2) 약물 효과

- 기분 향상과 우울증 증상 감소

(3) 부작용

일반적인 부작용으로 기립저혈압과 졸음이 유발될 수 있으므로, 기계 업무, 자동차 운전, 정신적 집중이 필요한 그 밖의 업무를 삼가도록 한다. 또한 드물게 부정맥, 빈맥, 착란이나 현기증 등이 나타나기도 한다.

(4) 상호작용

- 에탄올, 마약, 진정제, 항히스타민제, 마취제, 퍼페나진(perphenazine), 진정 · 수면제 : 이들 약물은 트라조돈 치료와 관련하여 진정 효과를 증가시킨다.
- MAOI, SSRI, SNRI : 이들 약물과 트라조돈을 병용할 경우 세로토닌증후군이 발생할 수 있다.

4) 보티옥세틴(vortioxetine)

(1) 작용기전과 적응증

SSRI, 세로토닌의 5-HT_{1A}수용체에 작용하여 세로토닌 활성을 강화하고, 세로토닌의 5-HT_3수용체에는 대항하는 약물이다. 성인의 우울장애 치료에 사용된다.

(2) 약물 효과

- 기분 향상과 우울증 증상 감소

(3) 부작용

설사, 구역, 구토, 구강건조, 현기증 등의 일반적인 부작용이 나타나며, 드물게 자살행위, 경조증, 조증, 세로토닌증후군 등의 심각한 부작용이 유발되기도 한다.

(4) 상호작용

- 트라조돈(trazodone), MAOI, SSRI, SNRI, 트라마돌(tramadol), 트립토판(triptans), 부스피론(buspirone), 리네졸리드(linezolid), 펜타닐(fentanyl) : 이들 약물과 보티옥세틴을 동시 사용 시 세로토닌증후군이 유발된다.
- 아스피린(aspirin) 등의 비스테로이드소염제(NSAID), 와파린(warfarin) : 보티옥세틴은 아스피린 등의 NSAID로 인한 위장관 출혈 위험성을 증가시키고 와파린의 항응고 작용을 강화한다.
- 부스피론(buspirone) : 이 약물은 보티옥세틴의 대사를 억제하여 혈중농도를 증가시키고 독성 가능성을 높인다. 독성을 피하기 위해 보티옥세틴의 복용량을 최대 50%까지 줄여야 한다.

3 기분안정제

기분안정제(mood stabilizer)는 양극성장애(조울증)의 조증에서 우울증으로, 우울증에서 조증으로 기분이 전환되는 것을 예방하는 효과가 있는 약물로, **리튬**(lithium), **발프로산**(valproic acid), **카바마제핀**(carbamazepine), **라모트리진**(lamotrigine) 등이 있다. 조증의 급성기에는 비정형 항정신병약물인 **올란자핀**(olanzapine)이나 **아리피프라졸**(aripiprazole)을 사용하기도 한다(표 5-11).

표 5-11 양극성장애 치료제의 효과

분류	약물명	조증	우울증	재발 예방
기분안정제	탄산리튬(lithium carbonate)	○	○	○
	발프로산(valproic acid)	○	×	△
	카바마제핀(carbamazepine)	○	×	△
	라모트리진(lamotrigine)	×	△	○
비정형 항정신병제	올란자핀(olanzapine)	○	△	○
	아리피프라졸(aripiprazole)	○	×	○
항우울제	삼환계, SSRI, SNRI	×	×	×

○ : 효과가 있음, △ : 효과가 어느 정도 있음, × : 효과가 없음

1) 탄산리튬(lithium carbonate)

(1) 작용기전과 적응증

리튬(lithium)은 양이온 농도 변화에 민감한 세포 결합부위에서 다른 1가 및 2가 양이온(즉, 포타슘, 소듐, 칼슘, 마그네슘)과 경쟁하는 1가 양이온으로, 세포 내나 신경 내 소듐을 대체하여 신경막을 안정시킨다. 또한 노르에피네프린의 방출을 감소시키고 세로토닌 전구체인 트립토판(tryptophan)의 흡수를 증가시킨다. 세포 내 이차전령과 상호작용하여 고리일인산아데노신(cyclic adenosine monophosphate, cAMP)의 세포 내 농도 증가를 억제한다. 중추신경계통의 복잡성으로 인해 기분장애 치료를 위한 리튬의 정확한 작용기전은 알려지지 않았다. 리튬에는 진정이나 행복감을 주는 특성이 없으며, 이것이 다른 향정신성 약물과 구별되는 점이다.

리튬은 급성조증을 치료하고 양극성장애 환자의 재발성 조증 및 우울증의 예방 치료에 사용된다. 양극성장애 환자의 경우 우울증보다 조증의 증상을 예방하는 데 더 효과적이다. 일부 환자에게는 단극성장애와 관련된 우울증의 재발을 줄이는 데도 효과적이다.

다만, 리튬은 치료범위가 좁아 중독 위험성이 있으므로 치료약물농도감시(therapeutic drug monitoring, TDM)가 필요하다. 탄산리튬을 1주일 이상 투약하며 유효농도를 넘지 않도록 약물의 혈중농도를 유지해야 한다.

(2) 약물 효과

- 기분 변화가 악화되는 것을 최소화하면서 환자의 기능을 최적 수준으로 유지

(3) 부작용

일반적인 부작용으로 구역, 구토, 식욕부진, 복부경련, 갈증이 유발되는데 정도가 경미하여 시간이 지나면 해소된다. 그러나 손가락떨림, 지속적인 구토, 심한 설사, 과다반사, 무기력, 쇠약 등이 나타난다면 심각한 독성이 임박했다는 징후이므로, 즉시 의사에게 보고하고 투약 여부를 재확인할 때까지 다음 약용량을 투여하지 않는다. 그 밖에 피로, 체중증가, 고혈당, 신독성이 나타나기도 하고, 드물게 가려움증, 발목 부종, 금속맛을 느끼기도 한다(표 5-12).

표 5-12 탄산리튬의 혈중농도와 중독증상

리튬농도(밀리당량/L)	중증도	중독증상
0.4~1.0	유효	–
1.5~2.4	중독 초기증상	손가락떨림, 실조, 구역, 구토, 진정, 졸음, 현기증, 다뇨, 다음
2.5~3.5	중독 중등도~중증 증상	귀울림(이명), 반사항진, 떨림 악화, 언어장애, 근긴장항진, 경련, 무도병, 느린비틀림운동(무정위운동, athetosis) 유사 운동, 의식장애, 불온, 허탈, 눈떨림
3.5 이상	중독 중증~생명이 위험	혼미, 혼수, 혈압저하, 신장장애, 소변정체, 사망

(4) 상호작용

- 안지오텐신전환효소억제제(ACEI), 안지오텐신수용체차단제(ARB) : ACEI와 ARB는 리튬의 혈중농도를 증가시킬 수 있으므로, 이 약물과 동시 치료를 받는 환자는 리튬의 혈중농도를 모니터할 필요가 있다.
- 이뇨제(diuretic) : 이뇨제는 리튬 제거를 감소시켜 리튬 독성을 유발할 수 있다. 장기간 동시 치료를 받는 환자에게서 구역, 구토, 복통, 설사, 무기력, 언어장애, 경미한 현기증, 떨림 등 독성 증상이 나타나지 않는지 모니터하고, 리튬의 혈중농도를 측정할 필요가 있다.
- 메틸도파(methyldopa) : 이 약물은 리튬의 혈중농도를 증가시킬 수 있으므로 장기간 동시 치료를 받는 환자는 리튬의 독성 증상이 나타나지 않는지 모니터하고, 리튬의 혈중농도를 측정할 필요가 있다.
- 비스테로이드소염제(NSAID) : 이들 약물은 리튬의 혈중농도를 증가시킬 수 있다.
- 선택세로토닌재흡수억제제(SSRI) : 리튬은 SSRI의 세로토닌 작용을 강화하여 세로토닌증후군의 발생 위험을 증가시킬 수 있다. 과민성, 환각, 정신착란, 근긴장 증가, 떨림, 간대경련, 의식저하 등의 세로토닌 독성 증상을 면밀하게 모니터한다.
- 저염식이, 장기간 땀을 유발하는 활동 : 리튬의 치료 활성과 독성은 소듐 농도에 따라 크게 달라지는데 소듐 농도가 감소하면 리튬의 독성이 크게 증가한다.

우울증 및 양극성장애 환자를 위한 간호중재

사정

- **기분장애의 병력** : 환자의 기분장애 병력을 파악하고 복용 중인 약물을 상세히 확인한다.
- **기본적인 정신상태** : 환자의 일반적인 외모와 옷차림의 적절성에 주목한다. 기분장애를 극복하기 위해 어떤 대처방법을 사용했는지 확인한다.
- **대인관계** : 환자의 삶에서 지원을 해주는 사람들을 확인한다. 환자와 가족, 직장, 사회적 환경에서 대인관계가 감소했는지 확인한다.
- **기분과 감정** : 환자에게 자신의 감정을 설명해 달라고 요청한다. 설명하는 기분이 설명하는 상황과 일치하는지 평가한다.
- **생각의 명확성** : 환자 생각의 일관성, 적절성 및 조직화를 평가한다. 환자가 목표를 설정하고 결정을 내릴 때 참여할 수 있는 영역을 파악한다.
- **자살관념** : 환자에게 자살충동이 있는 것으로 의심되는 경우 자살에 대해 환자의 생각을 물어본다.
- **정신운동기능** : 환자가 유지해온 활동 수준에 대해 구체적으로 질문한다.
- **수면패턴** : 환자의 정상적인 수면패턴과 증상 발현 후 수면패턴의 변화를 확인한다.
- **식이기록** : 식욕에 대해 질문하고 의도적인 다이어트와 관련이 없는 체중 증가 또는 감소를 기록한다.
- **비순응** : 환자가 처방된 약물을 복용하지 않은 이유를 물어본다.

수행

- 환자의 약점을 최소화하면서 강점에 초점을 맞춘 수용 환경을 제공한다.
- 환자가 감정을 표현할 기회를 제공한다.
- 간호할 때 침착하고 직접적이며 확고한 자세를 유지한다. 조증 단계의 환자는 논쟁적인 경향이 있으므로 논쟁에 휘말리지 않는다.
- 가능하다면 환자가 스스로 결정을 내릴 수 있도록 한다. 환자를 자기관리활동에 참여시킨다.
- 환자가 자살을 시도하는 경우 자살계획에 대한 자세한 내용을 묻고, 가족이나 중요한 지인에게서 얻은 정보를 바탕으로 후속조치를 취한다.
- 과잉행동에 대해 처방된 약물을 투여하고, 투여약물에 대한 환자의 반응을 관찰한다.
- 행동양상에 따라 적절하게 병원 지침 내에서 신체적 구속을 한다. 상황에 따라 최소한의 제한적인 방법을 사용한다.
- 활동량이 많은 환자가 먹기에 적합한 고단백, 고칼로리 음식을 제공하여 영양학적 필요를 충족시킨다.
- 조작적 행동에 대하여 모든 의료진이 일관된 방식으로 대처한다.
- 조울증 환자의 수면 부족은 생명을 위협할 수 있으므로, 환자가 잠을 잘 수 있도록 조용하고 자극이 없는 환경을 제공한다.

05

우울증 및 양극성장애 환자를 위한 간호중재 (계속)

교육

- 외래 환자나 입원 환자에게 진료실 및 병동, 규칙에 대해 안내한다.
- 지역사회 내에서 이용할 수 있는 활동그룹과 자원에 대해 설명한다. 명상, 바이오피드백, 이완요법도 도움이 될 수 있다.
- 환자와 가족을 목표 설정에 참여시키고, 가능한 한 그룹 프로세스에 통합하여, 환자가 대처기술을 향상시키는 긍정적인 경험을 하도록 한다.
- 환자교육은 개별화되어야 하며, 사정자료를 기반으로 하여 환자가 자존감을 향상시킬 수 있는 환경을 제공해야 한다.
- 환자가 스트레스에 대처하는 모습을 살펴보고, 약물 사용의 대안으로 긍정적이고 현실적인 목표를 향해 나아갈 수 있는 방법을 조언한다.

Section **06**

정신질환에 사용하는 약물

1 조현병

1. 조현병의 병태

조현병(정신분열증, schizophrenia)은 보통 청소년기 말기나 성인기 초기에 발병하는 정신질환으로, 망상, 환각, 와해된 언어, 와해된 행동, 둔마정동 등의 증상이 주로 나타나고, 사회적 기능에 장애를 일으킬 수도 있다.

중추신경 내 신경전달물질인 **도파민**(dopamine)의 과도한 활성으로 발생하며, 조현병의 병태에는 뇌 내의 도파민을 전달물질로 하는 신경경로가 관여한다(그림 5-12).

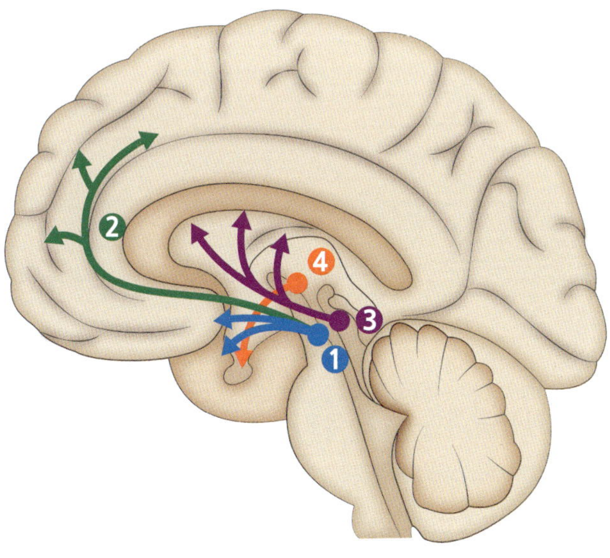

① 중(간)뇌-둘레계통 : 기능과잉에 의해 양성증상을 나타낸다. 욕구가 채워졌을 때 쾌감이 생기는 계통으로 알려져 있으며 약물의존이나 병적 습관에도 관계가 있다.

② 중(간)뇌-피질계통 : 작업기억이나 주의 · 집중 등의 다양한 인지기능에 관여하며 기능저하에 따라 음성증상, 인지기능장애를 일으킨다.

③ 흑(색)질-줄무늬체계통 : 기능과잉이 틱이나 강박장애, 기능저하가 파킨슨병이나 약물에 의한 파킨슨증과 관련이 있다.

④ 깔때기-뇌하수체계통 : 기능저하가 항정신병제의 부작용인 고프로락틴혈증과 관련이 있다.

그림 5-12 중추의 도파민 경로와 역할

2. 조현병의 증상과 치료

조현병 환자의 가장 큰 특징은 현실에서 이탈하여 사고와 갈등이 혼란에 빠지면 자신만의 내부 세계로 들어가는 것이다. 초기에는 대인관계를 회피하고 말수가 줄어드는 경향의 **음성증상**이 나타나지만, 심해지면 망상과 환각 등의 **양성증상**이 겉으로 드러나 환자에게는 매우 어려운 상황이 된다(표 5-13).

치료에서 제일 중요한 것은 빠른 진단과 장기적인 약물치료이다. 치료기간이 길어질 수 있으며 완치가 어려울 수도 있다.

표 5-13 조현병의 증상

증상		특징
음성증상	둔마정동(flat affect)	표정 변화가 줄어드는 등 감정적으로 느끼거나 표현하는 것이 감소
	함구증(mutism)	질문에 대한 대답을 거의 하지 않거나 대답을 하더라도 애매모호
	무쾌감증(anhedonia)	즐거움, 흥미, 행복 등 감정을 느끼는 능력이 떨어지고 이와 관련된 활동이 감소
	반사회성(antisocial)	타인과의 관계에 관심이 없음
양성증상	망상(delusion)	거짓이나 비현실적인 대상에 대한 강한 믿음으로, 피해망상, 과대망상, 질투망상, 관계망상, 신체망상 등이 있음
	환각(hallucination)	존재하지 않는 것을 보거나 듣거나 느끼는 것으로, 환청, 환시, 촉각환각, 후각환각, 미각환각 등이 있음
	와해된 언어 (disorganized speech)	생각의 흐름에 이상이 있어 횡설수설하여 이해하기 어려운 이야기를 하거나, 이상한 단어 등을 지어 내서 무슨 이야기를 하는지 알기 어려움
	와해된 행동 (disorganized behavior)	생각의 혼란, 망상 등으로 인해 상황에 맞지 않는 부적절한 행동을 하거나 목적 없이 반복된 행동을 하는 등의 모습을 보임

2 항정신병약물

항정신병약물(antipsychotic)은 중추신경의 도파민 작용(도파민수용체 작용)을 억제하거나 차단하여 약리작용을 발휘하는 약물이다.

(1) 대표적인 약물

약물의 작용기전에 따라 **1세대 정형 항정신병약물**과 **2세대 비정형 항정신병약물**로 분류된다(표

5–14). 1세대 정형 항정신병약물은 도파민 D_2수용체 차단작용에 의해 양성증상에 효과를 나타내지만, α_1수용체 및 H_1수용체 차단에 의한 진정작용, 무스카린수용체 차단에 의한 항콜린 작용이 문제가 되었다. 2세대 비정형 항정신병약물은 도파민 D_2수용체 차단작용에 더해 세로토닌 $5-HT_{2A}$수용체 차단작용을 비롯한 다양한 수용체 작용을 가지며, 도파민신경을 활성화하는 작용이 있다. 그 결과 조현병의 양성증상뿐만 아니라 음성증상이나 인지기능 저하에도 치료 효과가 있으며 추체외로증상의 발생 위험도 낮다. 현재는 2세대 비정형 항정신병약물이 우선적으로 선택되어 사용된다.

1세대와 2세대 항정신병약물 외에도 벤조다이아제핀 계열 약물은 급성정신병 증상을 조절하는 데 사용하고, 베타차단제[프로프라놀롤(propranolol)], 리튬(lithium), 항경련제[발프로산(valproic acid)], 카바마제핀(carbamazepine), 항파킨슨제, 항콜린제는 항정신병약물의 부작용을 조절하는 데 사용한다.

표 5–14 항정신병약물의 종류

약물명		특징	부작용			
			진정	추체외로 증상	저혈압	항콜린 작용
■ 1세대 정형 항정신병약물						
페노싸이아진 계열	클로르프로마진 (chlorpromazine)	체온하강작용, 구토억제작용	+++	++	+++	++
	퍼페나진 (perphenazine)	치매에도 사용, 구토억제작용	+	+++	+	++
	프로클로르페라진 (prochlorperazine)	구토억제작용	+	+++	+	+
	디오리다진 (thioridazine)	중간 정도 또는 심각한 우울증과 치매에 사용	+++	+	+++	+++
	트라이플루오페라진 (trifluoperazine)	치매에도 사용, 발작장애가 있는 경우 주의가 필요함	+	+++	+	+
비페노싸이아진 계열	할로페리돌 (haloperidol)	심각한 정신병, 치매, 뚜렛증후군에 사용	+	+++	+	+
	록사핀(loxapine)	치매에도 사용	++	+++	++	+
■ 2세대 비정형 항정신병약물						
리스페리돈(risperidone)		행동장애에 사용 가능	+	++	++	+
올란자핀(olanzapine)		알파수용체 및 아세틸콜린차단제	++	+	++	+++
클로자핀(clozapine)		조현병 치료제(16세 이상)	+++	+	+++	++
아리피프라졸(aripiprazole)		조현병 치료제, 당뇨병 환자의 경우 포도당 조절능력이 저하될 수 있음	+	+	+	–
쿠에티아핀(quetiapine)		기립저혈압 위험, 우울증에도 사용	++	–	++	–
지프라시돈(ziprasidone)		뚜렛증후군에 사용	+	++	+	++

– : 없음, + : 낮음, ++ : 보통, +++ : 심함

임상정보

항정신병약물은 뇌의 중(간)뇌-둘레계통 영역에서 도파민수용체를 차단하여 정신병 증상을 멈추게 하지만 (그림 5-12 참조), 뇌의 다른 영역에서 수용체를 차단함으로써 다음과 같은 추체외로증상을 일으킨다.

① 가성파킨슨증(pseudoparkinsonism) : 치료 수주일 후에 발병하며 침흘림, 톱니바퀴경직, 셔플보행, 가면 같은 표정, 떨림 · 구축, 운동불능증 등이 나타난다. 항콜린제를 함께 사용하면 예방할 수 있다.

② 좌불안석증(akathisia) : 치료 수주일 후에 발병하며 끊임없이 앉았다 섰다를 반복한다.

③ 지연이상운동증(tardive dyskinesia) : 치료 1년 후 무렵에 투여량 감소 또는 갑작스러운 약물중단에 의해 나타나는 입과 혀의 비자발적 운동으로, 노인이나 여성에게 발병하기 쉽다.

(2) 약물 효과

- 정신병 증상의 악화 억제
- 약물 부작용 최소화

(3) 부작용

만성 피로와 졸음은 흔한 부작용으로 약물을 취침시간에 투여하면 최소화할 수 있다. 특히 치료를 시작할 때는 어지럼증과 쇠약으로 나타나는 기립저혈압을 유발할 수 있다. 또한 항콜린 작용으로 인해 시야 흐림, 빈맥, 구강과 비강 점막의 건조 등이 나타나고, 소변정체, 변비 등도 발생한다.

심각한 부작용으로 추체외로증상(가성파킨슨증, 좌불안석증, 지연이상운동증), 간독성(식욕부진, 구역, 구토, 황달, 간비대, 비장비대), 혈액질환, 과민증(두드러기, 가려움증, 발진, 빛 민감성) 등이 유발되기도 하므로 주의가 필요하다.

(4) 상호작용

- 항히스타민제, 알코올, 진통제, 마취제, 진정제, 아편유사제, 진정 · 수면제 : 이들 약물은 항정신병 약물의 독성작용을 증가시킨다.
- 레보도파(levodopa), 로피니롤(ropinirole), 프라미펙솔(pramipexole) 등의 도파민작용제 : 이들 약물은 항정신병약물의 도파민 대항작용을 차단하므로 동시 사용을 피해야 한다.
- 카바마제핀(carbamazepine), 페니토인(phenytoin), 리팜핀(rifampin) : 이들 약물은 항정신병약물의 대사를 자극한다.

- **에리트로마이신(erythromycin), 시메티딘(cimetidine), 클래리트로마이신(clarithromycin), 플루옥세틴(fluoxetine), 케토코나졸(ketoconazole), 플루복사민(fluvoxamine), 시프로플록사신(ciprofloxacin), 파록세틴(paroxetine), 자몽주스** : 이들 약물은 항정신병약물의 대사를 억제하여 약물의 혈중농도와 독성작용 발생위험을 증가시킨다.
- **항고혈압제** : 이 약물은 항정신병약물의 저혈압 작용을 증가시킨다. 항정신병약물의 부작용을 치료하기 위해 사용하는 경우가 아니라면 병용은 권장되지 않는다.
- **흡연** : 클로자핀과 올란자핀의 대사를 향상시키기 때문에 흡연 환자의 약물 효과를 유지하려면 더 많은 용량이 필요할 수 있다.

조현병 환자를 위한 간호중재

사정

- **행동 이력** : 환자 및 다른 사람들로부터 증상의 시작, 기간 및 진행과 관련된 정보를 수집한다. 복용 중이거나 복용한 모든 약물에 대한 자세한 이력을 기록한다.
- **기본적인 정신상태** : 환자의 일반적인 외모와 옷차림의 적절성에 주목한다. 기분장애를 극복하기 위해 어떤 대처방법을 사용했는지 확인한다. 환자가 자기관리활동과 사회적, 업무적으로 해야 할 일을 수행할 수 있는지 확인한다.
- **대인관계** : 환자의 삶에서 지원을 해주는 사람들을 확인한다. 가족과 지인에게 환자와의 관계를 설명해달라고 요청한다.
- **기분과 감정** : 변화된 사고, 행동 및 감정을 경험하는 환자에 대해서는 언어적 및 비언어적 행동에 대한 신중한 평가가 필요하다.
- **생각의 명확성** : 환자가 망상, 무질서한 언어패턴, 사고비약, 자폐증, 과대망상, 무언증으로 고통받고 있는지 확인하고 환각이 있는지 확인한다.
- **자살관념** : 환자에게 자살에 대한 생각을 해본 적이 있는지 물어본다.
- **정신운동기능** : 환자의 활동 수준을 파악한다.
- **수면패턴** : 환자의 정상적인 수면패턴과 증상 발현 후 수면패턴의 변화를 확인한다.
- **식이기록** : 식욕에 대해 질문하고 의도적인 다이어트와 관련이 없는 체중 증가 또는 감소를 기록한다.

수행

- 환자에게 안전하고 외부 자극을 줄일 수 있는 구조화된 환경을 제공한다.
- 환자가 감정을 표현할 수 있는 기회를 제공한다.
- 가능하다면 환자가 결정을 내릴 수 있도록 하고, 환자를 자기관리활동에 참여시킨다.
- 환자에게 한계를 설정해서 부적절한 행동을 제어한다.
- 환자가 변화된 지각(altered perception)을 하는 경우 주의를 돌리기 위한 활동을 제공하고, 왜곡된 인식을 강화할 수 있는 TV 시청과 같은 상호작용을 최소화한다.
- 의심이 많은 환자를 대할 때는 솔직하고 직설적으로 말한다.
- 환자가 자살을 시도하는 경우 자살계획에 대한 자세한 내용을 묻고, 가족이나 중요한 지인에게서 얻은 정보를 바탕으로 후속조치를 취한다.
- 행동양상에 따라 적절하게 병원 지침 내에서 신체적 구속을 한다. 상황에 따라 최소한의 제한적인 방법을 사용한다.
- 활동량이 많은 환자가 먹기에 적합한 고단백, 고칼로리 음식을 제공하여 영양학적 필요를 충족시킨다.
- 조작적 행동에 대하여 모든 의료진이 일관된 방식으로 대처한다.

조현병 환자를 위한 간호중재 (계속)

교육

- 외래 환자나 입원 환자에게 진료실 및 병동, 규칙에 대해 안내한다.
- 지역사회 내에서 이용할 수 있는 활동그룹과 자원에 대해 설명한다. 명상, 바이오피드백, 이완요법도 도움이 될 수 있다.
- 환자와 가족을 목표 설정에 참여시키고, 가능한 한 그룹 프로세스에 통합하여, 환자가 대처기술을 향상시키는 긍정적인 경험을 하도록 한다.
- 환자교육은 개별화되어야 하며, 사정자료를 기반으로 하여 환자가 자존감을 성장하고 향상할 수 있는 구조화된 환경을 제공해야 한다.
- 환자가 스트레스에 대처하는 모습을 살펴보고, 약물 사용의 대안으로 긍정적이고 현실적인 목표를 향해 나아갈 수 있는 방법을 파악한다.

Section 07 발작장애에 사용하는 약물

1 뇌전증

1. 뇌전증의 병태

발작(seizure)은 뇌의 신경세포에서 비정상적인 전기활동이 잠깐 동안 일어나는 증상으로, 발열, 머리손상, 뇌종양, 뇌수막염, 저혈당증, 약물 과다복용, 약물 금단증상, 약물중독 등이 원인이 되어 발생할 수 있다. 이러한 발작이 만성적이고 반복적으로 발생하면 **뇌전증**(epilepsy)으로 진단된다. 뇌전증은 역학적으로 가장 많이 발생하는 신경질환 중 하나로 인구 0.5~1% 정도의 유병률을 나타낸다.

신경계통이 정상적으로 기능하려면 흥분성 신호와 억제성 신호가 정교하게 조절될 필요가 있다. 그러나 뇌전증에서는 어떠한 원인으로 흥분성 신호와 억제성 신호의 균형이 무너짐으로써 과도한 흥분이 발생하는 것으로 파악된다(표 5-15).

표 5-15 뇌전증의 병태

정상	뇌전증	
	흥분성 신호의 항진	억제성 신호의 감소
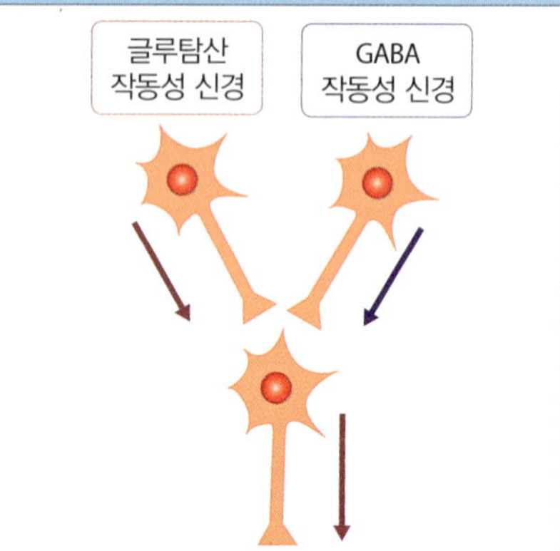	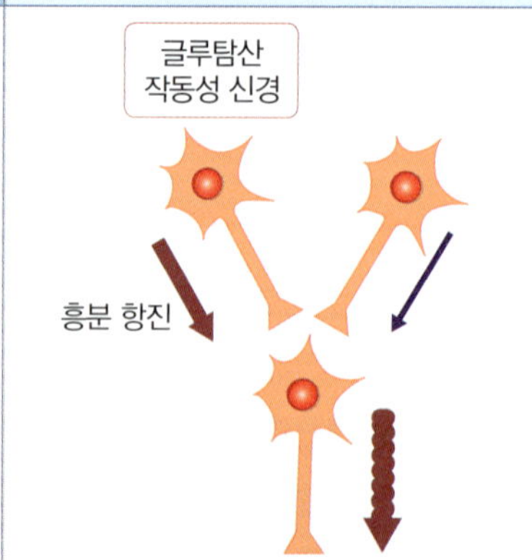	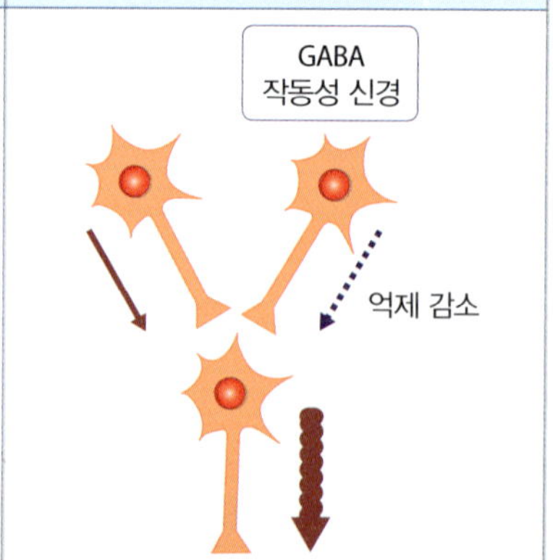
흥분성 신호와 억제성 신호가 균형을 이루며 신경세포는 적절하게 흥분함	흥분성 신호의 항진으로 신경세포의 과도한 흥분이 일어남	억제성 신호의 감소로 신경세포의 과도한 흥분이 일어남

뇌전증의 발작 증상은 단순하고 일시적이어서 신체 변화나 의식소실이 없는 것에서부터 의식소실을 동반하는 것에 이르기까지 광범위하게 나타난다(표 5-16).

표 5-16 뇌전증발작의 종류

부분발작	단순부분발작 (simple partial seizure)	• 대뇌 일부분에서 시작되며 대뇌 전반으로 퍼지지 않고 의식이 유지되는 것이 특징 • 대뇌피질 장애부위에 한정된 운동 · 감각 · 자율신경 및 정신증상이 나타남
	복합부분발작 (complex partial seizure)	• 의식의 장애가 있는 것이 특징 • 의식 · 인식 · 정서장애, 착각, 환각, 자동증(automatism) 등이 나타남
전신발작	소발작 (absence seizure; 결신발작)	• 주로 소아에게서 발생 • 돌발적이고 단시간(5~20초)의 의식소실을 주요 증상으로 하며 얼굴이나 팔다리의 운동이상증을 동반
	대발작 (grand mal seizure; 강직간대발작)	• '전조 → 긴장경련 → 간대경련 → 경련 후 혼수'와 같은 일련의 과정을 나타냄 • 발작 후 대개 깊은 수면이 뒤따르고 일시적인 의식 장애가 나타나기도 하며 일정 기간 동안의 기억 소실이 동반
	근간대발작 (myoclonic seizure)	• 빠르고 순간적인 근육수축이 한쪽 또는 양쪽 팔다리와 몸통에 한 번 또는 연달아 반복되는 것이 특징 • 주로 잠에서 깬 식후나 수면이 부족할 때 발생하며, 피로감, 정신적인 스트레스, 광자극 등에 의해 심해지기도 함
	무긴장발작 (atonic seizure)	• 순간적인 의식소실과 함께 전신의 근육에서 힘이 빠지면서 넘어지는 형태
뇌전증지속상태	• 뇌전증발작(epileptic seizure)이 반복적이고 지속적으로 일어나고, 의식의 회복기가 없으며 방치하면 치명적인 결과에 이름	

2. 뇌전증의 치료

뇌전증발작의 발병 연령, 증상, 뇌파이상 패턴, 영상소견, 운동이나 치매기능 등에서 어느 일정한 공통된 항목을 찾아낼 수 있으면 뇌전증으로 진단하고, 병인을 탐색하여 치료를 진행한다. 명백한 요인이 없는 발작인 경우 첫 발작에는 원칙적으로 항뇌전증제의 치료를 시작하지 않지만, 뇌파이상이나 뇌병터, 가족력 유무 등에서 재발이 의심되면 항뇌전증제의 치료를 고려한다.

2 항뇌전증제

뇌전증은 신경세포의 과잉흥분으로 발생하기 때문에 신경의 흥분을 억제하는 작용을 하는 약물이 **항뇌전증제**(antiepileptic drug)로서 사용된다. 신경의 흥분을 억제하는 기전에는 억제신호를 증강하는 작용(GABA의 작용 강화)과 흥분신호를 억제하는 작용(소듐통로 차단, 칼슘통로 차단 등)이 있다(그림 5-13).

1. 벤조다이아제핀 계열

벤조다이아제핀(benzodiazepine) **계열** 약물의 작용기전은 완전히 밝혀지지 않았지만, GABA-A수용체를 자극하여 신경세포 간 연접후틈새에서 GABA의 효과를 강화함으로써 신경전달을 억제하는 것으로 판단된다.

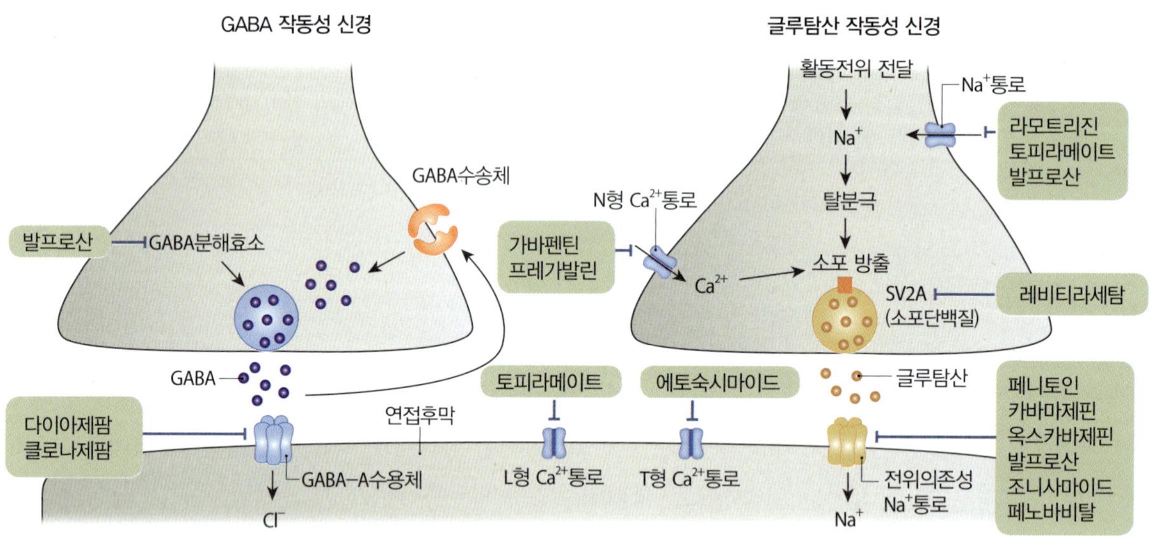

그림 5-13 항뇌전증제의 작용기전

(1) 대표적 약물

항뇌전증제로 사용하는 벤조다이아제핀 계열 약물에는 **다이아제팜**(diazepam), **로라제팜**(lorazepam), **클로나제팜**(clonazepam), **클로라제핀산**(clorazepate)이 있다(표 5-17).

표 5-17 벤조다이아제핀 계열 항뇌전증제

약물명	특징
다이아제팜(diazepam)	• 모든 형태의 뇌전증에 사용 • 다른 약물과 병용 사용 • 발작을 조절하기 위해 정맥으로 투여
로라제팜(lorazepam)	• 뇌전증지속상태에 사용 • 발작을 조절하기 위해 정맥으로 투여
클로나제팜(clonazepam)	• 소아의 소발작, 근간대발작 및 무긴장발작의 경구 치료에 유용
클로라제핀산(clorazepate)	• 부분발작을 조절하기 위해 다른 항뇌전증제와 함께 사용

안전경고

벤조다이아제핀 계열 약물을 장기간 복용하다가 갑자기 중단하면 알코올 금단증상과 유사한 증상이 나타날 수 있다. 증상은 쇠약이나 불안에서부터 섬망이나 강직간대발작에 이르기까지 다양하다. 2~4주에 걸쳐 벤조다이아제핀을 점진적으로 중단함으로써 치료가 가능하다.

(2) 약물 효과

- 발작빈도 감소 및 발작으로 인한 손상 감소
- 치료로 인한 부작용 최소화

(3) 부작용

진정, 졸음, 어지러움, 피로, 기면 등의 신경학적 증상이 나타날 수 있는데 이러한 증상은 지속적인 치료와 용량 조절을 통해 해결할 수 있다. 또한 시야 흐림이 생길 수 있으므로 환자의 안전을 위해 적절한 조치를 취한다.

특히 정신지체가 있거나 정신질환이 있는 환자는 공격성, 초조함 등의 행동장애가 유발되는 경우가 있다. 드물게 혈액장애나 간독성(식욕부진, 구역질, 구토, 황달, 간비대, 비장비대 등)이 나타날 수 있으므로 주의가 필요하다.

(4) 상호작용

- 항히스타민제, 알코올, 진통제, 마취제, 진정제, 마약, 시메티딘(cimetidine), 진정 · 수면제, 기타 병용하는 항뇌전증제 : 이들 약물은 벤조다이아제핀 계열 약물의 독성작용을 증가시킨다.

- **흡연** : 흡연은 벤조다이제핀 계열 약물의 대사를 증가시키므로 흡연 환자의 경우 약물 효과를 유지하려면 복용량을 늘려야 할 수도 있다.

2. 하이단토인 계열

하이단토인(hydantoin) **계열** 약물의 주요 작용부위는 운동피질이며, 발작활동의 확산을 억제한다. 전위의존성 소듐통로를 차단하여 과도한 흥분으로부터 신경세포막의 문턱값(역치)을 안정화시키며, 그 결과 신경의 지속적인 고주파 발생이 감소된다.

(1) 대표적인 약물

페니토인(phenytoin), **포스페니토인**(fosphenyoin)이 있으며, 부분발작과 강직간대발작 조절에 사용한다. 특히 페니토인을 흔히 사용하며, 포스페니토인은 투여 후 페니토인으로 전환되는 전구약물이다. 포스페니토인은 부하 용량의 페니토인을 투여해야 할 때 특히 유용하다. 독성 농도에서 페니토인은 발작을 유발할 수 있다.

(2) 약물 효과

- 발작빈도 감소 및 발작으로 인한 손상 감소
- 치료로 인한 부작용 최소화

(3) 부작용

구역, 구토, 소화불량 등의 소화기증상은 치료 초기에 흔히 발생한다. 또한 진정, 졸음, 어지러움, 피로, 기면 등의 증상은 용량을 조절하면 해소되므로 환자가 치료를 중단하지 않도록 지도한다. 시야흐림, 안진이 나타날 수 있다. 발작을 조절하기 위해 많은 용량의 약물을 사용하여 체내에 축적되면 안진이 발생하는데, 안진은 약물 과다복용 가능성을 시사하는 지표가 된다. 장기간 연용하면 잇몸증식이 나타나기도 한다.

하이단토인 계열 약물은 특히 고용량 복용 시 혈당 수치를 상승시킬 수 있으며, 당뇨병 환자는 고혈당증에 더욱 취약하므로 주의해야 한다. 드물게 혈액질환, 간독성(식욕부진, 구역, 구토, 황달, 간비대, 비장비대 등), 발진이나 가려움증이 나타나기도 한다.

(4) 상호작용

- 와파린(warfarin), 카바마제핀(carbamazepine), 옥스카바제핀(oxcarbazepin; 1,200mg/일 이상), 토피라메이트(topiramate), 메트로니다졸(metronidazole), 아졸계 항진균제[이트라코나졸(itraconazole), 보리코나졸(voriconazole), 플루코나졸(fluconazole)], 오메프라졸(omeprazole), 페노싸이아진(phenothiazine), 디설피람(disulfiram), 아미오다론(amiodarone), 아이소나이아지드(soniazid), 클로람페니콜(cloramphenicl), 시메티딘 및 설폰아마이드(sulfonamide) : 이들 약물은 페니토인의 치료 효과 및 독성을 강화한다. 동시 치료 중인 환자에게 안진, 진정, 기면과 같은 페니토인 독성반응이 나타나는지 모니터해야 한다.
- 록사핀(loxapine), 페노바비탈(phenobarbital), 니트로푸란토인(nitrofurantoin), 테오필린(teophylline), 에탄올(만성 섭취), 리팜핀(ripampin), 수크랄페이트(sucralfate), 엽산 및 제산제 : 이들 약물은 페니토인의 치료 효과를 감소시킨다.
- 퀴니딘(quinidine), 멕실레틴(mexiletine) : 페니토인이 이들 약물의 혈중농도를 감소키므로 환자의 부정맥 재발을 모니터한다.
- 프레드니솔론(prednisolone), 덱사메타손(dexamethasone) : 페니토인이 이들 약물의 혈중농도를 감소시키므로 항염증 작용이 감소하는지 모니터한다.
- 에스트로젠 함유 피임약 : 페니토인은 에스트로젠의 대사를 촉진한다. 반점이나 출혈은 에스트로젠 수치가 감소하고 에스트로젠 함유 피임약의 피임 효과가 감소했음을 나타낸다.
- 발프로산(valproic acid) : 이 약물은 페니토인의 활성을 증가시키거나 감소시키므로 발작 활동의 빈도가 증가하는지 모니터한다.
- 케토코나졸(ketoconazole) : 이 약물은 하이단토인 계열과 동시에 투여하면 한쪽 또는 양쪽 약물의 대사가 변경될 수 있다.

3. 숙신이미드 계열

숙신이미드(succinimide) **계열** 약물은 일차 들신경세포에서 발견되는 T형 칼슘통로의 전류를 감소시켜 피질에서 신경전달을 억제함으로써 발작의 문턱값을 높인다.

(1) 대표적인 약물

에토숙시마이드(ethosuximide)가 있으며 소발작을 조절하는 데 사용한다.

(2) 약물 효과

- 발작빈도 감소 및 발작으로 인한 손상 감소
- 치료로 인한 부작용 최소화

05

(3) 부작용

구역질, 구토, 소화불량 등의 소화기증상은 치료 초기에 흔히 발생한다. 또한 진정, 졸음, 어지러움, 피로, 기면 등의 증상은 용량을 조절하면 해소되므로 환자가 치료를 중단하지 않도록 지도한다.

(4) 상호작용

- 항히스타민제, 알코올, 진통제, 마취제, 진정제, 기타 항뇌전증제, 진정 · 수면제 : 이들 약물은 숙신이미드의 독성을 증가시킨다.

4. 기타

1) 카바마제핀(carbamazepine)

(1) 작용기전과 적응증

카바마제핀은 뇌세포의 전위의존성 소듐통로를 차단하여 신경의 지속적인 고빈도 흥분을 감소시킨다. 또한 노르에피네프린의 재흡수를 차단하고 노르에피네프린의 방출 및 도파민과 GABA의 전환율을 감소시킨다.

카바마제핀은 강직간대발작과 부분발작을 조절하기 위해 다른 항뇌전증제와 병용하여 사용되며, 근간대발작이나 소발작에는 효과적이지 않다. 또한 삼차신경통(틱장애)과 관련된 통증 치료에 사용되며, 양극성장애 치료에서 리튬이 효과가 없을 때 사용하기도 한다.

(2) 약물 효과

- 발작빈도 감소 및 발작으로 인한 손상 감소
- 치료로 인한 부작용 최소화

(3) 부작용

구역, 구토 등의 소화기증상은 치료 초기에 흔히 발생한다. 또한 졸음, 어지러움 등의 증상은 용량을 조절하면 해소되므로 환자가 치료를 중단하지 않도록 지도한다.

심각한 부작용으로 기립저혈압, 고혈압, 호흡곤란, 부종 등의 심혈관계 증상이나 어눌한 말투, 진정, 혼동 등의 신경학적 증상, 신독성, 간독성, 혈액질환, 발진이나 가려움증 등의 피부반응 등이 나타나기도 한다.

(4) 상호작용

- **아이소나이아지드**(isoniazid), **시메티딘**(cimetidine), **플루옥세틴**(fluoxetine), **플루복사민**(fluvoxamine), **케토코나졸**(ketoconazole), **마크롤라이드 계열 항생제**[**에리트로마이신**(erythomycin), **클래리트로마이신**(clarithromycin)] : 이들 약물은 카바마제핀의 대사를 억제한다.
- **베라파밀**(verapamil), **딜티아젬**(diltiazem), **라모트리진**(lamotrigine) : 이들 약물은 카바마제핀의 혈중 농도를 증가시켜 지남력 상실, 운동실조, 기면, 두통, 졸음, 구역, 구토와 같은 독성작용을 일으킨다.
- **와파린**(warfarin) : 카바마제핀은 와파린의 항응고 작용을 감소시킨다.
- **페노바비탈**(phenobarbital), **페니토인**(phenytoin), **발프로산**(valproic acid) : 카바마제핀은 이들 약물의 대사를 증가시킨다.
- **독시사이클린**(doxycycline) : 카바마제핀은 이 항생제의 대사를 증가시킨다.
- **에스트로젠 함유 피임약** : 카바마제핀은 에스트로젠의 대사를 증가시킨다. 반점이나 출혈은 에스트로젠 수치 감소 및 피임 효과 감소의 징후일 수 있다.

05

2) 가바펜틴(gabapentin)

(1) 작용기전과 적응증

가바펜틴의 작용기전은 알려지지 않았지만, 글루탐산과 같은 흥분성 전달물질의 분비를 억제하는 것으로 판단된다. 일반적으로 부분발작을 조절하기 위해 다른 항뇌전증제와 함께 사용된다. 또한 대상포진후신경통, 섬유근통, 당뇨병신경병증, 폐경과 관련된 혈관운동 증상 등의 질환에도 사용된다.

안전경고

아편유사제나 중추신경억제제를 사용하는 환자나 만성폐쇄폐질환과 같은 폐기능이 저하된 환자에게 가바펜틴을 사용하면 심각한 호흡곤란이 발생할 수 있다. 노인도 고위험군에 속한다.

(2) 약물 효과

- 발작빈도 감소 및 발작으로 인한 손상 감소
- 하지불안증후군 및 대상포진후신경통의 증상 완화
- 치료로 인한 부작용 최소화

(3) 부작용

일반적인 부작용으로 진정, 졸음, 어지러움, 시야 흐림이 발생할 수 있고, 심각한 부작용으로 어눌한 말투, 무기력, 혼돈 등의 신경학적 증상이 유발될 수 있다.

(4) 상호작용

- 수면제, 진통제, 진정제, 중추신경억제제, 알코올 : 이들 약물은 가바펜틴의 진정작용을 증가시킨다.

3) 라모트리진(lamotrigine)

(1) 작용기전과 적응증

라모트리진은 페닐트라이아진 계열의 새로운 항뇌전증제로, 현재 사용되는 다른 항뇌전증제와 연관성이 없다. 주로 전위의존성 소듐통로를 차단하는 것으로 알려졌으며, 신경세포의 칼슘통로에도 작용한다.

소아와 성인의 부분발작과 레녹스-가스토증후군(Lennox-Gastaut syndrome)의 전신발작을 치료하기 위해 다른 항뇌전제와 병용된다. 또한 양극성장애 치료에서 우울증이나 조증의 시작을 지연시키기 위해 다른 표준요법과 병용하기도 한다.

임상정보

레녹스-가스토증후군(Lennox-Gastaut syndrome)은 소아기에 발생하는 뇌전증 중 가장 심한 형태로, 뇌전증 환자의 1~2% 정도를 차지하며 대개 8세 이전에 발병한다. 여러 형태의 경련, 발달부전, 충동조절장애 등의 행동장애를 특징으로 하며, 인지기능장애, 지적장애를 동반할 수 있다.

대부분의 환자가 약물치료에 반응이 좋지 않으며, 발작이 잘 조절되지 않는 경우 중등도 이상의 일상생활 제한이 발생할 수 있다.

(2) 약물 효과

- 발작빈도 감소 및 발작으로 인한 손상 감소
- 양극성장애 치료
- 치료로 인한 부작용 최소화

(3) 부작용

치료 시작 시 구역, 구토, 소화불량 등의 소화기증상이 흔히 나타난다. 진정, 졸음, 어지러움 등의 신경학적 증상이 나타날 수 있는데 이러한 증상은 지속적인 치료와 용량 조절을 통해 해결할 수 있다. 또한 시야 흐림이 생길 수 있으므로 환자의 안전을 위해 적절한 조치를 취한다.

심각한 부작용으로 발진이나 두드러기 등의 피부반응과 무균수막염을 유발할 수 있다. 두통, 발열, 목 뻣뻣함, 구역, 구토, 발진, 빛에 대한 민감성 등 뇌수막염의 징후와 증상이 나타나면 즉시 의료진에게 보고해야 한다.

(4) 상호작용

- 발프로산(valproic acid) : 이 약물은 라모트리진의 대사를 50%까지 감소시킨다.
- 페노바비탈(phenobarbital), 페니토인(phenytoin), 프리미돈(primidone), 카바마제핀(carbamazepine), 옥스카바제핀(oxcarbazepine), 에토숙시마이드(ethosuximide), 리팜핀(ripampin), 아세트아미노펜(acetaminophen), 에스트로젠 함유 경구피임제, 프로제스테론 함유 경구피임제 : 이들 약물은 라모드리진의 대사를 촉신하여 지료 효과를 감소시킨다.
- 수면제, 진통제, 진정제, 중추신경억제제, 알코올 : 이들 약물은 라모트리진의 진정작용을 증가시킨다.

05

4) 레비티라세탐(levetiracetam)

(1) 작용기전과 적응증

레비티라세탐은 피롤리딘 유도체로, 작용기전은 알려지지 않았지만 전위의존성 포타슘통로에 작용하여 소포단백질인 SV2A와 결합하는 것으로 판단된다.

성인의 부분발작, 근간대발작, 강직간대발작에 사용된다.

(2) 약물 효과

- 발작빈도 감소 및 발작으로 인한 손상 감소
- 치료로 인한 부작용 최소화

(3) 부작용

쇠약, 졸음, 어지러움 등의 신경학적 증상이 나타날 수 있는데 일반적으로 경미하여 치료를 계속하면 해소된다. 심각한 부작용으로 혼동, 지남력 상실 등이 유발될 수 있다.

(4) 상호작용

- 수면제, 진통제, 진정제, 중추신경억제제, 알코올 : 이들 약물은 레비티라세탐의 진정작용을 증가시킨다.

5) 옥스카바제핀(oxcarbazepine)

(1) 작용기전과 적응증

옥스카바제핀은 카바마제핀의 활성대사체 중 일부로 대사되는 전구약물이다. 전위의존성 소듐통로를 차단하여 과흥분된 신경세포막을 안정화시킨다. 또한 전위의존성 포타슘 및 칼슘통로를 조절하여 항경련 작용에 기여한다.

성인의 부분발작 치료를 위한 단독요법 또는 병용요법으로, 4~16세 소아의 부분발작 치료를 위한 병용요법으로 사용된다.

(2) 약물 효과

- 발작빈도 감소 및 발작으로 인한 손상 감소
- 치료로 인한 부작용 최소화

(3) 부작용

혼동, 협응력 저하, 졸음, 어지러움 등의 신경학적 증상이 나타날 수 있지만 일반적으로 증상이 경미하고 치료를 계속하면 회복되므로 치료를 중단하지 않도록 지도한다. 심각한 부작용으로 혈액질환, 저나트륨증(구역, 두통, 기면, 혼동, 둔감, 권태감 등의 증상)이 유발될 수 있다.

(4) 상호작용

- 페노바르비탈(phenobarbital), 프리미돈(primidone), 페니토인(phenytoin), 발프로산(valproic acid), 카바마제핀(carbamazepine), 베라파밀(verapamil) : 이들 약물은 옥스카바제핀의 대사를 촉진하여 치료효과를 감소시킨다.
- 에스트로젠 및 프로제스테론 함유 경구피임제 : 옥스카바제핀은 에스트로젠과 프로제스테론의 대사를 증가시켜 피임 효과를 감소시킨다.

6) 페노바비탈(phenobarbital)

(1) 작용기전과 적응증

장시간 작용형 바비튜레이트 계열인 페노바비탈은 정확한 작용기전은 알려지지 않았지만, 발작 문턱값을 높이고 GABA의 억제작용을 강화하여 전기적 발작 활동의 확산을 방지하는 것으로 판단된다.

페노바비탈은 효과적인 항뇌전증제이지만 진정작용이 강해 현재는 비진정 항뇌전증제로 발작 조절에 실패한 경우의 대안제로 사용된다. 다른 항뇌전증제와 병용하며, 부분발작 및 강직간대발작과 근간대발작 치료에 효과적이다.

(2) 약물 효과

- 발작빈도 감소 및 발작으로 인한 손상 감소
- 치료로 인한 부작용 최소화

(3) 부작용

일반적인 부작용으로 졸음, 진정, 기면, 주의력 감퇴, 두통, 근육통, 관절통, 정신적 우울증 등이 나타난다. 페노바비탈의 습관적인 사용은 신체적 의존을 일으킬 수 있으므로 과도한 사용이나 남용은 피해야 한다. 노인의 경우 페노바비탈에 대해 흥분, 디행감, 인절부질못함, 혼동 등 역설적인 반응을 보일 수 있다. 드물지만 두드러기, 가려움증, 발진, 고열, 점막염증 등의 심각한 피부반응과 혈액질환이 유발될 수 있다.

(4) 상호작용

- 항히스타민제, 알코올, 진통제, 마취제, 진정제, 발프로산(valproic acid), MAOI, 진정 · 수면제 : 이들 약물은 페노바비탈의 독성작용을 증가시켜 과도한 진정상태를 유도한다.
- 와파린(warfarin), 에스트로젠 함유 경구피임제, 코티코스테로이드(corticosteroid), 베타차단제, 메트로니다졸(metronidazole), 독시사이클린(doxycycline), 항우울제, 퀴니딘(quinidine), 클로르프로마진(chlorpromazine) : 페노바비탈은 이들 약물의 효과를 감소시킨다.

7) 프레가발린(pregabalin)

(1) 작용기전과 적응증

화학적으로 가바펜틴과 관련이 있으나 GABA를 강화하지는 않고 전위의존성 칼슘통로를 차단하여 작용한다.

부분발작을 조절하기 위해 다른 항뇌전증제와 함께 사용되며, 섬유근통, 당뇨병신경병증, 척수손상과 관련된 신경병증성 통증, 대상포진후신경통 치료제로도 사용된다. 남용 및 의존 위험이 있는 약물이다.

안전경고

가바펜틴과 마찬가지로 아편유사제나 중추신경억제제를 사용하는 환자나 만성폐쇄폐질환과 같은 폐기능이 저하된 환자에게 프레가발린을 사용하면 심각한 호흡곤란이 발생할 수 있다. 노인도 고위험군에 속한다.

(2) 약물 효과

- 발작빈도 감소 및 발작으로 인한 손상 감소
- 섬유근통, 당뇨병신경병증, 대상포진후신경통과 관련된 통증 완화
- 치료로 인한 부작용 최소화

(3) 부작용

진정, 졸음, 어지러움 등의 신경학적 증상이 나타날 수 있는데 이러한 증상은 지속적인 치료와 용량 조절을 통해 해결할 수 있다. 또한 시야 흐림이 생길 수 있으므로 환자의 안전을 위해 적절한 조치를 취한다.

심각한 부작용으로 혼돈, 지남력 상실, 약물의 과다사용과 남용 등이 유발될 수 있다.

(4) 상호작용

- 수면제, 진통제, 진정제, 벤조다이아제핀 계열, 옥시코돈(oxycodone), 중추신경억제제, 알코올 : 이들 약물은 프레가발린의 진정작용을 증가시킨다.

8) 토피라메이트(topiramate)

(1) 작용기전과 적응증

작용기전은 알려지지 않았지만, ①신경세포막에서 소듐통로의 장기간 차단, ②억제성 신경전달물질인 GABA의 활성 강화, ③흥분성 신경전달물질의 특정 수용체에 대한 대항작용 등이 있는 것으로 판단된다.

부분발작과 강직간대발작을 조절하기 위해 다른 항뇌전증제와 함께 사용하며, 성인을 대상으로 편두통 예방을 위해 사용되기도 한다.

(2) 약물 효과

- 발작빈도 감소 및 발작으로 인한 손상 감소
- 편두통 예방
- 치료로 인한 부작용 최소화

(3) 부작용

일반적인 부작용으로 진정, 졸음, 어지러움이 발생하는데 이러한 증상은 치료를 지속하고 용량을 조절하면 해결된다. 따라서 의료진과 상의 없이 치료를 중단하지 않도록 지도한다.

심각한 부작용으로 혼동, 지남력 상실 등의 신경학적 증상이 유발될 수 있다. 신생아의 경우 구순·구개열 발생 위험을 증가시키고, 소아의 경우 발한 감소와 과도한 발열이 유도되기도 한다.

(4) 상호작용

- 페노바비탈(phenobarbital), 프리미돈(primidone), 페니토인(phenytoin), 발프로산(valproic acid), 카바마제핀(carbamazepine) : 이들 약물은 토피라메이트의 대사를 촉진하여 치료 효과를 감소시킨다.
- 수면제, 진통제, 진정제, 중추신경억제제, 알코올 : 이들 약물은 토피라메이트의 진정작용을 증강시킨다.
- 에스트로젠 함유 경구피임제 : 토피라메이트는 에스트로젠의 대사를 촉진하여 에스트로젠의 약물 효과를 감소시킨다.

9) 발프로산(valproic acid)

(1) 작용기전과 적응증

작용기전은 알려지지 않았지만 억제성 신경전달물질로서 GABA의 활동을 돕는 것으로 판단된다.

강직간대발작, 소발작, 근간대발작이 복합된 환자 치료에 단일요법으로 사용할 수 있는 유일한 약물이다. 또한 리튬 단독요법에 반응하지 않는 양극성장애 관련 급성조증 치료에 단독으로 또는 리튬이나 카바마제핀과 병용한다. 편두통 예방에 사용되지만, 편두통 치료에는 효과적이지 않다.

(2) 약물 효과

- 발작빈도 감소 및 발작으로 인한 손상 감소
- 양극성장애의 급성조증 치료
- 편두통 예방
- 치료로 인한 부작용 최소화

(3) 부작용

구역, 구토, 소화불량 등의 소화기증상은 치료 초기에 흔히 발생한다. 또한 진정, 졸음, 어지러움 등의 신경학적 증상은 용량을 조절하면 해소되므로 환자가 치료를 중단하지 않도록 지도한다. 시야 흐림이 나타날 수도 있다.

심각한 부작용으로 혈액질환, 선천결함(임신 중 발프로산에 노출된 영아는 신경관결손, 두개안면결손, 심혈관기형의 위험 증가), 간독성, 췌장염 등이 유발될 수 있다.

(4) 상호작용

- 페노바비탈(phenobarbital), 프리미돈(primidone), 페니토인(phenytoin), 토피라메이트(topiramate), 카바마제핀(carbamazepine) : 이들 약물은 발프로산의 대사를 촉진하여 치료 효과를 감소시킨다.
- 수면제, 진통제, 진정제, 중추신경억제제, 알코올 : 이들 약물은 발프로산의 진정작용을 증강시킨다.

10) 조니사마이드(zonisamide)

(1) 작용기전과 적응증

설폰아마이드(sulfonamide)로 분류되며, 다른 항뇌전증제와 화학적으로 관련성이 없다. 소듐통로와 칼슘통로를 차단하여 신경세포막을 안정시킴으로써 발작 자극의 전파를 막는 작용을 한다. GABA의 활동에는 영향을 미치지 않는다.

성인의 부분발작 치료에 다른 항뇌전증제와 함께 사용한다.

(2) 약물 효과

- 발작빈도 감소 및 발작으로 인한 손상 감소
- 치료로 인한 부작용 최소화

(3) 부작용

일반적인 부작용으로 졸음, 어지러움 등의 신경학적 증상이 나타나는데, 이러한 증상은 용량을 조절하면 해소되므로 환자가 치료를 중단하지 않도록 지도한다. 심각한 부작용으로 혼란, 지남력 상실, 신독성, 혈액질환, 발진이나 가려움증 등의 피부반응이 유발될 수 있다.

(4) 상호작용

- 수면제, 진통제, 진정제, 중추신경억제제, 알코올 : 이들 약물은 조니사마이드의 진정작용을 증강시킨다.

임상정보

항뇌전증제를 일정 기간 복용한 후 갑자기 감량 또는 중단하면 반동현상(rebound phenomenon)을 일으킬 수 있기 때문에 한동안 발작이 없었다고 해서 스스로 판단하여 약을 감량하거나 복용을 중단하지 않도록 주의해야 한다. 급격하게 약물농도가 저하되면 발작 횟수가 증가하거나 발작이 끝나기 전에 다시 발작이 오는 뇌전증지속상태(status epilepticus)에 이를 위험이 있다.

그 기전으로는 억제신호를 증강시키는 약물에서는 GABA-A수용체 수가 감소하여 억제신호에 대한 내성이 생기고, 흥분신호를 억제하는 약물에서는 글루탐산수용체 수가 증가하여 흥분신호에 대한 과민성이 생기기 때문으로 판단된다.

반동현상은 모든 항뇌전증제에서 일어날 수 있으며, 특히 페노바비탈, 벤조다이아제핀 계열, 카바마제핀에서 일어나기 쉽다.

뇌전증 환자를 위한 간호중재

사정

- **발작 활동 내역** : 발작 전 환자가 어떤 활동을 했는지, 발작이 시작되기 전 행동에 변화가 있었는지, 발작 전 전조증상을 느꼈는지 등 환자의 발작 전 상황을 파악한다.
- **발작 설명** : 발작이 시작된 정확한 시간과 각 단계의 지속시간, 관련된 특정 신체부위에 대한 설명, 영향을 받은 신체부위의 발작 진행 상황을 기록한다.
- **발작 후 행동** : 의식수준(시간, 장소, 사람에 대한 지남력 등)을 기록한다. 각성상태, 피로감 또는 두통의 정도를 평가한다. 쇠약의 정도, 언어의 변화, 기억상실 여부를 사정한다. 발작 중 발생한 신체적 상해(타박상, 베인 상처, 열상 등)를 평가한다.

수행

- **발작 활동 관리** : 환자 곁을 떠나지 않고, 환자가 다치지 않도록 보호한다. 침착하고 조용한 태도를 유지하며, 발작이 끝나면 환자를 안심시킨다. 발작의 근본 원인(고열, 대사장애, 두부외상, 약물 또는 알코올 금단증상 등)에 대한 적합한 간호중재를 시작한다. 발작의 모든 측면을 관찰하여 전조증상(있는 경우), 발작 시작 및 종료 시간, 영향을 받은 신체부위, 발작 행동의 진행순서, 자율신경 징후(호흡 변화, 발한, 요실금, 타액 분비, 홍조, 동공 확장 등), 발작 후 관찰(활력징후, 의식수준, 언어패턴/장애, 근육통, 쇠약 또는 마비 등), 각 단계가 지속된 시간 등을 자세히 기록한다.
- **심리적 영향** : 환자에게 정상적인 생활방식을 유지하도록 권장한다. 환자가 자신의 감정을 표현할 수 있도록 한다. 이전에 잘 조절되던 발작 활동이 증가하는 등 질병을 부인하는 징후가 있는지 주의한다. 약물명, 복용량, 마지막 투약시간을 포함하여 환자의 현재 투약일정을 파악한다.

교육

- **운동 및 활동** : 발작을 유발하는 활동이나 행동, 이를 피하는 방법에 대해 논의한다.
- **영양** : 각성제(카페인 함유 제품 등)의 과도한 사용을 피하도록 지도한다.
- **안전** : 환자에게 자동차 운전이나 기계 작동을 피하도록 지도한다.
- **스트레스** : 긴장과 스트레스를 줄이면 일부 환자에서 발작 활동이 감소될 수 있음을 알린다.
- **구강위생** : 매일 구강위생을 실천하고 정기적인 치과검진을 받도록 권장한다.
- **임신 중 약물복용** : 임신이 의심되면 최대한 빨리 산부인과 의사의 진료를 받고, 항뇌전증제 복용 사실을 알리도록 한다. 의사가 지시하지 않는 한 약물복용을 중단하지 않는다.

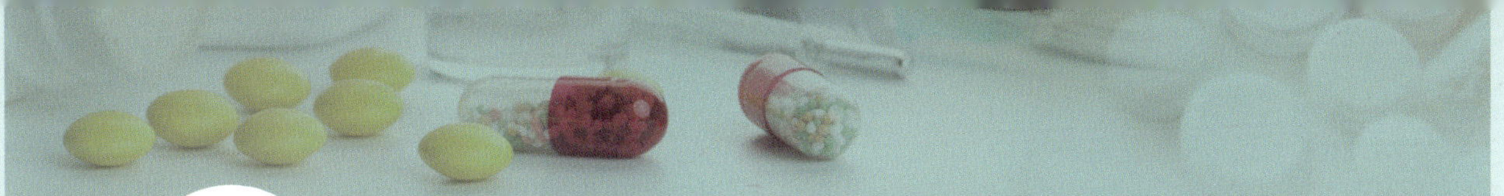

Section 08 통증관리에 사용하는 약물

1 통증

1. 통증의 정의

통증(pain)이란 조직을 손상할 수 있는 자극 또는 조직손상에 의한 불쾌한 감각이나 정서적 체험을 말한다. 통증은 매우 주관적이며 특정 상황에서 개개인의 행동적, 생리적, 감각적, 감정적(주의력, 불안, 피로, 암시, 사전조건 등) 및 문화적 요인에 의해 영향을 받는다. 통증은 생체에 이상이 생겼을 때 경고 역할을 하지만, 견딜 수 없는 통증으로 인해 일상생활에 지장이 생기는 경우에는 통증을 제거할 필요가 있다. 통증을 제거하기 위해 진통제 등을 투여하는 약물요법, 국소미취제 등을 주사하는 신경차단법, 수술요법, 재활훈련, 정신심리요법 등 다양한 방법이 시행된다.

2. 통증의 분류

통증은 발생기전에 따라 **기질적 통증**과 **비기질적 통증**(심인성 통증 등)으로 나뉘고, 기질적 통증은 다시 통각수용성 통증과 신경장애성 통증으로 나뉜다(표 5-18).

또한 발생기간에 따라 **급성통증**(단기 통증)과 **만성통증**(장기 통증)으로 나뉜다. 급성통증은 신체구조(피부, 근육, 내장 등)의 갑작스러운 손상으로 인해 발생한다. 통증 강도는 일반적으로 조직손상 정도에 비례하며, 교감신경계통이 활성화되어 심박수, 맥박, 호흡, 혈압이 증가한다. 이러한 교감신경계통 자극은 구역, 발한, 동공 확장, 혈당수치 상승을 유발하기도 한다. 만성통증은 지속적인 조직손상 또는 초기 외상 시 주변 세포에서 방출되는 화학물질로 인해 발생한다. 만성통증이 있으면 신체적, 정서적 요인이 작용하여 환자의 삶의 질에 영향을 미치고 추가적인 스트레스, 분노, 만성피로, 우울증을 유발한다.

표 5-18 발생기전에 따른 통증의 분류

분류	통각수용성 통증		신경장애성 통증
	몸통증	내장통증	
통증 발생원	조직(피부, 뼈, 근육, 관절 등)의 손상	관강장기(위, 장 등)의 염증이나 폐색, 실질장기(간, 췌장 등)의 염증이나 압박	신경계통의 손상이나 기능이상 (대상포진, 당뇨병, 암, 외상 등에 따름)
성질	생체방어를 위한 생리적 통증		신경기능 자체에 오류가 발생한 병적 통증
특징	통각수용기가 중추로 위험신호를 전달		통각전도로가 장애를 받음
지속시간	급성(때로 만성)		종종 만성화

3. 통증의 전달기전

통증자극이 가해지면 말초에서 상행성 통각전도로(가쪽척수시상로)를 통해 중추로 전달되어 통증으로서 감지된다. 한편, 뇌에서 척수에 이르는 하행성 통각억제계통도 있으며 이는 통증을 억제하는 작용을 한다.

말초에서 염증, 열 자극, 기계적 자극이 가해지면 염증부위에서는 통증유발물질인 브라디키닌(bradykinin)이나 히스타민(histamin)이 분비되어 말초의 통각수용기가 자극되며, 1차 신경세포는 척수 뒤뿌리에서 척수로 들어가 글루탐산이나 물질 P를 방출해서 2차 신경세포로 자극을 전달한다. 2차 신경세포가 척수 뒤뿔에서 시상까지 자극을 전달하고, 3차 신경세포에 의해 대뇌피질의 감각영역으로 정보가 전달되면 통증으로서 감지된다(그림 5-14).

4. 통증의 관리

WHO에서는 **진통제 사다리**를 활용하면 80~90% 환자의 통증은 적절히 조절될 수 있다고 한다(그림 5-15). 또한 통증 치료에서 준수해야 하는 진통제 사용의 4가지 원칙이 있는데, ①경구투여가 기본이고, ②투여시각이 정확해야 하며, ③환자별로 투여량을 설정해야 하고, ④①~③에 따른 치료를 바탕으로 통증 강도에 따라 진통제 사다리의 진통제를 선택하고 사용하는 것이다.

임상정보

진통보조제란 진통작용은 없지만 진통제와 병용하면 진통 효과를 높이는 약물을 말한다. 난치성 신경장애성 통증에 사용된다. 항우울제, 항경련제, 항부정맥제, 글루탐산 NMDA수용체대항제 등이 있다.

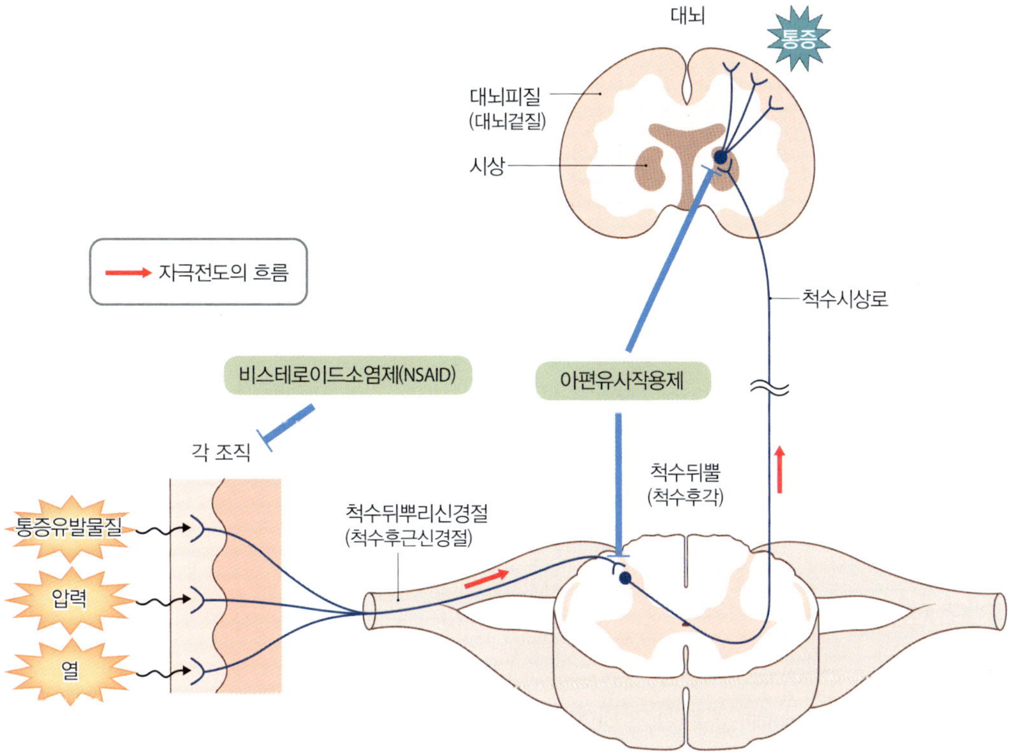

그림 5-14 통증의 전달기전

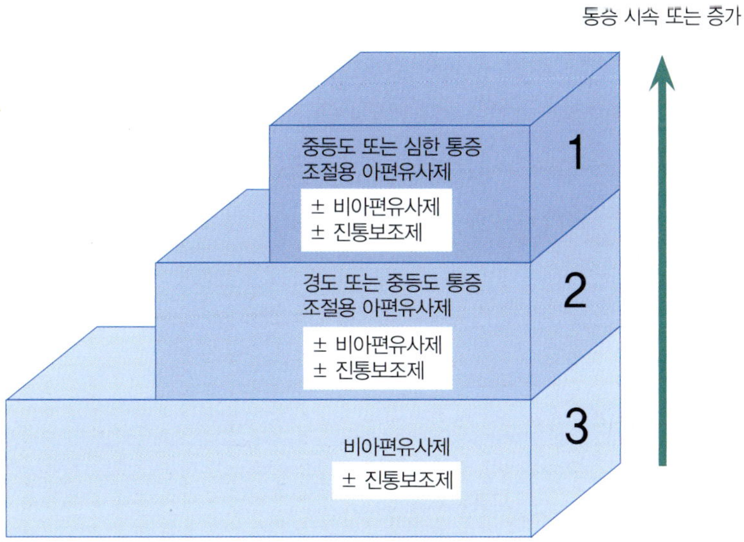

그림 5-15 진통제 사다리

2 진통제

진통제(analgesic)는 통증을 제거하거나 완화시키는 약물로, 크게 **아편유사제**(opioid analgesic; 마약진통제)와 **비아편유사제**(nonopioid analgesic; 비마약진통제)로 나뉜다. 아편유사제는 중추신경계통에서 통증 전달을 억제하여 진통 효과를 나타내며 진통작용이 큰 편이지만 오·남용의 위험이 있다. 아편유사제에는 아편유사작용제, 아편유사부분작용제와 아편유사제의 효과를 차단하는 아편유사제대항제가 있다. 비아편유사제는 주로 염증을 가라앉히는 작용으로 통증을 억제하며, 비스테로이드소염제와 아세트아미노펜 등이 있다.

1. 아편유사작용제

아편유사작용제(opioid agonist)는 뇌척수 내에 있는 아편유사제수용체(opioid receptor)에 작용해서 통각전달계통을 차단함으로써 강력한 진통작용을 나타내기 때문에 내장통, 골절통, 악성종양 말기의 심한 통증에 사용된다(그림 5-14 참조). 마취전투약으로서도 사용된다.

(1) 대표적인 약물

모르핀 및 모르핀 유도체, 메페리딘 유도체 및 기타로 세분할 수 있다(표 5-19). 이러한 약물을 투여하면 주로 중추신경계통에 영향을 미치며(진통, 기침반사 억제, 호흡 억제, 졸음, 진정, 정신 혼탁, 다행감, 구역, 구토 등), 심혈관계통, 소화계통, 내분비계통, 비뇨계통에도 중대한 영향을 미칠 수 있다.

아편유사작용제를 장기간 지속적으로 사용하면 내성이 생기고 정신적·신체적 의존이 생길 수 있다.

표 5-19 아편유사작용제의 종류

그룹	약물명
모르핀 및 모르핀 유도체	코데인(codeine), 하이드로코돈(hydrocodone), 하이드로모르폰(hydromorphone), 모르핀(morphine), 옥시코돈(oxycodone)
메페리딘 유도체	알펜타닐(alfentanil), 펜타닐(fentanyl), 수펜타닐(sufentanil)
기타	트라마돌(tramadol), 타펜타돌(tapentadol)

① 코데인(codein)

모르핀과 비교하여 진통, 진해, 호흡억제, 의존성이 약하기 때문에 안전범위가 넓고 진해제로서 사용되는 경우도 많다. 아편유사제수용체인 μ수용체를 자극하여 진해와 진통(모르핀의 1/6 정도) 작용을 한다.

② 모르핀(morphine)

대표적인 아편유사작용제(마약진통제)로, 아편유사제수용체인 μ수용체에 주로 작용해서 강력한 진통 효과를 나타낸다. 암성통증, 심근경색증 통증, 수술 후 통증, 만성통증 등에 사용된다. 중추억제작용을 하여 진통, 진해, 호흡억제, 마취 등을 나타내고, 반대로 중추흥분작용을 하여 구토, 동공축소, 척수반사 항진 등을 나타낸다.

③ 옥시코돈(oxycodone)

중등도나 중증의 통증을 완화시키는 데 사용되는 반합성 모르핀 유도체이다. 모르핀 부작용인 호흡저하, 기침억제, 변비, 의존성을 나타낸다. NSAID인 아스피린이나 아세트아미노펜과 병용하면 높은 효과를 나타낸다.

④ 펜타닐(fentanyl)

매우 효과가 높은 지용성의 반합성 아편으로, 혈액뇌장벽(BBB)을 신속하게 통과한다. 주로 마취과에서 사용된다. 패치(지용성 성분으로 피부를 통해 더 쉽게 흡수) 또는 주입 형태로 이용할 수 있어서 지속적으로 진통제가 요구되는 중증의 만성통증에 처방된다.

안전경고

12세 미만의 소아에게는 통증 치료에 코데인과 트라마돌을, 기침 치료에 코데인을 사용해서는 안 된다. 또한 비만이거나 심각한 호흡문제를 증가시킬 수 있는 폐쇄성 수면무호흡증이나 중증폐질환이 있는 12~18세 소아에게도 코데인과 트라마돌을 사용해서는 안 된다.

(2) 약물 효과

- 통증강도 완화 및 통증기간 감소
- 통증이 지속되어 만성통증으로 전환되는 것을 방지
- 통증과 관련된 고통 및 장애 예방

- 부적절한 통증관리와 관련된 심리적 · 사회경제적 결과 예방
- 통증관리와 관련된 부작용 관리
- 일상생활동작의 수행기능 최적화

(3) 부작용

일반적인 부작용으로 어지러움, 현기증, 진정, 발한, 혼란, 지남력 상실 등의 신경학적 증상과 구역, 구토, 변비 등의 소화기증상, 기립저혈압이 생길 수 있다.

아편유사작용제는 호흡중추를 이산화탄소에 덜 민감하게 만들어 호흡억제를 유발한다. 장기간 사용하면 이차성 생식샘저하증과 부신피질호르몬저하증이 발생한다. 또한 요관과 방광에 경련을 일으켜 소변정체를 유발하기 때문에 환자는 소변을 보는 데 어려움을 겪을 수 있다. 아편유사작용제에 대한 오 · 남용 문제도 유발한다.

(4) 상호작용

- **중추신경계통을 억제하는 전신마취제, 페노싸이아진 계열, 진정제, 진정 · 수면제, 삼환계 항우울제, 항히스타민제, 가바펜틴(gabapentin), 프레가발린(pregabalin), 알코올** : 이들 약물은 아편유사작용제의 중추신경 억제작용을 강화한다. 아편유사작용제의 복용량을 정상 복용량의 1/3~1/2로 줄이지 않으면 상호작용으로 인해 호흡억제, 저혈압, 심한 진정 또는 혼수상태가 발생할 수 있다.
- **클래리트로마이신(clarithromycin), 딜티아젬(diltiazem), 에리트로마이신(erythromycin), 아이소나이아지드(isoniazid), 이트라코나졸(itraconazole), 베라파밀(verapamil)** : 이들 약물은 옥시코돈의 대사를 억제하여 독성작용(호흡억제)을 증가시킨다.
- **카바마제핀(carbamazepine), 페니토인(phenytoin), 리팜핀(rifampin)** : 이들 약물은 옥시코돈의 대사를 촉진하므로 신체적 의존이 생긴 환자의 경우 약효가 감소하거나 금단증후군이 나타날 수 있다.
- **선택세로토닌재흡수억제제(SSNR), 삼환계 항우울제, 모노아민산화효소억제제(MAOI)** : 트라마돌이나 타펜타돌을 복용하는 사람이 이들 약물을 복용하면 세로토닌 수치를 증가시켜 세로토닌증후군을 유발할 수 있다.
- **와파린(warfarin)** : 트라마돌은 와파린의 항응고 작용을 증가시킬 수 있으므로, 와파린 복용량을 조정해야 한다.

2. 아편유사부분작용제

아편유사부분작용제(opioid partial agonist)는 이전에 아편유사작용제를 투여했는지의 여부와 해당 아편유

사작용제에 대한 신체적 의존도가 어느 정도인지에 따라 약리작용이 달라지는 흥미로운 약물이다. 이전에 아편유사작용제를 투여한 적이 없다면 아편유사부분작용제는 효과적인 진통제가 된다. 치료 첫 몇 주 동안에는 모르핀과 효능이 유사하지만 장기간 사용하면 내성이 생길 수 있다. 또한 복용량을 늘리면 진통 효과는 크게 증가하지 않지만 부작용의 발생률은 확실히 증가한다.

화상, 암성통증, 신장 급경련통과 관련된 중등도 및 중증 통증의 단기적 완화(최대 3주)와 수술 전 진통, 산과 및 수술 진통에 사용할 수 있다.

(1) 대표적인 약물

부프레노르핀(buprenorphine), **부톨파놀**(butorphanol), **날부핀**(nalbuphine), **펜타조신**(pentazocine) 등이 있다. 부프레노르핀은 아편유사제 금단증상을 예방하기 위해 아편유사제 남용 치료요법의 초기에 사용된다. 날부핀은 신체적 의존이 적으며, 진통과 호흡억제에 대한 천장효과(최고효과, ceiling effect)가 있기 때문에 산과 환자의 진통제로 자주 사용된다.

(2) 약물 효과

- 통증강도 완화 및 통증기간 감소
- 통증이 지속되어 만성통증으로 전환되는 것을 방지
- 통증과 관련된 고통 및 장애 예방
- 부적절한 통증관리와 관련된 심리적 · 사회경제적 결과 예방
- 통증관리와 관련된 부작용 관리
- 일상생활동작의 수행기능 최적화

(3) 부작용

답답함, 어지러움, 진정, 발한 등의 신경학적 증상과 구역, 구토, 구강건조증 등의 소화기증상은 초기 투여 시 자주 발생하는 부작용이다. 또한 아편유사부분작용제를 계속 사용하면 변비가 생길 수 있다. 심각한 부작용으로 혼란, 지남력 상실, 환각, 호흡억제, 이차성 생식샘저하증, 부신피질호르몬저하증 등이 발생할 수 있으며 반복적 사용으로 약물의 내성 및 신체적 의존이 유발되기도 한다.

(4) 상호작용

- **전신마취제, 페노싸이아아진 계열, 진정제, 진정 · 수면제, 삼환계 항우울제, 항히스타민제, 알코올** : 이들 약물은 아편유사부분작용제의 중추신경 억제작용을 강화한다. 복용량을 정상의 1/3~1/2로 줄이지 않으면 이러한 상호작용으로 인해 호흡억제, 저혈압, 심한 진정, 혼수상태가 발생할 수 있다.

- 아편유사작용제 : 이 약물은 아편유사부분작용제와 약한 대항작용을 가지므로 모르핀을 정기적으로 투여받은 환자는 금단증상을 유발할 수 있다.

3. 아편유사제대항제

아편유사제대항제(opioid antagonist)는 아편유사제수용체의 결합부위를 두고 아편유사작용제나 아편유사부분작용제와 경쟁하여 중추신경 억제작용을 차단하는 약물로, 아편유사제 급성중독 치료에 사용된다.

1) 날록손(naloxone)

(1) 적응증

아편유사작용제나 아편유사부분작용제를 과량 투여했거나 원인 약물을 알 수 없는 경우 호흡억제를 치료하기 위해 사용한다. 다만, 진정제나 진정 · 수면제에 의해 유발된 중추신경 억제작용을 회복시키는 데는 효과적이지 않다. 펜타조신과 관련하여 유발되는 다행감을 차단함으로써 남용을 줄이기 위해 펜타조신에 날록손을 추가 사용한다.

(2) 약물 효과

- 아편 과다복용으로 인한 이차적인 호흡억제를 감소

(3) 부작용

날록손은 부작용이 거의 나타나지 않는다. 극도의 고용량을 사용한 경우 드물게 정신적 우울증, 무관심, 집중력 저하, 졸음, 과민성, 식욕부진, 구역, 구토가 보고된 바 있다. 이러한 부작용은 일반적으로 치료 초기에 발생하며 치료를 계속하면 빠르게 사라진다.

날록손은 심각한 금단증상을 유발할 수 있으므로 아편유사제 의존 여성에게서 태어난 신생아를 포함하여 아편유사제에 신체적 의존이 있거나 의심되는 환자에게는 주의해서 투여해야 한다.

(4) 상호작용

아편유사작용제 및 아편유사부분작용제에 대한 대항작용 이외의 약물 상호작용은 없다.

2) 날트렉손(naltrexone)

(1) 적응증

약물남용 치료프로그램에 등록한 환자에게서 외인성 투여 아편유사제의 약리학적 효과를 차단하기 위해 임상적으로 사용된다. 또한 금주를 지원하고 음주 재발률과 알코올 소비를 줄이기 위해 알코올 중독 치료의 보조제로도 사용된다.

(2) 약물 효과

- 아편유사제에 대한 갈망을 감소시켜 약물남용 치료프로그램의 순응도 향상
- 알코올에 대한 갈망을 감소시켜 알코올남용 치료프로그램의 순응도 향상

(3) 부작용

구역, 구토, 식욕부진, 두통 등 날트렉손 치료와 관련된 부작용은 많지만, 일부 환자는 경미한 아편금단증상도 경험할 수 있기 때문에 어떤 부작용이 날트렉손으로 인한 것인지 정확히 파악하기는 어렵다. 심각한 부작용으로 간독성 증상(황달, 구역, 구토, 식욕부진, 간비대, 비장비대 등)이 나타날 수 있다.

(4) 상호작용

- 진통제, 기침 및 감기약, 지사제 등의 아편유사제 함유 약물 : 이들 약물의 아편유사제 효과를 얻을 수 없다.
- 클로니딘(clonidine) : 이 약물은 날트렉손에 의해 악화되는 금단증상의 심각성을 줄일 수 있다.

4. 비스테로이드소염제

비스테로이드소염제(nonsteroidal antiinflammatory drug, NSAID)는 체내의 염증반응을 완화시키는 약물이다. 염증반응에는 면역세포와 혈관, 그리고 다양한 생리활성물질이 관여하는데, 그중 생리활성물질인 프로스타글랜딘(prostaglandin)이 염증반응에서 통증과 발열을 일으킨다. 프로스타글랜딘은 아라키돈산(arachidonic acid)에서 고리산소화효소(cyclooxygenase, COX)에 의해 생합성되는데, 비스테로이드소염제는 이 COX의 작용을 억제함으로써 프로스타글랜딘을 감소시켜 약리작용을 나타낸다.

임상정보

아라키돈산에서 프로스타글랜딘을 합성하는 효소인 고리산소화효소(cyclooxygenase, COX)에는 COX-1과 COX-2의 두 종류가 있다. COX-1은 모든 세포에 존재하며 특히 혈소판, 위장관에서는 세포의 항상성이 유지되도록 한다. COX-2는 염증세포에서 염증 시에만 나타나며 이 효소의 생성물은 염증반응 등과 같은 조직손상에서 중요한 역할을 한다.

1) 살리실산염(salicylate) 계열

(1) 대표적인 약물

경증에서 중등도 통증을 완화하는 데 사용되는 가장 일반적인 진통제이다(표 5-20). 살리실산염의 작용기전은 완전히 밝혀지지 않았지만, 프로스타글랜딘의 생성을 억제함으로써 약리작용을 나타낸다.

살리실산염의 주요 장점은 의식수준을 둔화시키지 않고 정신둔화, 기억력장애, 환각, 다행감, 진정을 일으키지 않는다는 점이다. 세균이나 바이러스 감염, 두통, 근육통, 류마티스관절염 증상 완화를 위해 사용된다.

표 5-20 살리실산염 계열의 대표적 약물

약물명	적응증
아스피린(aspirin)	경미한 통증, 관절염, 급성류마티스열, 심근경색증 예방, 허혈뇌졸중, 일과성허혈발작 등
디플루니살(diflunisal)	경도에서 중증도의 통증, 골관절염 및 류마티스관절염 등
살리실산마그네슘(magnesium salicylate)	경도에서 중등도 통증
살살레이트(salsalate)	경미한 통증

(2) 약물 효과

- 통증 감소, 염증 감소, 해열
- 일과성허혈발작, 뇌졸중, 심근경색증 발생빈도 감소(아스피린의 경우)

(3) 부작용

정상적인 치료용량에서는 위장관 자극, 구역, 위장관 출혈을 일으킬 수 있다. 소화궤양, 간질환, 혈액응고장애 병력이 있는 환자에게 투여할 때는 매우 주의해야 한다.

지속적으로 고용량을 투여받는 환자는 살리실산중독(salicylism)이 발생할 수 있다. 귀울림(이명), 청각장애, 시력 저하, 발한, 발열, 무기력, 현기증, 정신혼란, 구역, 구토 등의 증상이 나타나는데, 이러한 증상은 복용량을 줄이면 회복된다. 과다복용하면 호흡억제 및 혼수상태에 빠지게 된다.

(4) 상호작용

- COX-1억제제 : 이 약물과 아스핀을 동시에 투여할 경우 아스피린의 혈소판 억제작용을 감소시킨다.
- 프로베네시드(probenecid) : 살리실산염 계열은 이 약물의 요산배설을 억제한다.
- 와파린(warfarin) : 살리실산염 계열은 와파린의 항응고 작용을 증가시킨다.
- 발프로산(valproic acid) : 살리실산염 계열은 진정이나 무기력증과 같은 발프로산의 독성작용이 증가한다.
- 경구혈당강하제(oral hypoglycemic agent) : 살리실산염 계열은 이 약물의 혈당강하 작용을 증가시킨다.
- 메토트렉세이트(methotrexate) : 살리실산염 계열과 이 약물을 병용하면 독성작용(골수억제, 백혈구 수 감소, 적혈구 수 감소, 인후통, 발열, 무기력증 등)이 증가한다.
- 부신피질스테로이드(adrenocortical steroid) : 살리실산염 계열과 이 약물을 병용하면 위장관궤양을 일으킬 수 있다.
- 알코올 : 과음 후 8~10시간 이내에 아스피린을 복용하면 위장관출혈이 발생할 수 있다.

2) 고리산소화효소억제제(cyclooxygenase inhibitor, COX inhibitor)

(1) 대표적인 약물

살리실산염 계열과는 화학적으로 관련이 없지만, 마찬가지로 프로스타글랜딘을 억제하여 약리작용을 나타내며 공통된 부작용이 많다(표 5-21). COX-1억제제와 COX-2억제제로 나눌 수 있으며, COX-2억제제가 COX-1억제제보다 위장관출혈과 같은 소화기 부작용을 덜 유발하는 장점이 있다.

표 5-21 고리산소화효소억제제의 대표적 약물

분류	약물명	적응증
COX-1억제제	디클로페낙(diclofenac)	류마티스관절염 및 골관절염, 강직척수염, 원발성 월경통
	에토돌락(etodolac)	골관절염, 통증
	페노프로펜(fenoprofen)	류마티스관절염 및 골관절염, 경도에서 중등도 통증
	플루르비프로펜(flurbiprofen)	류마티스관절염 및 골관절염
	이부프로펜(ibuprofen)	류마티스관절염 및 골관절염, 경도에서 중등도 통증, 원발성 월경통, 발열(소아)

표 5-21 고리산소화효소억제제의 대표적 약물 (계속)

분류	약물명	적응증
COX-1억제제	인도메타신(indomethacin)	류마티스관절염 및 골관절염, 강직척수염, 급성어깨통증, 급성통풍관절염, 열린동맥관
	케토프로펜(ketoprofen)	류마티스관절염 및 골관절염, 경미한 통증, 원발성 월경통
	케토롤락(ketorolac)	급성 단기 통증관리
	메클로페남산(meclofenamate)	류마티스관절염 및 골관절염, 경도에서 중증도의 통증, 원발성 월경통
	메페남산(mefenamic acid)	중등도 통증, 원발성 월경통
	멜록시캄(meloxicam)	골관절염
	나부메톤(nabumetone)	류마티스관절염 및 골관절염
	나프록센(naproxen)	류마티스관절염 및 골관절염, 강직척수염, 급성통풍, 중등도 통증, 원발성 월경통, 급성건염, 활액낭염
	피록시캄(piroxicam)	류마티스관절염 및 골관절염
	설린닥(sulindac)	류마티스관절염 및 골관절염, 급성어깨통증
COX-2억제제	세레콕시브(celecoxib)	류마티스관절염 및 골관절염, 강직척수염, 급성통증 및 원발성 월경통, 가족성샘종용종증

(2) 약물 효과

- 통증 감소, 염증 감소, 해열

(3) 부작용

일반적인 부작용으로 위장관 자극이나 변비가 발생할 수 있다. 드물게 위장관출혈, 간독성, 신독성, 과민증(두드러기, 가려움증, 발진, 얼굴부기), 혈액장애 등이 나타나는 경우가 있다.

(4) 상호작용

- 와파린(warfarin) : COX억제제는 와파린의 항응고 작용을 증가시켜 출혈 위험이 커질 수 있다.
- 페니토인(phenytoin) : COX억제제와 이 약물을 병용하면 안진, 진정, 무기력증 등의 독성작용을 증가시킨다.
- 발프로산(valproic acid) : COX억제제는 발프로산의 대사를 억제함으로써 혈중농도를 증가시켜 진정, 졸음, 현기증, 시야 흐림 등의 독성작용을 증가시킨다.
- 경구혈당강하제(oral hypoglycemic agent) : COX억제제는 이 약물의 혈당강하 작용을 증가시킨다.
- 퓨로세마이드(furosemide), 싸이아자이드 계열 이뇨제 : COX억제제는 이들 약물의 이뇨작용을 억

제한다.

- 안지오텐신전환효소억제제(ACEI), 안지오텐신II수용체차단제(ARB) : COX억제제는 이들 약물의 치료 효과를 감소시킨다.
- 프로베네시드(probenecid) : 이 약물은 NSAID의 배설을 억제하여 두통, 졸음, 정신혼란 등의 독성 작용이 나타날 수 있다.
- 리튬(lithium) : NSAID(설린닥, 아스피린 제외)는 리튬의 독성을 유발하여 메스꺼움, 식욕부진, 미세한 떨림, 지속적인 구토, 다량의 설사, 과반사, 무기력증, 쇠약 등의 증상을 일으킬 수 있다.
- 아스피린(aspirin) : 이 약물을 COX-1억제제와 병용할 경우 아스피린의 혈소판 억제 효과를 감소시킨다.
- 콜레스티라민(cholestyramine) : 이 약물은 장에서 NSAID와 결합하여 NSAID의 흡수를 억제한다.

5. 아세트아미노펜

체내의 염증반응에는 면역세포와 혈관, 그리고 다양한 생리활성물질이 관여하는데, 그중 생리활성물질인 프로스타글랜딘(prostaglandin)이 염증반응에서 통증과 발열을 일으킨다. **아세트아미노펜**(acetaminophen)은 중추신경계통에서 프로스타글랜딘을 억제함으로써 말초조직에서 생성되는 통증자극을 차단하고(진통) 시상하부의 체온조절중추를 억제하여 체온 상승을 조절하는(해열) 약물이다.

(1) 작용기전과 적응증

아세트아미노펜은 COX-2를 선택적으로 억제하지만, 중추신경계통에 국한하여 작용하기 때문에 해열과 진통 작용은 강하지만 항염증 효과는 거의 없다. 따라서 비스테로이드소염제로는 분류되지 않는다. 특히 세균이나 바이러스 감염, 두통, 근골격계통 통증에 효과적이며, 여러 요인(알레르기반응, 과민증, 항응고제 치료 또는 위십이지장궤양, 위염, 열공탈장으로 인한 출혈 가능성)으로 아스피린 등의 비스테로이드소염제를 복용할 수 없는 환자에게 사용할 수 있는 좋은 대용품이다.

지시대로 복용하면 내약성(tolerability; 약물을 투여했을 때 환자가 부작용이나 불편감을 견뎌낼 수 있는 정도)이 매우 우수하다.

(2) 약물 효과

- 통증과 발열 감소

(3) 부작용

일반적인 부작용으로 위 자극이 발생할 수 있다. 과다복용으로 인한 심각한 간독성이 보고된 바 있으며 간독성 증상(식욕부진, 구역, 구토, 저혈압, 졸음, 혼란, 복통 등)은 과음할 경우 더 자주 발생한다.

(4) 상호작용

- 페노바비탈(phenobarbital), 카바마제핀(carbamazepine), 페니토인(phenytoin) : 이들 약물과 아세트아미노펜을 다량 또는 장기 복용할 경우 간독성이 증가할 수 있다.
- 알코올 : 과음하고 아세트아미노펜을 치료용량이나 과량 복용한 경우 간독성 가능성이 높아질 수 있다.

통증 환자를 위한 간호중재

사정

- **통증 관련 병력** : 환자의 약물복용 기록, 통증에 대한 인식, 통증 발병 시기, 통증부위, 통증 깊이, 통증 지속 기간, 통증 정도 등을 파악한다.
- **비언어적 관찰** : 통증이 발생하는 동안 환자의 일반적인 신체모습을 관찰하여 통증 정도를 파악한다.
- **통증 완화** : 환자가 통증을 완화시키기 위해 하는 방법과 그 효과를 물어 구체적으로 파악한다.
- **신체사정** : 통증이 있는 부위의 외관 변화, 감각 변화, 이동성이나 운동범위의 제한 여부를 검사한다.
- **행동반응** : 환자가 통증관리를 위해 하는 대처, 환자의 성격이나 생활패턴, 통증을 해결하려는 의지 등을 파악한다.

수행

- **통증 완화** : 심호흡, 기침 등을 하기 전 통증부위를 지지하거나 절개부위에 붕대를 감거나 부목을 대며, 통증이 심한 활동을 시작하기 전 진통제를 투여한 후 약효가 최고조에 달할 때 활동을 계획한다. 통증 완화를 위한 중재로 온찜질, 마사지, 압력 및 진동을 사용한다.
- **운동과 활동** : 금기사항이 없는 한 적당한 운동을 권한다. 수동적 운동범위를 사용하여 합병증 예방 필요성을 강조한다.
- **비약물적 접근** : 약물요법의 효과를 높이기 위해 비약물적 전략(명상, 이완기법, 스트레스 관리 등)을 병행한다.
- **통증 소설** : 환자에게 느껴지는 통증 정도를 물어 적절하게 중재한다.
- **영양** : 아편유사제의 부작용인 변비를 최소화하거나 피하려면 섬유질과 수분 섭취를 늘려야 한다. 아편유사제를 장기간 사용할 계획이라면 대변연화제가 필요할 수 있다.

교육

- 환자, 가족 및 중요한 사람에게 적절한 통증관리의 장점을 설명한다.
- 진통제를 단기간 사용할 때나 암통증을 위해 장기간 사용할 때는 신체적 의존이 주요 관심사가 아니라는 점을 강조한다.
- 환자에게 통증 조절을 위해 사용할 수 있는 약물과 언제, 어떻게 요청해야 하는지 알려준다.
- 환자가 통증에 효과적으로 대처하는 방법을 배울 수 있도록 지원한다.
- 외래에서 처방받은 진통제를 자가투여하는 방법을 교육한다.
- 환자교육과정에 사회복지서비스 정보, 특히 환자와 가족이 이용할 수 있는 지역사회자원과 연결하는 방법을 제공한다.

Section 09 전신마취에 사용하는 약물

1 전신마취

1. 전신마취의 정의

전신마취(general anesthesia)는 침습을 동반하는 치료법인 외과수술을 가능하게 하기 위해 약물을 이용해서 환자의 통증을 제거하는 방법이다. 일반적으로 전신마취에는 진정(의식소실), 진통(통증자극 차단), 근육이완(부동상태)의 세 요소가 필수인데, 여기에 자율신경반사 억제(혈압, 심장박동 등의 변동 억제)를 포함하기도 한다. 단일한 약물만으로는 이 요소를 모두 적절하게 관리하기 어렵기 때문에 전신마취에서는 약물의 병용이 필수이다(**균형마취**, balanced anesthesia).

2. 전신마취의 단계

전신마취는 중추신경계통의 억제 깊이에 따라 제1기부터 제4기까지의 4단계로 분류된다(표 5-22). 이는 에테르(ether)의 단독 사용에 의해 관찰된 고전적인 분류이며 현재는 여러 약물을 병용해서 마취를 빠르게 진행시키기 때문에 이들 경과가 단계적으로 관찰되지 않는 경우도 많다.

(1) 제1기(진통기, analgesia)

의식이나 감각의 소실이 일어나 통각이 현저하게 감소되는 진통단계로 행복감, 현기증, 통증상실, 의식상실이 나타나며 단시간에 작은 수술을 할 수 있다.

표 5-22 전신마취의 단계와 증상

단계	작용부위	의식	호흡	근긴장	혈압	증상
제1기(진통기) 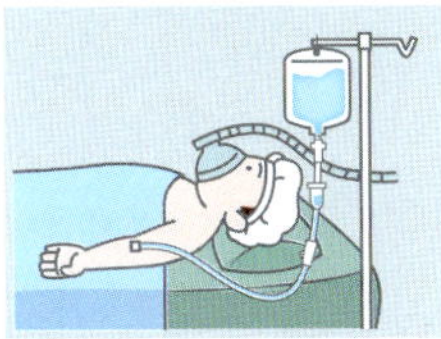	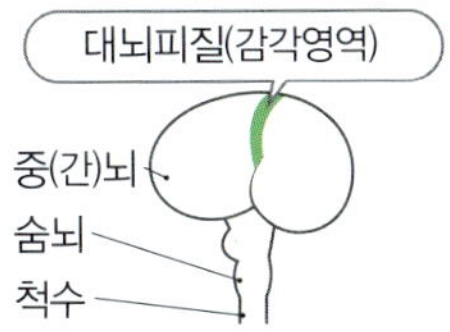	혼탁	규칙	→	→	• 통각이 둔해짐
제2기(흥분기) 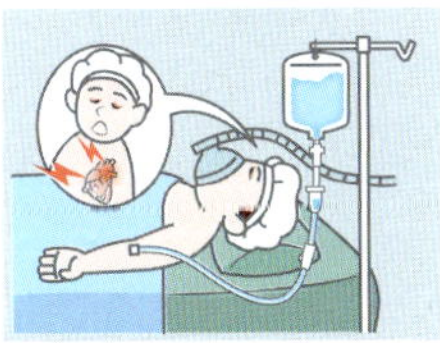	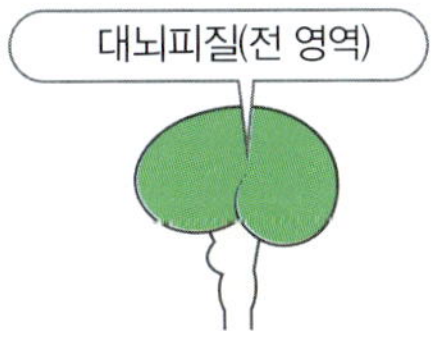	소실	불규칙	↑	↑	• 의식이 사라짐 • 억제성 신경의 억제(탈제어)에 의해 외견상 흥분상태나 근긴장의 증가가 관찰됨 • 이 시기가 짧은 마취제가 바람직
제3기(외과적 수술기) 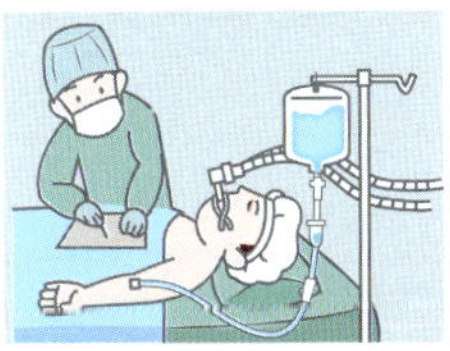	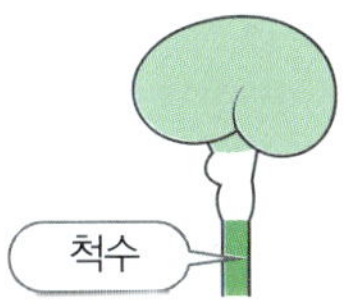	소실	규칙	↓	→	• 뼈대근육이 이완 • 수술에 가장 적합함(진통, 의식소실, 근이완, 반사억제)
제4기(숨뇌마비기) 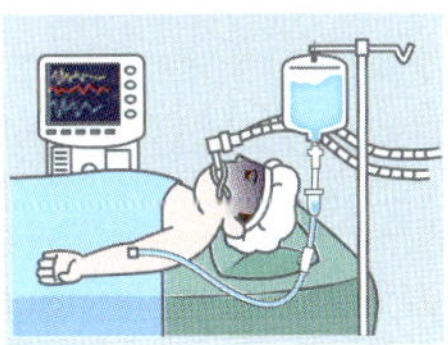	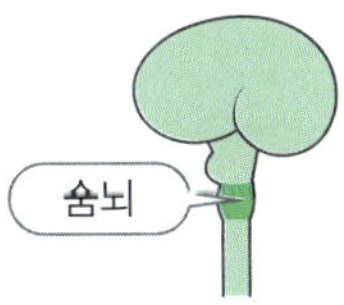	소실	억제	↓	↓	• 숨뇌의 호흡중추와 혈관운동중추가 억제되어 호흡정지와 순환허탈이 발생

■ : 주요 작용부위, ■ : 작용부위

(2) 제2기(흥분기, excitement)

마취제가 신경을 흥분시키는 것이 아니라 중추신경이 상위에서 하위로 단계적으로 억제되는 과정에서 나타나는 흥분단계로, 외견상 흥분상태(흥분, 섬망)가 나타난다. 혈압, 심박수, 호흡증가와 같은 교감신경 흥분작용과 손, 발을 움직이며 헛소리를 하는 등의 불필요한 증상이 나타나기 때문에 2단계는 빠르게 통과하는 것이 바람직하다.

(3) 제3기(외과적 수술기, surgical anesthesia)

숨뇌를 제외하고 모든 중추신경이 억제된 상태이다. 제1상~제4상으로 분류되는데, 제1상~제3상까지는 각종 반사가 소실되어 뼈대근육이 이완되고 맥박, 혈압, 호흡이 안정되며 각막 반사가 소실되기 때문에 외과적 수술을 시행할 수 있다. 제4상은 중추억제의 정도가 심해 혈압이나 체온이 저하되기 시작한다. 호흡근육이 마비되기 때문에 가슴호흡(흉식호흡)에서 복식호흡으로 이행되고 마취가 깊어 상당히 위험한 상태이다.

(4) 제4기(숨뇌마비기, medullary paralysis)

호흡중추의 억제에 의해 호흡과 심혈관계통 작용에 관여하는 숨뇌가 마비되는 단계로, 자발적 호흡이 정지됨과 동시에 혈관운동중추가 억제되어 심정지가 발생한 상태이다. 방치하면 사망에 이르기 때문에 전신마취에서 피해야 하는 단계이다.

2 전신마취제

1. 전신마취제의 작용기전

전신마취제(general anesthetic)의 작용기전은 완전히 밝혀지지 않았지만, GABA−A수용체의 기능항진이나 글루탐산 NMDA수용체의 차단 등과 같은 이온통로의 기능 변화가 관여하는 것으로 판단된다. 투여된 전신마취제는 혈중으로 들어가 전신에 분포하게 되는데, 특히 지방성분을 많이 함유하는 중추신경계통에 작용하여 가역적인 억제작용을 낸다. 이 중추신경계통에 작용하는 기전에는 두 종류가 있는데, 전신마취제로서 사용되는 약물의 대부분은 불규칙적 하행성 마비를 나타낸다. 즉, 전신마취제의 억제작용이 상위의 대뇌에서 하위로 진행되는 도중에 숨뇌와 척수의 순서가 역전되어 마지막에 숨뇌가 억제되도록 작용한다. 따라서 일상동작의 기초가 되는 혈관운동중추와 호흡중추는 억제하지 않고 전신마취를 할 수 있다. 또한 중추신경의 억제순서가 명확하기 때문에 증상을 보고 마취 심도를 예측할 수 있다(그림 5−16).

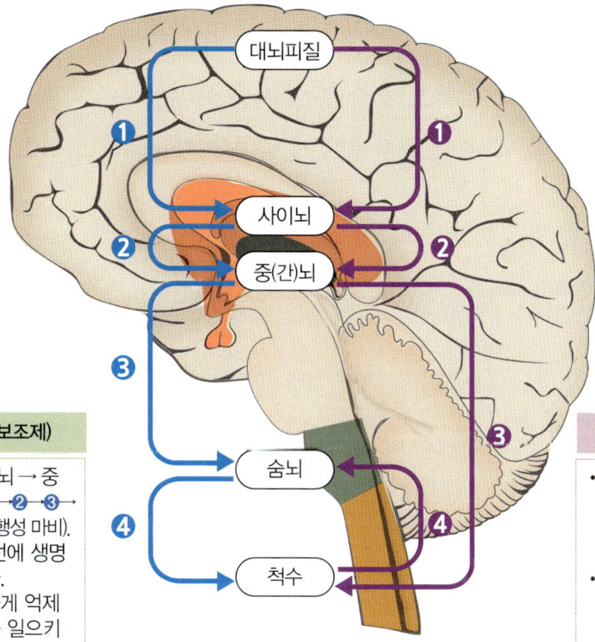

모르핀 등의 약물(마취보조제)

- 작용은 대뇌피질 → 사이뇌 → 중(간)뇌 → 숨뇌 → 척수(❶→❷→❸→❹)로 진행한다(규칙적 하행성 마비).
- 척수에 작용이 미치기 전에 생명중추인 숨뇌에 작용한다.
- 특히 호흡중추가 강력하게 억제되기 때문에 호흡정지를 일으키기 쉽다.

전신마취제

- 작용은 대뇌피질 → 사이뇌 → 중(간)뇌 → 척수 → 숨뇌(❶→❷→❸→❹)로 진행한다(불규칙적 하행성 마비).
- 작용이 숨뇌에 미치기 전에 수술이 가능한 전신마취상태를 달성할 수 있다.

그림 5-16 전신마취제의 작용기전

2. 전신마취제의 종류

전신마취제는 가스 또는 휘발성 액체의 흡입을 통해 마취 효과를 나타내는 **흡입마취제**와 주사를 통해 마취 효과를 나타내는 **정맥마취제**로 나뉜다(표 5-23). 또한 전신마취 전에는 **마취전투약**을 실시하며, 전신마취에 이르는 시간은 마취제에 따라 다르나 반응단계는 거의 같다.

표 5-23 전신마취제의 분류

종류	장점	단점	용도
흡입마취제	마취의 심도조절이 용이(장시간 일정한 심도를 유지할 수 있음)	정맥마취제에 비해 외과적 수술기에 도달할 때까지 시간이 걸림	• 마취 유지 • 마취의 느린 도입
정맥마취제	진통기, 흥분기가 짧고 빠르게 외과적 수술기에 도달	마취의 심도조절이 어려움(급속 주입으로 호흡정지나 순환억제를 일으키는 경우가 있음)	• 마취의 빠른 도입 • 진정(저농도 사용) • 단시간 수술 • 장시간 수술에서의 마취유지 보조

1) 마취전투약(preanesthetic medication)

마취전투약이란 마취 도입을 원활하게 하고 수술 중 부작용을 예방하며 마취제가 충분히 효과를 발휘할 수 있도록 약물을 투여하는 것을 말하며, 목적에 맞게 약물을 사용해야 한다(표 5-24).

표 5-24 마취전투약의 목적과 사용 약물

목적	약물
수술 전 진정 및 불안제거	진정제 • 벤조다이아제핀 계열 : 다이아제팜(diazepam), 나이트라제팜(nitrazepam), 미다졸람(midazolam) • 항히스타민제 : 하이드록시진(hydroxyzine) • 바비튜레이트 계열 : 펜토바비탈(pentobarbital)
기도분비억제 및 미주신경 반사억제	항콜린제 • 아트로핀(atropine) • 스코폴라민(scopolamine)
진통	마약진통제 • 모르핀(morphine) • 펜타닐(fentanyl) • 펜타조신(pentazocine)
위산분비억제	H_2수용체대항제 • 시메티딘(cimetidine) • 라니티딘(ranitidine) • 파모티딘(famotidine)
구토억제	D_2수용체대항제 • 클로르프로마진(chlorpromazine) • 드로페리돌(droperidol)

2) 흡입마취제(inhalation anesthetic)

흡입마취제는 기체 또는 휘발성 액체의 증기를 흡입함으로써 전신마취작용을 발휘하는 약물이다. 정맥마취제보다 마취심도 조절이 쉽지만, 외과적 수술기에 이르기까지의 시간이 걸리기 때문에 주로 마취유지에 사용된다.

(1) 대표적인 약물

휘발성 마취제와 가스 마취제가 있다. 휘발성 마취제에는 **할로테인**(halothane), **아이소플루레인**(isoflurane), **세보플루레인**(sevoflurane) 등이 있고, 가스 마취제에는 **아산화질소**(웃음가스, N_2O)가 있다(표 5-25).

표 5-25 흡입마취제의 종류

약물명		특징	MAC	혈액기체 분배계수
휘발성 마취제	할로테인(halothane)	• 호흡 및 순환억제를 일으키기 쉬움 • 에피네프린 감수성이 높음(병용하면 부정맥) • 간독성, 악성고열 등의 부작용이 나타남 • 최근에는 거의 사용되지 않음	0.75	2.3
	아이소플루레인(isoflurane)	• 호흡 및 순환억제를 일으키지만 에피네프린 감수성은 변화되지 않음 • 간독성 및 신장독성이 없음	1.15	1.4
	세보플루레인(sevoflurane)	• 강력하고 도입과 회복이 빠름 • 작용은 아이소플루레인과 비슷	1.71	0.63
	데스플루레인(desflurane)	• 마취의 도입과 각성이 빠름 • 기도 자극성이 강하며 빈맥이나 고혈압을 일으킬 수 있음 • 마취 유지에 사용	6	0.45
	에테르(ether)	• 인화, 폭발 위험이 있음 • 현재는 사용되지 않음	1.9	15
가스 마취제	아산화질소(nitrous oxide; 웃음가스)	• 도입은 빠르지만 마취작용이 약하기 때문에 다른 흡입마취와 함께 사용	> 100	0.47

MEMO

● **최소폐포농도(minimal alveolar concentration, MAC)**

절개 등의 통증 자극을 가해도 50%의 사람(동물)이 굴곡반사 등의 도피반응을 일으키지 않는 흡입마취제의 농도를 %단위로 나타낸 것으로, 이 수치는 흡입마취제의 효력을 나타내며 수치가 작을수록 강력한 마취제이다. 보통 수술에는 그 약물의 1.5~2.5MAC 농도로 사용한다.

● **혈액-기체분배계수(blood-gas partition coefficient)**

37℃ 760mmHg에서 혈액 1mL에 녹는 기체의 양(mL)을 말하며, 흡입마취제의 혈액 용해도를 나타낸다. 흡입마취제는 혈중에서 포화됨으로써 중추에 작용하기 때문에 혈액-기체분배계수가 작을수록 혈액에 녹기 어려워(포화되기 쉬움) 도입과 각성이 빠르게 나타나며 또 작용 소실도 빠르다.

MEMO

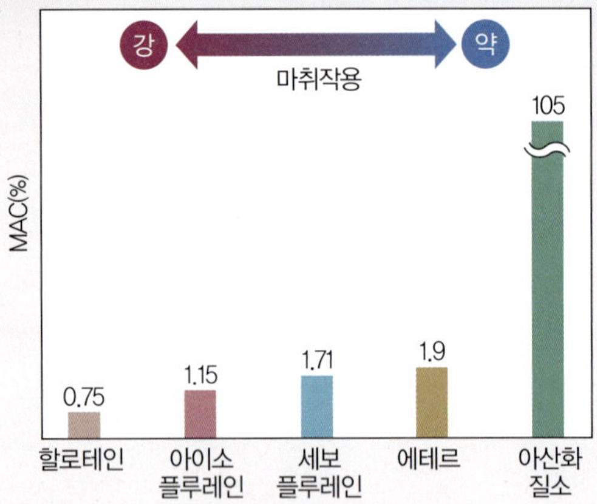

약물별 MAC 비교

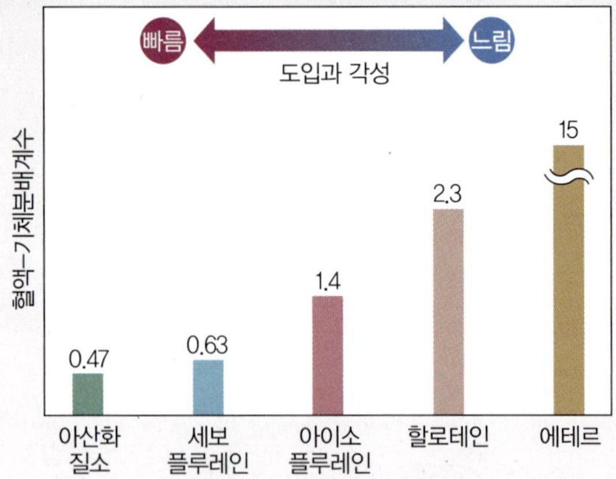

약물별 혈액-기체분배계수 비교

(2) 약물 효과

- 전신마취

(3) 부작용

수술 후 구역, 구토와 말초혈관을 억제하여 저혈압 등의 부작용이 나타날 수 있다. 드물지만 심각한 부작용으로 악성고열이 유발된다(아산화질소 제외).

아산화질소는 호흡저하 및 최면 상태를 연장할 수 있기 때문에 중증근무력증 환자에게 사용할 때는 조심해야 한다.

(4) 상호작용

- **카테콜아민 함유 약물, 잔틴 계열 약물** : 이들 약물은 심장근육의 카테콜아민 감수성을 증가시켜 부정맥을 유발하기 쉽다.
- **프로포폴(propofol)** : 아산화질소와 프로포폴을 병용하면 프로포폴의 약리작용을 증가시킨다.

3) 정맥마취제(intravenous anesthetic)

정맥마취제는 직접 정맥에 주입하여 의식이나 통각을 없애는 약물로, 흡입마취제와 혼합하여 전신마취제의 보조 약물로 사용한다. 정맥마취제는 흥분기가 거의 나타나지 않고 투여 직후부터 마취에 도입할 수 있지만, 마취심도를 조절하기 어렵다.

(1) 대표적인 약물

바비튜레이트(barbiturate) 계열 약물인 **싸이오펜탈**(thiopental), 벤조다이아제핀(benzodiazepine) 계열인 **미다졸람**(midazolam), **프로포폴**(propofol), **케타민**(ketamine), **드로페리돌**(droperidol) 등이 있다(표 5-26).

표 5-26 정맥마취제의 종류

정맥마취제	마취작용				진정 작용	호흡 억제	혈압	비고
	작용부위	작용발현 시간(초)	작용지속 시간(분)	마취심도 조절				
싸이오펜탈 (thiopental)	GABA-A 수용체	짧음 (~60)	매우 짧음 (5~8)	어려움	–	++	↓	작용시간은 짧음(체내에 축적되기 때문에 지속투여에서는 프로포폴보다 길)
미다졸람 (midazolam)		짧음 (30~90)	짧음 (10~60)	어려움	–	+	→ ~ ↓	작용시간은 싸이오펜탈이나 프로포폴보다 길지만, 같은 벤조다이아제핀 계열인 다이아제팜보다는 짧음
프로포폴 (propofol)		짧음 (~30)	매우 짧음 (4~8)	비교적 쉬움	–	++	↓↓	간에서 신속하게 대사되기 때문에 작용시간이 매우 짧음
케타민 (ketamine)	NMDA 수용체	짧음 (30~90)	짧음 (10~15)	어려움	++	–	↑	강한 진통작용을 함 낮은 의식수준과 진정, 진통이 유지되지만, 뇌파에서 각성소견이 확인됨
드로페리돌 (droperidol)	도파민 D_2 수용체 등	길 (180~600)	길 (120~240)	어려움	–	–	↓↓	구토억제작용을 함 진통제와 병용함으로써 낮은 의식수준과 진정, 진통이 유지됨

(2) 약물 효과

- 전신마취 도입 및 유지
- 전신마취의 보조

(3) 부작용

싸이오펜탈은 호흡억제가 강하고 순환부전을 일으키기도 한다. 프로포폴은 싸이오펜탈보다 혈압저하 및 호흡억제가 강하게 나타나므로 노인 환자의 경우 투여량을 줄여야 한다. 케타민은 호흡억제는 비교적 적으나 심장혈관계통을 자극하여 심박수, 심(장)박출량, 혈압을 상승시킨다. 따라서 심장혈관계통 질환, 심각한 고혈압이 있는 경우에는 사용을 금해야 한다. 회복기에 구토, 두통, 어지러움을 유발할 수 있고 환각, 악몽 등이 나타날 수 있다. 각성 시 5~30%의 환자에게서 섬망이 나타난다.

(4) 상호작용

- 중추신경억제제 : 이 약물은 싸이오펜탈의 약리작용을 증가시킨다.
- 중추신경억제제, MAOI, 알코올 : 이들 약물은 미다졸람의 약리작용을 증가시킨다.
- 전신마취제, 국소마취제, 중추신경억제제, 강압제, 항부정맥제, 알코올 : 이들 약물은 정맥마취제의 약리작용을 증가시킨다.

4) 신경근차단제(neuromuscular blocker)

신경근차단제는 신경근육접합부에서 운동신경으로부터 근육으로 전달되는 자극을 차단하는 약물로, 주로 수술 시 전신마취 보조요법으로 사용되거나 기관삽관 시 사용한다. 일반적인 근육경련 증상에 사용하는 근(육)이완제와는 사용 목적이 전혀 다르다.

(1) 대표적인 약물

아트라쿠륨(atracurium), **시사트라쿠륨**(cisatracurium), **판큐로늄**(pancuronium), **로큐로늄**(rocuronium), **석시닐콜린**(succinylcholine), **베큐로늄**(vecuronium) 등이 있다. 이들 약물은 마취 중 적절한 근육이완을 유도하여 전신마취제의 사용 및 부작용을 줄이고 기관삽관을 용이하게 하며 후두경련을 예방하며, 전기충격치료 시 근육활동을 줄이는 데 사용한다.

(2) 약물 효과

- 전신마취의 보조요법에서 뼈대근육 이완

(3) 부작용

신경근차단제는 히스타민 방출을 유발하기 때문에 기관지경련, 기관지 및 침 분비물, 홍조, 부종, 두드러기 등을 일으킬 수 있다. 또한 사용 후 환자가 처음 보행할 때 특히 목, 등 위쪽, 갈비사이 및 복부 근육에 경증에서 중등도의 불편함이 나타나기도 한다. 심각한 부작용으로 호흡곤란, 기침반사 감소, 연하곤란이 유발될 수 있다.

(4) 상호작용

- 전신마취제, 아미노글리코사이드(aminoglycoside) 계열 항생제, 클린다마이신(clindamycin), 테트라사이클린(tetracycline), 프로케인아마이드(procainamide), 리도케인(lidocaine), 베타차단제, 아프로티닌(aprotinin), 메토클로프라마이드(metoclopramide), 리튬(lithium) 등의 포타슘을 고갈시키는 약물 : 이들 약물은 신경근차단제의 치료 효과 및 독성작용을 강화시킨다. 신경근육접합부의 자극 전달을 억제하여 신경근육 차단이 장기간 지속될 수 있다.
- 네오스티그민(neostigmine), 피리도스티그민(pyridostigmine) : 이들 약물은 신경근차단제의 치료 효과를 감소시킨다. 신경근차단제를 과다복용한 경우 해독제로서 사용된다.
- 카바마제핀(carbamazepine) : 신경근차단제의 치료 효과를 감소시켜 신경근차단제로부터의 회복시간을 앞당긴다.
- 진통제, 진정제, 벤조다이아제핀(benzodiazepine) 계열 : 이들 약물과 병용하면 호흡억제를 강화시킨다.

05 확인문제

01. 항우울제를 복용하는 환자 교육 시 포함해야 하는 내용은?

① 고혈압 징후
② 졸음은 흔한 부작용
③ 타이라민 함유 식품 피하기
④ 효과를 위해 여러 항우울제의 동시 사용

02. 다음 중 어떤 증상이 나타날 때 리튬의 독성이 임박했음을 알 수 있는가?

① 설사, 떨림, 무기력
② 구강건조, 구토, 저혈압
③ 시야 흐림, 복부경련, 갈증
④ 가려움증, 부종, 기억력 저하

03. 다음 중 할로페리돌을 처방해야 하는 증상은?

① 발작
② 공격성
③ 알코올중독
④ 심각한 우울

04. 레보도파를 복용하는 환자는 다음 중 어떤 성분이 많이 함유된 음식을 피해야 하는가?

① 비타민 A
② 비타민 B_6
③ 비타민 B_{12}
④ 비타민 C

05. 모르핀의 부작용은?

① 경련
② 다뇨
③ 골수억제
④ 호흡억제

06. 균형마취를 하는 이유로 적절한 것은?

① 침이 흡입되는 횟수가 줄어든다.
② 마취 모니터링의 필요성이 줄어든다.
③ 더 적은 수의 환자가 정신착란을 경험한다.
④ 단독으로 약물을 사용하는 것보다 각 약물의 사용량이 줄어 부작용이 감소된다.

07. 비스테로이드소염제 사용 시 주의해야 하는 부작용은?

① 당뇨병
② 무월경
③ 약물의존
④ 소화궤양

08. 다음 설명 중 옳은 것은?

① 아산화질소는 마취 도입이 느리다.
② 세보플루레인은 인화성이 있으므로 취급에 주의가 필요하다.
③ 흡입마취제는 정맥마취제와 비교하여 마취심도를 조절하기 쉽다.
④ 기도 분비를 억제할 목적으로 사용하는 마취전투약은 모르핀이다.

09. 항정신병약물 복용 시 추체외로증상에 관여하는 물질은?

① 리튬 ② 도파민
③ 글루타민 ④ 마그네슘

10. 정신질환과 그 치료제가 올바르게 짝지어진 것은?

가. 신경증 – 탄산리튬	나. 조증 – 중추신경자극제
다. 조현병 – 비정형 항정신병약물	라. 우울증 – 선택세로토닌재흡수억제제

① 가, 나 ② 가, 라
③ 나, 다 ④ 다, 라

11. 정신질환과 신경선달물질의 관계가 올바르게 짝지어진 것은?

① 조현병 – 도파민 ② 신경증 – 에피네프린
③ 우울증 – 아세틸콜린 ④ 알츠하이머병 – 세로토닌

12. 환자가 아스피린에 알레르기가 있다면 가벼운 통증을 완화할 때 대체 약물로 사용할 수 있는 것은?

① 모르핀 ② 펜타닐
③ 페노프로펜 ④ 아세트아미노펜

13. 다음 중 외과수술을 시작할 수 있는 마취단계는?

① 제1기 ② 제2기
③ 제3기 ④ 제4기

14. **뇌전증과 항뇌전증제에 대한 설명으로 맞는 것은 ○, 틀린 것은 ×를 표시하라.**

(1) 뇌전증발작은 크게 부분발작과 전신발작으로 나뉜다. ______

(2) 라모트리진은 소듐통로를 차단한다. ______

(3) 발프로산이나 클로나제팜은 주로 GABA-B수용체를 통해 억제 효과를 증강시킨다. ______

(4) 가바펜틴은 억제성 신경의 칼슘통로를 억제하여 GABA 방출을 저하시킨다. ______

(5) 항뇌전증제의 혈중농도 측정은 효과 판정이나 부작용 예측 등의 필요성에 따라 시행한다. ______

(6) 항뇌전증제는 기형유발을 일으키지 않아 임신부가 사용할 수 있다. ______

정답 01 ③, 02 ①, 03 ②, 04 ②, 05 ④, 06 ④, 07 ④, 08 ③, 09 ②, 10 ④, 11 ①, 12 ④, 13 ③, 14 (1) ○ (2) ○ (3) × (4) × (5) ○ (6) ×

CHAPTER 06

심혈관계통 약물

학습목표

1. 이상지질혈증과 지단백질의 관계를 설명하고 이상지질혈증 치료제의 종류를 열거할 수 있다.
2. 고혈압의 분류와 위험인자를 설명하고 항고혈압제의 종류를 열거할 수 있다.
3. 부정맥의 분류와 치료 목표를 설명하고 항부정맥제의 작용기전과 종류를 열거할 수 있다.
4. 협심증의 분류와 치료 목표를 설명하고 항협심증제의 작용기전과 종류를 열거할 수 있다.
5. 심부전의 병태를 설명하고 심부전 치료제의 종류를 열거할 수 있다.
6. 혈전형성 기전을 설명하고 항혈전제의 종류를 열거할 수 있다.
7. 말초혈관질환의 정의와 분류를 설명하고 사용하는 약물의 특징을 설명할 수 있다.
8. 이뇨제의 작용기전과 분류를 설명할 수 있다.

주요용어

- 심혈관계통(cardiovascular system)
- 혈압(blood pressure, BP)
- 이상지질혈증(dyslipidemia)
- 고지혈증(hyperlipemia)
- 지단백질(lipoprotein)
- 이상지질혈증 치료제(antidyslipidemia agent)
- 고혈압(hypertension)
- 항고혈압제(antihypertensive drug)
- 부정맥(arrhythmia)
- 항부정맥제(antiarrhythmic drug)
- 협심증(angina pectoris)
- 항협심증제(antianginal)
- 심부전(heart failure)
- 심부전 치료제(heart failure treatment agent)
- 혈전(thrombus)
- 혈전증(thrombosis)
- 동맥혈전(arterial thrombus)
- 정맥혈전(venous thrombus)
- 항혈전제(antithrombotic)
- 항혈소판제(antiplatelet agent)
- 항응고제(anticoagulant agent)
- 섬유소용해제(fibrinolytic agent)
- 말초혈관질환(peripheral vascular disease)
- 이뇨제(diuretic)

Section 01 심혈관계통의 개요

1 심혈관계통의 구조와 기능

혈액이 다양한 기능을 수행하려면 일정한 통로를 통해 신체의 모든 기관과 조직 안을 순환해야 한다. 따라서 순환계통의 주체는 혈액이고, 혈액이 온몸을 흐르게 하는 통로가 **혈관**(blood vessel)이며, 혈관 속을 혈액이 흐를 수 있도록 압력을 가해주는 곳이 **심장**(heart)이다. 심장에서 박출된 혈액은 혈관 안을 압력이 높은 곳에서 낮은 곳을 향해 흐르는데 이를 혈류(blood flow)라고 하고, 혈관 내에 생긴 압력을 혈압(blood pressure)이라고 한다.

1. 심장의 구조와 기능

심장(heart)은 2개의 **심방**(atrium)과 2개의 **심실**(entricle)로 구성되며, 심방과 심실 사이에 2개의 방실판막, 심실과 동맥 사이에 2개의 동맥판막이 있다. 심장의 혈관은 좌우의 **관상동맥**(심장동맥, coronary artery)과 **관상정맥동**(심장정맥굴, coronary sinus)으로 구성된다(**그림 6–1**).

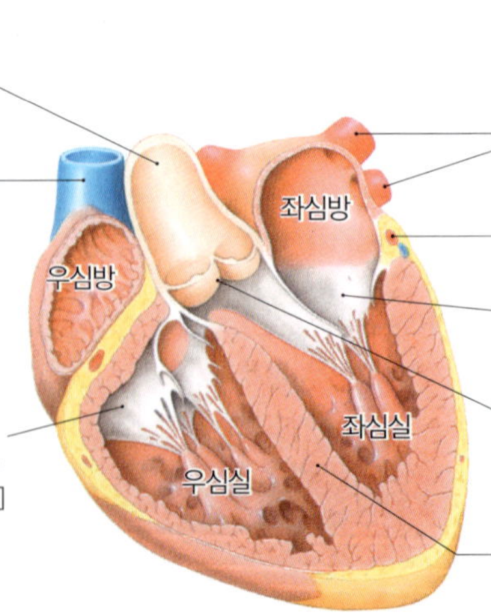

그림 6–1 심장의 구조

심장은 수축과 이완의 주기적인 운동을 통해 혈액을 온몸으로 순환시켜 세포대사에 필요한 영양분과 산소를 공급하고, 조직에서 발생하는 노폐물을 제거하기 위해 운반하는 역할을 한다. 이러한 혈액 순환을 통해 신체의 각 조직은 끊임없이 산소(O_2)와 영양분을 공급받고 이산화탄소(CO_2)와 노폐물을 배설하여 정상적인 생리기능을 유지할 수 있다.

2. 심장의 작동원리

1) 자극전도계통

심장은 수축기능을 가진 **고유심장근육**과 이와는 형태나 기능이 다른 **특수심장근육**으로 구성된다. 고유심장근육의 주요 기능은 혈액을 박출하는 것이고, 특수심장근육의 주요 기능은 자극전도계통을 형성하여 자발적 흥분을 발생하고 흥분전도를 일으키는 것이다.

자극전도계통은 **굴심방결절**(동(심)방결절, sinoatrial node), **방실결절**(atrioventricular node), **방실다발**(atrioventricular bundle; 히스다발), **푸르키네섬유**(조롱박섬유, Purkinje fiber)로 구성된다.

굴심방결절에서 발생한 흥분(전기적 활동)은 양쪽 심방으로 전달되어 심방이 수축된다. 또 이 흥분의 일부가 방실결절로 전달되고 여기에서 나오는 방실다발을 거쳐 오른다발갈래(우각, right bundle branch)와 왼다발갈래(좌각, left bundle branch)로 전달되며 다시 푸르키네섬유를 통해 심실 전체로 전달되어 좌우의 심실은 동시에 수축한다(그림 6-2).

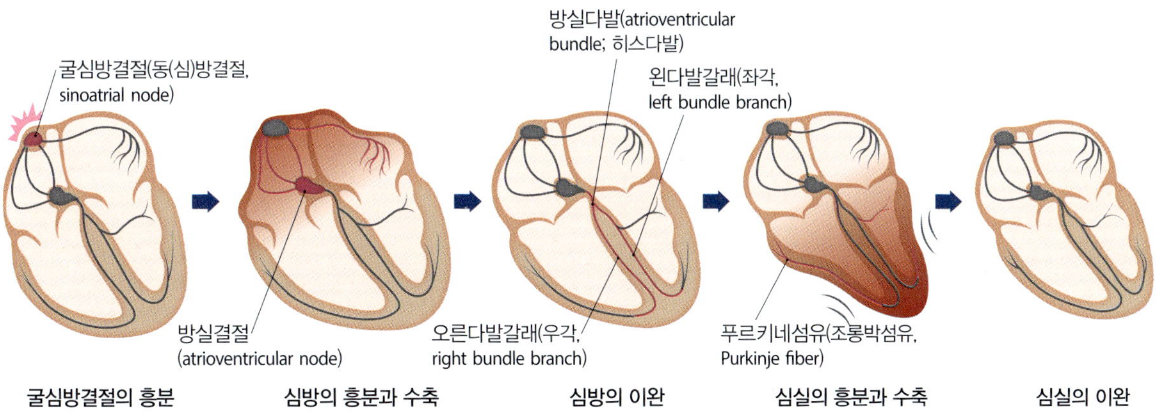

그림 6-2 자극전도계통의 흥분발생

2) 심장근육의 전기현상

세포막은 세포 안팎 용액의 물질에 따라 선택적으로 투과시키는 성질을 가진다. 이 성질에 따라 세포막을 경계로 세포 안팎에는 전위차(전압차)가 발생한다. 안정 시의 세포 안은 세포막을 경계로 세포 바깥에 대해 약 −70~−90mV의 전위차를 보이는데 이를 **안정막전위**(resting membrane potential)라고 한다. 세포가 흥분을 일으키면 그 부분의 막전위가 −70mV에서 +30mV로 급격하게 변화했다가 신속하게 본래의 안정막전위로 돌아오는데 이러한 일련의 막전위 변화를 **활동전위**(action potential)라고 한다. 막전위가 안정막전위에서 0이 되는 방향으로 변화하는 것을 **탈분극**(depolarization), 활동전위가 원래의 안정막전위(−70mV)로 되돌아오는 과정을 **재분극**(repolarization)이라고 한다. 즉, '안정막전위 → 탈분극 → 0전위 → 재분극 → 안정막전위'라는 일련의 흐름으로 세포는 활동전위를 만들어내고 그 자극을 주위 세포에 전달해간다. 이 전위에 관여하는 이온이 소듐이온(Na^+), 칼슘이온(Ca^{2+}), 포타슘이온(K^+)의 3가지이다.

심장의 활동전위는 0기, 1기, 2기, 3기, 4기의 시기로 나타나는데(그림 6–3, 표 6–1), 이는 부정맥에서 중요하게 다뤄진다.

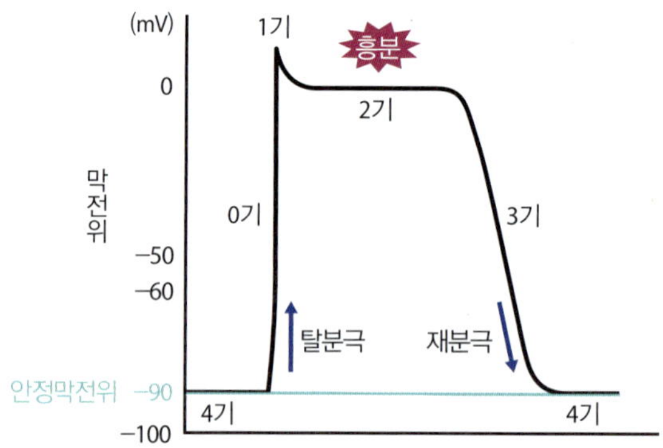

그림 6–3 심실근육의 활동전위

표 6–1 심장의 활동전위

0기	1기	2기	3기	4기
소듐이온(Na^+)통로가 열리고 소듐이온이 급격하게 세포 안으로 유입	소듐이온통로가 닫히고 일과성으로 포타슘이온(K^+)이 유출되어 약간의 재분극이 일어남	칼슘이온(Ca^{2+})통로가 열리고 칼슘이온이 세포 안으로 유입	칼슘이온통로가 닫힘, 2기 후반부터 시작된 포타슘이온통로의 열림이 진행되어 포타슘이온이 세포 밖으로 유출	Na^+/K^+ ATPase나 Na^+–Ca^{2+} 교환체 등이 작용하여 세포 안팎의 이온 환경이 원래로 되돌아옴
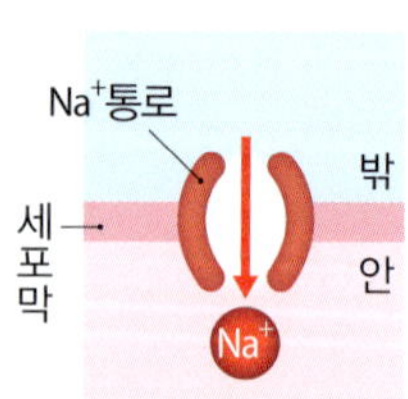	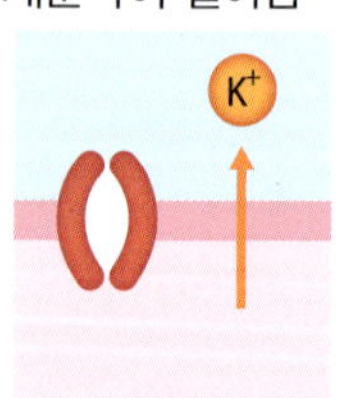	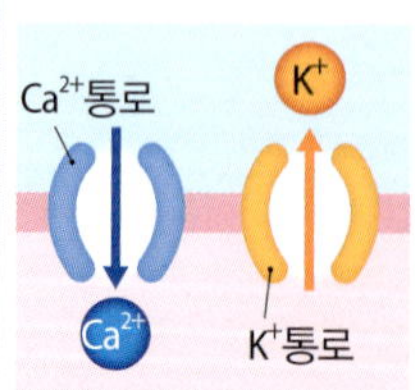	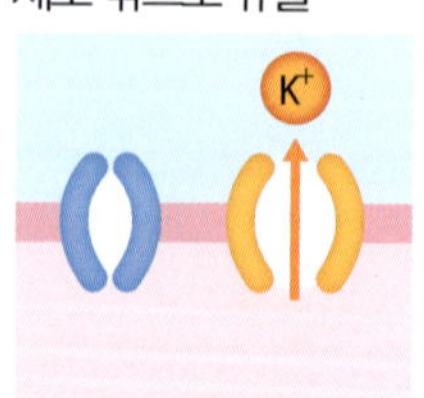	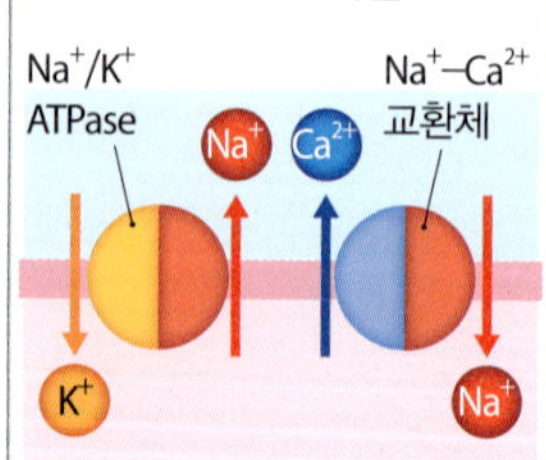

3) 심장근육의 수축과 이완

심장근육의 수축에는 **칼슘이온**(Ca^{2+})이 중요하다. 심장근육세포에서 활동전위의 발생으로 탈분극이 일어나면 칼슘이온이 세포 내로 유입되고 근육세포질그물(근육형질그물, sarcoplasmic reticulum)에서 칼슘이온이 방출되는데, 이 칼슘이온이 액틴잔섬유의 트로포닌(troponin)과 결합함으로써 수축을 일으킨다.

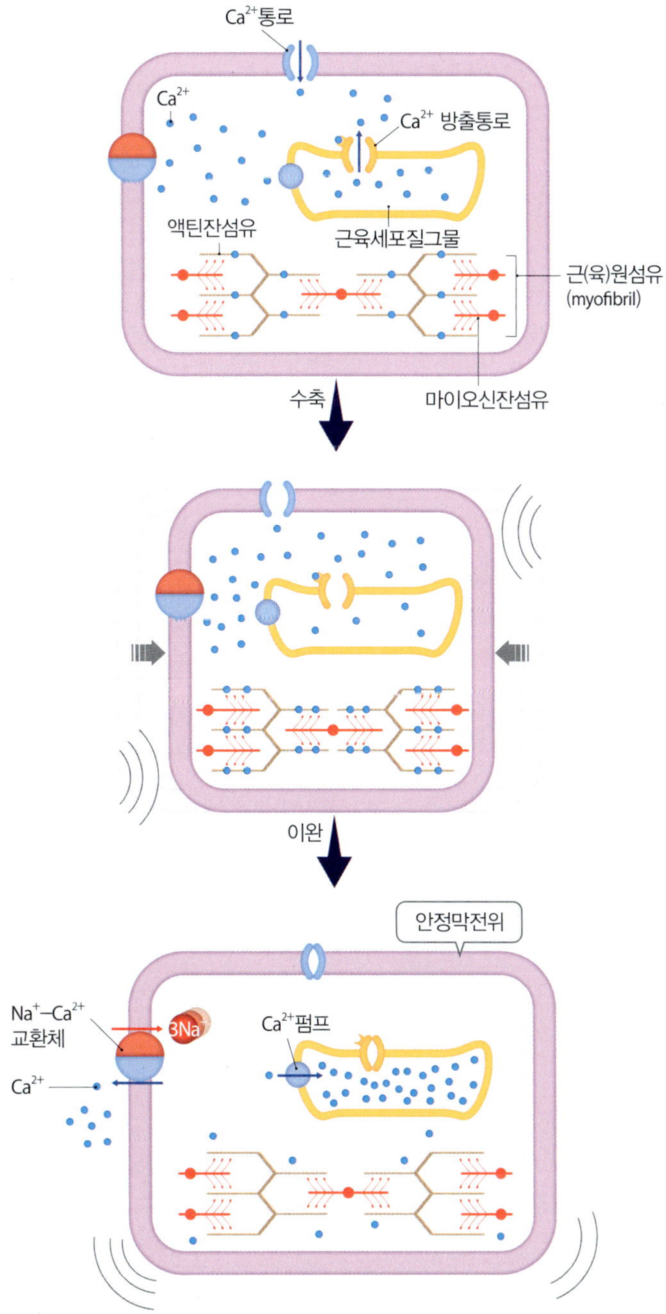

그림 6-4 심장근육의 수축과 이완

심장근육의 이완에는 수축 시 상승했던 세포질 내 칼슘이온농도가 저하되어야 하며, 근육세포질그물로 칼슘이온을 회수하거나 Na^+-Ca^{2+} 교환체(exchanger)를 통해 세포 밖으로 칼슘이온을 퍼내면 이완이 일어난다(그림 6-4).

심장근육세포에는 다양한 이온통로와 펌프, 수용체 등이 존재하는데, 심장(심장근육)에 작용하는 약물은 이들을 표적부위로 하여 약리작용을 발휘한다.

3. 혈관과 혈압

1) 혈관의 분류

혈관은 심장에서 박출되는 혈액을 말초로 내보내는 **동맥**(artery), 말초에서 심장으로 혈액을 되돌리는 **정맥**(vein), 동맥과 정맥 사이에 있어 동맥혈 중의 산소와 영양소를 각 조직에 공급하는 **모세혈관**(capillary)의 3종류로 크게 나눌 수 있다.

2) 혈압

혈압(blood pressure, BP)이란 심장에서 박출된 혈액이 혈관 속을 흐를 때 혈관벽에 가하는 압력을 말한다. 혈압은 좌심실이 수축 및 이완할 때마다 변동하는데, 좌심실이 수축할 때 가장 혈압이 높아서 **수축기압**(systolic pressure; 최고혈압), 좌심실이 확장(이완)할 때 가장 낮아서 **확장기압**(diastolic pressure; 최저혈압)이라고 한다. 일반적으로 정상혈압은 나이와 관계없이 수축기압 약 120mmHg 미만, 확장기압 약 80mmHg 미만이다.

혈압은 심(장)박출량(cardiac output, CO)과 총말초저항(total peripheral resistance, TPR)의 곱으로 표현할 수 있는데, 심(장)박출량은 일회박출량(stroke volume, SV)과 심박수(heart rate, HR)의 곱이기 때문에 다음과 같이 나타낼 수 있다.

$$BP = CO \times TPR$$
$$BP = SV \times HR \times TPR$$

심(장)박출량은 혈액량, 심박수, 심장수축력의 영향을 받고 말초저항은 안지오텐신 농도, 혈관 민무늬근육의 긴장도에 영향을 받는다.

MEMO

● 호르몬을 통한 혈압 조절

신장과 부신피질에서 분비되는 호르몬은 혈압 조절에 중요한 역할을 한다. 혈압이 저하되어 신장으로 가는 혈류량이 감소하면 신장 요세관 주변에서 레닌(renin)이 분비된다. 이 레닌은 혈장에 존재하는 안지오텐시노젠(angiotensinogen)을 활성화하여 안지오텐신 I(angiotensin I)으로 전환한다. 안지오텐신 I은 다시 안지오텐신전환효소(angiotensin converting enzyme, ACE)의 작용에 의해 안지오텐신 II(angiotensin II)로 변환된다. 안지오텐신 II는 혈관을 수축시켜 혈관저항을 증가시키고 이를 통해 혈압을 상승시킨다. 또한 부신피질에 작용하여 알도스테론(aldosterone)의 분비를 유도하는데, 알도스테론은 신장에서 소듐이온(Na^+)의 재흡수를 촉진하고 배설을 억제한다. 그 결과 수분의 재흡수도 증가하면서 체내 소듐과 수분이 축적되어 혈액량이 증가하고 소변 배출량이 감소하여 혈압이 상승한다.

06

2 심혈관질환

심혈관질환은 인체의 순환계통 장애를 일컫는 용어로, 다양한 질환이 포함된다.

고콜레스테롤혈증으로 인해 동맥에 죽(상)경화판이 축적되어 좁아지는 **죽(상)경화성 심혈관질환**(atherosclerotic cardiovascular disease), 관상동맥이 좁아지거나 막혀 협심증과 심근경색증을 일으키는 **관상동맥질환**(coronary artery disease), 뇌혈관이 막히거나(허혈뇌졸중) 파열되어(출혈뇌졸중) 발생하는 **뇌졸중**(stroke) 등이 있다. 또한 동맥과 정맥을 통해 순환하는 혈액의 압력이 증가하는 **고혈압**(hypertension)이 있다. **부정맥**(dysrhythmias)은 순환계통으로 심장의 자극전도경로에 이상이 생겨 순환계통으로 혈액을 비효율적으로 분출하는 질환이다. **말초혈관질환**(peripheral vascular disease)은 팔과 다리의 혈관장애를 말하며, 폐쇄성 동맥질환과 급성깊은정맥혈전증 등이 있다. 순환계통에 영향을 미치는 이들 질병이 하나 또는 여러 가지가 장기적으로 심장에 작용하면 **심부전**(heart failure)을 유발하여 결국 사망에 이르게 된다.

임상정보

많은 원인이 심장질환을 유발하지만, 연구에 따르면 특히 고혈압, 당뇨병, 이상지질혈증, 비만이 있는 사람은 단독으로든 복합으로든 진행성 심혈관질환에 걸릴 위험이 더 높다고 한다. 이처럼 고혈압, 당뇨병, 이상지질혈증, 비만 등의 다양한 병태가 합병해 있는 상태를 대사증후군(metabolic syndrom)이라고 한다. 대사증후군이 있는 사람은 그렇지 않은 사람보다 심장마비나 뇌졸중에 걸릴 확률이 3배(사망 확률은 2배) 더 높으며, 2형 당뇨병에 걸릴 위험은 5배 더 높다. 전 세계적으로 당뇨병 환자 2억 명 중 최대 80%가 심혈관질환으로 사망한다고 한다. 2형 당뇨병 및 심혈관질환 외에도 대사증후군과 관련하여 신장질환, 폐쇄성 수면무호흡증, 다낭난소증후군, 노인의 인지저하, 치매 등이 발생한다.

Section **02**
이상지질혈증에 사용하는 약물

1 이상지질혈증

1. 이상지질혈증과 지단백질

06

이상지질혈증(dyslipidemia)이란 혈액 내에 함유된 지질이 과도하게 많거나 부족한 상태를 말하며, 혈중 총콜레스테롤, LDL콜레스테롤, 중성지방이 증가하거나 HDL콜레스테롤이 감소하게 된다.

혈중 지질에는 콜레스테롤(cholesterol), 중성지방(트라이글리세라이드, triglyceride), 인지질(phospholipid) 등이 있으며 혈액 내에서는 단백질과 결합한 지단백질의 형태로 존재한다. 지단백질은 성분 비율에 따라 **초저밀도지단백질**(very low density lipoprotein, VLDL), **저밀도지단백질**(low density lipoprotein, LDL), **고밀도지단백질**(high density lipoprotein, HDL) 등으로 구분되는데, 중성지방은 VLDL, 콜레스테롤은 LDL, 인지질은 HDL에 많이 함유되어 있다(그림 6-5).

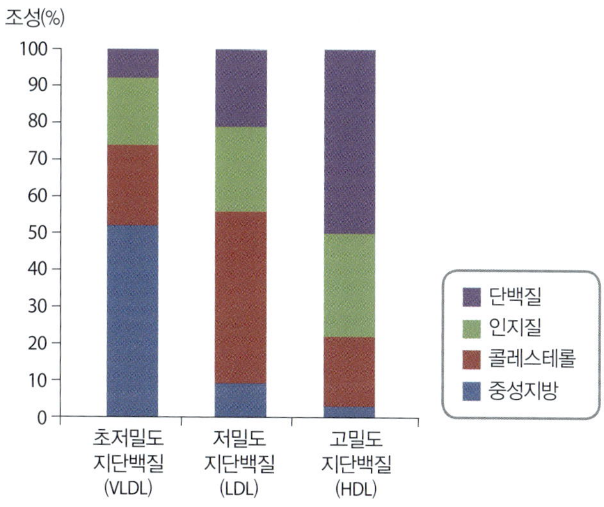

그림 6-5 지단백질의 종류와 조성

LDL이 높고 HDL이 낮은 경우 동맥경화증 진행되어 뇌경색증이나 협심증, 고혈압, 동맥류(동맥꽈리) 등을 일으키기 쉽다. 혈중 콜레스테롤 수치와 혈관의 죽(상)경화성 질환과는 많은 연관성이 있다고 알려져 있어 대중적으로나 개인적으로도 중요하다.

이상지질혈증을 흔히 고지혈증(hyperlipemia)과 혼용하는 경향이 있는데, 엄밀히 말하면 고지혈증은 혈중에 콜레스테롤과 중성지방이 증가한 상태이고, 이상지질혈증은 콜레스테롤과 중성지방 등의 지질 상승뿐 아니라 HDL콜레스테롤이 감소한 상태까지 포함한다.

2. 이상지질혈증의 진단기준과 치료방법

이상지질혈증은 대부분 비만, 당뇨병, 음주 등의 생활습관에 기인하여 발생하지만, 유전요인으로 인해 혈액 내에 특정 지질이 증가되어 이상지질혈증을 발생하는 경우도 있다. 공복 시 채혈하여 총콜레스테롤 200mg/dL 이상, LDL콜레스테롤 130mg/dL 이상, 중성지방 150mg/dL 이상인 경우 이상지혈증으로 진단한다(표 6-2).

이상지질증으로 진단되면 식사 조절, 체중 조절, 규칙적인 운동 등 생활습관의 개선이 권고되며 이와 함께 약물치료가 진행된다.

표 6-2 이상지질혈증 진단기준(한국지질 · 동맥경화학회 이상지질혈증 치료지침 제4판)

LDL콜레스테롤*(mg/dL)	매우 높음	≧ 190
	높음	160～189
	경계	130～159
	정상	100～129
	적정	< 100
총콜레스테롤(mg/dL)	높음	≧ 240
	경계	200～239
	적정	< 200
HDL콜레스테롤(mg/dL)	낮음	< 40
	높음	≧ 60
중성지방(mg/dL)	매우 높음	≧ 500
	높음	200～499
	경계	150～199
	적정	< 150

* 이상지질혈증 진단의 LDL콜레스테롤 '높음' 기준의 경우 치료지침의 저위험군(주요 심혈관계통 위험요인 1개 이하) 환자에서 약물치료 시작 권장기준으로 사용할 수 있음. 중증도 위험군의 경우 LDL콜레스테롤 '경계' 기준을 약물치료 시작 권장기준으로 사용할 수 있음. 고위험군 환자의 경우 LDL콜레스테롤 '정상' 기준을 약물치료 시작 권장기준으로 사용할 수 있음. 초고위험군의 경우 LDL콜레스테롤 값에 관계없이 약물치료 시작을 권장함

2 이상지질혈증 치료제

총콜레스테롤, VLDL콜레스테롤, LDL콜레스테롤 수치를 감소시키거나 HDL콜레스테롤 수치를 증가시키는 효과를 통하여 혈중 지질 수치를 개선시키는 약물을 **이상지질혈증 치료제**(antidyslipidemia agent)라고 한다. 따라서 이상지질혈증 치료제에는 VLDL콜레스테롤과 LDL콜레스테롤의 합성 감소, VLDL콜레스테롤 제거, LDL콜레스테롤 분해 촉진, 콜레스테롤 흡수 억제, HDL콜레스테롤 상승 유도 등의 작용기전을 가진 약물들이 포함된다.

1. HMG-CoA환원효소억제제

스타틴(statin)으로 알려진 **HMG-CoA환원효소억제제**(HMG-CoA reductase inhibitor)는 강력한 항이상지질혈증 약물이다. 간의 콜레스테롤 생합성 경로에서 HMG-CoA를 메발론산(mevalonic acid)으로 전환하는 효소를 경쟁적으로 억제한다. 간에서 합성되는 콜레스테롤이 감소하면 순환 혈액에서 LDL콜레스테롤이 제거되어 LDL콜레스테롤 수치는 최대 50%까지 감소할 수 있다(그림 6-6).

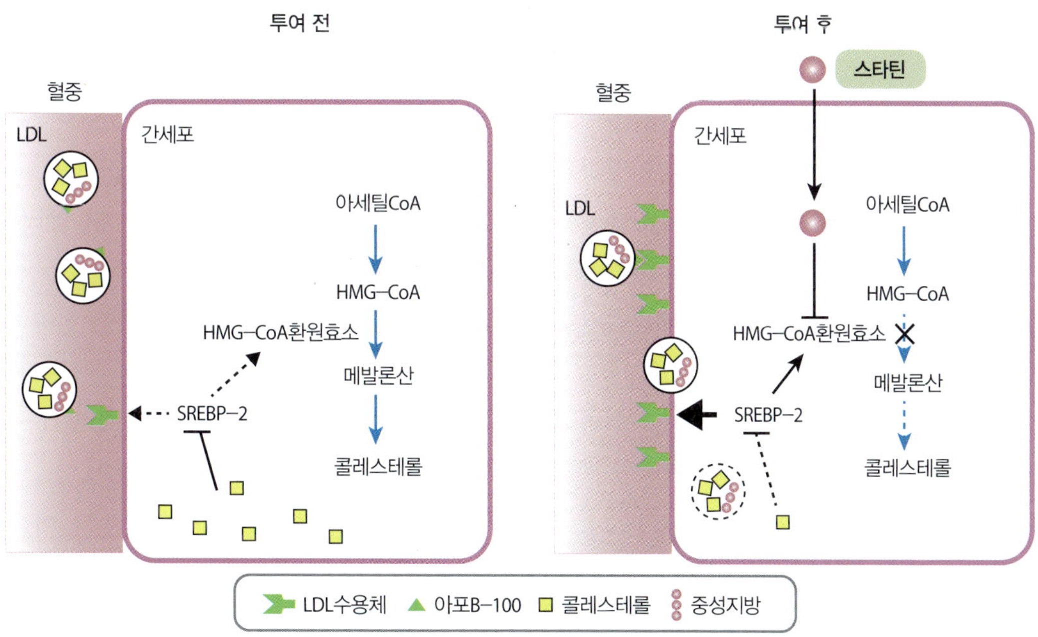

그림 6-6 HMG-CoA환원효소억제제의 작용기전

스타틴은 VLDL콜레스테롤과 중성지방 수치를 감소시키고(20~30%) HDL콜레스테롤 수치를 약간 증가시킨다(5~15%). 콜레스테롤은 밤에 가장 많이 생성되기 때문에 스타틴 계열 약물은 밤에 복용하면 더욱 효과적이다. 지질 감소와 무관한 다른 유익한 작용도 하는데, 염증을 감소시키고 혈소판 응집과 트롬빈 형성을 감소시키며, 혈장의 점도를 감소시켜 심장마비와 뇌졸중 유발을 억제한다.

(1) 대표적인 약물

아토르바스타틴(atorvastatin), **플루바스타틴**(fluvastatin), **로바스타틴**(lovastatin), **피타바스타틴**(pitavastatin), **프라바스타틴**(pravastatin), **로수바스타틴**(rosuvastatin), **심바스타틴**(simvastatin) 등이 있다. 일반적으로 LDL콜레스테롤을 감소시키며, 식이요법으로 조절되지 않은 이상지질혈증 환자의 식이요법 또는 지질저하요법 보조제로 사용된다.

(2) 약물 효과

- 총콜레스테롤과 LDL콜레스테롤 수치 감소

(3) 부작용

두통이나 소화불량, 복통, 설사, 변비 등의 소화기증상이 나타날 수 있다. 드물게 간독성과 근육독성(근육병증)이 유발되는데, 간독성 증상으로 피로감, 식욕감소, 복통, 황달 등이 나타나고, 근육독성으로 인한 근육통, 근육약화 등의 근육병증(횡문근융해(증))이 나타난다.

(4) 상호작용

- 사이클로스포린(cyclosporine), 이트라코나졸(itraconazole), 토코나졸(ketoconazole), 딜티아젬(diltiazem), 플루코나졸(fluconazole), 피브레이트(fibrate) 계열, 나이아신(niacin), 베라파밀(verapamil), 에리트로마이신(erythromycin), 클래리트로마이신(clarithromycin), 라놀라진(ranolazine), 아미오다론(amiodarone) : 아토르바스타틴, 로바스타틴, 심바스타틴을 이들 약물과 병용하면 스타틴의 대사를 억제하여 근육병증 발생률이 증가한다.
- 플루코나졸(fluconazole) : 플루바스타틴과 이 약물을 병용하면 플루바스타틴의 혈중농도가 크게 증가한다.
- 페니토인(phenytoin), 리팜피신(rifampicin) : 아토르바스타틴, 로바스타틴, 심바스타틴과 이들 약물을 병용하면 스타틴의 혈중농도가 현저하게 감소된다.
- 와파린(warfarin) : 아토르바스타틴을 제외한 스타틴 계열 약물은 와파린의 항응고 작용을 증가시켜 과도한 항응고 및 출혈이 발생할 수 있다.

- **자몽주스** : 이 음료는 아토르바스타틴, 로바스타틴, 심바스타틴의 대사를 억제하여 약물의 혈중농도를 증가시킴으로써 근육병증을 유발할 가능성이 높다.

2. 담즙산 결합수지

장 내의 콜레스테롤은 대부분 담즙산과 결합하여 재흡수되지 않고 변으로 배설된다. 담즙산이 재흡수되지 않으면 간에서는 담즙산을 재합성하게 되는데, 이때 담즙산은 콜레스테롤을 이용하여 합성되기 때문에 혈중 콜레스테롤이 감소하게 된다.

담즙산 결합수지(bile acid-binding resin)는 장에서 담즙산과 결합하여 담즙산의 장간순환을 방지하는 약물이다. 담즙산이 제거되면 간세포는 콜레스테롤 대사를 증가시켜 더 많은 담즙산을 생성하여 보상하고, 그 결과 총콜레스테롤 수치가 감소한다. 담즙산 결합수지는 LDL콜레스테롤 수치를 15~30%까지 낮추고, HDL콜레스테롤 수치를 최대 5%까지 높인다. 일부 환자에게서는 중성지방 수치가 5~10% 정도 증가하기 때문에 중성지방 수치가 높은 경우에는 사용하지 않는다.

06

(1) 대표적인 약물

콜레스티라민(cholestyramine)이 있다. 고지혈증 환자의 상승한 콜레스테롤 수치를 낮추고 죽(상)경화증으로 인한 동맥경화성 심혈관질환의 위험을 낮출 수 있다. 스타틴과 같이 사용하면 LDL콜레스테롤 수치를 더 낮출 수도 있다. 그 밖에 부분적인 담도 정체로 인한 가려움, 거짓막장염(위막장염)으로 인한 설사, 디기탈리스당화물의 독성 치료 등에도 사용된다.

(2) 약물 효과

- 총콜레스테롤과 LDL콜레스테롤 수치 감소

(3) 부작용

변비, 복부팽만, 포만감, 구역, 헛배 부름 등이 나타나는데, 이러한 부작용은 저용량으로 시작하거나 탄산이 없는 주스와 혼합하여 복용하면 최소화할 수 있다. 고용량을 투여하면 비타민 A, D, K의 흡수장애가 발생할 수 있다.

(4) 상호작용

- 디곡신(digoxin), 와파린(warfarin), 갑상샘호르몬, 싸이아자이드 계열 이뇨제, 페노바비탈(phenobarbital), 비스테로이드소염제(NSAID), 테트라사이클린(tetracycline), 베타차단제, 겜피브로질(gemfibrozil), 글리피지드(glipizide), 경구피임제, 페니토인(phenytoin) : 담즙산 결합수지는 이들 약물과 결합하여 이들 약물의 흡수를 감소시킬 수 있다. 일반적으로 담즙산 수지 투여 1시간 전 또는 4시간 후에 투여하면 상호작용을 최소화할 수 있다.
- 아미오다론(amiodarone) : 담즙산 결합수지는 아미오다론의 흡수를 현저히 감소시키고 아미오다론의 장간순환도 차단하므로 병용하지 않아야 한다.

3. 콜레스테롤흡수억제제

콜레스테롤흡수억제제(cholesterol absorption inhibitor)는 소장에서 콜레스테롤이 흡수되는 것을 억제하고 혈중 LDL콜레스테롤을 감소시켜 죽(상)경화증의 발병 위험을 줄이는 약물이다. 주로 담즙에서 분비된 콜레스테롤과 식이 유래 콜레스테롤의 소장 흡수를 억제하는데, 총콜레스테롤은 약 12%, LDL콜레스테롤은 18%, 중성지방은 7% 감소시키며, HDL콜레스테롤 수치 상승에는 영향이 거의 없다.

(1) 대표적인 약물

에제티미브(ezetimibe)가 있다. 이상지혈증 환자의 높은 콜레스테롤 수치를 낮추고 죽(상)경화증으로 인한 동맥경화성 심혈관질환의 위험을 줄이기 위해 식이요법과 함께 사용된다. 콜레스테롤 수치를 더 낮추기 위해 스타틴과 병용하기도 한다. 에제티미브는 담즙산 결합수지와 달리 중성지방 수치를 높이지 않는 장점이 있다.

(2) 약물 효과

- 총콜레스테롤과 LDL콜레스테롤 수치 감소

(3) 부작용

20%만 소장을 통해 체내로 흡수되기 때문에 부작용이 적은 편이다. 복통과 설사가 나타날 수 있는데, 매우 경미하여 치료를 중단할 필요는 없다.

(4) 상호작용

- **담즙산 결합수지** : 이 약물은 에제티미브의 흡수를 감소시킨다. 에제티미브 투여 1시간 전 또는 4시간 후에 담즙산 결합수지를 투여하면 상호작용을 최소화할 수 있다.

4. PCSK9억제제

PCSK9(proprotein convertase subilisin/kexin type 9)는 간세포에서 생성되는 효소로, 세포바깥바탕질에서 LDL수용체와 결합하여 수용체의 분해를 유도한다. LDL수용체가 감소하면 LCL콜레스테롤을 제거할 수 없게 되는데, 이 PCSK9를 억제하는 작용을 하는 단클론항체를 **PCSK9억제제**(PCSK9 inhibitor)라고 한다. PCSK9억제제는 간에서 PCSK9와 결합하여 이 효소와 LDL수용체의 결합을 방해함으로써 순환하는 LDL콜레스테롤이 더 많이 제거되도록 한다. PCSK9억제제를 사용하면 LDL콜레스테롤 수치를 50~60%까지 감소시킨다.

죽(상)경화증을 조절하기 위해 더 많은 LDL콜레스테롤 수치 감소가 필요한 환자에게 식이요법, 다른 이상시혈승 치료제와 함께 사용한다. 협심증, 심근경색증, 뇌졸중과 같은 심혈관질환을 감소시키는 것으로 알려졌다.

06

(1) 대표적인 약물

알리로쿠맙(alirocumab), **에볼로쿠만**(evolocumab)이 있으며 정세가 아닌 수사제이다. 피하로 주입하기 때문에 스스로 주사할 수 있다.

(2) 약물 효과

- 총콜레스테롤과 LDL콜레스테롤 수치 감소

(3) 부작용

멍, 발적, 열감, 작열감, 따가움, 통증, 염증 등의 증상이 주사부위에서 나타나지만 대부분 일시적이고 경미하다. 근육통, 경련, 근쇠약 등의 근골격계통 증상과 구강인두통, 콧물, 재채기 등의 상기도 감염 증상이 나타날 수 있다. 심각한 부작용으로 과민반응(혈관부종, 발진, 홍반, 두드러기)이 유발되기도 한다.

(4) 상호작용

아직까지 유의미한 약물 상호작용은 보고되지 않았다.

5. 나이아신

니코틴산(nicotinic acid)으로도 알려진 **나이아신**(niacin)은 수용성 비타민 B_3이다. 이상지질혈증 치료제로서의 작용기전은 완전하게 알려지지 않았지만, 비타민 효과와는 관련이 없다. 나이아신은 간세포의 VLDL 합성을 억제하여 LDL과 중성지방의 생성을 감소시킨다. 중성지방 수치는 20~50%, 총콜레스테롤과 LDL콜레스테롤 수치는 5~25%까지 감소시키며, HDL의 대사를 감소시켜 수치를 15~35%까지 증가시킨다. 또한 히스타민을 방출시켜 말초혈관 확장과 혈류 증가(피부 홍조)를 유발한다.

(1) 적응증

나이아신은 주로 중성지방 감소를 위한 보조제로 사용된다. 스타틴으로 치료 중인 환자에게는 사용하지 않아야 하는데, 나이아신과의 병용으로 치료 결과의 개선이 입증되지 않았고, 안전성에 대한 우려도 있기 때문이다. 포도당 불내성을 유발할 수 있으므로 당뇨병 환자에게는 주의해서 사용해야 한다.

다른 형태의 비타민 B_3인 나이아신아미드(niacinamide)와 헥사니코틴산이노시톨(inositol hexanicotinate)이 있는데, 이들은 높은 콜레스테롤 수치를 감소시키지 않아 호환하여 사용할 수 없다. 나이아신 보충제는 이상지질혈증 치료에 사용하지 않아야 하며, 권장량은 하루 20mg 미만이다. 이상지질혈증 치료에 필요한 나이아신 복용량은 하루 1~6g이다.

(2) 약물 효과

- 총콜레스테롤과 LDL콜레스테롤 수치 감소
- 중성지방 수치 감소
- HDL콜레스테롤 수치 증가

(3) 부작용

홍조, 가려움증, 발진, 따끔거림, 두통이 흔하게 나타난다. 구역, 가스, 복부불편감, 통증 등의 소화기증상과 현기증, 실신, 저혈압 등의 심혈관계통 증상이 유발될 수 있다. 심각한 부작용으로 피로, 식욕부진, 구역, 불쾌감, 황달 등의 간독성 증상이 나타나고, 근육통, 근육약화 등의 증상이 근육병증 초기 징후로서 발생할 수 있다.

(4) 상호작용

- HMG-CoA환원효소억제제 : 이 약물과 나이아신을 병용하면 근육병증 발생 가능성이 높아진다.

6. 피브레이트 계열

피브레이트(fibrate) **계열** 약물의 작용기전은 알려지지 않았지만 혈청 중성지방 수치를 낮추고, VLDL콜레스테롤의 분해를 증가시켜 LDL콜레스테롤 수치를 낮추는 작용을 한다. 이 약물은 고중성지방혈증 환자의 HDL콜레스테롤 수치는 20~25%까지 높일 수 있고, 콜레스테롤 수치가 높은 환자의 경우 LDL콜레스테롤 수치를 10~15%까지 감소시킨다.

(1) 대표적인 약물

베자피브레이트(bezafibrate), **페노피브레이트**(fenofibrate), **겜피브로질**(gemfibrozil) 등이 있다. 췌장염 위험이 있는 환자의 높은 중성지방 수치를 낮추기 위해 식이요법과 함께 사용된다. 근육병증과 횡문근융해(증)의 위험이 있으므로 스타틴과 함께 사용할 때는 주의해야 한다.

(2) 약물 효과

- 중성지방 수치 감소
- HDL콜레스테롤 수치 증가

(3) 부작용

구역, 설사, 헛배 부름, 복부팽만감, 복통 등의 증상이 비교적 흔하게 나타난다. 저용량으로 시작하고 약물을 식사 도중에 복용하면 부작용을 최소화할 수 있다. 심각한 부작용으로 담낭질환이나 간독성과 관련된 초기 증상과 근육통, 근육약화 등의 근육병증 초기 증상이 나타날 수 있다. 근육병증은 겜피브로질을 스타틴과 함께 사용할 경우 더 흔하게 발생한다.

(4) 상호작용

- 와파린(warfarin) : 피브레이트 계열은 와파린의 작용을 증가시킨다.
- 설포닐유레아(sulfonylurea), 인슐린(insulin) : 겜피브로질은 이들 약물의 작용을 증진시키므로, 저혈당 징후가 확인되면 설포닐유레아나 인슐린의 용량을 줄여야 한다.
- 담즙산 결합수지 : 이 약물은 페노피브레이트와 결합하여 페노피브레이트의 흡수를 감소시킨다. 일반적으로 담즙산 결합수지 투여 1시간 전 또는 4시간 후에 페노피브레이트를 투여하면 상호작용을 최소화할 수 있다.
- HMG-CoA환원효소억제제 : 스타틴과 피브레이트 계열 약물을 병용하면 근육병증의 발생 가능성이 높아진다.

06

7. 오메가-3 지방산

오메가-3 지방산(omega-3 fatty acid)은 생선기름에 고농도로 함유되어 있는 물질로, 그 작용기전은 알려지지 않았지만 간에서 중성지방 합성과 관련된 효소를 억제하고 지단백질의 분해를 돕는 효소의 활성을 증가시켜 더 많은 양의 중성지방을 제거하는 작용을 한다.

(1) 대표적인 약물

이코사펜트산에틸(icosapent ethyl), **오메가-3-산에틸에스터**(omega-3-acid ethyl ester) 등이 있다. 중성지방이 상승된 이상지질혈증 환자의 중성지방 수치를 낮추기 위해 식이요법과 함께 사용한다. 생선 냄새에 민감하거나 알레르기가 있는 환자에게 주의해서 사용해야 한다.

(2) 약물 효과

- 중성지방 수치 감소

(3) 부작용

치료용량에서의 치명적인 부작용은 많지 않다. 흔하게 보고되는 부작용으로는 생선비린맛이 나는 것과 트림, 더부룩함 등이 있다. 드물게 팔, 등, 턱의 통증, 가슴의 통증이나 불편감, 가슴압박감, 호흡곤란, 빠르고 불규칙한 심박동, 구역, 숨가쁨, 발한, 쌕쌕거림 등의 증상이 나타날 수 있으며 이때는 즉시 의료인에게 알려야 한다.

(4) 상호작용

- 항응고제, 항혈소판제 : 오메가-3-산에틸에스테르는 이들 약물을 복용하는 환자의 출혈 위험을 증가시킬 수 있다.

이상지질혈증 환자를 위한 간호중재

사정

- **위험요인 이력** : 환자의 나이, 성별을 파악하고 콜레스테롤 및 지질 수치 상승에 대한 가족력을 조사한다.
- **고혈압 유무** : 고혈압 진단을 받은 적이 있는지, 처방받은 약물이 있는지 확인한다.
- **흡연** : 환자의 흡연기간, 금연 시도 여부, 흡연이 심혈관계통에 미치는 영향에 대한 환자의 지식을 확인한다.
- **식습관** : 지방, 콜레스테롤, 탄수화물 함량이 높은 음식 섭취에 대한 자료를 얻기 위해 구체적으로 질문한다. 음식 준비과정에 대해 질문한다. 음주의 빈도와 양에 대하여 질문한다.
- **포도당 불내성** : 현재 혈당 수치가 상승해 있는지 또는 과거에 상승한 적이 있는지 구체적으로 질문하다.
- **혈청 지질 수치 상승** : 환자가 지질, 중성지방, 콜레스테롤 수치가 높다는 것을 알고 있는지 확인한다.
- **비만** : 체중을 측정하고 최근 체중 증가나 감소 등의 변화가 있었는지 확인한다.
- **스트레스 대처** : 얼마나 많은 스트레스를 받는지, 스트레스 상황에 어떻게 대처하는지 질문한다.
- **운동** : 운동량, 강도, 빈도 등의 운동수준을 확인본다.

교육

- **영양** : 영양사의 식이상담을 받고 필요한 식단을 수정한다. 이상지질혈증에서는 정상 체중에 도달하는 것이 가장 중요한 치료목표임을 강조한다.
- **추적관리** : 장기간 정기적인 혈청검사를 받고 수치를 확인해야 함을 강조한다. 이를 통해 치료 진행상황을 추적하고 치료방식의 수정 필요성을 파악하며 약물 부작용 발생을 감지할 수 있다.
- **약물요법** : 약물의 혼합, 약물투여 일정, 약물 복용 순응도 향상을 위한 교육을 한다.
- **건강유시 증진** : 식습관 수정의 필요성, 비만, 혈당수치, 혈청 콜레스테롤, 지질, 고혈압 조절의 필요성을 강조해야 한다. 금연을 하고 매일의 운동량을 늘리도록 추천한다. 처방 약물에 대한 자세한 정보를 환자와 보호자에게 전달한다.

Section 03 고혈압에 사용하는 약물

1 고혈압

1. 고혈압의 분류와 위험인자

심장이 수축하여 혈액을 내보낼 때의 압력을 수축기압(최고혈압)이라고 하고, 심장이 확장하여 혈액을 받아들일 때의 압력을 확장기압(최저혈압)이라고 한다. 수축기압이 140mmHg 이상 또는 확장기압이 90mmHg 이상이 되면 **고혈압**(hypertension)으로 진단한다(표 6-3).

고혈압은 원인이 분명하지 않은 **본태고혈압**(essential hypertension)과 기저질환으로 인해 이차적으로 발생하는 **이차고혈압**(secondary hypertension)으로 나뉜다. 고혈압 환자의 약 90%가 본태고혈압으로, 완치는 불가능하지만 조절은 가능하다. 이차고혈압의 기저질환에는 신(장)성고혈압, 일차알도스테론증, 쿠싱증후군, 크롬친화세포종, 레닌 생산 종양 및 대동맥협착증 등이 있으며, 특정 약물에 의해서도 발생할 수 있다. 이차고혈압의 경우 원인을 제거하면 대부분 혈압은 정상화된다.

고혈압의 위험인자에는 고령, 남성, 고혈압 가족력, 비만, 당뇨병, 고콜레스테롤혈증, 흡연, 혈관질환의 과거력 등이 있다. 고혈압이 만성적으로 지속되면 관상동맥질환, 뇌졸중, 신부전 등 전신에 걸친 다양한 합병증을 일으킬 수 있다.

표 6-3 혈압 기준치(2022년 고혈압 진료지침)

혈압분류		수축기압(mmHg)		확장기압(mmHg)
정상혈압*		< 120	그리고	< 80
주의혈압		120~129	그리고	< 80
고혈압 전단계		130~139	또는	80~89
고혈압	1기	140~159	또는	90~99
	2기	≧ 160	또는	≧ 100
수축기단독고혈압		≧ 140	그리고	< 90

* 심혈관질환의 발병 위험이 가장 낮은 최적혈압

2. 고혈압의 치료

혈압을 조절하는 주된 목적은 심혈관질환의 발생빈도를 줄이기 위함이다. 이 목적을 달성하기 위해서는 성인 환자의 혈압을 140/90 mmHg 미만으로 낮추고 유지해야 한다. 우선적으로 병력, 신체검사, 병리검사를 통한 추가 평가를 통해 ①고혈압의 원인 파악, ②표적장기 손상 및 심혈관질환 유무 평가, ③치료지침이 될 수 있는 기타 심혈관 위험요인을 파악한 후 치료를 시작한다(그림 6-7).

고혈압으로 진단이 내려지면 우선적으로 체중조절, 건강한 식단 실천, 규칙적인 운동 등 생활습관의 개선이 권고되며(표 6-4), 생활습관 개선 후에도 정상수치로 조절되지 않는다면 항고혈압제를 투여해야 한다.

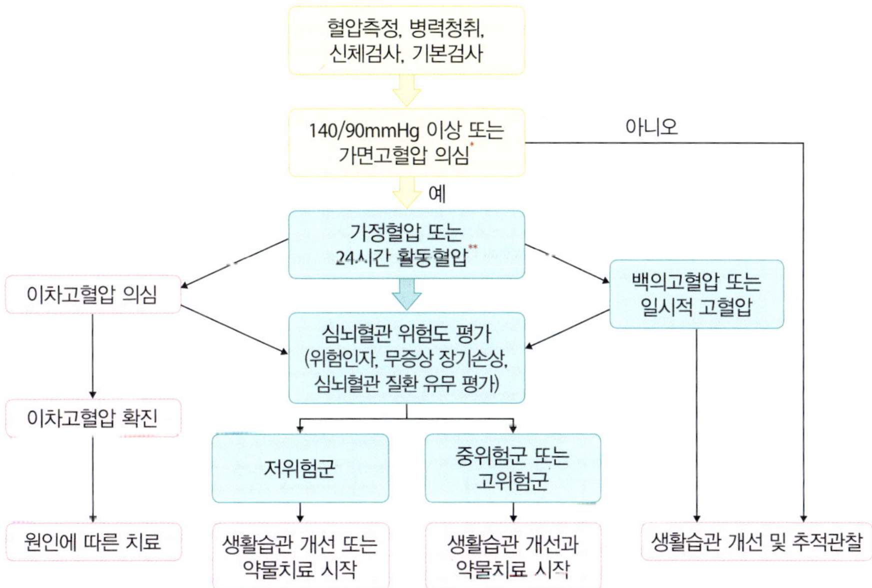

* 일부 환자는 목표 혈압에 따라 고혈압전단계부터 약물치료를 고려함

** 권장 검사

그림 6-7 고혈압 치료방침

표 6-4 고혈압 관리를 위한 생활습관의 개선

개선 항목	권고
체중조절	• 정상 체중을 유지(체질량지수 = 18.5~24.9kg/m^2)
건강한 식단 실천	• 과일, 통곡물, 채소가 풍부한 식단을 섭취하고 저지방 유제품, 가금류, 생선, 콩류, 식물성 기름, 견과류를 포함하며 단음식, 단음료, 포화지방과 총지방 함량이 낮은 붉은 육류의 섭취를 제한 • 소듐 섭취량을 하루 소듐 2.4g 또는 염화소듐 6g 이하로 줄임
규칙적인 운동	• 일주일에 3~4회, 세션당 평균 40분 동안 중등도에서 격렬한 강도로 규칙적인 유산소운동을 시행
알코올 섭취 제한	• 대부분의 남성은 하루 2잔(맥주 700mL, 와인 300mL, 위스키 90mL) 이하로, 여성과 체중이 가벼운 사람은 하루 1잔 이하로 섭취를 제한

2 항고혈압제

항고혈압제(antihypertensive drug)는 정상 혈압보다 높아진 혈압을 낮추는 약물로, 고혈압약, 혈압강하제, 혈압저하제, 혈압약 등 다양한 명칭으로 불린다. 체내 수분량을 감소시키는 작용, 혈관 수축물질을 억제하거나 혈관을 확장시키는 작용, 심장근육의 수축력을 감소시키거나 심장박동수를 감소시킴으로써 심장의 과도한 수축을 억제하는 작용을 통해 혈압을 낮춘다(그림 6-8).

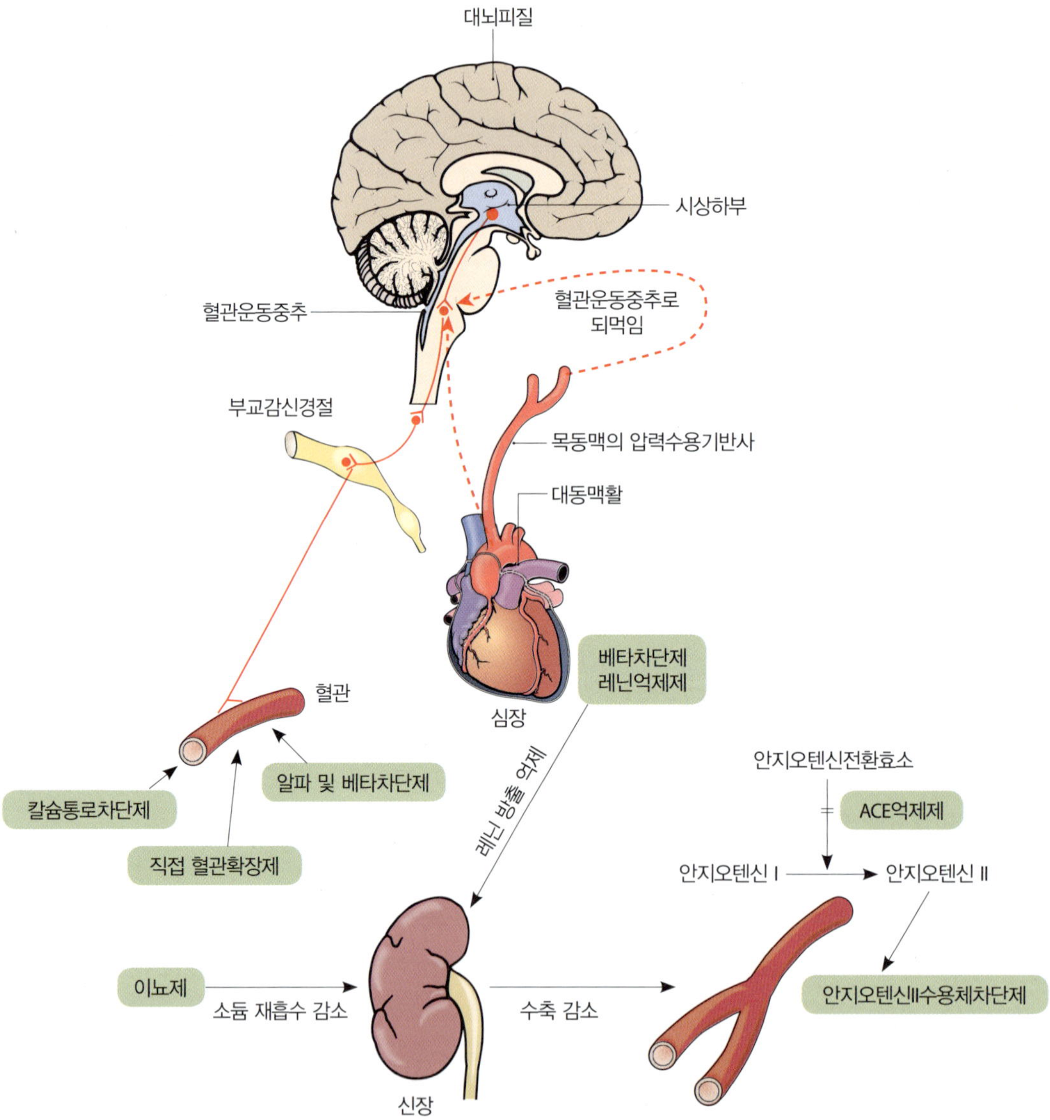

그림 6-8 항고혈압제의 작용부위

항고혈압제는 혈압 수치보다는 환자의 임상적 특성과 기저질환에 따라 선택하는 것이 좋다(표 6-5). 현재 혈압강하작용이 효과적이고 안전성이 입증되며 부작용도 비교적 적은 1차 치료제로서 ①ACEI 또는 ARB, ②베타차단제, ③칼슘통로차단제, ④이뇨제 등이 주로 사용된다.

표 6-5 기저질환에 따른 고혈압 치료제의 선택

기저질환	ACEI 또는 ARB	베타차단제	칼슘통로차단제	이뇨제
심부전	○	○		○
좌심실비대	○		○	
관상동맥질환	○	○	○	
만성신(장)질한	○			
뇌졸중	○		○	○
노인 수축기단독고혈압	○		○	○
심근경색증 후	○	○		
심방세동 예방	○			
당뇨병	○	○	○	○

출처 : 2022 고혈압 진료지침, 대한고혈압학회

1. 안지오텐신전환효소억제제(ACEI)

인지오텐신(angiotensin)은 생체의 혈류역학적 조절에 매우 중요한 역할을 하는 강력한 혈관수축작용 물질이다. 혈압이 저하되어 신장혈류가 감소하면 신장에서 레닌(renin)이라는 효소가 분비되는데, 이 레닌은 혈장 중 안지오텐시노젠(angiotensinogen)에 작용하여 안지오텐신 I(angiotensin I)을 생산한다. 이것이 폐를 통과하면 폐에 있는 안지오텐신전환효소(angiotensin converting enzyme, ACE)의 작용으로 혈관수축작용이 강한 안지오텐신 II가 생산되어 혈압을 상승시킨다. 안지오텐신 II는 부신피질에 작용하여 알도스테론(aldosterone) 분비를 촉진한다. 이 알도스테론은 신장의 먼쪽세관(원위세관)과 집합관에 작용해서 소듐을 저류시켜 혈액량을 증가시킨 결과 혈압을 상승시킨다.

안지오텐신전환효소억제제(angiotensin converting enzyme inhibitor, ACEI)는 고혈압 치료에 사용되는 주요 약물 중 하나로, 안지오텐신전환효소를 억제하여 안지오텐신 II의 혈청 수치를 감소시킨다. 혈관 수축과 소듐 재흡수를 유도하여 고혈압을 악화시키는 RAAS 연쇄작용을 감소시킨다.

1기 · 2기 고혈압, 중증 본태고혈압, 신(장)고혈압에 대한 단일요법으로 사용되며, 이뇨제와 함께 사용하면 더욱 효과적이다. 또한 심부전 및 심근경색증 치료에도 효과적이며, 당뇨병신(장)병증의 진행을 늦추기 위해 사용된다.

(1) 대표적인 약물

ACEI에는 표 6-6과 같은 약물이 있다. ACEI의 장점은 기립저혈압의 빈도가 낮고, 중추신경계통 억제와 성기능장애 부작용이 없으며, 기관천식, 폐쇄폐질환, 통풍, 당뇨병을 악화시키지 않으며 콜레스테롤 수치도 증가시키지 않는다. 다만, ARB나 레닌억제제와 함께 병용요법으로 투여해서는 안 된다.

표 6-6 안지오텐신전환효소억제제의 종류와 임상응용

약물명	임상응용
캡토프릴(captopril)	고혈압, 심부전, 당뇨병신(장)병증
에날라프릴(enalapril)	고혈압, 심부전
포시노프릴(fosinopril)	고혈압, 심부전
리시노프릴(lisinopril)	고혈압, 심부전, 심근경색증 후유증
모엑시프릴(moexipril)	고혈압
페린도프릴(perindopril)	고혈압
퀴나프릴(quinapril)	고혈압, 심부전
라미프릴(ramipril)	고혈압, 심부전
트란돌라프릴(trandolapril)	고혈압, 심부전

안전경고

ACEI를 처음 복용하면 어지러움, 빈맥, 실신을 동반한 저혈압이 발생할 수 있으며, 이러한 부작용은 이뇨제를 함께 복용하는 환자에게서 더 흔하게 발생한다. 보통 처음 복용 후 3시간 이내에 발생하는데, 이뇨제 복용을 1주일 전에 중단하면 부작용 발생을 최소화할 수 있다. 일시적인 부작용이지만 이러한 증상이 나타나면 즉시 누워야 한다고 설명한다.

(2) 약물 효과

- 혈압 저하

(3) 부작용

구역, 설사, 피로, 두통, 기립저혈압(어지러움, 무력감, 실신) 등의 일반적인 증상이 나타날 수 있다. 또한 ACEI를 복용하는 환자의 1/3 정도가 만성적이고 건조하며 지속적인 기침을 할 수 있는데, 이는

브라디키닌(bradykinin)의 축적과 관련이 있는 것으로 추측된다. 임신부가 ACEI를 복용하면 신생아에게 선천결함이 유발될 수 있으므로 복용해서는 안 된다. 드물게 혈관부종, 중성구감소증, 고칼륨혈증, 피부 발적, 미각이상 등이 유발되기도 한다.

(4) 상호작용

- **이뇨제, 페노싸이아진 계열, 알코올, 베타차단제 등의 다른 항고혈압제** : 이들 약물은 ACEI의 치료 효과 및 독성작용을 증강시킨다.
- **제산제, 비스테로이드소염제(NSAID), 리팜핀(rifampin)** : 이들 약물은 ACEI의 흡수를 방해하여 치료 효과를 감소시킨다.
- **디곡신(digoxin)** : ACEI가 디곡신의 혈중농도를 높이거나 낮출 수 있다. 식욕부진, 구역, 구토, 두통, 흐리거나 착색된 시야, 서맥, 심부전, 부정맥 등의 증상이 나타나지 않는지 모니터해야 한다.
- **리튬(lithium)** : ACEI가 리튬의 독성을 유발하여 구역, 식욕부진, 미세한 떨림, 지속적인 구토, 다량 설사, 과반사, 무기력, 쇠약 등의 리튬 독성이 나타날 수 있다.
- **포타슘 또는 포타슘보존이뇨제가 함유된 식이보충제** : ACEI가 알도스테론의 분비를 감소시켜 포타슘 수치를 약간 증가시킬 수 있다.
- **캡사이신(capsaicin)** : 캡사이신이 ACEI 치료와 관련된 기침을 유발하거나 악화시킬 수 있다.

06

2. 안지오텐신II수용체차단제(ARB)

안지오텐신II수용체차단제(angiotensin II receptor blocker, ARB)는 혈관 민무늬근육, 뇌, 심장, 신장, 부신에 있는 안지오텐신II수용체에 안지오텐신 II가 결합하는 것을 차단하는 약물이다. 그 결과 안지오텐신 II의 혈압 상승 및 소듐 유지 효과를 차단한다. 이는 혈관 수축과 소듐 재흡수를 유도하여 고혈압을 악화시키는 RAAS 연쇄작용을 감소시킨다.

ARB는 신장 기능이나 프로스타글랜딘 수치, 중성지방, 콜레스테롤, 혈당 수치에는 영향을 미치지 않는다. 또한 브라디키닌에 영향을 미치지 않기 때문에 마른기침을 유발하지 않는다.

(1) 대표적인 약물

아질살탄(azilsartan), **칸데살탄**(candesartan), **에프로살탄**(eprosartan), **이베살탄**(irbesartan), **로살탄**(losartan), **올메살탄**(olmesartan), **텔미살탄**(telmisartan), **발살탄**(valsartan) 등이 있다.

ARB는 단독으로 사용하거나 다른 항고혈압제, 특히 싸이아자이드 계열 이뇨제와 병용하여 사용한다. 다만, ACEI나 레닌억제제와 병용 투여해서는 안 된다.

(2) 약물 효과

- 혈압 저하

(3) 부작용

소화불량, 위경련, 설사, 두통 등의 증상이 나타날 수 있는데, 비교적 경미하며 치료를 계속하면 해소된다. 드물게 기립저혈압이 유발될 수 있으나 경미하다. 임신부가 ARB를 복용하면 신생아에게 선천결함이 유발될 수 있으므로 복용해서는 안 된다. ARB는 알도스테론 분비를 억제하기 때문에 혈청 포타슘 수치가 다소 증가할 수 있다.

(4) 상호작용

- **이뇨제, 페노싸이아진 계열, 알코올, 베타차단제 등의 다른 항고혈압제, 시메티딘(cimetidine), 플루코나졸(fluconazole)** : 이들 약물은 로살탄의 대사를 억제하여 항고혈압 작용을 증가시킨다.
- **비스테로이드소염제(NSAID), 리팜핀(rifampin)** : NSAID는 ARB의 치료 효과를 감소시키고, 리팜핀은 로살탄의 대사를 증가시켜 항고혈압 작용을 감소시킨다.
- **포타슘 또는 포타슘보존이뇨제가 함유된 식이보충제** : ARB가 알도스테론의 분비를 감소시켜 포타슘 수치를 약간 증가시킬 수 있다.

3. 베타차단제

베타차단제(beta blocker)는 교감신경을 흥분시키는 심장근육의 수축력과 심박수, 심(장)박출량, 혈압을 감소시키는 약물이다. 또한 신장에서 레닌 방출을 억제함으로써 혈관 수축과 소듐 재흡수를 유도하여 고혈압을 악화시키는 레닌-안지오텐신-알도스테론계통(renin-angiotensin-aldosterone system, RAAS)의 연쇄 작용을 감소시킨다.

베타차단제는 고혈압과 관련된 질병의 이환율과 사망률을 감소시켜 항고혈압제로 널리 사용된다. 고혈압 치료에서 베타차단제의 임상적 장점은 자세 변화나 운동 시 저혈압을 최소화하고 성기능에 미치는 영향을 최소화하며, 누운 자세에서 혈압을 낮추고 중추신경계통을 거의 억제하지 않는다는 점이다.

(1) 대표적인 약물

아테놀롤(atenolol), **베탁솔롤**(betaxolol), **비소프롤롤**(bisoprolol), **카베딜롤**(carvedilol), **에스몰롤**(esmolol), **라베탈롤**(labetalol), **메토프롤롤**(metoprolol), **나돌롤**(nadolol), **네비보롤**(nebivolol), **핀돌롤**(pindolol), **프로프라놀롤**(propranolol), **티몰롤**(timolol) 등이 있다(표 4-6 참조).

(2) 약물 효과

- 혈압 저하

(3) 부작용

부작용의 대부분은 용량과 관련되어 일시적으로 나타나며, 일부 당뇨병 환자에게서 두통, 쇠약감, 조정력 저하, 불안, 발한, 배고픔, 시야 흐림이나 복시 등이 유발될 수 있다. 심각한 부작용으로서 서맥, 말초혈관 수축, 심부전 등의 심혈관증상과 기관지경련, 쌕쌕거림 등의 호흡기증상이 나타나면 약물의 사용을 중단하고 의사에게 보고해야 한다.

(4) 상호작용

- **클로니딘(clonidine) 등의 다른 항고혈압제** : 이들 약물을 베타차단제와 병용할 경우 저혈압이 나타날 수 있다. 특히 베타차단제와 클로니딘을 동시에 투여받는 환자가 치료를 중단하기로 결정한 경우 베타차단제를 며칠 동안 점진적으로 줄인 후 클로니딘을 점차 줄여 나가지 않으면 α수용체 활성으로 인한 심각한 반동성 고혈압이 발생할 우려가 있다.
- **아이소프로테레놀(isoproterenol) 등의 아드레날린작용제** : 이들 약물은 사용하는 용량에 따라 베타차단제의 작용을 억제할 수 있다.
- **아미오다론(amiodarone), 베라파밀(verapamil), 딜티아젬(diltiazem), 디곡신(digoxi), 프로파페논(propafenone)** : 이들 약물과 베타차단제를 병용투여하면 부정맥, 서맥, 심부전이 유발될 수 있다.
- **페노바비탈(phenobarbital), 리팜핀(rifampin)** : 이들 약물은 프로프라놀롤, 메토프롤롤, 핀돌롤, 티몰롤의 대사를 향상시킨다.
- **인도메타신(indomethacin), 살리실산염(salicylate) 등의 비스테로이드소염제(NSAID)** : 이들 약물은 베타차단제의 항고혈압 작용을 억제한다.

4. 칼슘통로차단제

칼슘통로차단제(calcium channel blocker)는 칼슘대항제, 칼슘이온대항제, 느린통로차단제, 칼슘이온유입억제제 등 다양한 명칭으로도 불린다. 심장과 혈관 민무늬근육의 세포막에 존재하는 칼슘이온통로를 차단함으로써 근육수축에 필요한 칼슘이온의 세포 내 유입을 억제한다. 그 결과 심장근육의 수축력을 감소시키거나 혈관을 확장시켜 혈압을 낮춘다.

06

(1) 대표적인 약물

칼슘통로차단제는 구조에 따라 벤조다이아제핀(benzothiazepine) 계열, 디페닐알킬아민(diphenylalkylamine) 계열, 디하이드로피리딘(dihydropyridine) 계열로 분류되며, 대표적인 약물은 **표 6-7**과 같다.

표 6-7 칼슘통로차단제의 종류와 특징

분류	약물명	특징
벤조다이아제핀 계열	딜티아젬(diltiazem)	• 심장과 혈관 민무늬근에 영향을 미침
디페닐알킬아민 계열	베라파밀(verapamil)	• 칼슘통로차단제 중 선택성이 가장 낮음 • 심장과 혈관 민무늬근육에 현저한 효과를 가짐
디하이드로피리딘 계열	암로디핀(amlodipine), 펠로디핀(felodipine), 이스라디핀(isradipine), 니카르디핀(nicardipine), 니페디핀(nifedipine), 니모디핀(nimodipine), 니솔디핀(nisoldipine)	• 심장의 칼슘통로보다 혈관의 칼슘통로에 훨씬 큰 친화성을 지지기 때문에 특히 고혈압 치료에 유익함

(2) 약물 효과

- 혈압 저하

(3) 부작용

치료 초기에 저혈압과 실신이 유발될 수 있으나 투여량이 안정화되면 감소한다. 또한 벤조다이아제핀 계열인 딜티아젬과 디하이드로피리딘 계열을 복용하는 경우 부종이 발생할 수 있다.

(4) 상호작용

- 이뇨제, 항정신병약물, 베타차단제, 히스타민대항제, 다른 항고혈압제, 알코올 : 이들 약물은 칼슘통로차단제의 치료 효과 및 독성작용을 증강시킨다.
- 디곡신(digoxin) : 칼슘통로차단제가 디곡신의 혈중농도를 증가시켜 식욕부진, 구역, 구토, 두통, 흐리거나 착색된 시야, 서맥 등의 증상을 유발할 수 있다.
- 로바스타틴(lovastatin), 심바스타틴(simvastatin) : 암로디핀, 딜티아젬, 베라파밀은 이들 약물의 혈중농도를 증가시킬 수 있으므로 독성증상(근육통, 횡문근융해(증))에 주의해야 한다.
- 자몽주스(약 200mL) : 이 음료는 딜티아젬, 베라파밀, 암로디핀, 펠로디핀, 니카르디핀, 니페디핀, 니솔디핀의 혈중농도를 상승시켜 저혈압을 유발할 수 있다. 이들 약물을 투여하기 2시간 전이나 투여 후 4시간 이내에는 자몽주스를 섭취하지 않아야 한다.

5. 이뇨제

이뇨제(diuretic)는 수분과 소듐이 신장을 통해 배설되는 것을 촉진하여 소변의 양을 증가시키고, 체액량을 감소시켜 혈압을 낮추는 작용을 하는 약물이다.

고혈압 치료에는 싸이아자이드 계열 이뇨제[**하이드로클로로티아지드**(hydrochlorothiazide) 등], 고리작용이뇨제[**퓨로세마이드**(furosemide), **토르세미드**(torsemid) 등], 포타슘보존이뇨제[**스피로노락톤**(spironolactone), **아미로라이드**(amiloride) 등]의 3가지가 사용된다. 싸이아자이드 계열 이뇨제가 고혈압 치료에 흔하게 사용되고, 이 약물로 혈압이 잘 조절되지 않거나 전해질 불균형을 막기 위해 고리작용이뇨제나 포타슘보존이뇨제가 사용된다. 포타슘보존이뇨제는 단독으로 사용하는 경우는 드물며, 항고혈압 효과를 높이고 포타슘 배출 효과를 상쇄하기 위해 싸이아자이드 계열 이뇨제나 고리작용이뇨제와 함께 사용하는 것이 일반적이다.

이뇨제에 대한 자세한 내용은 section 09를 참조하기 바란다(p.295).

6. 알도스테론수용체대항제

알도스테론수용체대항제(aldosterone receptor antagonist)는 알도스테론에 의한 무기질부신피질호르몬수용체의 자극을 차단하여 소듐의 재흡수를 방시하는 약물이다.

(1) 대표적 약물

에플레레논(eplerenone)이 있다. 고혈압과 심부전 치료에 단독으로 또는 다른 항고혈압제와 병용하여 사용된다.

안전경고

65세 이상이거나 경도~중등도 간부전 환자의 경우 1일 50mg 이상 복용하지 않는 것이 좋다. 시메티딘(cimetidine), 에리트로마이신(erythromycin), 베라파밀(verapamil), 딜티아젬(diltiazem), 플루코나졸(fluconazole) 등의 약물대사억제제를 복용하는 환자는 시작 용량을 1일 1회 25mg으로 줄여야 한다.

(2) 약물 효과

- 혈압 저하

(3) 부작용

구역, 설사, 피로, 두통 등의 증상이 나타날 수 있는데, 비교적 경미하며 치료를 계속하면 해소된다. 드물게 기립저혈압이 유발될 수 있으나 경미하다. 심각한 부작용으로 여성형유방(증), 질출혈, 신독성, 고칼륨혈증, 고중성지방혈증, 고콜레스테롤혈증, 고요산혈증, 간독성 등이 유발되기도 한다.

(4) 상호작용

- **이뇨제, 항정신병약물, 케토코나졸(ketoconazole), 베타차단제 등의 다른 항고혈압제, 알코올** : 알도스테론수용체대항제는 이들 약물의 치료 효과 및 독성작용을 증강시킨다.
- **ACEI, ARB, 포타슘보존이뇨제, 소금 대체제, 저염 식품** : 에플레레논과 이들 약물을 동시에 사용하면 고칼륨혈증이 유발될 수 있으므로 피해야 한다.
- **트라이메토프림(trimethoprim)** : 이 항균제는 에플레레논의 고칼륨혈증 효과를 강화할 수 있다.
- **리튬(lithium)** : 에플레레논이 리튬의 독성(구역, 식욕부진, 미세한 떨림, 지속적인 구토, 다량 설사, 과반사, 무기력, 쇠약 등)을 유발할 수 있다.
- **페노바비탈(phenobarbital), 리팜핀(rifampin)** : 이들 약물은 에플레레논의 대사를 자극하므로 에플레레논의 복용량을 늘려야 할 수도 있다.
- **자몽주스** : 이 음료는 에플레레논의 대사를 저하시킨다. 기립저혈압이 발생하면 에플레레논의 용량을 줄여야 한다.

7. 알파차단제

알파차단제(alpha blocker)는 신경세포의 연접후 아드레날린수용체 중 α_1수용체를 차단하여 동맥과 정맥의 혈관을 확장시켜 심(장)박출량을 줄이거나 반사성 빈맥을 유발하지 않으면서 말초혈관 저항을 감소시켜 혈압을 낮추는 약물이다. 또한 HDL콜레스테롤을 증가시키고 LDL콜레스테롤, 총콜레스테롤, 중성지방 수치를 감소시켜 혈청 지질 수치에 긍정적인 영향을 미친다.

α_1수용체는 전립샘과 방광의 특정 부위에도 존재하기 때문에 전립샘비대가 있는 남성의 소변배출 저항을 감소시킬 수도 있다.

(1) 대표적인 약물

독사조신(doxazosin), **프라조신**(prazosin), **테라조신**(terazosin) 등이 있다. 1기 · 2기 고혈압, 특히 양성 전립선비대 남성의 고혈압 치료에 단독 또는 다른 항고혈압제와 병용하여 사용할 수 있다. 협심증, 통풍, 고지혈증 환자에게 안전하게 사용할 수 있으며, 베타차단제 및 이뇨제와 함께 사용하면 부가적인 효과가 있다. 독사조신과 테라조신은 양성전립샘비대 남성의 경증~중등증 요로폐색 증상을 완화하는 데도 사용한다.

안전경고

독사조신, 프라조신, 테라조신은 초기 투여 시 현기증, 빈맥, 실신을 동반한 저혈압을 유발할 수 있는데, 이러한 부작용은 치료를 시작하는 환자의 1% 미만에서 발생한다. 최초 투여 후 15~90분 후에 증상이 나타나며, 프로프라놀롤(propranolol)과 다른 베타차단제를 투여 중인 환자에게서 자주 발생한다. 치료 초기에는 음식과 함께 투여하고 초기 용량을 1mg으로 제한하면 최소화할 수 있다. 환자에게 이러한 일시적인 부작용이 나타날 수 있음을 설명하고, 증상이 나타나면 즉시 누워야 한다고 설명한다.

(2) 약물 효과

- 혈압 저하
- 배뇨 개선을 통한 양성전립샘비대 증상 감소

(3) 부작용

졸음, 두통, 현기증, 무력감, 무기력증 등이 유발될 수 있으나 시간이 경과하면 저절로 해결되므로 약물복용을 중단하지 않도록 설명한다. 치료 시작 시 약 1%의 환자에게서 현기증, 빈맥, 실신이 나타날 수 있다.

(4) 상호작용

- 이뇨제, 항정신병약물, 메토프롤롤(metoprolol)이나 카베딜롤(carvedilol) 등의 베타차단제, 다른 항고혈압제, 알코올 : 이들 약물이 알파차단제의 치료 효과 및 독성작용을 증가시킨다.

8. 직접 혈관확장제

직접 혈관확장제(direct arterial vasodilator)는 동맥 혈관벽의 민무늬근육에 직접 작용하여 혈관을 확장시킴으로써 혈압을 낮추는 약물이다. 고혈압 치료 시 1차 약물로는 사용되지 않지만, 임신부의 고혈압 치료나 다른 항고혈압제에 반응하지 않는 고혈압 치료나 응급성 고혈압 치료에 사용된다.

1) 하이드랄라진(hydralazine)

(1) 작용기전과 적응증

동맥의 민무늬근육 이완을 직접적으로 유발하여 말초혈관 저항을 감소시킨다. 말초저항 감소는 소듐 및 수분 유지와 함께 심박수, 심(장)박출량, 레닌 방출의 반사적 증가를 유발한다. 따라서 환자가 교감신경억제제나 이뇨제를 함께 복용해야 혈압저하 효과를 얻을 수 있다.

하이드랄라진은 2기 고혈압과 신장질환 및 임신중독증과 관련된 고혈압을 치료하는 데 사용된다. 또한 좌심실 심(장)박출량에 대한 저항(후부하)을 감소시켜 심부전 환자의 증상을 완화하는 데 사용할 수도 있다. 심박수의 반사적 증가로 인해 하이드랄라진은 빈맥 억제 약물(베타차단제, 클로니딘, 메틸도파)과 함께 사용하는 경우가 많다.

MEMO

● 전부하(preload)와 후부하(afterload)

전부하는 심실이 수축을 시작하기 전(확장기말)에 심실에 가해지는 용적부하를 말하고, 후부하는 심실이 수축을 시작한 후(수축기 동안)에 심실에 가해지는 압력부하를 말한다. 온몸순환 후 심장으로 되돌아오는 혈액량이 많을수록 전부하는 증가하며, 전부하의 증가는 심실수축 촉진, 심장근육섬유를 늘려 심실의 기능을 증가시킨다. 반면, 후부하는 좌심실이 펌프질하는 것에 대항하는 말초저항이다. 따라서 후부하가 높으면 심실을 쉽게 비우지 못해 박동량과 심(장)박출량이 감소하게 된다.

(2) 약물 효과

- 혈압 저하

(3) 부작용

어지러움, 무감각, 다리저림, 구역 등의 증상이 나타날 수 있으며, 심할 경우 복용량을 조절해야 한다. 기립저혈압, 두근거림, 빈맥 등의 심혈관증상이나 코막힘 등의 호흡기증상이 유발되기도 한다. 또한 심각한 부작용으로 발열, 오한, 관절통, 근육통, 피부발진 등의 염증성 부작용이 나타날 수 있다.

(4) 상호작용

- **이뇨제, 베타차단제, 다른 항고혈압제, 알코올** : 이들 약물이 하이드랄라진의 치료 효과 및 독성작용을 증가시킬 수 있다. 진정, 저혈압, 서맥, 빈맥 등의 부작용이 나타나지 않는지 모니터한다.

2) 나이트로프러사이드(nitroprusside)

(1) 작용기전과 적응증

혈관의 민무늬근육에 직접 작용하는 강력한 혈관확장제로, 동맥과 정맥의 혈관을 확장시켜 심장에 가해지는 전부하와 후부하를 모두 감소시킨다. 갑작스러운 중증 고혈압위기와 불응성 심부전 환자에게 사용되는 주사제이다.

(2) 약물 효과

- 혈압 저하
- 심부전 관련 증상 개선

(3) 부작용

구역, 구토, 발한, 두통, 근육연축, 두근거림, 어지러움 등의 저혈압 증상이 나타날 수 있지만, 약물 투여속도를 늦추거나 일시적으로 중단하면 즉시 사라진다.

(4) 상호작용

- **다른 항고혈압제** : 이들 약물은 나이트로프러사이드와 병용하면 혈압강하작용을 증가시킬 수 있으므로 주의한다.
- **할로테인(halothane) 등의 휘발성 마취제, 신경절차단제, 진정제** : 이들 약물은 나이트로프러사이드의 혈압강하작용을 증가시킨다.

9. 레닌억제제

레닌(renin)은 혈액량 감소와 신장 관류에 반응하여 신장에서 분비된다. 이는 레닌-안지오텐신-알도스테론계통(RAAS)의 첫 번째 단계인데, RAAS는 신체의 전해질과 체액 균형을 조절함으로써 고혈압과 죽(상)경화증의 발병에 중요한 역할을 한다. 레닌은 강력한 혈관수축제인 안지오텐시노겐을 안지오텐신 II로 전환시킨다.

레닌억제제(renin inhibior)는 레닌의 생산을 지연시켜 혈압 상승을 막아주는 작용을 한다.

1) 알리스키렌(aliskiren)

(1) 작용기전과 적응증

알리스키렌은 RAAS 연쇄반응의 첫 번째 단계를 차단하여 안지오텐신 II가 수용체를 활성화하지 못하게 함으로써 고혈압을 유발할 수 있는 카테콜아민 방출, 알도스테론 분비, 소듐 재흡수를 억제한다.

단독으로 사용하거나 다른 항고혈압제와 병용할 수 있고, ACEI나 ARB와 유사한 수준으로 혈압을 낮추며 직접 혈관확장제처럼 반사성 빈맥을 일으키지 않는다. 혈압강하 효과는 2주 이내에 나타나지만 완전한 치료 효과를 얻으려면 3~6주가 소요된다. 다만, ACEI나 ARB와 병용해서는 안 된다.

(2) 약물 효과

- 혈압 감소

(3) 부작용

소화불량, 위경련, 설사, 두통 등의 증상이 나타날 수 있는데, 비교적 경미하여 치료를 계속하면 해소된다. 드물게 기립저혈압이 유발될 수 있으나 경미하다. 임신부가 레닌억제제를 투여 받으면 신생아에게 선천결함이 유발될 수 있으므로 임신을 계획하거나 임신한 여성은 의료진과 대체요법에 대해 상의해야 한다. 또한 레닌억제제는 알도스테론 분비를 차단하므로 혈청 포타슘 수치가 다소 증가할 수 있다.

(4) 상호작용

- **이뇨제, 항정신병약물, 알코올, 베타차단제, 다른 항고혈압제, 케토코나졸(ketoconazole), 이트라코나졸(itraconazole), 아토르바스타틴(atorvastatin)** : 이들 약물은 알리스키렌의 혈청 농도를 증가시켜 항고혈압 효과를 증가시킨다.
- **비스테로이드소염제(NSAID)** : 이 약물은 알리스키렌의 항고혈압 효과와 신독성작용을 강화할 수 있으므로 혈압, 혈청 크레아티닌 수치, 크레아티닌 청소율을 모니터해야 한다.
- **포타슘 또는 포타슘보존이뇨제, ARB 또는 ACEI가 함유된 식이보충제** : 알리스키렌은 알도스테론 분비를 감소시켜 칼륨 수치를 다소 증가시킬 수 있으므로 이들 약물과 병용하지 않아야 한다.
- **트라이메토프림(trimethoprim)** : 이 항균제는 알리스키렌의 고칼륨혈증 효과를 강화할 수 있으므로, 혈청 칼륨 수치를 모니터해야 한다.

Section **04** 부정맥에 사용하는 약물

1 부정맥

1. 부정맥의 원인과 분류

1) 부정맥의 원인과 증상

부정맥(arrhythmia)은 심장 자극전도계통(그림 6-2 참조)의 장애로 인해 전기자극의 생성이나 전달에 이상이 생겨 불규칙한 심장박동이 유발되는 질환이다. 부정맥이 생기면 심장박동이나 맥박이 불규칙해지거나 맥박수가 분당 60회 미만으로 느려지거나(서맥) 분당 100회 이상으로 빨라지게 된다(빈맥).

부정맥은 심부전이나 심근경색증 등의 심장질환, 폐질환, 갑상샘질환, 전해질이상, 유전자이상, 약물 부작용 및 흡연, 커피, 과다흥분, 수면부족, 원인 불명 등의 다양한 원인에 의해 발생한다. 아무런 증상이 없을 수도 있으나 주로 두근거림, 어지러움, 가슴통증, 호흡곤란, 가슴 답답함, 실신 심장마비 등이 나타나며, 심하면 돌연사에 이를 수도 있다.

2) 부정맥의 분류

부정맥은 크게 **느린부정맥**(서맥부정맥, bradyarrhythmia)과 **빠른부정맥**(빈맥부정맥, tachyarrhythmia)으로 나뉜다. 맥박수가 분당 60회 미만인 것을 느린부정맥, 분당 100회 이상인 것을 빠른부정맥이라고 하며, 발생 위치와 규칙성 유무에 따라 추가로 분류할 수 있다(표 6-8).

느린부정맥에는 굴심방결절에서 전기자극이 잘 생성되지 않아 발생하는 동기능부전증후군과 굴심방결절에서 전기자극은 잘 생성되지만 심실까지 전달되는 경로에 문제가 있는 방실전도차단 등이 있다. 빠른부정맥은 굴심방결절 외의 다른 부위에서 더 빠른 전기자극을 생성해서 발생하는데, 심방에서 발생하면 심실위빈맥, 심실에서 발생하면 심실빈맥이라고 한다. 일반적으로 심실위빈맥보다 심실빈맥이 위험하다.

표 6-8 부정맥의 분류

	주요 부정맥의 종류	
느린부정맥(<60회/분)	• 동서맥 • 굴정지(동정지) • 굴심방차단(동방차단; 굴심방 전도장애) • 동기능부전증후군(굴기능부전증후군) • 방실차단(방실 전도장애) • 다발갈래차단(각차단; 심방 내 전도장애) • 박동조율기의 아래쪽 이동 • 비전도의 심방(주)기외수축 • 발작심실위빈맥 후의 느린부정맥	
빠른부정맥(>100회/분)	심실위성(상실성)	• 굴부정맥(동부정맥) • 발작심실위빈맥 • 심방조동(심방된떨림) • 심방세동(심방잔떨림) • 심실위(주)기외수축
	심실성	• 심실빈맥 • 심실세동 · 심실조동(심실잔떨림 · 심실된떨림) • 심실(주)기외수축

2. 부정맥 치료

부정맥이 의심되는 환자는 지속적인 심전도 모니터링(원격 측정)을 받아야 한다. 신체검사, 심전도검사, 활동 중 심전도(홀터검사), 운동부하 심전도, 심전기생리학 검사, 문진 등을 종합하여 부정맥의 근본 원인을 진단한다. 치료 목표는 정상굴리듬과 심장기능을 회복하고 생명을 위협하는 부정맥의 재발을 방지하는 것이다(그림 6-9).

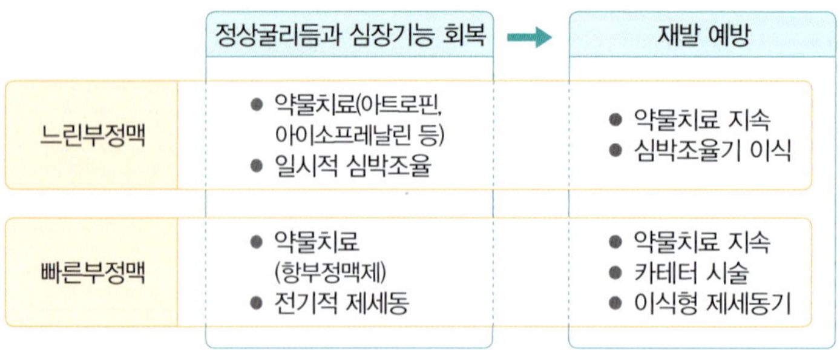

그림 6-9 부정맥의 치료 개요

2 항부정맥제

항부정맥제(antiarrhythmic drug)는 심장의 불규칙한 박동인 부정맥을 치료하고 재발을 방지하는 약물로, 심장근육에 작용하여 세포막을 안정화시킴으로써 심장의 수축간격을 연장하고 심장박동수를 감소시킨다. 작용기전에 따라 **표 6-9**와 같이 나뉘며, 부정맥의 종류와 환자의 상태에 따라 사용하는 약물의 종류가 달라진다.

표 6-9 항부정맥제의 종류와 작용기전

분류*		약물명	작용기전
	Ia	퀴니딘(quinidine) 프로케인아마이드(procainamide)	• Phase 0의 소듐이 세포 안으로 들어오는 과정을 억제하여 탈분극 과정을 지연시킴으로써 심장근육세포에 작용하여 심근억제제로 작용 • 심근세포에 대한 활동전위의 지속시간과 전기자극 사이의 불응기를 연장
Class I (소듐통로차단제)	Ib	리도케인(lidocaine) 멕실레틴(mexiletine)	• Phase 0의 소듐이 세포 안으로 들어오는 과정을 억제하여 탈분극 과정을 지연시킴으로써 심장근육세포에 작용하여 심근억제제로 작용 • 심근세포 활동전위의 지속시간과 전기자극 사이의 간격을 단축
	Ic	플레카이니드(flecainide) 프로파페논(propafenone)	• Phase 0의 소듐이 세포 안으로 들어오는 과정을 억제하여 탈분극 과정을 지연시킴으로써 심장근육세포에 작용하여 심근억제제로 작용 • 효력이 가장 좋은 심근억제제로, 심방과 심실을 통한 전도속도를 느리게 함
Class II (베타차단제)		프로프라놀롤(propranolol) 에스몰롤(esmolol) 메토프롤롤(metoprolol)	• 세포 내 칼슘과 소듐 유입을 감소시켜 Phase 4 불응기를 증가시킴으로써 심박수를 낮춤
Class III (포타슘통로차단제)		아미오다론(amiodarone) 소타롤(sotalol)	• Phase 3의 포타슘이 세포 밖으로 나가는 과정을 억제하여 재분극 과정을 지연시킴으로써 전기전도 속도를 늦춰 심박수를 감소시킴
Class IV (칼슘통로차단제)		베라파밀(verapamil) 딜티아젬(diltiazem)	• 칼슘이온 흐름(유입)을 차단하여 전도속도를 감소시킴으로써 전기자극의 지속시간을 연장함 • 굴심방결절이나 방실결절에서 주로 작용
기타		아데노신(adenosine) 디곡신(digoxin)	• 미주신경을 자극하여 심장의 전기전도를 늦춤

* 본 윌리엄스(Vaughan Williams)의 분류

MEMO

● 불응기(refractory period)

신경세포나 근육세포에 문턱자극을 수 밀리세컨드(msec) 이내의 간격으로 반복해서 가하면 맨 처음 자극에는 반응하여 활동전위가 일어나지만, 이후 일정 기간의 자극에 상응하는 활동전위의 발생이 관찰되지 않는다. 이 기간을 불응기라고 하며 절대불응기와 상대불응기로 나눌 수 있다.

① 절대불응기(absolute refractory period) : 활동전위의 탈분극과 재분극의 과정에서 새로운 자극에 대한 흥분성을 완전히 상실한 기간을 말한다.

② 상대불응기(relative refractory period) : 상대불응기에 이어서 나타나며 흥분성이 아직 저하되어 있는 기간을 말한다. 즉, 문턱자극에는 활동전위를 발생하지 않지만, 문턱값 이상 자극을 가하면 활동전위가 발생한다. 이는 불활성 상태에 있던 소듐이온(Na+)통로가 재분극 과정에서 점차 회복하는 시기이다.

임상정보

Class Ia, Class Ic, Class III 계열 항부정맥제와 관련된 주요 부작용은 QT간격의 연장이다. QT간격이 연장된다는 것은 심장이 박동 사이에 재충전하는 데 정상보다 더 많은 시간이 걸리는 것을 의미한다. QT간격이 과도하게 연장되면 다형성 심실빈맥(polymorphic ventricular tachycardia; 잠재적으로 생명을 위협할 수 있는 심실부정맥)을 유발할 수 있다. QT간격의 연장을 유발할 수 있는 약물을 두 가지 이상 동시에 사용할 경우 QT간격 연장의 위험이 증가한다.

QT간격을 연장하는 약물

항부정맥제	항우울제	항균제	항정신병약물	기타
아미오다론 플레카이니드 프로케인아마이드 소타롤	시탈로프람 에스시탈로프람	아지트로마이신 클래리트로마이신 에리트로마이신 시프로플록사신 레보플록사신 목시플록사신 플루코나졸	클로르프로마진 할로페리돌 아리피프라졸* 클로자핀* 올란자핀* 팔리페리돈* 쿠에티아핀* 리스페리돈* 지프라시돈*	알푸조신* 실로스타졸 도페질 드로페리돌 온단세트론 라놀라진*

* QT간격 연장 가능성이 있는 약물

1. Class Ia 계열(소듐통로차단제)

1) 퀴니딘(quinidine)

(1) 작용기전과 적응증

퀴니딘은 심장에서 세포 내로 소듐의 유입을 억제함으로써 세포막을 안정시키고 심전도를 느리게 하여 빠르고 불규칙한 맥박을 규칙적으로 정상화하는 약물이다.

가장 오래된 항부정맥제로 심방세동, 심방조동, 발작성 심실위빈맥(PSVT), 심실빈맥, 생명을 위협하는 조기심실수축(PVC)을 억제하는 데 사용되었으나, 현재는 더 안전한 항부정맥제가 많아 거의 사용되지 않는다.

(2) 약물 효과

- 부정맥을 정상굴리듬으로 전환

(3) 부작용

QT간격을 연장하여 심실빈맥이나 다형성 심실빈맥과 같은 심실부정맥을 유발할 수 있다. 약물 축적으로 인해 심부전 및 신장이나 간 기능장애가 있는 환자의 경우 독성 위험이 증가한다.

2) 프로케인아마이드(procainamide)

(1) 작용기전과 적응증

프로케인아마이드는 심장에서 세포 내로 소듐의 유입을 억제함으로써 세포막을 안정시키고 심전도를 느리게 하여 빠르고 불규칙한 맥박을 규칙적으로 정상화하는 약물이다.

생명을 위협하는 상황인 심전도의 QRS복합(QRS complex)이 넓어지거나 심실세동 치료에 상급심장소생술(ACLS) 프로토콜에 따라 사용된다.

안전경고

프로케인아마이드는 완전한 방실차단에는 사용하지 않아야 하고, 부분적인 방실차단에는 매우 주의해서 사용해야 한다. 정맥투여 중 저혈압과 부정맥이 발생할 수 있으므로 혈압과 심전도를 모니터해야 한다. 혈액 검체는 정맥 내로 주입을 시작한 지 6~12시간 후 채취해야 한다.

(2) 약물 효과

- 부정맥을 정상굴리듬으로 전환

(3) 부작용

정맥으로 투여할 경우 저혈압을 유발할 수 있으며, 혈압이 10mmHg 이상 떨어지면 주입속도를 줄여야 한다. 심부전 환자의 경우 프로케인아마이드가 심부전을 악화시킬 가능성이 있다. 또한 심실세동 및 심전도 QT간격 연장 등의 심각한 부작용이 유발될 수 있다.

(4) 상호작용

- **항정신병약물, 시메티딘(cimetidine), 딜티아젬(diltiazem), 디곡신(digoxin), 베라파밀(verapamil), 케토코나졸(ketoconazole), 플루오로퀴놀론(fluoroquinolone) 계열, 다른 항부정맥제** : 이들 약물은 프로케인아마이드의 치료 효과와 독성작용을 증가시킨다. 서맥, 빈맥, QT간격 연장, 저혈압 등의 증상을 모니터한다.
- **근(육)이완제** : 프로케인아마이드는 항콜린 작용이 있기 때문에 수술용으로 사용되는 근(육)이완제의 효과를 연장시킬 수 있다.

2. Class Ib 계열(소듐통로차단제)

1) 리도케인(lidocaine)

(1) 작용기전과 적응증

리도케인은 심장에서 세포 내로 소듐의 유입을 억제함으로써 세포막을 안정시키고 심전도를 느리게 하여 빠르고 불규칙한 맥박을 규칙적으로 정상화한다.

생명을 위협하는 조기심실수축, 심실빈맥, 심실세동 치료에 사용하지만, 사용 빈도가 낮다.

안전경고

부정맥 치료를 위해 노인에게 주로 처방되는 정맥주사용 리도케인은 국소마취제로 사용되는 리도케인과 다르다. 방부제가 함유된 리도케인이나 에피네프린이 함유된 리도케인을 환자에게 정맥으로 투여하면 심각한 부정맥이 발생할 수도 있으므로 주의해야 한다.

(2) 약물 효과

- 부정맥을 정상굴리듬으로 전환

(3) 부작용

중추신경계통 증상(경련, 발작 등), 심혈관계통 증상(혈압저하, 쇼크, 심박동 느려짐, 드물게 심정지 등), 피부 증상(두드러기, 부종, 알레르기반응 등) 등이 유발될 수 있다. 쇼크나 중추신경계통 증상이 나타날 경우 투여를 중지하고 적절한 처치를 해야 한다.

(4) 상호작용

- 시메티딘(cimetidine), 메토프롤롤(metoprolol), 프로프라놀롤(propranolol), 시프로플록사신(ciprofloxacin) : 이들 약물이 리도케인의 효과를 증가시켜 부작용 위험을 증가시킨다.
- 아미오다론(amiodarone) 등의 다른 항부정맥제 : 리도케인이 이 약물의 효과와 부작용 위험을 증가시킨다.

06

3. Class Ic 계열(소듐통로차단제)

1) 플레카이니드(flecainide)

(1) 작용기전과 적응증

플레카이니드는 경구로 복용하는 약물이다. 심장에서 세포 내로 소듐의 유입을 억제함으로써 세포막을 안정시키고 심전도를 느리게 하여 빠르고 불규칙한 맥박을 규칙적으로 정상화한다.

발작성 심실위빈맥과 관련된 발작성 심방세동/조동(PAF)을 예방하거나 지속적인 심실빈맥과 같은 생명을 위협하는 심실부정맥을 예방하는 데 사용된다. 특히 심근수축력을 억제하는 효과가 있어 중증 심부전 환자의 경우 심부전을 악화시킬 수 있다.

안전경고

플레카이니드를 아미오다론(amiodarone)과 함께 투여할 경우에는 아미오다론이 플레카이니드의 치료 효과와 독성작용을 증가시킬 수 있기 때문에 플레카이니드의 용량을 50% 줄여야 한다. 또한 인공심장박동기가 없는 2등급 또는 3등급의 방실차단 환자에게 사용해서는 안 되며, 심부전이 있는 환자에게는 주의해서 사용해야 한다. 치료 시작 전과 치료 중에는 심전도를 모니터해야 한다.

(2) 약물 효과

- 부정맥을 정상굴리듬으로 전환

(3) 부작용

일반적인 부작용으로 어지러움, 현기증, 실신, 불안정, 시야 흐림 · 초점 맞추기 어려움 · 눈앞에 반점이 생기는 등의 시각장애, 호흡곤란, 두통, 구역, 피로, 변비, 부종, 복통 등이 흔히 발생한다. 특히 심부전을 유발하거나 악화시켜 호흡곤란, 운동불내성 부종 증가 등의 증상이 나타날 수 있다. 또한 기존의 부정맥을 악화시킬 수도 있다.

(4) 상호작용

- 아미오다론(amiodarone), 지프라시돈(ziprasidone), 플루오로퀴놀론(fluoroquinolone) 계열, 시메티딘(cimetidine), 베라파밀(verapamil), 단백질분해효소억제제 : 이들 약물이 플레카이니드의 치료 효과와 독성작용을 증가시킬 수 있으므로 치료 중에는 부정맥, 심부전, 서맥 증가 여부를 모니터해야 한다.
- 디곡신(digoxin) : 디곡신 투여 환자에게 플레카이니드를 반복투여하면 디곡신의 혈중농도가 10~20% 증가하여 독성반응을 일으킬 수 있다.
- 소변 산성화제 : 이 약물은 소변의 pH를 낮추어 플레카이니드의 소변배설량을 증가시킬 수 있다. 환자에게 부정맥이 재발하는지 관찰하고 부정맥이 재발하면 플레카이니드의 용량을 늘려야 한다.

2) 프로파페논(propafenone)

(1) 작용기전과 적응증

Class Ic 계열 소듐통로차단제이지만, 약한 베타수용체 차단 및 칼슘통로 차단 효과도 있다.

발작성 심방세동/조동 및 생명을 위협하는 심실빈맥을 치료하는 데 사용한다. 프로파페논은 부정맥을 새롭게 유발할 수 있기 때문에 잠재적 부작용 위험보다 치료 이점이 더 큰 환자에게만 사용해야 한다.

안전경고

프로파페논은 베타수용체의 약한 차단작용이 있기 때문에 천식 환자에게 사용해서는 안 된다. 24시간 동안 분할투약하며, 환자가 프로파페논 복용을 놓친 경우 부작용 위험이 증가할 수 있으므로 다음 복용량을 2배로 늘리지 않아야 한다.

(2) 약물 효과

- 부정맥을 정상굴리듬으로 전환

(3) 부작용

특히 초기에 어지럼증이 발생할 수 있으나 며칠 내에 가라앉는다. 또한 환자의 약 11%에서 구역, 구토, 변비 등의 소화기증상이 나타나지만 치료를 중단할 필요는 없다.

(4) 상호작용

- **아미오디론**(amiodarone), **시메티딘**(cimetidine), **파록세틴**(paroxetine), **단백질분해효소억제제**, **지프라시돈**(ziprasidone), **플루옥세틴**(fluoxetine), **플루오로퀴놀론**(fluoroquinolone) **계열** : 이들 약물은 프로파페논의 치료 효과와 독성작용을 증가시킨다. 저혈압, 졸음, 서맥, 부정맥 등의 정도가 증가하지 않는지 모니터한다.
- **리팜핀**(rifampin), **디곡신**(digoxin) : 프로파페논과 동시에 투여하면 이들 약물의 혈중농도를 증가시켜 프로파페논의 치료 효과를 감소시킨다.
- **디곡신**(digoxin) : 프로파페논은 용량에 따라 디곡신의 혈중농도를 증가시켜 독성반응을 일으킬 수 있다.
- **프로프라놀롤**(propranolol), **메토프롤롤**(metoprolol), **와파린**(warfarin) : 프로파페논과 동시에 투여하면 프로파페논은 이들 약물의 대사를 억제한다.

4. Class II 계열(베타차단제)

Class II 계열 항부정맥제는 심장근육세포 내의 cAMP 농도를 감소시켜 칼슘이온(Ca^{2+})통로를 닫아 교감신경에 의한 과도한 심장근육의 흥분을 억제하는 약물이다. 굴심방결절(동(심)방결절)의 β_1수용체에 의한 자극이나 심실근육의 β수용체 자극에 대해 억제적으로 작용한다.

(1) 대표적 약물

다양한 베타차단제(표 4-6 참조) 중에서 **프로프라놀롤**(propranolol) **에스몰롤**(esmolol), **메토프롤롤**(metoprolol) 등이 항부정맥제로 널리 사용된다. 이 약물은 방실결절의 전기전도를 감소시키기 때문에 다양한 심실부정맥, 동빈맥, 발작성 심실위빈맥, 조기심실수축, 심방조동이나 심방세동과 관련된 빈맥 치료에 효과적이다.

(2) 약물 효과

- 부정맥을 정상굴리듬으로 전환

(3) 부작용

기립저혈압으로 인한 어지러움, 현기증이 나타날 수 있다. 투약을 갑자기 중단하면 증상이 악화할 수 있으므로 임의로 복용을 중단하지 말고, 의사의 지시에 따라 천천히 감량하면서 중단하도록 한다.

5. Class III 계열(포타슘통로차단제)

Class III 계열 항부정맥제는 포타슘(K^+)통로를 차단하여 포타슘이온의 이동을 억제함으로써 활동전위를 연장시키고 불응기를 연장시키는 약물이다. α수용체 및 β수용체와 비경쟁적으로 대항하여 전신혈관 및 관상동맥혈관의 확장을 유발한다.

1) 아미오다론(amiodarone)

(1) 적응증

생명을 위협하는 심실위빈맥, 심방세동 및 조동, 서맥빈맥증후군, 심실빈맥 및 세동, 현재 사용 가능한 치료법이 잘 듣지 않는 비대심근병증의 치료관리에 사용한다.

아미오다론은 환자에게 상당한 부작용 위험이 있기 때문에 효과적이고 안전하게 사용하기 어려운 약물이다. 부하용량을 투여하는 동안 환자는 입원해야 하고 치료반응이 나타나려면 2주 이상 걸린다. 흡수와 배출이 가변적이어서 유지용량을 선택하기가 어렵고, 용량을 줄이거나 치료를 중단해야 하는 경우도 드물지 않다.

안전경고

아미오다론은 동서맥(sinus bradycardia)을 가진 심각한 굴심방결절 기능장애가 있는 환자, 2등급 및 3등급 방실차단이 있는 환자, 서맥으로 인해 실신이 발생한 경우(심박조율기가 있는 경우 제외)에는 처방하지 않아야 한다.

(2) 약물 효과

- 부정맥을 정상굴리듬으로 전환 및 유지

(2) 약물 효과

- 부정맥을 정상굴리듬으로 전환 및 유지

(3) 부작용

치료 초기에 저혈압과 실신이 유발될 수 있으나 투여량이 안정화되면 감소한다. 또한 벤조다이아제핀 계열인 딜티아젬과 디하이드로피리딘 계열을 복용하는 경우 부종이 발생할 수 있다.

(4) 상호작용

- **이뇨제, 항정신병약물, 베타차단제, 히스타민대항제, 다른 항고혈압제, 알코올** : 이들 약물은 칼슘통로차단제의 치료 효과 및 독성작용을 증강시킨다.
- **디곡신(digoxin)** : 칼슘통로차단제가 디곡신의 혈중농도를 증가시켜 식욕부진, 구역, 구토, 두통, 흐리거나 착색된 시야, 서맥 등의 증상을 유발할 수 있다.
- **로바스타틴(lovastatin), 심바스타틴(simvastatin)** : 암로디핀, 딜티아젬, 베라파밀은 이들 약물의 혈중농도를 증가시킬 수 있으므로 독성증상(근육통, 횡문근융해(증))에 주의해야 한다.
- **자몽주스(약 200mL)** : 이 음료는 딜티아젬, 베라파밀, 암로디핀, 펠로디핀, 니카르디핀, 니페디핀, 니솔디핀의 혈중농도를 상승시켜 저혈압을 유발할 수 있다. 이들 약물을 투여하기 2시간 전이나 투여 후 4시간 이내에는 자몽주스를 섭취하지 않아야 한다.

06

7. 기타

1) 아데노신(adenosine)

(1) 작용기전과 적응증

아데노신은 체내 모든 세포에서 발견되는 내인성 화학물질로, 다른 항부정맥제와는 연관성이 없다. 아데노신은 에너지 전달, 프로스타글랜딘 방출 촉진, 혈소판 응집 억제, 항아드레날린 효과, 관상동맥 혈관 확장, 심박수 억제 등 다양한 생리적 역할을 한다. 특히 굴심방결절과 방실결절에 대한 강력한 억제 효과가 있어 발작성 심실위빈맥 치료에 상급심장소생술(ACLS) 프로토콜에 따라 사용한다. 아데노신은 심방조동, 심방세동, 심실성 빈맥을 정상굴리듬으로 전환하지는 않는다.

(2) 약물 효과

- 발작성 심실위빈맥을 정상굴리듬으로 전환

(3) 부작용

얼굴 홍조, 호흡곤란, 가슴압박감, 구역, 두통, 어지러움 등이 가장 흔하게 나타난다. 아데노신의 반감기는 10초 미만이어서 이러한 부작용이 나타나는 기간은 매우 짧다.

(4) 상호작용

- 디피리다몰(dipyridamole), 카바마제핀(carbamazepine) : 이들 약물은 아데노신의 치료 효과 및 독성 작용을 증가시킨다.
- 테오필린(theophylline), 아미노필린(aminophylline), 카페인(caffeine) : 이들 약물은 아데노신과 아데노신수용체에서 경쟁적으로 대항하므로 동시에 복용할 경우 아데노신의 치료 효과를 감소시킨다.

2) 디곡신(digoxin)

(1) 작용기전과 적응증

세포막에 있는 Na^+/K^+−ATPase 펌프의 기능을 억제함으로써 세포 내의 칼슘이온(Ca^{2+})이 증가하여 심장의 수축력을 향상시키는 약물로, 심부전 치료제로도 사용된다. 부정맥에 대해서는 교감신경의 활동이 약해지고 굴심방결절(동(심)방결절)의 자동능이 억제되어 방실결절로 전도되는 것을 억제한다.

심방세동, 심방조동, 발작성 심실위빈맥 치료에 사용된다.

(2) 약물 효과

- 심실위빈맥을 정상굴리듬으로 전환
- 심박출량 증가

(3) 부작용

두통, 어지러움, 시각장애, 구역, 구토, 설사, 부정맥, 빈맥, 서맥 등이 유발될 수 있다.

(4) 상호작용

- 베라파밀(verapamil), 이뇨제, 테트라사이클린(tetracycline), 에리트로마이신(erythromycin), 이트라코나졸(itraconazole), 다른 항부정맥제 : 이들 약물이 디곡신의 치료 효과 및 독성작용을 증가시킨다.
- 네오마이신(neomycin), 리팜피신(rifampicin), 페니토인(phenytoin), 제산제, 메토클로프라마이드(metoclopramide), 콜레스티라민(cholestyramine) : 이들 약물이 디곡신의 흡수를 억제하여 치료 효과를 감소시킨다.

부정맥 환자를 위한 간호중재

사정

- **투약 내역** : 처방되거나 복용 중인 모든 약물의 세부정보를 파악한다.
- **심혈관질환의 주요 징후 파악** : 호흡곤란, 가슴통증, 피로, 부종, 실신, 두근거림 등의 6가지 주요 징후가 있는지 확인한다.
- **기본 정신상태** : 환자의 의식수준과 사고의 명확성을 파악한다. 이 두 항목은 뇌혈액관류가 적절한지 부적절한지를 나타내는 지표이다.
- **활력징후** : 환자의 상태를 모니터하기 위해 혈압, 맥박, 호흡, 체온, 산소포화도 등 활력징후를 최대한 자주 측정한다.
- **청진** : 간호술기에 따라 적절하게 심장박동, 심박수, 심장음 변화 또는 잡음 등의 변화를 기록한다.

수행

- 연속 심전도그래프를 모니터한다(원격 측정).
- 환자의 신체사정을 수행하고, 필요에 따라 환자가 일상생활동작(ADL)을 수행할 수 있도록 지원하며, 운동 유무에 따라 나타나는 장애 또는 호흡곤란의 정도를 기록한다.
- 처방 및 필요에 따라 산소를 공급한다.
- 코드 호출 정책, 응급카트 위치, 응급카트용품 확인 절차에 대해 숙지한다. 제세동과 동기화 심율동전환 치료절차를 숙지한다.
- 환자의 증상을 완화시키고 편안함을 제공할 수 있도록 상급심장소생술(ACLS) 프로토콜에 따른 처방약 투여 및 치료를 시행한다.
- 처방에 따른 환자의 신체활동을 장려하며, 환자가 무리하거나 피로해지지 않도록 교육한다.
- 불안을 줄이기 위한 조치를 마련한다. 환자가 적대적이거나 대립적으로 반응하더라도 침착한 태도로 환자를 지원한다.

교육

- 환자의 병력을 검토하여 수정 가능한 관상동맥질환 요인을 파악한다. 환자가 스스로 통제 가능한 요인을 수정할 수 있도록 환자마다 개별화된 접근법을 설계한다.
- 환자의 불안감을 조절하기 위해 어떻게 대처해야 하는지 함께 논의하고 연습한다.
- 환자에게 맥박과 혈압을 스스로 측정하도록 교육하고, 보고해야 할 이상 징후와 증상에 대해서 강조한다.
- 복약순응도를 높일 수 있도록 약물명, 복용량, 복용경로, 복용시간, 부작용 등의 사항에 대한 협조와 이해를 구한다.

06

Section **05**

협심증에 사용하는 약물

1 협심증

1. 협심증의 원인과 증상

대부분의 경우 관상동맥질환(coronary artery disease, CAD)의 첫 번째 임상징후가 협심증이다.

협심증(angina pectoris)은 심장세포에 산소가 공급되지 않아 심장에서 발생하는 흉부불편감을 일컫는 질환으로, 산소 부족은 죽(상)경화증이나 동맥경련으로 인해 관상동맥을 통한 혈류가 감소할 때 발생한다. 죽(상)경화증은 국소 죽(상)판이나 관상동맥의 전반적인 협착으로 진행된다. 일반적으로 동맥이 50% 이상 좁아질 때까지 증상이 없다. 죽(상)경화증으로 인한 CAD는 진행성 질환이지만, 식이조절과 지질강하제의 사용으로 진행을 늦출 수 있다.

협심증의 증상은 매우 다양하다. 불편한 느낌은 압박감, 조임, 질식감, 압박감, 작열감, 무거움 등 다양하게 표현되며 목, 아래턱, 어깨, 팔로 퍼질 수 있다. 일반적인 협심증 발작은 서서히 시작되어 몇 분에 걸쳐 최고 강도에 도달한 후 활동을 중단하고 휴식을 취하면 서서히 가라앉는다. 발작은 30초에서 30분까지 지속될 수 있다. 협심증 발작은 산소요구량이 증가하는 상황에 의해 발생한다. 다른 유발요인으로는 추위, 정신적 스트레스, 성관계, 과식 등이 있다.

2. 협심증의 분류

협심증은 원인에 따라 **안정협심증**(stable angina), **불안정협심증**(unstable angina), **변이협심증**(variant angina)으로 구분된다(표 6-10).

안정협심증은 운동이나 심한 스트레스 상황에서 가슴통증이 발생하며, 관상동맥이 좁아져서 심장근육으로 혈액공급이 감소되는 것이 원인이다. 불안정협심증은 안정 시에도 가슴통증이 발생하며, 동맥경화로 혈관에 쌓인 물질이 떨어져 나오면서 혈전이 생성되어 혈관을 부분적 또는 전체적으로 막는 것이 원인이다. 변이협심증은 대체로 안정 중에 가슴통증이 발생하며, 일시적인 관상동맥의 경련이 원인이다.

표 6-10 **협심증의 분류**

	안정협심증	불안정협심증	변이협심증
원인	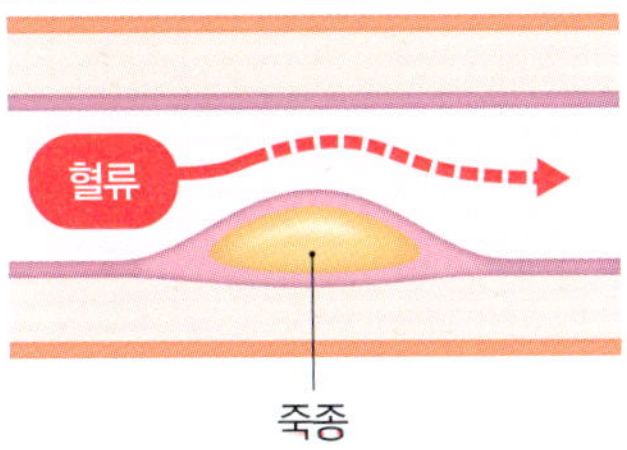 동맥경화에 의한 기질적 협착	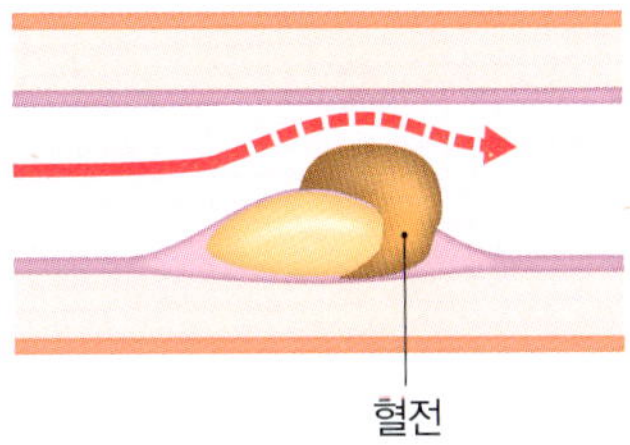 죽종 파열에 의한 혈전형성으로 급격하게 협착이 진행	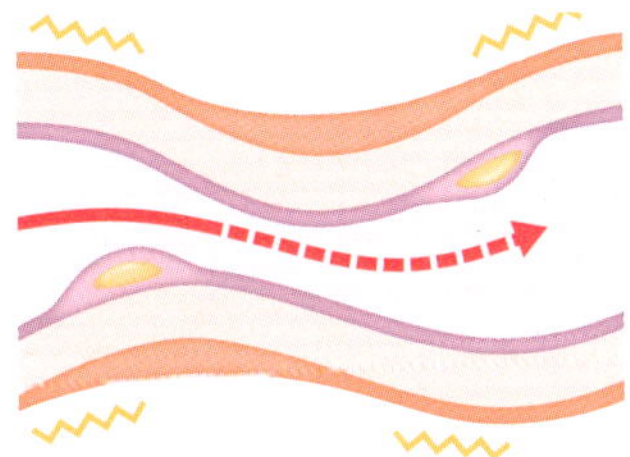 관상동맥 연축에 의한 일과성 협착~완전 폐쇄
증상발현	일상의 운동 중에 발생	안정 시에도 출현, 최근 3주 이내에 새롭게 출현하거나 서서히 악화	야간에서 이른 아침에 걸쳐 안정 시에 발생
지속시간	3~5분 정도(안정을 취하면 완화)	수분~20분 정도	수분~15분 정도

3. 협심증 치료

협심증의 치료 목표는 협심증 증상을 완화하고(삶의 질 개선) 심근경색증과 사망을 예방하는(생명 연장) 것이다.

협심증 치료는 부분적으로 증상의 안정성과 심각도에 따라 다르다. 증상이 안정적이고 경미하거나 중등도일 때는 위험인자의 조절 관리 및 특정 약물의 사용이 가장 효과적일 수 있다. 위험인자가 조절되지 않고 약물 사용으로도 증상이 뚜렷하게 진정되지 않으면 심장의 침범부위로 혈류를 복원하는 시술이 필요할 수 있다. 많은 환자가 스텐트 삽입을 통한 경피적 관상동맥중재술(percutaneous coronary intervention, PCI)이나 관상동맥우회술(coronary artery bypass graft, CABG)을 우선적으로 고려하는데, 이 치료법이 생존율을 향상시키는 것으로 입증되었기 때문이다.

2 항협심증제

항협심증제(antianginal)는 혈관을 확장시켜 심장근육으로 가는 산소공급량을 증가시키거나 심장근육의 산소소비량을 감소시키는 약물이다(그림 6-10). 크게 **질산염 제제**, **베타차단제**, **칼슘통로차단제**, **기타** 약물 등으로 분류할 수 있다. 그 밖에도 협심증을 유발하기 쉬운 동맥경화증을 예방하기 위해 이상지질혈증 치료제나 혈전을 예방하기 위해 항혈소판제나 항응고제, 말초혈관질환 환자의 순환을 증가시키기 위해 혈관확장제 등도 협심증 치료에 사용된다.

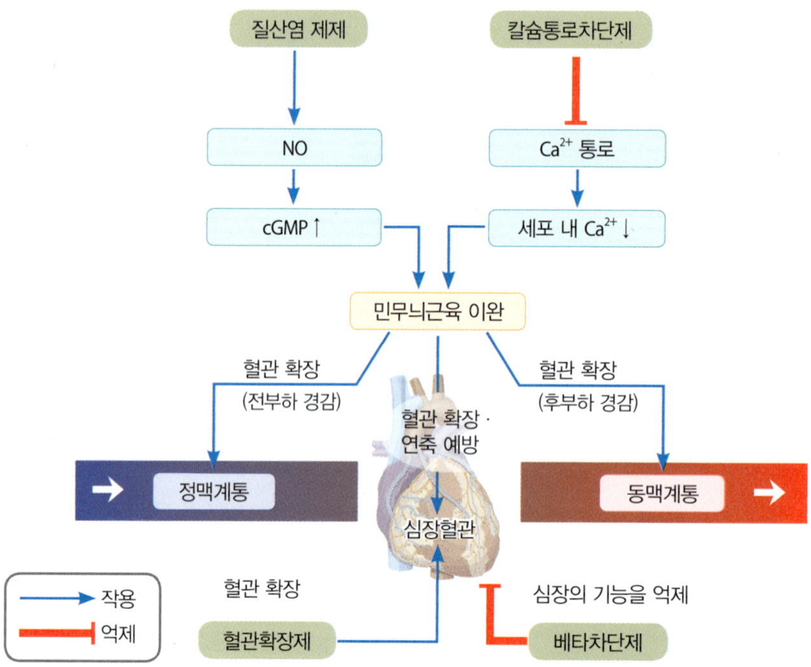

그림 6-10 항협심증제의 작용부위

1. 질산염 제제

질산염(nitrate)은 협심증 치료에 가장 오래 전부터 사용된 약물로, 관상동맥확장제라고도 불리지만 관상동맥 전체의 혈류를 증가시키지는 않는다. 질산염에는 다음과 같은 두 가지 작용이 있다.

① 말초혈관의 민무늬근육을 이완시켜 동맥과 정맥을 확장시킴으로써 협심증을 완화한다. 이는 심장으로 가는 정맥혈 환류(전부하 경감)를 감소시켜 심장의 산소요구량을 감소시킨다.

② 큰 관상동맥을 확장하고 혈류를 재분배하여 허혈 부위에 산소공급을 증가시킨다.

(1) 대표적인 약물

나이트로글리세린(nitroglycerin), **이소소르비드이질산염**(isosorbide dinitrate), **이소소르비드-5-일질산염**(isosorbide-5-mononitrate) 등이 있다. 나이트로글리세린은 설하정, 스프레이, 패치, 주사제가 있으나 주로 설하정이 사용되며, 협심증의 급성 발작에 사용한다. 이소소르비드이질산염과 이소소르비드-5-일질산염은 서방형 캡슐과 정제가 사용되는데, 이러한 서방형 약물은 협심증의 급성 통증에 응급처치 목적으로 투여해서는 안 된다. 협심증의 급성 통증에 응급처치 목적으로 투여할 수 있는 속효성 질산염 제제에는 나이트로글리세린 설하정과 스프레이, 이소소르비드이질산염 스프레이가 있다.

나이트로글리세린 패치를 계속 사용하거나 경구용 질산염과 서방형 질산염을 자주 복용하면 내성이 생겨 항협심증 반응이 사라진다. 내성을 피하기 위해 주기적으로 8~12시간 동안 질산염 복용휴지기를 갖도록 한다.

안전경고

나이트로글리세린 설하정은 삼키지 말고 혀밑에서 침으로 녹여 복용한다. 효과는 1~2분 안에 나타나는데 5분이 지나도 효과가 나타나지 않을 때에는 1정을 더 복용한다. 1회 발작에 5분 간격으로 최대 3정까지 사용할 수 있다. 설하정이나 스프레이 모두 효과가 없을 때에는 심근경색증이 의심되며 즉시 의사에게 연락하거나 응급실로 이송하여야 한다.

(2) 약물 효과

- 협심증 발작 중 협심증 통증 완화
- 협심증 발작 빈도 및 중증도 감소
- 신체활동에 대한 내구성 증가

(3) 부작용

성분이나 제형에 따라 차이가 있을 수 있으나 두통, 어지러움, 구역, 홍조, 기립저혈압, 드물게 실신 등이 나타날 수 있다.

(4) 상호작용

- 아바나필(avanafil), 실데나필(sildenafil), 타다라필(tadalafil), 바데나필(vardenafil) : 발기부전에 사용되는 이들 약물과 질산염 제제와의 병용투여는 금기이다. 이들 약물은 질산염의 혈관확장 효과를

강화하여 혈압을 크게 떨어뜨리므로 치명적일 수 있다.

- **칼슘통로차단제, 베타차단제** : 이들 약물을 질산염과 병용하면 혈압을 유의하게 낮출 수 있다.
- **알코올** : 알코올은 질산염으로 인한 혈관확장 및 기립저혈압을 악화시킬 수 있다.

2. 베타차단제

베타차단제(beta blocker)는 심장의 아드레날린 β수용체를 차단하여 심박수를 증가시키는 물질인 노르에피네프린(norepinephrine)과 에피네프린(epinephrine)에 의한 심장자극을 방지함으로써 심장근육의 산소요구량을 감소시키는 약물이다. 베타차단제는 혈압도 낮춘다.

(1) 대표적인 약물

아테놀롤(atenolol), **메토프롤롤**(metoprolol), **프로프라놀롤**(propranolol) 등이 있다(표 4-6 참조).

임상정보

베타차단제와 질산염 제제의 병용요법은 베타차단제 또는 질산염 제제 단독요법보다 더 효과적이다. 베타차단제는 디하이드로피니딘(dihydropyridine) 계열 칼슘통로차단제와 병용할 수 있다. 하지만 베라파밀(verapamil)이나 딜티아젬(diltiazem)을 베타차단제와 병용하면 방실결절의 전도, 심박수 또는 심장수축에 악영향을 미칠 가능성이 있으므로 주의해서 사용해야 한다.

(2) 약물 효과

- 협심증 발작 빈도 및 중증도 감소
- 신체활동에 대한 내구성 증가
- 급성 협심증 발작 치료를 위한 나이트로글리세린 사용량 감소

(3) 부작용

부작용의 대부분은 용량과 관련되어 일시적으로 나타나며, 일부 당뇨병 환자에게서 두통, 쇠약감, 조정력 저하, 불안, 발한, 배고픔, 시야 흐림이나 복시 등이 유발될 수 있다. 심각한 부작용으로서 서맥, 말초혈관 수축, 심부전 등의 심혈관증상과 기관지경련, 쌕쌕거림 등의 호흡기증상이 나타나면 약물의 사용을 중단하고 의사에게 보고해야 한다.

(4) 상호작용

- **클로니딘**(clonidine) **등의 항고혈압제** : 이들 약물을 베타차단제와 병용할 경우 저혈압이 나타날 수 있다. 특히 베타차단제와 클로니딘을 동시에 투여받는 환자가 치료를 중단하기로 결정한 경우 베타차단제를 며칠 동안 점진적으로 줄인 후 클로니딘을 점차 줄여 나가지 않으면 α수용체 활성으로 인한 심각한 반동성 고혈압이 발생할 우려가 있다.
- **아이소프로테레놀**(isoproterenol) **등의 아드레날린작용제** : 이들 약물은 사용하는 용량에 따라 베타차단제의 작용을 억제할 수 있다.
- **아미오다론**(amiodarone), **베라파밀**(verapamil), **딜티아젬**(diltiazem), **디곡신**(digoxi), **프로파페론**(propafenone) : 이들 약물과 베타차단제를 병용투여하면 부정맥, 서맥, 심부전이 유발될 수 있다.
- **페노바비탈**(phenobarbital), **리팜핀**(rifampin) : 이들 약물은 메토프롤롤, 프로프라놀롤의 대사를 향상시킨다.
- **인도메타신**(indomethacin), **살리실산염**(salicylate) **등의 비스테로이드소염제**(NSAID) : 이들 약물은 베타차단제의 항고혈압 작용을 억제한다.

3. 칼슘통로차단제

칼슘통로차단제(calcium channel blocker)는 관상동맥을 확장하여 심장근육의 산소요구량을 감소시키고(운동량 감소) 심장근육의 혈액공급을 증가시켜 협심증을 치료하는 데 사용하는 약물이다. 협심증 중에서도 특히 안정 시(야간)에 일어나는 변이협심증에 효과적이다. 또한 혈관의 민무늬근육 수축을 억제하여 혈관을 확장하고 혈류에 대한 저항을 감소시킨다. 말초혈관의 확장은 심장의 부하를 줄이고, 관상동맥 확장은 관상동맥 혈류를 개선한다.

(1) 대표적인 약물

딜티아젬(diltiazem), **베라파밀**(verapamil), **니페디핀**(nifedipine), **암로디핀**(amlodipine) 등이 있다(표 6-9 참조, 표 6-11). 딜티아젬과 베라파밀은 주로 심장근육의 수축을 억제하는 작용을 하고, 니페디핀과 암로디핀은 관상동맥을 확장시키는 작용을 한다. 딜티아젬과 베라파밀은 심장근육의 수축 억제작용이 강하기 때문에 울혈심부전 환자, 굴심방차단이나 방실차단 등이 있는 환자에게는 사용하지 않아야 한다. 또한 암로디핀은 말초저항을 감소시켜 이로 인해 반사성 빈맥이 발생할 수 있다.

표 6-11 주요 칼슘통로차단제

약물명	혈관 확장	심장수축력 억제	굴심방결절 억제	방실결절 억제
딜티아젬(diltiazem)	◎	▲	▲	×
베라파밀(verapamil)	●	△	◎	○
니페디핀(nifedipine)	○	○	◎	◎

작용 강도 : ◎ > ○ > ● > △ > ▲, ×는 작용 없음

(2) 약물 효과

- 협심증 발작 빈도 및 중증도 감소
- 신체활동에 대한 내구성 증가

(3) 부작용

치료 초기에 저혈압과 실신이 유발될 수 있으나 투여량이 안정화되면 감소한다. 또한 벤조다이아제핀 계열인 딜티아젬과 디하이드로피리딘 계열인 니페디핀, 암로디핀을 복용하는 경우 부종이 발생할 수 있다.

(4) 상호작용

- **이뇨제, 항정신병약물, 베타차단제, 히스타민대항제, 항고혈압제, 알코올** : 이들 약물은 칼슘통로차단제의 치료 효과 및 독성작용을 증강시킨다.
- **디곡신(digoxin)** : 칼슘통로차단제가 디곡신의 혈중농도를 증가시켜 식욕부진, 구역, 구토, 두통, 흐리거나 착색된 시야, 서맥 등의 증상을 유발할 수 있다.
- **로바스타틴(lovastatin), 심바스타틴(simvastatin)** : 딜티아젬, 베라파밀, 암로디핀은 이들 약물의 혈중농도를 증가시킬 수 있으므로 독성증상(근육통, 횡문근융해(증))에 주의해야 한다.
- **자몽주스(약 200mL)** : 이 음료는 딜티아젬, 베라파밀, 니페디핀, 암로디핀의 혈중농도를 상승시켜 저혈압을 유발할 수 있다. 이들 약물을 투여하기 2시간 전이나 투여 후 4시간 이내에는 자몽주스를 섭취하지 않아야 한다.

4. 소듐통로차단제

소듐통로차단제(sodium channel blocker)는 심근세포의 소듐통로를 차단함으로써 심장근육을 이완시켜 협

심증 증상을 감소시키는 약물이다. 산소요구량이 감소하면 산소공급량과 요구량 사이의 불균형이 줄어들어 심장근육허혈과 협심증 증상이 감소한다.

1) 라놀라진(ranolazine)

(1) 적응증

라놀라진은 디하이드로피리딘(dihydropyridine) 계열 칼슘통로차단제, 베타차단제, 질산염 제제와 함께 사용한다. 다른 항협심증제와 달리 혈압이나 심박수에 영향을 미치지 않지만 QT간격을 연장시키므로(치명적일 수 있음), 다른 약물로 항협심증 효과를 얻지 못하거나 다른 약물의 부작용을 견딜 수 없는 환자의 협심증 치료에만 사용해야 한다. 또한 급성 협심증 발작의 증상을 완화시키지는 않는다.

안전경고

라놀라진은 퀴니딘(quinidine), 소타롤(sotalol), 에리트로마이신(erythromycin), 싸이오리다진(thioridazine), 지프라시돈(ziprasidone) 등이 QT간격을 연장시기는 약물과 병용하지 않는 것이 좋다(p.242 참조).

(2) 약물 효과

- 협심증 발작 빈도 및 중증도 감소
- 신체활동에 대한 내구성 증가
- 급성 협심증 발작 치료를 위한 나이트로글리세린 사용량 감소

(3) 부작용

어지럼증, 두통, 변비, 구역 등이 나타날 수 있으나 매우 경미하다.

(4) 상호작용

- **아졸(azole) 계열 항진균제, 마크롤라이드(macrolide) 계열 항생제, 베라파밀(verapamil), 딜티아젬(diltiazem), 단백질분해효소억제제, 자몽주스** : 이들 약물은 라놀라진의 혈중농도와 독성을 크게 증가시킬 가능성이 있으므로 동시에 사용하지 않아야 한다. 동시에 사용하는 경우 어지러움, 구역, 쇠약, 근력상실, 변비, 두통이 발생하지 않는지 면밀히 모니터해야 한다.
- **HMG-CoA억제제(스타틴), 타크로리무스(tacrolimus), 시롤리무스(sirolimus)** : 라놀라진은 이들 약물의 대사를 억제하므로 병용 시에는 이들 약물의 복용량을 줄여야 한다.

협심증 환자를 위한 간호중재

사정

- **협심증 발작 병력** : 환자에게 구체적인 질문을 하여 통증의 시작, 지속 시간 및 강도를 파악한다.
- **약물복용 내역** : 환자가 현재 복용하고 있는 처방약과 비처방약, 식이 보충제에 관해 확인한다.
- **기본 정신상태** : 환자의 의식수준과 사고의 명확성을 파악한다. 이 두 항목은 뇌혈액관류가 적절한지 부적절한지를 나타내는 지표이다.
- **활력징후** : 환자의 상태를 모니터하기 위해 혈압, 맥박, 호흡, 체온, 산소포화도 등 활력징후를 측정한다.
- **영양 병력** : 환자가 특별한 식단을 하고 있는지 확인하고 평소 식생활에 관해 파악한다.

교육

- 환자에게 질산염을 복용할 때 발생할 수 있는 저혈압 징후와 증상에 대해 교육한다.
- 처방된 약물의 종류에 따라 환자에게 특정 투여 기술을 교육한다.
- 환자에게 스트레스 관리(이완 기술, 명상, 호흡)와 같은 적절한 행동 변화에 대해 교육한다.
- 규칙적인 운동과 금연 필요성을 설명하고 실천을 권장한다.
- 치료 과정에서 사용하는 약물의 정보와 약물을 투여하는 장점에 대해 설명한다.
- 약물복용을 준수하도록 약물명, 복용량, 투여 경로 및 시간, 일반적이고 심각한 부작용 등에 대한 협조와 이해를 구한다.

Section

06 심부전에 사용하는 약물

1 심부전

1. 심부전의 정의와 증상

심부전(heart failure)은 좌심실이나 우심실 또는 양쪽 심실이 온몸의 조직이 필요로 하는 수요를 충족할 만큼 충분한 혈액을 박출하는 능력을 상실했을 때 발생하는 상태이다. 그중에서도 각종 심장질환 때문에 심장기능이 저하되었을 때 발생하는 증후군을 울혈심부전(congestive heart failure)이라고 한다. 심부전 가운데 가장 많은 유형이며 보통 만성으로 경과한다.

심장의 펌프기능이 저하되면 심(장)박출량이 감소되고, 정맥환류 혈액량이 줄어 정맥 쪽에 울혈을 일으키기 때문에 전신의 장기에 기능장애가 발생하여 다양한 증상을 나타낸다. 심장확대, 반사성 빈맥, 호흡곤란, 부종, 운동 허용량 저하, 빈뇨 등이 중요한 징후이다.

2. 심부전의 병태

심장의 펌프기능이 저하되어 중요한 장기와 말초조직에 혈액이 적절하게 흐르지 않으면 심장의 부적절한 출력을 극복하기 위해 교감신경계통과 레닌-안지오텐신-알도스테론계통(RAAS)이 항진하여 보상기전이 작용한다. 장기적으로 보상기전이 작용하면 심장근육에 가해지는 부담이 커지고 약해진 심장근육은 충분한 심(장)박출량을 유지할 수 없게 된다. 결과적으로 심장기능은 더욱 저하되고 심부전을 진행시키는 악순환을 초래한다(그림 6-11).

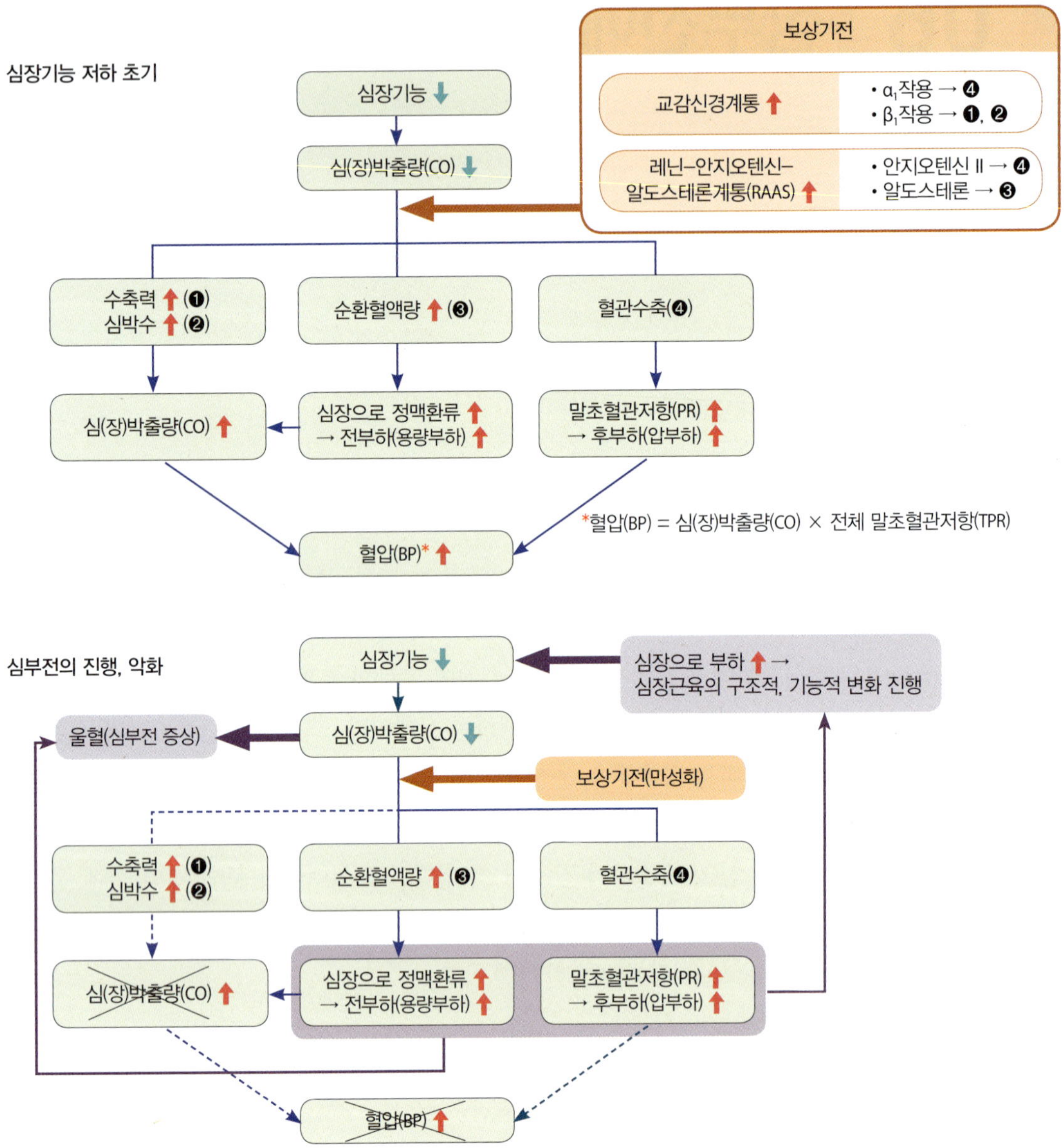

그림 6-11 심부전의 병태

3. 심부전 치료

심부전의 치료 목표는 체액 과부하와 관련된 징후와 증상을 줄이고 운동내성을 높이며, 삶의 질을 개선하고 수명을 연장하는 것이다. 심부전이 급성인 경우 환자는 입원하여 근본 원인을 파악하기 위한 기본 혈액검사와 심전도, 심초음파검사 등의 진단검사를 받아야 한다. 중증도 평가에는 ACC/AHA 분류와 NYHA 분류가 사용된다. ACC/AHA 분류는 심부전의 병리기전 및 진행방향에 초점을 두는 반면, NYHA 분류는 심부전 환자의 기능적 측면에 초점을 두고 있다(표 6-12).

심부전은 기저질환 교정, 금연, 가능한 경우 규칙적인 운동, 필요 시 침상안정, 소듐 제한식 준수, 약물 조합을 통한 증상 조절을 통해 치료한다.

표 6-12 심부전 중증도 분류

<table>
<tr><th colspan="2">ACC/AHA 분류</th><th colspan="2">NYHA 분류</th></tr>
<tr><td>Stage A</td><td>심부전 위험이 있지만, 구조적 심장질환이나 증상은 없는 경우</td><td colspan="2">분류 없음</td></tr>
<tr><td>Stage B</td><td>구조적 심장질환이 있지만, 징후나 증상이 없는 경우</td><td>Class I</td><td>일상적인 활동과 관련된 증상이 없고, 신체적 활동에 제한 없음</td></tr>
<tr><td rowspan="2">Stage C</td><td rowspan="2">구조적 심장질환이 있으면서 현재 또는 과거에 심부전 증상이 있었던 경우</td><td>Class II</td><td>신체적 활동에 약간의 제한 있음, 쉬고 있을 땐 편안하게 느낌</td></tr>
<tr><td>Class IV</td><td>신체적 활동에 상당한 정도의 제한이 있음, 쉬고 있을 땐 편안하게 느낌</td></tr>
<tr><td>Stage D</td><td>일반적인 심부전 치료에 반응하지 않는 심부전 증상이 있는 경우</td><td>Class V</td><td>모든 신체적 활동에 불편함을 느낌, 쉬고 있는 동안에도 증상이 있을 수 있음</td></tr>
</table>

ACC/AHA(American College of Cardiology/American Heart Association), NYHA(New York Heart Association classification)

2 심부전 치료제

심부전 치료제(heart failure treatment agent)는 심장기능의 이상으로 나타나는 다양한 증상을 완화하고 예후를 개선하는 약물로, 심장의 전부하(preload)와 후부하(afterload)를 줄여주고 RAAS 및 교감신경계통의 혈관수축반응을 억제하는 작용을 한다(그림 6-12).

급성심부전(새롭게 발병 또는 만성심부전의 급성 악화)에는 조기에 적절한 치료를 시작하는 것이 중요하며 증상을 완화시키기 위해 이뇨제, 심장자극제, 혈관확장제 등이 사용된다. 만성심부전에는 증상을 완화하는 약물뿐만 아니라 치료 예후를 개선하기 위해 ACEI, ARB, 안지오텐신수용체-네프릴리신억제제(ARNI), 베타차단제 등이 사용된다.

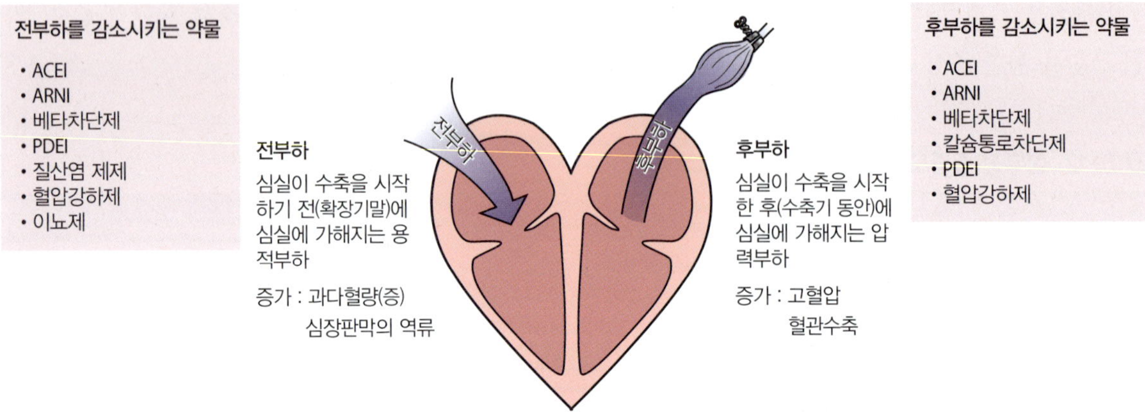

그림 6-12 전부하와 후부하를 감소시키는 심부전 치료제

1. 안지오텐신전환효소억제제(ACEI)

안지오텐신전환효소억제제(angiotensin converting enzyme inhibitor, ACEI)는 안지오텐신 II 매개 말초혈관 수축을 차단하여 혈압(후부하)를 감소시키고, 알도스테론 분비를 억제하여 순환혈액량(전부하)을 줄이는 데 도움을 준다.

현재 경증에서 중등도 수축기 기능부전의 심부전 치료에 디곡신 대신 선택할 수 있는 약물로 권장된다 (자세한 내용은 section 03의 2. 항고혈압제를 참조, p.226).

2. 안지오텐신수용체-네프릴리신억제제(ARNI)

안지오텐신수용체-네프릴리신억제제(angiotensin receptor-neprilysin inhibitor, ARNI)는 안지오텐신수용체 차단제(ARB)와 네프릴리신억제제(NEPI)의 2가지 성분으로 구성된 복합체이다.

ARB는 안지오텐신 매개성 말초혈관 수축과 그에 따른 혈관 확장을 차단하여 심부전의 후부하를 감소시키고, 알도스테론 분비를 억제하여 순환혈액량을 감소시켜 전부하를 감소시킴으로써 심부전을 치료한다. 알도스테론이 억제되면 소변으로 소듐과 수분 배출이 발생한다. 네프릴리신은 일반적으로 심방나트륨배설펩타이드(ANP)와 브라디키닌(bradykinin)을 비활성화하는데, 이 네프릴리신을 억제하면 심방 및 심실의 심장근육에서 분비되는 ANP 수치가 증가하여 신장에서 소듐과 수분 배설을 강화함으로써 혈관이 확장되고(후부하 감소) 순환혈액량이 감소(전부하 감소)한다. 따라서 ARNI는 다양한 기전으로 작용하여 전부하와 후부하를 감소시켜 심(장)박출량을 개선하고 심부전을 감소시킨다.

1) 발살탄/사쿠비트릴(valsartan/sacubitril)

(1) 적응증

심부전 관리에 사용되며, 일반적으로 이뇨제 및 베타차단제 등의 다른 심부전 치료제와 함께 사용된다. 발살탄/사쿠비트릴은 ACEI 또는 다른 ARB 대신 사용되며, 이 병용요법은 만성심부전 환자(NYHA 분류 Class II~IV)의 입원 및 심혈관질환 사망위험을 줄여준다.

안전경고

ACEI 또는 ARB를 투여 중인 환자에게 발살탄/사쿠비트릴을 투여지 않는다. 환자가 ACEI를 복용 중인 경우 발살탄/사쿠비트릴을 시작하기 전 최소 36시간을 기다린다.

(2) 약물 효과

- 입원 위험과 심부전으로 인한 심혈관질환 사망 위험 감소

(3) 부작용

기립서혈압(현기증, 쇠약, 실신) 증상이 드물게 나타날 수 있으며 일반적으로 경미하다. 만성기침이 발생할 수 있다. 레닌-안지오텐신-알도스테론계통(RAAS)에 직접 작용하는 약물은 태아 및 신생아에게 해를 끼칠 수 있다. 따라서 임신부가 발살탄/사쿠비트릴을 복용한 경우 특히 임신 2기 및 3기에 선천결함이 발생할 가능성이 우려되므로 주의해야 한다. 심각한 부작용으로 저혈압, 혈관부종, 고칼륨혈증, 신독성이 유발될 수 있다.

(4) 상호작용

- **이뇨제, 항정신병약물, 베타차단제, 항고혈압제, 알코올** : 이들 약물은 ACEI와 ARB와는 병용 금기이다. 이들 약물이 발살탄/사쿠비트릴의 치료 효과 및 독성작용을 증가시킨다.
- **비스테로이드소염제(NSAID)** : 이 약물이 발살탄/사쿠비트릴의 치료 효과를 감소시킨다.
- **리튬(lithium)** : ARB는 리튬의 독성을 유발할 수 있다. 구역, 식욕부진, 미세한 떨림, 지속적인 구토, 다량의 설사, 과반사, 무기력, 쇠약 등의 리튬 독성이 나타나는지 모니터한다.
- **포타슘보존이뇨제, 트리메토프림(trimethoprim), 포타슘 식이 보충제, 포타슘 함유 소금 대체제** : 이들 약물이나 음식을 발살탄/사쿠비트릴과 병용하면 고칼륨혈증을 일으킬 수 있다.

3. 베타차단제

베타차단제(beta blocker, 표 4-6 참조)는 베타수용체를 차단하여 교감신경 자극에 대한 심장반응을 억제한다. 그 결과 심박수와 심(장)박출량을 감소시켜 결과적으로 혈압이 감소한다. 또한 베타차단제는 레닌 방출을 억제하여 혈관 수축과 소듐 재흡수를 유도하는 레닌-안지오텐신-알도스테론계통(RAAS)의 연쇄작용을 감소시킴으로써 혈압을 낮춘다.

베타차단제는 심부전과 관련된 이환율과 사망률을 감소시키는 것으로 밝혀졌는데, 정확한 기전은 알려지지 않았으나 레닌 방출 억제, 순환 카테콜아민 상승효과 억제, 협심증 및 심근경색증의 이차적 예방 등이 포함되는 것으로 판단된다.

베타차단제와 ACEI는 서로 다른 기전을 통해 작용하기 때문에 베타차단제와 ACEI는 일반적으로 심부전 치료에 함께 사용된다. 심부전 치료에 가장 많이 연구되고 효과가 입증된 약물에는 **비소프롤롤**(bisoprolol), **메토프롤롤**(metoprolol), **카베딜롤**(carvedilol) 등이 있다(자세한 내용은 Section 03의 2. 항고혈압제를 참조, p.226).

4. 디기탈리스당화물

1) 디곡신(digoxin)

(1) 작용기전과 적응증

디기탈리스당화물(디기탈리스배당체, digitalis glycoside)인 디곡신은 심장의 수축력을 증가시키고 심박수를 늦추어 방실결절에서 전도속도를 감소시키고 불응기간을 연장시키는 작용을 한다. 이러한 작용의 정확한 기전은 알려지지 않았지만 결과적으로 심장이 혈액을 더 완벽하게 채우고 비울 수 있어 심(장)박출량과 순환이 개선된다. 혈액순환이 개선되면 신장을 통한 혈액관류가 증가하여 수분과 전해질을 배출하기 때문에 전신 및 폐울혈, 심장 크기의 정상화, 말초부종이 감소한다.

디곡신은 이뇨제, 베타차단제, ACEI에 반응하지 않는 경증에서 중증 수축기 심부전을 치료하는 데 사용된다. 또한 심방세동, 심방조동, 발작성 빈맥 치료에도 사용할 수 있다.

(2) 약물 효과

- 심(장)박출량 증가로 조직관류를 개선하여 보충 산소요법이나 피로 없이 일상생활동작 개선

(3) 부작용

0.8ng/mL 이상의 혈중농도에서 치료 효과가 나타나지만, 2ng/mL를 넘으면 중독이 발생한다. 중독 발생률은 상당히 높으며, 중독증상으로 서맥, 심실(주)기외수축, 부정맥 등의 심장증상과 식욕부진, 구역, 구토 등의 소화기증상, 두통, 현기증 등의 신경증상이 나타날 수 있다.

임상정보

디곡신독성의 단계적 치료법은 다음과 같다.
① 투약을 중지한다.
② 심장박동장애를 심전도로 모니터하면서 처방된 적절한 심장박동장애 치료제를 투여한다.
③ 혈청 디곡신 농도와 전해질 농도를 측정한다.
④ 저칼륨혈증인 경우 처방된 포타슘보조제를 사용한다.
⑤ 위장애(구역, 구토, 설사)의 보존적 치료를 시행한다.
⑥ 처방된 디곡신 해독제(예 : digoxin immune Fab)를 투여한다.

(4) 상호작용

- 퀴니딘(quinidine), 딜티아젬(diltiazem), 베라파밀(verapamil), 라놀리진(ranolazine), 마크롤라이드(macrolide) 계열 항생제, 프로파페논(propafenone), 베타차단제, 석시닐콜린(succinylcholine), 싸이아자이드 계열 이뇨제, 고리작용이뇨제, 글루콘산칼슘(calcium gluconate), 염화칼슘(calcium chloride) : 이들 약물은 디곡신의 치료 효과 및 독성작용을 증가시킨다.
- 아미노당화물 항생제인 젠타마이신(gentamicin), 토브라마이신(tobramycin), 네오마이신(neomycin)과 콜레스티라민(cholestyramine), 리팜핀(rifampin), 제산제 : 이들 약물은 디곡신의 치료 효과를 감소시킨다.
- 디곡신의 반응을 변화시켜 다음의 부작용을 일으키는 약물 :

부작용	약물
저칼륨혈증 유발	암포테리신(amphotericin B), 클로르탈리돈(chlorthalidone), 코티코스테로이드(corticosteroid), 에타크린산(ethacrynic acid), 퓨로세마이드(furosemide), 메톨라존(metolazone), 싸이아자이드 계열 이뇨제, 토르세마이드(torsemide)
고칼륨혈증 유발	아밀로라이드(amiloride), ACEI, ARB, 베타차단제, 헤파린(heparin), 만니톨(mannitol), 염화칼륨(potassium chloride), 페니실린 G(penicillin G), 포타슘 보충제, 스피로노락톤(spironolactone), 트라이암테렌(triamterene), 트라이메토프림(trimethoprim)
저마그네슘혈증	부메타나이드(bumetanide), 클로르탈리돈(chlorthalidone), 에타크린산(ethacrynic acid), 에탄올(ethanol), 퓨로세마이드, 메톨라존, 네오마이신(neomycin), 싸이아자이드 계열 이뇨제

5. 포스포다이에스터분해효소억제제(PDEI)

포스포다이에스터분해효소억제제(phosphodiesterase inhibitor, PDEI)는 심장근육 내의 cAMP를 분해하는 포스포다이에스터분해효소(PDE)를 억제하는 약물이다. cAMP는 심장근육세포 내의 칼슘이온농도를 증가시켜 심장근육의 수축을 유발하고, 생성된 cAMP가 PDE에 분해되어 활성을 잃게 되면 심장근육은 이완하게 된다. 따라서 PDE를 억제하면 cAMP의 분해를 막아 그 농도를 증가시키고 이에 따라 심장근육의 수축력을 높이게 된다.

1) 밀리논(milrinone)

(1) 작용기전과 적응증

밀리논은 심장근육의 PDE를 억제하여 심장근육 수축의 힘과 속도를 증가시키는 심장자극제이며, 혈관확장을 유발하여 전부하와 후부하를 감소시키는 혈관민무늬근육 이완제이기도 하다.

디곡신, 이뇨제, 혈관확장제 치료에 반응하지 않는 환자의 중증 수축기 심부전을 단기간 관리하는 데 사용된다.

(2) 약물 효과

- 심(장)박출량 증가로 조직관류를 개선하여 호흡곤란 및 피로 감소

(3) 부작용

가장 흔한 부작용은 부정맥과 저혈압이다. 이 부작용은 종종 투여량과 관련이 있어 주입속도를 줄이면 반응한다. 드물게 혈소판감소증이 유발되기도 한다.

(4) 상호작용

- 퓨로세마이드(furosemide) : 이 약물을 밀리논과 혼합하면 즉시 침전물이 형성되므로, 이 두 약물을 같은 정맥주사 라인에 주입하지 않아야 한다.

6. 기타

1) 이바브라딘(ivabradine)

(1) 작용기전과 적응증

이바브라딘은 굴심방결절의 박동조율기 전류를 선택적이고 특이적으로 억제하여 심박수를 감소시키는 약물이다. 심장이나 혈관계통의 수축에 영향을 미치지 않으며, 심박수를 감소시켜 심부전 악화로 인한 입원 위험을 줄인다.

ARB나 베타차단제 등을 사용했음에도 불구하고 심부전 증상이 지속되는 경우에 사용된다.

(2) 약물 효과

- 심부전으로 인한 입원 빈도 감소

(3) 부작용

저혈압이나 고혈압의 심혈관계 부작용이 나타날 수 있다. 또한 일시적으로 강화된 밝기, 후광 또는 색이 밝은 빛으로 나타나는 시각장애와 관련이 있는데, 이러한 증상은 치료 첫 2개월 이내에 시작될 수 있으며 치료 중에 자연적으로 사라질 수 있다. 심각한 부작용으로 맥박 저하, 서맥, 빈맥 등의 리듬장애가 유발될 수 있다.

(4) 상호작용

- 딜티아젬(diltiazem), 베라파밀(verapamil), 디곡신(digoxin), 베타차단제, 아미오다론(amiodarone), 마크롤라이드(macrolide) 계열 항생제, 이트라코나졸(itraconazole), 자몽주스 : 이들 약물은 이바브라딘의 치료 효과 및 독성작용을 증가시킨다.
- 리팜핀(rifampicin), 페노바비탈(phenobarbital), 카바마제핀(carbamazepine) : 이들 약물은 이바브라딘의 치료 효과를 감소시킨다.
- 부메타나이드(bumetanide) · 퓨로세마이드(furosemide) · 토르세마이드(torsemide) 등의 고리작용이뇨제, 하이드로클로로티아지드(hydrochlorothiazide), 인다파미드(indapamide) · 클로르탈리돈(chlorthalidone) 등의 싸이아자이드 계열 이뇨제 : 이들 약물과 병용하면 전해질 균형을 변화시켜 이바브라딘 반응을 변화시킬 수 있다.

심부전 환자를 위한 간호중재

사정

- **심장질환 병력** : 환자의 심장질환, 관련 심혈관질환, 당뇨, 폐질환 치료이력을 파악한다.
- **약물복용 내역** : 환자에게 처방된 모든 약물의 세부정보를 파악한다. 처방된 약이 규칙적으로 복용되고 있는지 세심하게 확인한다. 복용하지 않는 경우 그 이유를 확인한다.
- **심장질환의 주요 징후에 대한 과거력** : 호흡곤란, 가슴통증, 피로, 부종, 실신, 두근거림을 확인한다.
- **심장기능의 변화 징후** : 기본적인 정신상태, 활력징후, 심음과 폐음, 피부색, 목정맥, 곤봉지, 복부, 체액량 상태, 진단검사, 영양, 활동 및 운동, 불안수준 등을 확인하여 심장기능의 변화 징후를 파악한다.

수행

- 지시에 따라 기준 동맥혈가스를 측정하거나 맥박산소측정기를 모니터한다.
- 환자를 파울러 또는 세미파울러자세로 눕혀 폐의 확장 및 산소공급을 극대화한다. 최소 2시간마다 환자의 자세를 바꾸고 피부손상을 방지하기 위해 피부관리를 제공한다.
- 환자의 상태에 따라 지정된 간격으로 폐음을 청진한다. 환자의 목정맥 팽창 여부를 사정한다.
- 매일 체중을 측정할 때는 환자에게 매일 같은 시간대(보통 아침식사 전)에 비슷한 옷을 입고 같은 체중계를 사용하여 측정하도록 한다.
- 수분 제한이 처방되었다면 일반적으로 수분 섭취량의 절반은 식사와 함께 제공하고 나머지 절반은 하루 종일 나누어 섭취한다.
- 처방된 식이의 소듐 제한 정도를 유지한다.
- 처방된 약물을 일정에 따라 또는 필요에 따라 투여한다.
- 보행 전후에 환자의 활력징후를 모니터하면서 서서히 운동을 실시하고 운동 전, 중, 후에 피로 또는 산소부족의 징후와 증상이 있는지 사정한다.
- 불안해하는 환자에게 침착하게 대처하고, 시술에 대한 설명을 제공하며, 환자의 우려사항을 경청하고 적절하게 중재한다.
- 정맥주사 속도를 주의 깊게 모니터하고, 수액 제한이 필요한 경우 정맥주사 용액에 약물을 혼합하는 농도에 대해 환자의 담당 의료진에게 문의한다.

교육

- 환자와 보호자에게 심부전으로 인한 기능적 변화에 대해 교육한다. 질병 과정을 최대한 통제하기 위해 평생 치료가 필요하고 약물요법, 식이요법, 운동요법을 준수해야 한다는 점을 강조한다.
- 환자에게 혈압, 맥박, 호흡 등 활력징후 측정 지침을 제공한다.
- 처방된 산소요법에 대해 설명한다.

심부전 환자를 위한 간호중재 (계속)

- 호흡곤란 완화를 위해 파울러자세의 시범을 보여주며 교육한다.
- 환자에게 올바른 피부관리와 특히 부종이 있는 경우 최소 2시간마다 자세를 바꿔야 한다고 교육한다.
- 환자가 스트레스에 대응하여 사용할 대처기전에 대해 논의한다.
- 식이요법은 심부전 치료의 필수적인 부분이다. 영양사와의 상담을 예약하여 환자가 처방된 특정 식단 변경을 관리하는 방법을 배울 수 있도록 한다.
- 환자에게 의료진의 처방에 따라 규칙적이고 가벼운 운동일정을 유지하는 것의 중요성에 대해 교육한다.
- 일반적으로 중등도 및 진행성 심부전 환자에게는 수액 제한이 적용될 수 있으며, 이러한 제한을 관리하는 구체적인 방법을 설명한다.
- 처방받은 약물에 따라 포타슘 결핍 또는 과잉 징후와 증상에 대해 환자에게 교육한다.
- 환자의 복약순응도를 높일 수 있도록 약물명, 복용량, 복용경로, 복용시간, 부작용 등에 대한 협조와 이해를 구한다.

Section 07 혈전증에 사용하는 약물

1 혈전증

혈전(thrombus)이란 혈관 속에서 혈액이 굳어진 덩어리를 말하고, **혈전증**(thrombosis)이란 혈전에 의해 발생하는 질환을 말한다. 특히 혈관 내에서 생성된 혈전 일부가 떨어져 나와 혈류를 통해 순환하다가 혈관을 막아 발생하는 질환을 **혈전색전증**(thromboembolism)이라고 한다.

1. 혈전형성의 기전

인체는 혈관이 손상되어 혈액이 유출될 때 스스로 지혈하는 능력이 있으며, 지혈을 위해서는 혈액을 응고시켜 혈전을 형성할 필요가 있다. 혈관 손상을 복구하는 과정에서 혈전형성이 일어난다.

혈전형성은 **혈소판응집**과 **혈액응고**의 두 단계로 이루어진다(그림 6-13). 혈관에 손상이 생기면 혈구세포 중 하나인 혈소판(platelet)이 손상 부위에 부착하여 덩어리를 형성한다. 그 후 혈액응고단백질이 단백질그물을 형성하고 혈소판을 단단히 뭉치게 함으로써 혈액을 응고시킨다. 하지만 간혹 혈소판 양이 지나치게 많아지면 이로 인해 불필요한 혈전이 형성될 수 있다. 이 불필요한 혈전은 혈액의 흐름을 방해하여 세포에 산소공급을 감소시키게 된다. 비만, 흡연, 유전적 요인이 있는 경우, 수술이나 수술 후 움직이기 힘든 경우, 경구피임제를 복용하는 경우, 특정 질병(관상동맥질환, 폐암, 전립샘암, 위암, 췌장암)이 있는 경우 혈전이 생길 위험이 높아진다.

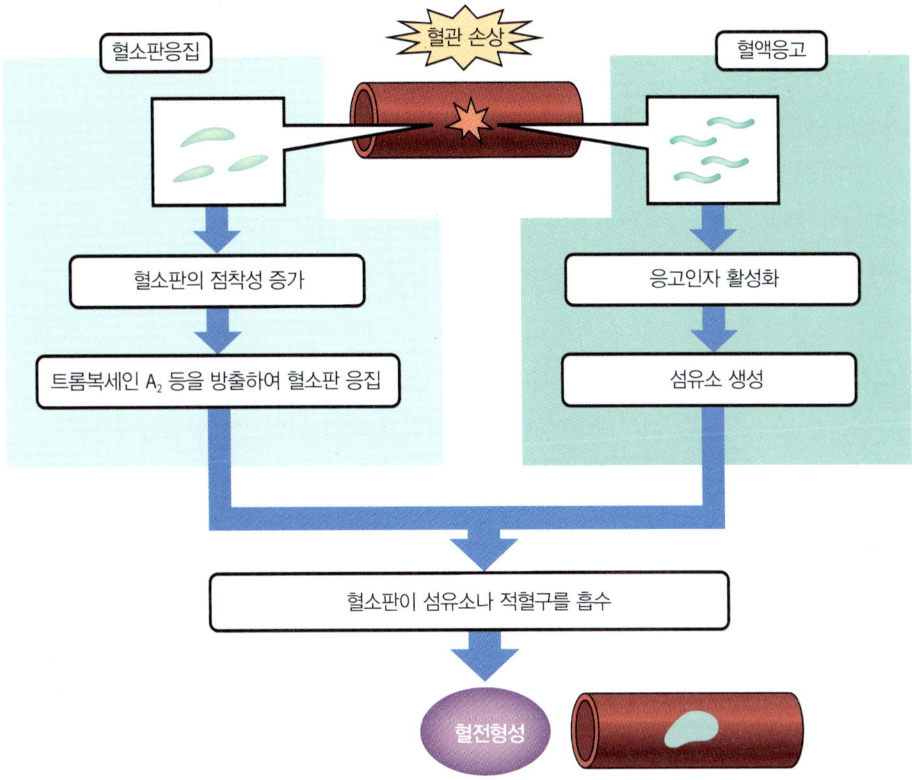

그림 6-13 혈전형성의 기전

2. 혈전의 분류

혈전은 형성되는 장소에 따라 **동맥혈전**(arterial thrombus)과 **정맥혈전**(venous thrombus)으로 나뉜다.

동맥은 혈류가 매우 빠르기 때문에 어떤 이유로 혈관내피세포가 벗겨지면 그곳에 혈소판이 접착해서 응집하고, 이어서 혈액응고계통이 활성화되어 혈소판을 에워싸서 섬유소가 형성된다. 이처럼 동맥혈전은 주로 혈소판과 섬유소로 이루어지며, 육안으로 희게 보여서 **백색혈전**이라고도 한다. 동맥경화증 등 동맥벽에 이상이 있는 부위나 심장의 염증(류마티열, 세균심내막염), 심근경색증 등이 있는 심장 내에 형성되기 쉽다.

반면, 정맥은 혈류가 느리고 고여 있거나 정체되어 있어서 응고계통이 활성화되기 쉽다. 따라서 정맥혈전은 주로 섬유소와 적혈구로 이루어지며, 육안으로 붉게 보여서 **적색혈전**이라고도 한다. 다리나 골반 내의 정맥에 생기기 쉽고, 또 온몸에 울혈이 있거나 병상에 장기간 누워있거나 비행기 등에서 같은 자세를 장시간 취할 때 발생하기 쉽다.

3. 혈전증의 치료

혈전증이 의심되는 신체 부위에서 혈전의 존재를 확인하여 진단한다. 신체검사, 환자 병력, 초음파검사, CT, MRI, 혈관조영검사, 방사성 동위원소 스캔 등 여러 영상검사를 통해 혈전의 존재를 확인하게 되며, 혈전의 존재가 확인되면 추가로 혈전의 발생 원인을 찾기 위한 혈액검사, 영상검사 등을 한다.

동맥혈전증의 경우는 응급상황이 많기 때문에 혈관성형술 등의 응급수술이나 스텐트삽입술 등의 시술을 통해 막힌 혈관을 뚫어주어 혈류를 신속히 정상화시키는 것이 중요하다. 정맥혈전증의 경우에도 증상이 심하거나 심각한 부위에 발생했다면 응급수술이나 시술로 막힌 혈관을 뚫어주는 치료를 해야 한다. 대부분의 경우 응급수술이나 시술 여부와 관계없이 항혈전제의 약물치료를 병행한다.

혈전증의 비약리적 예방 및 치료에는 정맥정체 예방법에 대한 환자교육과 사지순환압박장치(SCD)의 사용 등이 있다.

2 항혈전제

항혈전제(antithrombotic)는 혈전형성을 시작하는 혈소판응집을 방지하거나 혈전증을 예방하기 위해 혈액응고의 다양한 단계를 억제함으로써 혈전형성을 예방하는 약물이다.

항혈전제에는 **항혈소판제**(antiplatelet agent), **항응고제**(anticoagulant agent), **섬유소용해제**(fibrinolytic agent)가 있다. 항혈소판제는 혈소판응집을 억제하여 동맥혈전(백색혈전) 형성을 감소시키기 위해 예방적으로 사용한다. 항응고제는 작용기전에 따라 Xa인자억제제, 헤파린 유도체, 비타민K억제제, 직접 트롬빈억제제로 세분할 수 있으며, 혈액의 응고능력을 감소시킴으로써 혈관 내에 비정상적으로 일어나는 혈전형성을 방지하는 약물이다. 취약한 환자의 동맥혈전 및 정맥혈전 형성을 예방하기 위해 사용한다. 섬유소용해제는 이미 형성된 동맥혈전을 용해하는 데 사용한다(그림 6-14).

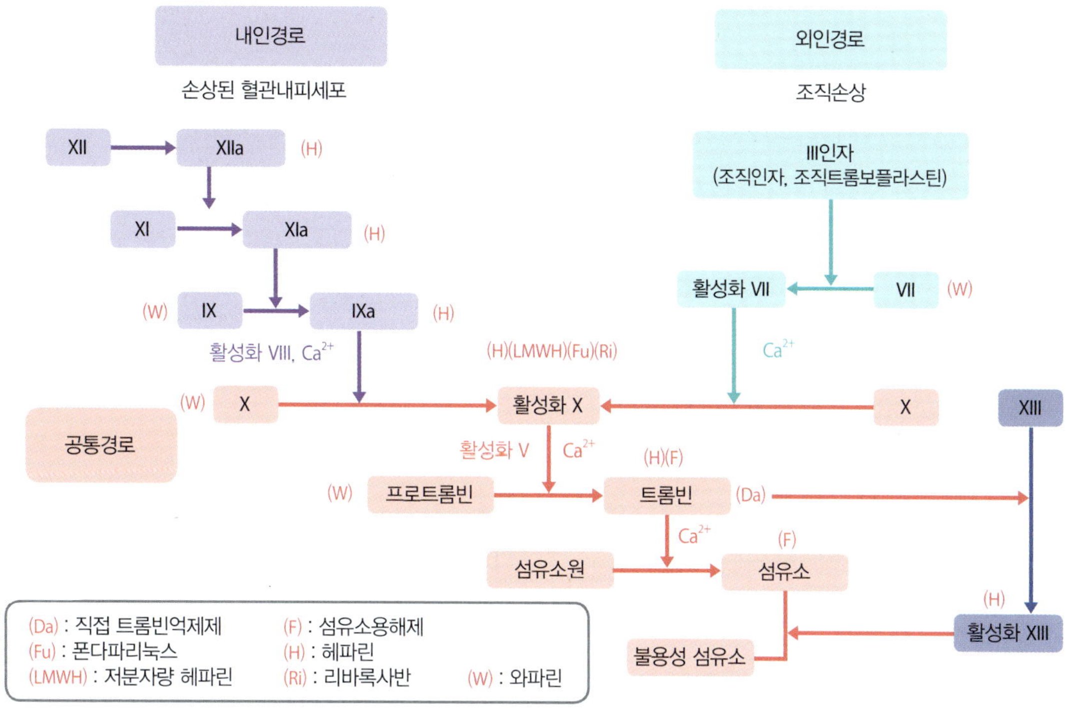

그림 6-14 각종 항혈전제의 작용부위

1. 항혈소판제

1) 아스피린(aspirin)

(1) 작용기전과 적응증

아스피린은 살리실산염 계열의 비스테로이드소염제(NSAID)로 잘 알려져 있다. 다른 살리실산염 계열 약물과 비교하여 아스피린은 출혈시간의 연장과 함께 혈소판 응집을 억제하는 특성이 있다. 혈소판은 수명기간(7~10일) 동안 혈전을 응집하고 형성하는 능력을 잃게 된다. 작용기전은 강력한 혈관수축물질이자 혈소판응집 유도물질인 트롬복세인 A_2(thromboxane A_2)의 합성을 억제하는 고리산소화효소(cyclooxygenase, COX)를 아세틸화하여 혈전형성을 억제하는 COX억제제이다.

급성 심근경색증이 시작되면 아스피린 100mg(또는 81mg, 75mg)을 투여한다.

(2) 약물 효과

- 일과성 허혈발작(TIA), 뇌졸중, 심근경색증의 빈도 감소

(3) 부작용

발진, 가려움, 천식, 기침, 호흡곤란 등의 과민반응이나 구역, 구토, 소화불량 등의 소화기증상, 귀울림(이명) 등이 흔히 나타날 수 있다. 또한 혈소판응고 억제작용으로 인해 출혈 위험성을 증가시켜 수술 중 출혈, 혈종, 코피, 비뇨생식기 출혈, 잇몸출혈 등의 증상이 유발되기도 한다.

(4) 상호작용

- 혈전용해제, 지혈제, 당뇨병 치료제, SSRI 계열 항우울제, 알코올 : 이들 약물은 아스피린의 효과를 증가시켜 독성작용을 증가시킨다.
- 이부프로펜(ibuprofen), 부신피질스테로이드(adrenocortical steroid) : 이들 약물은 아스피린의 효과를 감소시킨다.
- 메토트렉세이트(methotrexate), 리튬(lithium), 다른 비스테로이드소염제(NSAID), 디곡신(digoxin), 발프로산(valproic acid) : 아스피린이 이들 약물의 독성작용을 증가시킨다.
- 이뇨제, ACEI 등의 일부 항고혈압제 : 아스피린이 이들 약물의 효과를 감소시킨다.

2) 클로피도그렐(clopidogrel)

(1) 작용기전과 적응증

클로피도그렐은 전구약물(prodrug; 실제 약물 효과를 나타내기 위하여 체내에서 대사과정을 거쳐야 하는 대사 전단계의 약물)로, 혈소판의 응집을 유도하는 ADP(이인산아데노신, adenosine diphosphate)라는 물질이 수용체에 결합하여 작용하는 것을 방해함으로써 혈소판 응집을 억제하는 ADP수용체대항제이다. 완전한 항혈소판 작용은 지속적인 치료 3~7일 후에 나타나며, 항혈소판응집 효과는 치료 중단 후 약 5일 동안 지속된다.

최근 뇌졸중이나 심근경색증을 진단받고 관상동맥우회술을 받았거나 말초동맥질환이 있는 환자에게서 추가 죽(상)경화증 발생위험을 줄이기 위해 사용한다. 아스피린과 작용기전이 다르기 때문에 심근경색증이나 급성관상동맥증후군 이후에는 아스피린과 병용 투여된다.

(2) 약물 효과

- 일과성허혈발작(TIA), 뇌졸중, 심근경색증, 말초혈관질환으로 인한 합병증 빈도 감소

(3) 부작용

구역, 구토, 식욕부진, 설사 등의 소화기증상이 나타나는데, 보통 초기 투여 시 자주 발생하며, 다

음 2주 동안 치료를 지속하면 해소된다. 혈액 관련 부작용으로서 혈전혈소판감소자반병, 중성구감소, 무과립증, 출혈 등이 유발될 수 있다.

(4) 상호작용

- **헤파린(heparin), 저분자량 헤파린(LMWH), 와파린(warfarin), 아스피린(aspirin), 다른 비스테로이드소염제(NSAID), 폰다파리눅스(fondaparinux), 직접 트롬빈억제제** : 이들 약물을 클로피도그렐과 병용하면 클로피도그렐의 치료 효과 및 독성작용을 증가시켜 환자에게서 추가 출혈이 일어날 수 있다.

3) 프라수그렐(prasugrel)

(1) 작용기전과 적응증

프라수그렐은 전구약물(prodrug)로, 혈소판 P2Y12 수용체와 비가역적으로 결합하여 혈소판 응집에 필요한 ADP 경로를 억제하는 ADP수용체대항제이다. 항혈소판 작용은 1~2시간 후에 나타나며, 24시간 동안 지속된다. 항혈소판응집 효과는 새로운 혈소판 생성과 함께 치료 중단 후 5~9일 동안 지속된다.

프라수그렐은 클로피도그렐보다 혈소판 억제작용이 더 크고 약물 효과의 발현도 빠르지만, 그만큼 출혈 위험도 높다. 스텐트 삽입 유무와 관계없이 경피적 관상동맥중재술(PCI)을 받는 심근경색증 환자의 혈전형성 예방에 사용한다. 75세 이상의 노인에게는 사용이 권장되지 않지만, 심근경색증이나 당뇨병 병력이 있는 75세 이상의 환자에게는 사용이 고려된다. 프라수그렐 지료와 함께 아스피린 치료를 계속해야 한다.

> **안전경고**
>
> 체중이 60kg 미만인 환자는 프라수그렐 치료로 인해 이차출혈의 발생 위험이 더 높아진다.

(2) 약물 효과

- 경피적 관상동맥중재술(PCI)을 통한 심근경색증 치료에서의 혈전형성 감소

(3) 부작용

프라수그렐의 정상적인 생리학적 효과는 출혈시간을 연장시키는 것이다. 따라서 환자에게 출혈이 발생한 경우 최대한 빨리 의료진에게 알려야 한다. 또한 치료 시작 후 첫 2주 이내에 혈전혈소판감소자반병이 발생할 수 있는데, 매우 드물지만 잠재적으로 생명을 위협할 수 있으므로 주의해야 한다.

(4) 상호작용

- 헤파린(heparin), 저분자량 헤파린(LMWH), 와파린(warfarin), 아스피린(aspirin), 다른 비스테로이드소염제(NSAID), 폰다파리눅스(fondaparinux), 직접 트롬빈억제제 : 이들 약물을 프라수그렐과 병용하면 프라수그렐의 치료 효과 및 독성작용을 증가시켜 환자에게서 추가 출혈이 일어날 수 있다.

4) 티카그렐러(ticagrelor)

(1) 작용기전과 적응증

티카그렐러는 혈소판 P2Y12 수용체와 결합하여 혈소판응집에 필요한 ADP 경로를 억제하는 ADP 수용체대항제이다. 클로피도그렐이나 프라수그렐과 화학적으로 관련이 없으며 작용을 위해 대사가 필요한 전구약물도 아니다. 항혈소판 작용은 약 2시간에 나타나며 8시간 동안 지속된다. 항혈소판응집 효과는 치료 중단 후 5일 동안 지속된다.

급성관상동맥증후군이나 심근경색증 병력이 있는 환자의 심혈관 사망, 심근경색증 및 뇌졸중 비율을 감소시키는 데 사용한다. 또한 급성관상동맥증후군 치료를 위해 스텐트 시술을 받은 환자의 스텐트 혈전증 발생률도 감소시킨다. 티카그렐러와 함께 저용량 아스피린 치료를 계속해야 한다.

안전경고

티카그렐러와 저용량 아스피린 치료 시 매일 아스피린 100mg을 초과하지 않아야 하는데, 더 높은 용량은 티카그렐러의 효과를 감소시키기 때문이다. 두개 내 출혈(출혈성 뇌졸중) 병력이 있는 환자에게는 사용을 금하며, 중등도에서 중증의 간부전 환자에게도 사용을 금한다. 일반적으로 티카그렐러는 간에서 효소에 의해 대사되는데 간기능이 저하된 사람에서는 대사가 감소되어 티카그렐러의 혈중농도가 높아질 수 있다. 또한 간부전 환자에서는 응고인자 생성이 감소하여 출혈에 더 취약하다.

(2) 약물 효과

- 심근경색증과 관련된 혈전형성 빈도 감소

(3) 부작용

티카그렐러의 정상적인 생리학적 효과는 출혈시간을 연장시키는 것이다. 따라서 환자에게 출혈이 발생한 경우 최대한 빨리 의료진에게 알려야 한다. 티카그렐러를 투여받은 환자의 14%는 경증에서 중등도의 호흡곤란이 발생할 수 있는데, 이는 지속적인 치료로 해소된다.

(4) 상호작용

- 헤파린(heparin), 저분자량 헤파린(LMWH), 와파린(warfarin), 아스피린(aspirin), 다른 비스테로이드소염제(NSAID), 폰다파리눅스(fondaparinux), 직접 트롬빈억제제 : 이들 약물을 티카그렐러와 병용하면 티카그렐러의 치료 효과 및 독성작용을 증가시켜 환자에게서 추가 출혈이 일어날 수 있다.
- 이트라코나졸(itraconazole), 보리코나졸(voriconazole), 클래리트로마이신(clarithromycin), 리토나비르(ritonavir) : 이들 약물은 티카그렐러의 대사를 억제하여 출혈 가능성을 높인다.
- 카바마제핀(carbamazepine), 덱사메타손(dexamethasone), 페노바비탈(phenobarbital), 페니토인(phenytoin), 리팜핀(rifampin) : 이들 약물이 티카그렐러의 대사속도를 증가시켜 치료 효과를 감소시킨다.

5) 압식시맙(abciximab)과 티로피반(tirofiban)

(1) 작용기전과 적응증

혈소판의 세포막에 존재하는 당단백질(glycoprotein, GP) IIb와 IIIa는 혈소판이 활성화되면 GP IIb/IIIa 복합체를 형성한다. 이 복합체는 혈소판을 서로 연결시켜주는 역할을 하는 섬유소원(fibrinogen)과 결합하여 혈소판을 응집시킨다.

압식시맙과 티로피반은 GP IIb/IIIa 복합체에 섬유소원 대신 결합하여 혈소판응집을 억제하는 당단백질IIb/IIIa대항제이다. 혈소판응집 억제는 이들 약물을 지속적으로 수입하는 중에만 작용하며, 주입을 중단하면 응집억제 효과가 사라진다.

경피적 관상동맥중재술(PCI) 시술 중 고위험 환자의 합병증을 예방하기 위해 헤파린(또는 아스피린)의 보조약물로 사용한다.

(2) 약물 효과

- PCI 시술 중 혈전형성 예방

(3) 부작용

일반적인 부작용으로 두통, 구역, 혈종, 잇몸출혈, 반상출혈, 다리통증, 부종, 발열 등이 나타날 수 있고, 어지러움이나 서맥 등이 유발되기도 한다.

(4) 상호작용

- 비스테로이드소염제(NSAID), 항우울제[파록세틴(paroxetine), 둘록세틴(duloetine), 플루복사민(fluvoxamine) 등], 항협심증제[디피리다몰(dipyridamole)] : 이들 약물은 티로피반의 치료 효과를 증가시켜 추가 출

혈을 일으킨다.

- 세팔로틴(cephalothin) : 이 약물과 병용하면 티로피반의 부작용 발생이 증가한다.

2. 항응고제

1) Xa인자억제제(factor Xa inhibitor)

Xa인자억제제는 혈액응고단계에서 Xa인자를 선택적으로 억제하여 혈전형성을 막는 약물이다. Xa인자억제제에는 Xa인자와 직접 결합하여 작용을 억제하는 **직접작용형**과 Xa인자에 대한 항트롬빈의 작용을 증강시키는 **간접작용형**이 있다.

(1) 대표적인 약물

아픽사반(apixaban), **에독사반**(edoxaban), **리바록사반**(rivaroxaban), **폰다파리눅스**(fondaparinux)가 있으며 각각의 임상응용은 **표 6-13**과 같다.

표 6-13 Xa인자억제제의 종류와 임상응용

분류	약물명	임상응용
직접작용형	아픽사반 (apixaban)	• 판막성 심방세동 환자의 뇌졸중 및 전신색전증 위험 감소 • 깊은정맥혈전증(DVT)과 폐색전증(PE) 치료 • 치료 후 DVT 및 PE의 재발위험 감소 • 고관절치환술이나 무릎치환술을 받는 환자의 DVT 예방
	에독사반 (edoxaban)	• 판막성 심방세동 환자의 뇌졸중 및 전신색전증 위험 감소 • DVT와 PE 치료
	리바록사반 (rivaroxaban)	• 판막성 심방세동 환자의 뇌졸중 및 전신색전증 위험 감소 • 관상동맥질환 또는 말초동맥질환 환자의 주요 심혈관질환(뇌졸중, 심근경색증, 사망) 위험 감소 • DVT와 PE 치료 • 치료 후 DVT 및 PE의 재발위험 감소 • 고관절치환술이나 무릎치환술을 받는 환자의 DVT 예방
간접작용형	폰다파리눅스 (fondaparinux)	• 고관절치환술이나 무릎치환술을 받는 환자의 DVT 예방 • 급성 DVT 및 PE 환자 치료에 사용(와파린과 함께)

안전경고

Xa인자억제제의 조기중단은 혈전증 위험을 증가시킨다. 따라서 병적 출혈이나 치료과정 완료 이외의 이유로 항응고제를 중단하는 경우에는 다른 항응고제의 대체를 고려한다. 또한 중등도~중증의 간장애가 있거나 크레아티닌청소율이 30mL/분 미만인 환자에게는 아픽사반이나 리바록사반을 투여하지 않아야 한다. 레아티닌청소율이 95mL/분 이상인 환자에게는 에독사반을 투여하지 않아야 한다.

(2) 약물 효과

- 심방세동 환자의 깊은정맥혈전증(DVT) 및 폐색전증(PE) 예방과 혈전증 위험 감소
- DVT 및 PE 치료

(3) 부작용

Xa인자억제제의 정상적인 생리학적 효과는 출혈시간을 연장시키는 것이다. 따라서 환자에게 출혈이 발생한 경우 최대한 빨리 의료진에게 알려야 한다.

(4) 상호작용

- 헤파린(heparin), 저분자량 헤파린(LMWH), 와파린(warfarin), 아스피린(aspirin), 다른 비스테로이드소염제(NSAID), 폰다파리눅스(fondaparinux), 선택세로토닌재흡수억제제(SSRI), 오메가-3지방산, 직접트롬빈억제제 : 이들 약물을 Xa인자억제제와 병용하면 Xa인자억제제의 치료 효과 및 독성작용을 증가시켜 환자에게서 추가 출혈이 일어날 수 있다.
- 이트라코나졸(itraconazole), 보리코나졸(voriconazole), 클래리트로마이신(clarithromycin) : 이들 약물은 아픽사반과 리바록사반의 대사를 억제하여 출혈 가능성을 증가시킨다.
- 아미오다론(amiodarone), 베라파밀(verapamil), 클래리트로마이신 : 에독사반의 흡수를 증가시켜 출혈 가능성을 증가시킨다.
- 카바마제핀(carbamazepine), 덱사메타손(dexamethasone), 페노바비탈(phenobarbital), 페니토인(phenytoin), 리팜핀(rifampin) : 이들 약물을 Xa인자억제제와 동시에 사용하면 Xa인자억제제의 대사속도를 증가시켜 치료 효과를 감소시킨다.

2) 헤파린 유도체

헤파린(heparin)은 혈액응고를 억제하는 항응고제로, 돼지나 소의 내장이나 폐조직에서 추출한 천연물

06

질이다. 미분획 헤파린(unfractionated heparin, UFH)이라고도 한다. 치료용량에서 항트롬빈 III의 작용속도를 가속화하는 촉매제 역할을 한다. 활성화된 응고인자 IX, X, XI, XII뿐만 아니라 트롬빈을 불활성화시킨다. 또한 섬유소 안정화인자인 VIII의 활성화를 억제하여 가용성 섬유소혈전이 불용성 혈전으로 변하는 것을 방지한다. 헤파린은 섬유소용해 활성이 없으며, 생성된 섬유소응고를 용해할 수는 없다.

저분자량 헤파린(low-molecular weight heparin, LMWH)은 헤파린의 단점을 개선시키기 위해 헤파린을 화학적, 물리적으로 분해한 것으로, 응고인자 Xa만 중화시켜 프로트롬빈이 트롬빈으로 전환되는 것을 방지하므로 치료로 인한 합병증이 적다.

(1) 대표적인 약물

헤파린(heparin), **달테파린**(dalteparin), **에녹사파린**(enoxaparin) 등이 있으며 각각의 임상응용은 **표 6-14**와 같다.

표 6-14 헤파린 유도체의 종류와 임상응용

분류	약물명	임상응용
미분획 헤파린 (UFH)	헤파린(heparin)	• 깊은정맥혈전증(DVT), 폐색전증(PE), 말초동맥색전증, 심근경색증 치료 • 경피적 관상동맥중재술(PCI), 인공심장판막치환술 등의 시술이나 심혈관 수술 중 혈전형성 예방
저분자량 헤파린 (LMWH)	달테파린(dalteparin)	• 복부수술이나 고관절치환술 후 DVT의 치료와 예방 • 암, 협심증, ST분절 비상승 심근경색증(NSTEMI) 환자의 혈전형성 예방(항응고제와 아스피린과 병용) • 급성 및 만성 신부전과 관련하여 혈액투석 중 혈전형성 예방
	에녹사파린(enoxaparin)	• 고관절치환술, 무릎치환술, 복부수술 후 DVT의 치료와 예방 • ST분절 상승 심근경색증(STEMI) 치료(와파린과 병용) • 불안정협심증, NSTEMI의 허혈성 합병증 예방(아스피린과 병용)

(2) 약물 효과

- 혈전색전증 치료와 혈전형성 예방
- DVT 치료와 예방

(3) 부작용

부적절한 투여기술이나 과다복용으로 인한 부작용이 흔히 발생한다. 주사부위의 혈종형성이나 출혈이 나타나거나 점상출혈, 혈종, 혈뇨, 잇몸출혈, 흑색변 등의 과다복용 증상이 나타난다. 심각한 부작용으로 출혈, 혈소판감소(증) 등이 유발될 수 있으며 갑작스러운 혈소판응집으로 인해 백색혈전이

형성될 위험이 있다. 환자에게 팔다리통증, 뇌졸중 증상, 협심증과 유사한 가슴통증 등 혈전형성 징후가 나타나면 헤파린 치료를 즉시 중단해야 한다.

(4) 상호작용

- 아스피린(aspirin), 다른 비스테로이드소염제(NSAID), 디피리다몰(dypridamole), 클로피도그렐(clopodogrel), 직접 트롬빈억제제[아르가트로반(argatroban), 다비가트란(dabigatran)], 단삼, 은행나무 : 이들 약물과 헤파린을 병용하면 출혈이 발생할 수 있다.

3) 비타민K억제제

(1) 작용기전과 적응증

와파린(warfarin)은 혈액 내 응고인자 II, VII, IX, X의 활성화에 필요한 비타민 K의 활성을 억제함으로써 항응고 작용을 나타내는 강력한 항응고제이다. 이러한 응고인자의 활성화를 차단하면 혈전형성이 방지된다.

와파린은 정맥혈전증, 심방세농 또는 심장판막치환술과 관련된 혈전증, 폐색전증(PE) 및 관상동맥 폐색의 치료 및 예방에 사용된다.

안전경고

출혈이 있는 사람(혈소판감소자반병, 혈관장애에 의한 출혈경향, 혈우병, 기타 혈액응고장애, 월경기간 중, 수술 시, 소화궤양, 요로출혈, 객혈 등), 출혈 가능성이 있는 사람, 심각한 간장애, 신장장애가 있는 사람, 임신부, 골다공증 치료용 비타민 K_2 제제를 투여 중인 사람 등에게는 와파린 투약을 금해야 한다.

(2) 약물 효과

- 정맥혈전증 및 색전증의 예방 및 치료
- 심방세동과 관련된 혈전색전증의 예방 및 치료
- 뇌경색증 이후 사망, 재발성 뇌경색증, 뇌졸중과 같은 혈전증 발생위험 감소
- 심장판막치환술 관련 혈전증의 예방 및 치료

(3) 부작용

와파린 투여 시 발생 가능한 주요 부작용은 출혈이며 잇몸출혈, 피부의 멍, 코피 등이 나타날 수 있다.

(4) 상호작용

와파린은 함께 섭취하면 와파린의 작용을 증가시키거나 감소시키는 약물과 음식이 있으므로 주의해야 한다(표 6-15).

표 6-15 와파린과 상호작용을 일으키는 약물과 음식

상호작용	약물 및 음식	종류
증강	해열진통소염제	아스피린(aspirin), 아세트아미노펜(acetaminophen), 이부프로펜(ibuprofen), 인도메타신(indomethacin)
	항균제	아미노글리코사이드(aminoglycoside) 계열, 클로람페니콜(chloramphenicol) 계열, 세팔로스포린(cephalosporin) 계열, 테트라사이클린(tetracycline) 계열, 페니실린(penicillin) 계열, 마크롤라이드(macrolide) 계열
	항히스타민제	시메티딘(cimetidine)
	항뇌전증제	페니토인(phenytoin)
감소	항뇌전증제	카바마제핀(carbamazepine), 프리미돈(primidone)
	항균제	그리세오풀빈(griseofulvin), 리팜피신(rifampicin)
	호르몬제	부신피질호르몬(adrenocortical hormone)
	비타민제	비타민 K(vitamin K) 및 비타민 K 함유 제제
	음식	청국장, 클로렐라 식품, 야채즙 등

4) 직접 트롬빈억제제

직접 트롬빈억제제(direct thrombin inhibitor)는 트롬빈을 직접 억제하여 혈전형성에 필요한 섬유소원이 섬유소로 전환되는 것을 방지하는 약물이다.

(1) 대표적인 약물

다비가트란(dabigatran), **아가트로반**(argatroban), **비발리루딘**(bivalirudin), **데시루딘**(desirudin)이 있으며 임상응용은 표 6-16과 같다.

표 6-16 직접 트롬빈억제제의 종류와 임상응용

약물명	임상응용
다비가트란(dabigatran)	• 판막성 심방세동 환자의 뇌졸중 및 전신색전증 위험 감소 • 5~10일 동안 비경구 항응고제로 치료받은 환자의 DVT 및 PE 치료 • 이전에 치료를 받은 환자의 DVT 및 PE 재발위험 감소 • 고관절치환술을 받은 환자의 DVT 및 PE 예방
아가트로반(argatroban)	• 경피적 관상동맥중재술(PCI)을 받은 혈소판감소(증) 위험이 있는 환자 또는 혈소판감소(증) 치료를 받는 환자에게 사용
비발리루딘(bivalirudin)	• PCI를 받은 환자, PCI를 받은 불안정협심증 환자, 혈소판감소(증) 위험이 있거나 치료를 받고 있는 환자에게 사용
데시루딘(desirudin)	• 고관절치환술을 받은 환자의 수술 후 예방요법으로 사용

(2) 약물 효과

- 특수한 경우의 혈전증 예방 및 치료

(3) 부작용

다비가트란의 정상적인 생리학적 효과는 출혈시간을 연장시키는 것이다. 따라서 환자에게 출혈이 발생한 경우 최대한 빨리 의료진에게 알려야 한다. 소화기증상으로 소화불량, 역류, 위염 등이 유발될 수 있다.

(4) 상호작용

- 헤파린(heparin), 저분자량 헤파린(LMWH), 와파린(warfarin), 아스피린(aspirin), 다른 비스테로이드소염제(NSAID), 폰다파리눅스(fondaparinux) : 이들 약물과 직접 트롬빈억제제를 병용하면 직접 트롬빈억제제의 치료 효과 및 독성작용을 증가시켜 환자에게서 추가 출혈이 일어날 수 있다.

3. 섬유소용해제

혈전의 주성분은 섬유소(fibrin)이다. 인체에는 섬유소용해계통이라는 생리기전이 있어 플라스민(plasmin)이라는 효소에 의해 섬유소가 용해된다.

섬유소용해제(thrombolytic drug)는 섬유소분해효소전구체(플라스미노젠, plasminogen)를 활성화하여 플라스민의 생산을 촉진함으로써 혈전을 용해하는 약물이다. 혈전형성 초기 단계에 혈전을 용해시키고, 혈전 원위 부위의 순환을 회복시켜 주변 조직의 손상을 제한하며, 혈전색전증 발생 후 이환율과 사망률을 감소시키는 것이 섬유소용해제를 사용하는 목적이다.

(1) 대표적인 약물

알테플라제(alteplase), **테넥테플라제**(tenecteplase) 등이 있다. 이들 약물은 조직플라스미노젠활성제(tissue plasminogen activator, t-PA)라고도 불리는데, 혈전 특이성이 높고(신체 다른 곳에서 출혈 가능성이 낮음) 항원성이 없다.

급성심근경색증, 폐색전증 및 뇌졸중으로 인한 2차 혈전을 용해하는 데 사용한다. 알테플라제의 경우 혈전으로 막힌 중심정맥카테터를 포함한 IV 카테터를 재개통하는 데도 사용할 수 있다.

(2) 약물 효과

- 혈전으로 인해 막힌 조직의 재관류

(3) 부작용

섬유소용해제 투여 시 발생할 수 있는 주요 부작용은 출혈이다. 심하면 생명을 위협하거나 영구적 장애를 유발할 수 있다.

(4) 상호작용

- **항응고제**[헤파린(heparin), 와파린(warfarin) 등], **항혈소판제**[아스피린(aspirin), 디피리다몰(dipyridamol) 등] : 혈액응고에 영향을 미치거나 혈소판의 기능을 바꾸는 약물과 섬유소용해제를 병용하면 출혈 위험을 증가시킨다.

혈전증 환자를 위한 간호중재

사정

- **병력 확인** : 환자나 가족구성원에게 혈관장애 병력이 있는지 구체적으로 확인한다.
- **현재 증상** : 환자에게 증상을 설명해달라고 요청한다. 현재 항응고제를 복용하는지, 아니면 최근 복용한 적 있는지 등을 물어 혈전 형성 또는 혈전증 진행을 뒷받침하거나 배제할 수 있는 자료를 얻는다. 조직관류 감소에 대한 자료를 수집한다.
- **약물복용 이력** : 복용 중인 처방약과 일반의약품 모두에 대한 철저한 약물이력을 확보한다. 환자가 약물요법을 준수하고 있는지, 복용량 조정이 이루어졌는지 확인한다.
- **기본시정** : 활력징후와 입원 체중(복용량 계산에 사용)을 측정하고 호흡음을 청진한다. 휴식 중이나 운동 시 호흡곤란이 있는지 관찰한다. 환자의 수분 공급 상태에 관해 구체적인 확인하고, 섭취량과 배설량을 검토한다.

수행

- 수술 후 조기에 규칙적인 보행을 하도록 한다. 침상에 누워 있거나 활동이 제한된 환자에게는 능동 또는 수동 다리운동을 하도록 한다.
- **환자 사정** : 환자의 상태에 따라 4~8시간마다 또는 더 자주 활력징후와 정신상태를 모니터링한다. 약물로 인한 출혈의 징후와 증상을 관찰한다.
- **영양상태** : 식이요법은 환자의 진단과 임상상태에 따라 달라진다. 혈액의 유동성을 촉진하기 위해 적절한 수분 공급이 중요하다.
- **약물투여** : 가장 최근 병리검사 결과에 대해 환자의 차트를 먼저 확인하고 항응고제를 투여해야 한다. 주사 시 가능한 한 가장 작은 바늘을 사용하여 주사부위의 국소출혈을 줄이고 주사부위를 변경한다.

교육

- 항응고제 치료를 받는 동안 환자는 비타민 K가 함유된 녹색잎채소를 정상적으로 섭취해야 한다(비타민 K는 와파린의 작용을 억제함).
- 정맥혈류를 촉진하기 위해 걷기가 처방될 수 있으며, 앉았을 때 다리를 높이면 정맥혈류를 촉진할 수 있다. 항응고제를 복용하는 동안 신체 부상을 예방해야 할 필요성을 강조한다.
- 환자에게 처방된 대로 정확한 용량을 복용하도록 지시한다. 효과를 확인하기 위해 혈액검사를 다시 받는 것의 중요성과 약물 복용량 조정의 필요성을 설명한다.
- 많은 약물이 와파린과 상호작용하여 효과를 높이거나 낮추기 때문에 환자에게 의료진과 상의하지 않고 일반의약품을 포함한 어떤 약물도 복용하지 않아야 하며, 의료인의 동의 없이 항응고제 치료를 중단하지 않도록 알려주어야 한다.
- 처방된 의약품에 대한 중요한 정보를 환자와 보호자에게 제공한다.
- 환자의 복약순응도를 높일 수 있도록 약물명, 복용량, 복용경로, 복용시간, 부작용 등에 대한 협조와 이해를 구한다.

06

Section

08 말초혈관질환에 사용하는 약물

1 말초혈관질환

1. 말초혈관질환의 분류

말초혈관질환(peripheral vascular disease)이란 심장 이외의 모든 혈관에서 나타나는 질환을 뜻하지만, 일반적으로 팔다리(말단)의 혈관질환을 가리키는 경우가 많다. 문제의 혈관이 동맥인지 정맥인지에 따라 말초동맥질환의 동맥장애와 급성깊은정맥혈전증 등의 정맥장애 두 유형으로 나눌 수 있다. 동맥장애는 다시 동맥의 협착 및 폐색으로 인해 발생하는 폐쇄성 장애와 동맥연축으로 인해 발생하는 혈관경련성 장애로 나눌 수 있다.

1) 폐쇄성 말초동맥질환

폐쇄성 말초동맥질환은 죽(상)경화판(atherosclerotic plaque) 형성으로 인해 발생하는 말초동맥질환의 가장 흔한 형태로, 하부 대동맥과 다리의 주요 동맥이 좁아진다. 발병에는 높은 LDL콜레스테롤 수치, 고혈압, 흡연, 낮은 HDL콜레스테롤 수치, 당뇨병 등이 관여한다.

다리의 주요 동맥과 세동맥이 상당히 좁아질 때(75~90%)까지 증상이 없는 경향이 있다. 환자가 호소하는 일반적인 통증 패턴은 운동 중 발생하는 통증, 경련, 압박감이다. 이는 운동 중 근육에 산소가 부족하여 이차적인 통증으로 나타나며, 증상의 초기 단계에서 몇 분 동안 운동을 중단하면 증상이 완화된다. 치료하지 않으면 시간이 지남에 따라 질병이 진행되면서 동맥이 막혀 혈전증과 괴저가 발생할 가능성이 있다. 그 밖에도 혈액의 점도 증가를 동반하여 휴식 시 통증, 감각이상(따끔거리는 감각을 동반한 무감각), 창백하고 건조한 피부(그림 6-15), 팔다리 피부의 낮은 온도, 부종 등의 증상이 나타난다.

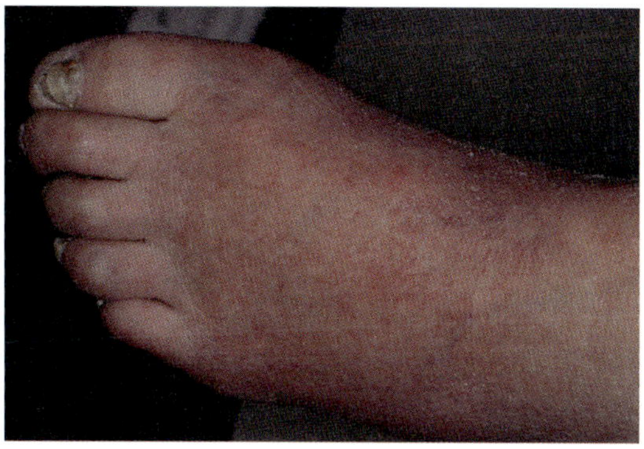

그림 6-15 폐쇄성 말초동맥질환으로 인한 창백하고 건조한 피부

2) 혈관경련성 말초동맥질환

혈관경련성 말초동맥질환은 레이노병(Raynaud disease)으로도 알려져 있으며, 원인이 알려지지 않은 일차성과 다른 질환이 증상을 유발하는 이차성으로 분류된다. 이차성 질환의 원인으로는 추운 날씨, 폐쇄성 말초동맥질환, 직업적 외상, 특정 약물[이미프라민(imipramine), 니코틴(nicotine), 브로모그립딘(bromocriptine), 빈블라스틴(vinblastine), 클로니딘(clonidine)]의 빈번한 노출, 유전 등이 있다.

보통은 10~40대에 발병하며, 여성이 4배 더 많다. 증상으로 무감각, 따끔거림, 영향을 받은 부위의 피부 압박감, 갑작스러운 혈관수축에 따른 청색증으로 인해 피부가 하얗게 되는 현상이 나타난다. 또한 발작이 가라앉으면서 혈관 확장으로 인해 창백한 피부가 붉어지거나 발적이 생긴다. 경련이 일어나는 동안을 제외하면 피부는 정상으로 보이며, 질병 초기에는 양손의 손가락 끝만 영향을 받으나 진행됨에 따라 손의 피부에도 동맥경련이 발생한다.

2. 말초혈관질환의 치료

말초동맥질환의 치료 목표는 질병의 진행 예방, 혈류 개선, 통증 완화, 피부 궤양 및 괴저 예방이다. 고혈압, 흡연, 비만, 당뇨병 등의 위험요인을 조절하고, 적절한 식이요법과 매일의 운동이 질병의 진행 예방에 큰 도움이 된다. 걷기 등의 운동은 폐쇄된 부위 주변의 측부 혈액순환을 크게 개선하고, 간헐적인 파행의 빈도를 줄일 수 있다. 특히 환자가 당뇨병을 앓고 있는 경우 적절한 발관리도 궤양성 합병증을 예방하는 데 매우 중요하다. 레이노병의 혈관경련성 발작은 추운 날씨, 정서적 스트레스, 흡연 등으로 인해 유발되는 것으로 알려져 있으므로 이들 위험요인을 피하도록 한다.

팔다리의 혈류를 개선하기 위한 그 밖의 비약물적 치료에는 감기 예방, 침상머리를 30~40cm 높이기, 동맥혈관성형술 등이 있다. 약물적 치료에는 고혈압, 당뇨병, 높은 콜레스테롤 수치 등 말초동맥질환을 유발하는 질환을 치료하는 약물과, 혈전을 용해시키거나 새로운 혈전이 형성되는 것을 예방하는 약물을 사용한다. 다만, 말초동맥질환의 비약물적 치료가 병리학적 상태를 근본적으로 치료하는 데 훨씬 더 효과적인 것으로 밝혀졌다.

2 말초혈관질환 치료제

말초동맥질환에 우선적으로 사용되는 치료제는 **항혈소판제**이다. 아스피린(aspirin), 클로피도그렐(clopidogrel), 실로스타졸(cilostazol) 등이 있는데, 이 중 실로스타졸은 혈관경련으로 인한 간헐절뚝거림(간헐파행, intermittent claudication)에 사용한다.

간헐절뚝거림 치료에는 실로스타졸 외에도 칼슘통로차단제[딜티아젬(diltiazem), 베라파밀(verapamil), 니페디핀(nifedipine)], 아드레날린대항제[프라조신(prazocin), 레세르핀(reserpine), 메틸도파(methyldopa)], 안지오텐신전환효소억제제(ACEI)[캡토프릴(captopril)], 직접 혈관확장제[나이트로글리세린(nitroglycerin)]가 어느 정도 효과가 있다.

1. 항혈소판제

항혈소판제(antiplatelet drug)는 혈액 중 혈소판의 응집을 억제하여 혈전형성을 예방하는 약물이다. 죽(상)경화판이 파열되면 혈소판이 활성화하여 혈전 등으로 혈관이 막히기 쉬워지는데, 이 약물은 혈소판에 의한 혈전증의 진행 억제나 예방에 사용된다.

1) 실로스타졸(cilostazol)

(1) 작용기전과 적응증

실로스타졸은 혈소판 내 cAMP(cyclic adenosine monophosphate)를 증가시켜 혈소판 응집을 유도하는 ADP(adenosine diphosphate)가 수용체에 결합하여 작용하는 것을 방해함으로써 혈소판 응집을 억제하는 항혈소판제이다.

간헐절뚝거림 치료에 사용된다. 다만, 실로스타졸은 말초혈관질환 치료 시 금연, 체중조절, 운동, 혈관우회술, 동맥혈관성형술 등의 대체요법이 아닌 보조요법으로서 사용해야 한다.

안전경고

실로스타졸 투여 후 맥박수가 증가하여 협심증이 유발되는 경우가 있으므로 가슴통증 등의 협심증 증상이 나타나지 않는지 주의 깊게 관찰해야 한다. 또한 울혈심부전 환자에게 투여하면 심부전 증상을 악화시킬 수 있으므로 투여하지 않도록 한다.

(2) 약물 효과

- 통증 빈도 감소
- 운동내성 개선
- 말초 맥박을 개선하여 조직관류 개선

(3) 부작용

소화불량, 설사, 현기증, 두통 등의 증상이 나타나는데 대개는 경미하며 치료를 계속하면 해소되는 경향이 있다. 심각한 부작용으로 가슴통증, 두근거림, 부정맥, 호흡곤란 등이 유발될 수 있다.

(4) 상호작용

- 딜티아젬(diltiazem), 에리트로마이신(erythromycin), 오메프라졸(omeprazole), 플루코나졸(fluconazole), 플루복사민(fluvoxamine), 베라파밀(verapamil), 케토코나졸(ketoconazole), 자몽주스 : 이들 약물은 실로스타졸의 대사를 억제하여 독성작용을 증가시킨다.

말초혈관질환 환자를 위한 간호중재

사정

- **위험요인 가족력** : 환자의 연령, 성별을 확인하고 말초혈관질환, 고혈압, 심장질환 증상의 가족력을 확보한다.
- **발기부전, 고혈압** : 남성이라면 발기부전을 경험한 적이 있는지, 고혈압인 경우 처방받은 약물을 확인하고 정기적인 약물 복용 여부를 확인한다.
- **흡연** : 매일 피우는 담배 개수, 기간, 금연 노력 등에 대한 정보를 확보한다.
- **식습관** : 지방, 콜레스테롤, 정제된 탄수화물, 소듐 함량이 높은 섭취하는 음식에 대해 구체적으로 확인한다. 과일과 채소 섭취량, 알코올 섭취 빈도와 양을 확인한다.
- **포도당 불내증** : 혈청 포도당(혈당) 수치가 상승했거나 상승한 적이 있는지에 대해 구체적으로 확인한다.
- **혈청 지질 수치 상승** : 지질, 중성지방 또는 콜레스테롤 수치가 상승했다는 사실을 알고 있는지 확인한다.
- 다리 궤양 여부, 비만 정도, 정신운동 기능, 체온, 부종 정도, 말초맥박 등을 측정한다.
- **팔다리통증** : 통증을 주의 깊게 평가한다. 환자의 팔다리통증 상태가 확인될 때까지 환자를 침상안정 상태로 유지한다.

수행

- 진단검사 및 동맥조영술과 같은 가능한 침습적 절차에 대해 환자를 준비시킨다.
- 무릎 뒤쪽에 베개를 두거나 침대를 구부려 다리 쪽을 올리지 않는다. 침대시트가 환자의 혈액순환을 방해하지 않도록 요람이나 발판을 사용한다.
- 환자의 팔다리를 높이기 전에 항상 의사에게 확인한다.
- 환자 상태에 적합한 간격으로(최소 4시간마다) 조직관류의 기본사정을 수행한다.
- 통증관리 조치를 수행한다.

교육

- 말초순환을 촉진하는 자가관리방법을 환자에게 교육한다. 흡연을 줄이고 몸에 달라붙는 옷을 입지 않으며, 손과 발을 꼼꼼하게 관리하고 피부손상이나 감염 징후는 없는지 항상 확인하게 한다. 손톱 변색부위, 피부 갈라짐, 손발의 굳은살이나 물집 등은 철저한 추적 관찰이 필요하다. 장시간 서 있거나 앉아 있지 않도록 한다.
- 산책, 쇼핑, 집안일 등 일상생활의 일반적인 활동을 포함한 일일 활동계획을 세우게 한다. 추위에 노출될 때는 동상에 걸리지 않도록 주의하도록 교육한다.
- 말초혈관질환 치료를 위해서는 식이교육이 특히 필요하다. 특히 비만과 콜레스테롤, 중성지방 수치의 조절이 중요하다.
- 궤양이 있는 경우 치유과정을 촉진하기 위해 적절한 비타민 섭취와 함께 고단백식단을 권장한다.
- 약물치료는 완전한 해결책이 아님을 환자에게 설명하고, 환자가 질병의 수정 가능한 측면을 통제하는 데 필요한 생활방식의 변화를 실천할 수 있도록 교육한다.
- 환자의 복약순응도를 높일 수 있도록 약물명, 복용량, 복용경로, 복용시간, 부작용 등에 대한 협조와 이해를 구한다.

Section 09 이뇨제

1 이뇨제의 작용기전과 분류

신장은 체내 수분과 소듐의 균형을 담당하는 중요한 역할을 한다. 신장 사구체에서 여과된 수분과 소듐은 요세관을 통과하면서 재흡수와 분비 과정을 통해 소변이 되어 몸 밖으로 배출된다.

이뇨제(diuretic)는 사구체의 여과나 요세관의 재흡수 과정에 영향을 미쳐 소변을 통한 수분과 소듐의 배출을 촉진시키는 약물이다. 약물내성이 적고 효과가 좋으며, 안전하고 가격이 지렴하여 심부전 등 다양한 원인으로 발생하는 부종을 제거하고 고혈압을 치료하는 데 사용한다.

현재 사용되는 이뇨제 대부분은 신장단위(콩팥단위, nephron)에서 소듐이온(Na^{+})이 재흡수되는 것을 억제한다. **삼투이뇨제**[글리세린(glycerol), 만니톨(mannitol)]와 **탄산탈수효소억제제**[아세타졸아마이드(acetazolamide)]는 근위세관에 작용한다(그림 6-16❶). **고리작용이뇨제**[부메타나이드(bumetanide), 퓨로세마이드(furosemide), 토르세마이드(torsemide)]는 헨레고리의 오름다리에 작용하고(그림 6-16❷), **싸이아자이드**(thiazide) **계열 이뇨제**는 원위세관에 작용해서(그림 6-16❸) 요세관 속공간에서 소듐과 염화물의 재흡수를 억제한다. **포타슘보전이뇨제**[아밀로라이드(amiloride), 스피로노락톤(spironolactone), 트라이암테렌(triamterene)]는 알도스테론을 억제하여 요세관에서 소듐의 재흡수를 억제한다(그림 6-16❹). 알도스테론(aldosterone)은 원위세관과 집합관에서 소듐의 재흡수를 유도하는 호르몬이다. 항이뇨호르몬[바소프레신(vasopressin)]은 집합관에서 물을 재흡수하고 소변을 농축하는 역할을 한다(그림 6-16❺). 재흡수되지 않은 소듐과 염화물은 집합관으로 모인 다음 요관을 통해 방광에 소변으로 모여 배설된다.

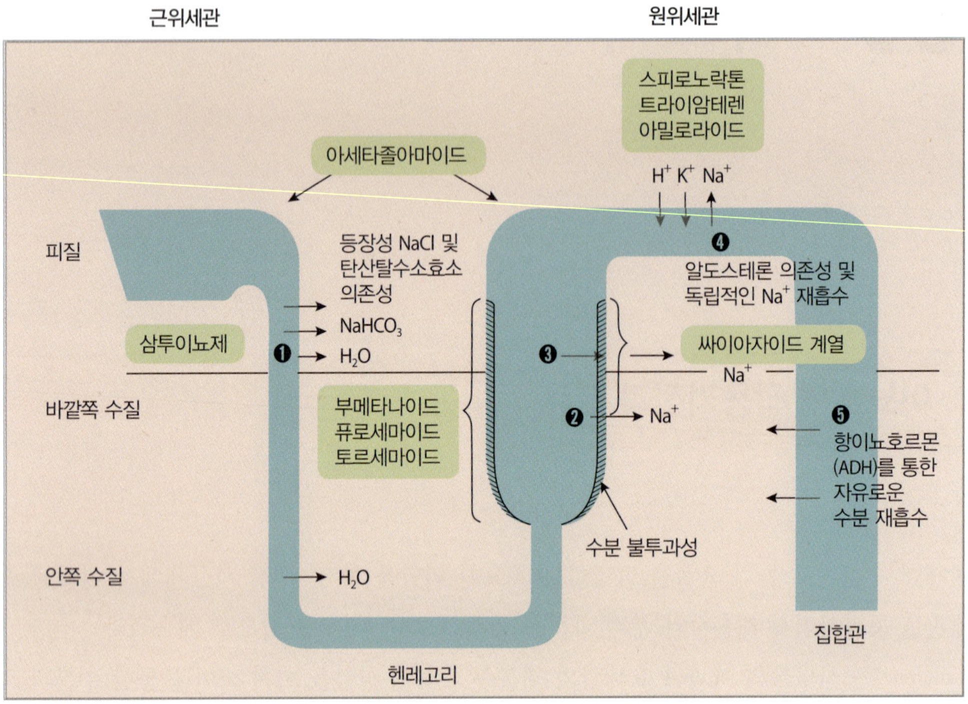

그림 6–16 신장단위에서 이뇨제의 작용부위

2 이뇨제의 종류

1. 탄산탈수소억제제

탄산탈수소억제제(carbonic anhydrase inhibitor)는 근위세관에서 수소이온(H^+)과 소듐이온(Na^+)의 교환에 관여하는 탄산탈수효소(carbonic anhydrase)를 억제함으로써 소듐이온이 재흡수되는 것을 억제하는 약물이다.

1) 아세타졸아마이드(acetazolamide)

(1) 작용기전과 적응증

아세타졸아마이드는 신장, 뇌, 눈에서 탄산탈수효소를 억제하는 약한 이뇨제로, 소듐, 포타슘, 물, 중탄산염의 배설을 촉진한다. 더 효과적인 약물이 있기 때문에 이뇨제로서 자주 사용되지는 않고, 녹내장 환자의 안압을 낮추는 데 흔히 사용한다.

(2) 약물 효과

- 이뇨작용
- 녹내장 환자의 안압 저하

(3) 부작용

소변이 자주 마렵고 입술과 손가락 끝이 저리거나 시야 흐림, 입맛 변화 등이 나타나는데 투여량을 줄이면 대개 감소되고 투약을 중지하면 해소된다.

(4) 상호작용

- 설폰아마이드 계열 항균제 : 이 약물과 병용하면 과민반응으로 인한 피부점막안증후군, 독성표피괴사, 급성중증과민증 등이 유발될 수 있다.
- 비타민 C : 대량의 비타민 C와 병용하면 요로결석이 나타나기 쉽다.
- 다른 탄산탈수소효소억제제 : 두 약물을 병용하면 신장결석의 위험을 증가시킨다.

2. 삼투이뇨제

삼투이뇨제(osmotic diuretic)는 주로 근위세관에서 수분의 재흡수를 억제하는 약물이다. 삼투압이뇨제를 점적으로 정맥투여하면 사구체에서 여과된 후 집합관에 이르기까지 요세관에서는 거의 재흡수되지 않는다. 관강에 머무른 약물이 삼투압 작용에 의해 수분을 관강 내로 유지하여 이뇨작용을 나타낸다. 삼투이뇨제는 혈관에서도 삼투압 작용에 의해 조직 내에서 수분을 끌어당기기 때문에 신부전 예방, 뇌부종이나 뇌압항진 치료, 안압항진 치료에 사용된다.

대표적인 약물에는 **마니톨**(mannitol)이 있으며, 두통, 구역, 구토 등의 부작용이 나타날 수 있다.

3. 고리작용이뇨제

고리작용이뇨제(loop diuretic)는 주로 신장에 있는 헨레고리의 오름다리에서 소듐(Na^+) 및 염소(Cl^-)의 재흡수를 억제하고 소듐, 포타슘, 염소, 인산, 마그네슘, 중탄산염의 소변 배출을 강화함으로써 작용하는 강력한 이뇨제이다.

(1) 대표적인 약물

부메타나이드(bumetanide), **퓨로세마이드**(furosemide), **토르세마이드**(torsemide) 등이 있다(표 6-17). 이들 약물은 심부전, 간경변증, 신(장)증후군을 포함한 신장질환으로 인한 부종을 치료하는 데 사용한다. 퓨로세마이드와 토르세마이드는 고혈압 치료에 사용할 수 있지만 고혈압의 초기 치료에는 권장되지 않는다.

표 6-17 고리작용이뇨제의 종류와 특징

약물명	특징
부메타나이드(bumetanide)	• 신장 혈류를 증가시키고 근위세관에서 전해질 흡수를 억제 • 이뇨작용은 경구투여 후 30~60분에 시작되어 1~2시간 내에 최고조에 달하고 4~6시간 동안 지속
퓨로세마이드(furosemide)	• 신장 혈류와 사구체여과율을 증가시키는 작용을 하며, 근위세관과 원위세관에서 전해질 흡수를 억제 • 이뇨작용은 경구투여 후 1~2시간 후에 최대로 나타나며, 4~6시간 동안 지속
토르세마이드(torsemide)	• 사구체여과율이나 신장 혈류에 영향을 미치거나 근위세관이나 원위세관에서 소듐 재흡수를 차단하지 않음 • 이뇨작용은 경구투여 후 1~2시간에 나타나며, 6~8시간 동안 지속

(2) 약물 효과

- 이뇨작용
- 부종 감소 및 과도한 체액 축적과 관련된 증상 개선
- 혈압 감소(퓨로세마이드, 토르세마이드의 경우)

(3) 부작용

입안 자극과 건조, 기립저혈압 등이 일반적으로 나타난다. 심각한 부작용으로 위자극, 복통, 전해질 불균형(저칼륨혈증, 저나트륨혈증, 저마그네슘혈증 등), 탈수, 고요산혈증, 고혈당증, 두드러기, 가려움, 발진 등이 유발될 수 있다.

(4) 상호작용

- 진정 · 수면제, 아편유사제, 알코올 : 이들 약물에 의해 고리작용이뇨제 치료와 관련된 기립저혈압이 악화될 수 있다.
- 디곡신(digoxin) : 고리작용이뇨제와 디곡신을 병용하면 과도한 포타슘 배설을 유발하여 저칼륨혈증을 유발할 수 있다. 환자가 디곡신을 투여받고 있는 경우 디기탈리스 독성(식욕부진, 구역, 피로,

시야 흐림, 색각, 서맥, 부정맥)을 면밀히 모니터해야 한다.

- **아미노글리코사이드(aminoglycoside) 계열 항균제, 시스플라틴(cisplatin)** : 이들 약물과 고리작용이뇨제를 병용하면 이독성 가능성이 증가한다.
- **비스테로이드소염제(NSAID)** : 이 약물은 고리작용이뇨제의 이뇨 작용을 억제하므로 이뇨제의 용량을 늘리거나 NSAID를 중단해야 한다.
- **부신피질호르몬제** : 부신피질호르몬제는 포타슘 손실을 증가시킬 수 있는 약물로, 고리작용이뇨제와 병용하면 저칼륨혈증 가능성을 증가시킨다.
- **메톨라존(metolazone)** : 싸이아자이드 계열 이뇨제인 메톨라존과 고리작용이뇨제를 병용하면 단독으로 사용하는 것보다 이뇨작용이 상당히 증가한다. 탈수 및 전해질 불균형을 면밀히 모니터해야 한다.

4. 싸이아자이드 계열 이뇨제

06

싸이아자이드(thiazide) 계열 이뇨제는 1960년대 이후 중요하고 유용하게 사용되는 이뇨제 및 혈압강하제이다. 주로 신장의 원위세관에서 소듐(Na^+) 및 염소(Cl^-)의 재흡수를 차단한다. 재흡수되지 않은 소듐 및 염소는 집합관으로 운반되어 물 분자와 함께 이뇨작용을 일으킨다.

심부전, 신장질환, 간질환, 임신, 비만, 월경전증후군, 부신피질호르몬제 투여와 관련된 부종 치료에 이뇨제로서 사용된다. 싸이아자이드의 항고혈압 특성은 말초동맥에 대한 직접적인 혈관 확장작용으로 인해 발현된다. 치료를 시작하고 약 6주 후에는 이뇨작용이 사라지는 경향이 있지만, 항고혈압 작용은 지속된다. 또한 크레아티닌청소율이 30mL/분 미만이면 이뇨작용이 사라지는 경향이 있다.

(1) 대표적인 약물

클로로싸이아자이드(chlorothiazide), **하이드로클로로싸이아자이드**(hydrochlorothiazide), **클로르탈리돈**(chlorthalidone), **인다파미드**(indapamide), **메톨라존**(metolazone) 등이 있다.

(2) 약물 효과

- 부종 감소
- 이뇨작용
- 과도한 체액 축적과 관련된 증상 개선
- 혈압 상승 감소

(3) 부작용

드물게 기립저혈압이 나타나지만 대개는 경미하다. 또한 위자극, 구역, 구토, 변비, 피부부작용, 전해질 불균형(저칼륨혈증, 저마그네슘혈증, 고칼슘혈증), 탈수증, 고요산혈증, 고혈당증, 두드러기, 가려움, 발진 등이 유발될 수 있다.

(4) 상호작용

- **디곡신(digoxin)** : 싸이아자이드 계열 이뇨제와 디곡신을 병용하면 과도한 포타슘 배설을 유발하여 저칼륨혈증을 유발할 수 있다. 환자가 디곡신을 투여받고 있는 경우 디기탈리스 독성(식욕부진, 구역, 피로, 시야 흐림, 색각, 서맥, 부정맥)을 면밀히 모니터해야 한다.
- **부신피질호르몬제** : 부신피질호르몬제는 포타슘 손실을 증가시킬 수 있는 약물로, 싸이아자이드 계열 이뇨제와 병용하면 저칼륨혈증 가능성을 증가시킨다.
- **리튬(lithium)** : 싸이아자이드 계열 이뇨제는 리튬 독성을 유발할 수 있다. 환자에게 구역, 식욕부진, 미세한 떨림, 지속적인 구토, 과다한 설사, 과다반사, 졸음증(기면), 허약 등의 리튬 독성이 나타나지 않는지 확인한다.
- **비스테로이드소염제(NSAID)** : 이 약물은 싸이아자이드 계열 이뇨제의 이뇨작용을 억제하므로 이뇨제의 용량을 늘리거나 NSAID를 중단해야 한다.
- **경구 혈당강하제, 인슐린(insulin)** : 싸이아자이드 계열 이뇨제의 고혈당작용으로 인해 이들 약물의 용량조절이 필요한 경우가 많다.

5. 포타슘보전이뇨제

포타슘보전이뇨제(potassium-sparing diuretic)는 집합관에서 포타슘(K^+)의 배설을 억제하는 약물로, 원위세관에서 포타슘 농도를 유지해주고 소듐을 배설하는 역할을 하여 가벼운 이뇨를 유발한다.

1) 아밀로라이드(amiloride)

(1) 작용기전과 적응증

아밀로라이드는 약한 항고혈압 작용을 하는 포타슘보전이뇨제이다. 작용기전은 알려져 있지 않지만 원위세관에서 포타슘 농도를 유지해주고 소듐을 배설하는 역할을 한다.

고혈압이나 심부전 환자에게 다른 이뇨제 치료로 인해 발생할 수 있는 저칼륨혈증을 예방하기 위해 사용한다.

(2) 약물 효과

- 부종 감소
- 이뇨작용
- 과도한 체액 축적과 관련된 증상 개선

(3) 부작용

식욕부진, 구역, 구토 등이 발생하는데 대개는 경미하다. 그 밖에도 두통, 전해질 불균형(고칼륨혈증), 탈수가 유발될 수 있다.

(4) 상호작용

- **리튬(lithium)** : 아밀로라이드는 리튬의 독성을 유발할 수 있다. 리튬을 복용하는 환자에게서 구역, 식욕부진, 미세한 떨림, 지속적인 구토, 과다한 설사, 과다반사, 졸음증(기면), 허약 등의 리튬 독성이 나타나지 않는지 확인한다.
- **포타슘보충제, 소금 대체품** : 아밀로라이드는 포타슘 배설을 억제하여 고칼륨혈증의 잠재적인 위험이 있기 때문에 포타슘보충제와 함께 투여하거나 포타슘 함량이 높은 소금 대체제를 사용하지 않아야 한다.
- **안지오텐신전환효소억제제(ACEI), 안지오텐신II수용체차단제(ARB), 알도스테론수용체차단제** : 이들 약물은 알도스테론을 억제하기 때문에 아밀로라이드와 병용하면 고칼륨혈증을 유발할 수 있다.
- **비스테로이드소염제(NSAID)** : 이 약물은 아밀로라이드의 이뇨작용을 억제하므로 병용 시에는 이뇨제의 용량을 늘리거나 NSAID를 중단해야 한다.

2) 스피로노락톤(spironolactone)

(1) 작용기전과 적응증

스피로노락톤은 알도스테론의 소듐 농도 유지, 포타슘 배설, 마그네슘 배설 특성을 차단하여 소듐 배설량이 증가하면서 수분 손실을 일으킨다. 일반적인 이뇨제에 반응하지 않는 부종과 복수를 완화하는 데 특히 유용한 이뇨제이다. 스피로노락톤의 효과를 높이고 싸이아자이드 계열 이뇨제에 의해 발생할 수 있는 저칼륨혈증을 완화하기 위해 두 약물을 병용하기도 한다. 또한 안지오텐신전환효소억제제(ACEI)와 고리작용이뇨제로 치료받고 있는 심부전 환자의 이환율과 사망률을 더욱 감소시키는 것으로 나타났다.

(2) 약물 효과

- 부종 감소
- 이뇨작용
- 과도한 체액 축적과 관련된 증상 개선

(3) 부작용

혼동, 두통, 설사, 전해질 불균형(고칼륨혈증), 탈수, 여성형유방(증), 성욕 감소, 유방압통 등의 부작용이 유발된다.

(4) 상호작용

- **포타슘보충제, 소금 대체품** : 스피로노락톤은 포타슘 배설을 억제하여 고칼륨혈증의 잠재적인 위험이 있기 때문에 포타슘보충제와 함께 투여하거나 포타슘 함량이 높은 소금 대체제를 사용하지 않아야 한다.
- **안지오텐신전환효소억제제(ACEI), 안지오텐신II수용체차단제(ARB), 알도스테론수용체차단제** : 이들 약물은 알도스테론을 억제하기 때문에 스피로노락톤과 병용하면 고칼륨혈증을 유발할 수 있다.
- **비스테로이드소염제(NSAID)** : 이 약물은 스피로노락톤의 이뇨작용을 억제하므로 병용 시에는 이뇨제의 용량을 늘리거나 NSAID를 중단해야 한다.

3) 트라이암테렌(triamterene)

(1) 작용기전과 적응증

트라이암테렌은 신장의 원위세관에서 포타슘과 소듐의 교환을 차단하여 소듐과 물의 배설과 함께 포타슘 농도를 유지하는 매우 약한 이뇨제이다. 싸이아자이드 계열 이뇨제나 고리작용이뇨제와 병용하면 효과적이다.

(2) 약물 효과

- 부종 감소
- 이뇨작용
- 과도한 체액 축적과 관련된 증상 개선

(3) 부작용

구역, 구토 등이 나타나는데, 대개는 경미하며 음식과 함께 복용하는 경우 심해진다. 또한 두드러기, 가려움, 발진, 전해질 불균형(고칼륨혈증), 탈수, 다리경련, 쇠약 등이 유발될 수 있다.

(4) 상호작용

- **포타슘보충제, 소금 대체품** : 트라이암테렌은 포타슘 배설을 억제하여 고칼륨혈증의 잠재적인 위험이 있기 때문에 칼륨보충제와 함께 투여하거나 칼륨 함량이 높은 소금 대체제를 사용하지 않아야 한다.
- **안지오텐신전환효소억제제(ACEI), 안지오텐신II수용체차단제(ARB), 알도스테론수용체차단제** : 이들 약물은 알도스테론을 억제하기 때문에 트라이암테렌과 병용하면 고칼륨혈증을 유발할 수 있다.
- **비스테로이드소염제(NSAID)** : 이 약물은 트라이암테렌의 이뇨작용을 억제하므로 병용 시에는 이뇨제의 용량을 늘리거나 NSAID를 중단해야 한다.

6. 복합 이뇨제

싸이아자이드 계열 이뇨제를 이용한 치료와 관련하여 가장 일반적으로 발생하는 부작용은 저칼륨혈증이다. 이러한 부작용을 최소화하기 위해 포타슘보전이뇨제와 싸이아자이드 계열 이뇨제를 결합한 **스피로노락톤**(spironolactone)/**하이드로클로로싸이아자이드**(hydrochlorothiazide) 제품이 있으며, 주로 울혈심부전, 부종 및 복수를 동반하는 간경변증, 신(장)증후군, 본태고혈압 등에 사용된다.

복합 이뇨제의 목적은 정상적인 혈청 포타슘 수치를 유지하면서 다양한 작용기전을 통해 이뇨작용과 항고혈압 작용을 촉진하는 것이다. 복합 이뇨제를 복용하는 환자는 구성 약물로 인해 부작용이 생길 위험이 있다. 따라서 복합 이뇨제는 부종이나 고혈압의 초기 치료과정에 사용하지 않아야 하고, 개별 제품을 사용하는 치료는 환자에게 맞게 조정해야 한다. 나아가 환자의 상태는 치료의 적절성과 전해질 불균형을 예방하기 위해 정기적으로 재검토해야 한다.

이뇨제 투여 환자를 위한 간호중재

사정

- **병력** : 심장장애(심근경색증, 심부전, 판막질환, 부정맥), 간질환(복수, 간경변증, 간암), 신장질환(신부전) 및 부동증, 고혈압, 임신, 부신피질호르몬제 사용 등 체액과잉의 원인이 되는 병력을 확인한다.
- **현재 증상** : 부종, 쇠약, 피로, 호흡곤란, 젖은기침, 체중증가와 관련된 특정 증상의 시작, 지속기간, 진행과 관련된 정보를 확인한다.
- **배뇨패턴** : 소변빈도, 배뇨장애, 요실금, 소변흐름의 변화, 배뇨 시 주저함, 혈뇨, 야뇨증 및 절박뇨와 같은 세부사항을 확인한다.
- **약물복용 내역** : 복용 중인 모든 처방약과 일반의약품에 대한 정보를 환자로부터 얻는다.
- **수분 공급상태** : 탈수, 피부탄력도, 구강점막, 병리검사 수치의 변화, 수분 과다공급, 부종, 전해질 불균형(신장질환, 심각한 외상, 저칼륨혈증, 고칼륨혈증, 저나트륨혈증, 고나트륨혈증 등)을 파악한다.

수행

- 환자에게 다양한 방법으로 투여된 모든 수액의 양을 정확하게 측정하고 기록한다.
- 부종이 있는 환자는 심부전과 관련된 부종을 제어하기 위해 소듐 제한식단을 일상적으로 섭취해야 하므로 이에 맞는 영양정보를 확인한다.
- 입, 요도, 직장, 상처, 관을 통한 모든 배출량을 기록한다.
- 신장기능장애 치료 전반에 걸쳐 많은 병리검사가 필요하다. 적절한 시기에 혈액 및 소변 검체 수집 등을 수행한다.
- 근본적인 병리학적 상태에 따라 처방된 식단을 주문한다. 수분 섭취량에 제한이 있는 경우 매 식사 시 섭취한 수분의 양과 하루 동안 경구로 섭취한 수분의 양을 기록한다.

교육

- 환자가 고혈압인 경우 감정을 다루기 위한 처방된 방법과 질병을 통제할 수 있는 식이요법 및 약물요법을 따르는 것이 중요하다는 점을 강조한다.
- 환자와 보호자에게 고혈압과 심부전으로 인해 발생하는 기능적 변화에 대해 교육한다.
- 이뇨제는 고혈압, 녹내장, 고칼슘혈증, 심부전, 신장질환 등 여러 질병 치료에 사용된다. 환자가 약물투여 과정과 처방된 치료법에 대한 목표를 이해할 수 있도록 교육한다.
- 이뇨제 치료는 체위저혈압을 유발할 수 있다. 환자에게 누운 자세나 앉은 자세에서 천천히 일어나도록 하고, 어지러움을 느끼면 앉거나 자리에 눕도록 교육한다.
- 포타슘보전이뇨제를 투여받는 환자에게는 포타슘 함량이 높은 식품이 무엇인지 교육한다. 포타슘보전이뇨제 외의 이뇨제를 복용하는 환자는 포타슘이 풍부한 음식을 섭취하도록 교육한다.
- 투약순응도를 높이기 위해 환자에게 약물명, 복용량, 투여경로, 투여시간, 부작용에 대한 협력과 이해를 구한다.

06 확인문제

01. 다음 중 혈청 중성지방 수치를 낮추는 데 가장 효과적인 이상지질혈증 치료제는?

① 나이아신 ② 겜피브로질
③ 로바스타틴 ④ 콜레스티라민

02. 콜레스테롤 수치를 낮추기 위해 가장 많이 사용되는 약물은?

① 나이아신 ② 스타틴 계열
③ 피브레이트 계열 ④ 담즙산 결합수지

03. 레닌-안지오텐신-알도스테론계통에 작용하여 소변량을 늘리는 항고혈압제는?

① 알파차단제 ② 칼슘통로차단제
③ 직접 혈관확장제 ④ 안지오텐신전환효소억제제

04. 혈관 민무늬근육을 확장시켜 말초저항을 감소시키는 항고혈압제는?

① 알파차단제 ② 칼슘통로차단제
③ 식섭 혈관확장제 ④ 안지오텐신전환효소억제제

05. 항고혈압제의 작용기전에 대한 설명 중 옳은 것은?

가. 이뇨제는 순환혈장량을 감소시킨다. 나. 베타차단제는 말초혈관을 확장시킨다. 다. 칼슘통로차단제는 심(장)박출량을 감소시킨다. 라. 안지오텐신전환효소억제제는 혈압상승물질의 합성을 억제한다.

① 가, 나 ② 가, 라
③ 나, 다 ④ 다, 라

06. 항부정맥제인 소듐통로차단제의 작용은?

① 자극전도를 늦춘다. ② 불응기를 연장시킨다.
③ 자극전도를 증가시킨다. ④ 심장의 자동능을 낮춘다.

07. 협심증을 치료하는 베타차단제의 작용기전은?

① 말초저항을 낮춘다.
② 심박수와 심장수축력을 저하시킨다.
③ 심박수와 심장수축력을 증가시킨다.
④ 동맥과 정맥의 민무늬근육을 이완시킨다.

08. 디기탈리스당화물에 관한 설명 중 옳은 것은?

① 심박수를 감소시킨다.
② 심장수축력을 저하시킨다.
③ 주로 심실부정맥 치료에 사용된다.
④ 싸이아자이드 계열 이뇨제와 함께 사용하면 디기탈리스중독이 경감된다.

09. 다음 설명 중 옳은 것을 모두 고르면?

① 베타차단제는 심실부정맥에 사용된다.
② 리도케인은 주로 심실위빈맥에 사용된다.
③ 협심증 발작에 나이트로글리세린 설하정을 사용한다.
④ 나이트로글리세린은 심장근육의 산소수요를 증가시킨다.

10. 다음 설명 중 올은 것을 모두 고르면?

① 아미오다론은 포타슘통로차단제이다.
② 빠른부정맥의 치료에는 베타차단제를 사용하는 경우가 많다.
③ 부정맥은 최대한 생활습관을 개선하여 굴리듬을 되돌려야 한다.
④ 심방세동 치료에는 항혈소판제를 사용하여 뇌경색증을 예방하는 것이 중요하다.

11. 다음 보기의 괄호 안에 들어갈 단어는?

> (　　　　)은/는 주로 신장에 있는 헨레고리의 오름다리에서 소듐(Na^+) 및 염소(Cl^-)의 재흡수를 억제하는 이뇨제로, 부메타나이드(bumetanide), 퓨로세마이드(furosemide), 토르세마이드(torsemide) 등이 있다

① 고리작용이뇨제
② 탄산탈수소억제제
③ 포타슘보전이뇨제
④ 싸이아자이드 계열 이뇨제

12. 심부전 치료에 대한 설명으로 맞는 것은 ○, 틀린 것은 ×를 표시하라.

(1) 심부전 중증도 평가에 사용되는 분류법은 NYHA 분류뿐이다. ______

(2) 디기탈리스는 심부전 치료에서 현재 자주 사용되는 약물이다. ______

(3) 심부전에서는 혈액량을 늘려서 혈류를 유지하는 것이 중요하다. ______

(4) 심근경색증을 일으킨 환자는 향후 심부전 발병에 주의해야 한다. ______

(5) 교감신경의 활성화는 심부전에 예방적으로 작용한다. ______

(6) PDEI는 심장근육 내의 cAMP를 분해하는 PDE 효소를 억제한다. ______

정답 01 ②, 02 ②, 03 ④, 04 ③, 05 ②, 06 ①, 07 ②, 08 ①, 09 ①③, 10 ①②, 11 ①, 12 (1) × (2) × (3) × (4) ○ (5) × (6) ○

Basic Pharmacology

CHAPTER

07

호흡계통 약물

학습목표

1. 호흡계통의 구성과 기능을 설명할 수 있다.
2. 기도에서 발생하는 대표적인 질환을 설명할 수 있다.
3. 충혈제거제의 작용기전을 설명하고 종류를 열거할 수 있다.
4. 거담제와 진해제의 작용기전을 설명하고 각각의 종류를 열거할 수 있다.
5. 기관지확장제로 사용되는 약물을 분류하고 그 효과를 설명할 수 있다.
6. 소염제로 사용되는 약물을 분류하고 그 효과를 설명할 수 있다.

주요용어

- 상기도(upper airway)
- 하기도(lower airway)
- 감기(common cold)
- 알레르기비염(allergic rhinitis)
- 약물유발비염(drug-induced rhinitis)
- 충혈제거제(decongestant)
- 히스타민(histamine)
- 소염제(antiinflammatory agent)
- 기관지천식(bronchial asthma)
- 만성기관지염(chronic bronchitis)
- 폐기종(emphysema)
- 거담제(expectorant)
- 진해제(antitussive)
- 기관지확장제(bronchodilator)
- 류코트라이엔대항제(leukotriene antagonist)
- 면역조절제(immunomodulator)

Section 01 호흡계통의 개요

1 호흡계통의 구성

호흡계통은 코안(비강, nasal cavity)에서 시작되어 인두(pharynx), 후두(larynx), 기관(trachea)을 거쳐 기관지(bronchus), 폐(허파, lung)에 이르는 기관계통이다(**그림 7-1**). 위치에 따라 **상기도**(upper airway; 바깥코-코안-인두-후두)와 **하기도**(lower airway; 기관-기관지-폐)로 구분한다.

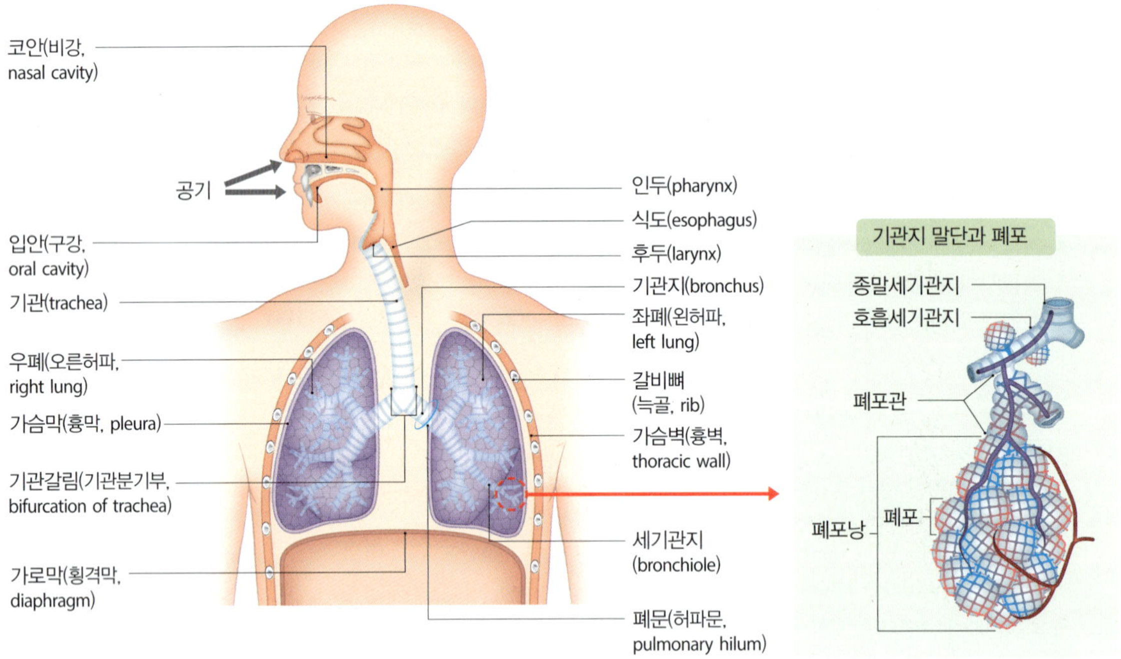

그림 7-1 호흡계통의 구성

바깥코 → 코안 → 인두 → 후두 → 기관 → 기관지 → 폐

상기도(upper airway) (바깥코 ~ 후두) / 하기도(lower airway) (기관 ~ 폐)

1) 상기도(upper airway)

코안(비강, nasal cavity)은 코중격(코사이벽, nasal septum)에 의해 좌우로 나뉘며, 코안 안쪽에는 위 · 중간 · 아래 3개의 코선반(코선반, turbinate)이라는 돌기가 있어 표면적을 넓혀준다.

코안 뒤쪽으로 **인두**(pharynx)와 연결되며 인두는 공기와 음식물이 통과하는 부위로 소화기관에도 속하는 구조물이다. **부비동**(코곁굴, paranasal sinus)은 얼굴에 존재하는 4쌍의 비어있는 공간으로, 코안과 연결되어 있다. 4종류의 부비동은 전두동(이마굴, frontal sinus), 벌집굴(사골동, ethmoid sinus), 나비굴(접형동, sphenoid sinus), 위턱굴(상악동, maxillary sinus)이며, 위턱굴이 가장 크다.

2) 하기도(lower airway)

후두(larynx)는 인두와 기관 사이의 구조물인 후두(덮)개(epiglottis)가 위치하여 음식물이 기도로 들어가는 것을 방지한다.

기관(trachea)은 후두에서 이어지는 지름 약 2cm, 길이 약 10cm의 관으로, 폐문(허파문, pulmonary hilum)에서 좌우의 **주기관지**(main bronchus)로 나뉘고, 가슴안으로 들어가 각 엽으로 나뉘며, 다시 십수 차례 나뉘어 호흡세기관지(respiratory bronchiole)가 된 후 폐포관(꽈리관, alveolar duct), 폐포(허파꽈리, pulmonary alveolus)가 된다.

폐(허파, lung)는 갈비뼈(늑골)로 둘러싸인 가슴안(흉강, thoracic cavity)에 있으며, 가슴안은 음압이고 공기를 들이마시면 폐가 부풀어 오른다. 무게는 양쪽을 합쳐서 약 500g이며, 오른쪽 폐는 위 · 중간 · 아래엽의 3엽, 왼쪽 폐는 위 · 아래엽의 2엽으로 구성된다.

2 호흡계통의 기능

공기의 출입과 발성에 관여하는 상기도는 단순한 통로가 아니라 흡입한 공기에 온도와 습기를 부여하여 하기도로 전달하는 역할을 한다. 입인두의 양쪽에 있는 인두편도는 림프조직으로 이것이 커지면 아데노이드(adenoid)라고 한다. 편도는 바이러스나 세균 등의 감염으로부터 방어하는 면역기전에 관여한다.

기관와 기관지 점막에는 술잔세포(goblet cell)가 존재하여 점액을 분비하는데, 이 호흡기 점액은 기관와 기관지에 보호층을 형성한다. 휘발성 입자나 세균과 같은 이물(질)은 호흡기 점액에 걸려 섬모의 연속적인 운동으로 위쪽으로 이동하고 기침반사를 통해 가래로서 제거된다.

또한 순환하는 혈액은 심장에 이상이 없는 한 반드시 폐혈관을 지나므로 폐는 혈액 중의 세균 또는 종양 절편이나 혈전을 걸러내는 중요한 역할도 한다. 폐포에는 대식세포가 있어 유입된 먼지를 포식한 다음 세기관지를 통해 밖으로 운반 및 처리하여 폐포 안을 청정하게 유지하는 작용도 한다.

Section **02**

상기도 질환에 사용하는 약물

1 상기도 질환

1. 감기

감기(common cold)는 상기도에 병터가 두드러지게 나타나는 급성염증질환으로, 다양한 원인에 의해 발생하여 감기증후군이라고도 한다. 바이러스, 세균 등의 감염이 원인인 경우와 추위나 알레르기 등 감염 이외의 인자가 원인인 경우가 있다. 그중에서도 바이러스가 가장 많아 80~90%를 차지한다.

감기의 초기 증상은 맑고 묽은 콧물과 재채기이며, 코혈관의 충혈과 코선반 부종으로 인한 코막힘이 뒤따른다. 이후 48시간 동안 점성이 강한 분비물이 나오고 기침, 인두염, 후두염 등이 동반된다. 두통, 권태감, 오한, 발열이 발생한다. 감기가 치유되지 않고 이차세균감염이 동반되면 감기의 가장 많은 합병증인 중이염을 시작으로 부비동염, 편도염, 기관지염, 폐렴이 발생할 수 있다.

감기의 일반적인 치료법은 비염, 인두염, 후두염과 관련된 증상을 완화시키고 합병증의 위험을 줄이며 바이러스 감염이 다른 사람에게 전파되는 것을 막는 것이다. 콧물과 코막힘을 완화시키는 가장 효과적인 약물은 충혈제거제이다.

2. 비염

비염(rhinitis)은 코점막의 염증질환으로, 증상으로 재채기, 콧물, 코막힘이 발생한다. 증상의 지속기간에 따라 급성과 만성으로 구분되며, 급성비염의 흔한 원인은 감기(바이러스 감염), 세균 감염, 이물(질) 오염, 약물 등이다. 만성비염의 흔한 원인은 알레르기, 만성축농증, 코중격만곡 등이다.

1) 알레르기비염(allergic rhinitis)

알레르기비염은 코점막이 특정 물질에 대해 알레르기반응을 나타내는 질환으로, 연속적인 재채기, 맑은 콧물, 코막힘, 가려움(증) 등의 증상이 나타난다. 알레르기를 일으키는 원인 물질(항원)에 코점막이 노출되면 자극 부위로 비만세포, 호산구를 비롯한 여러 종류의 염증세포가 몰려들고 이들이 분비하는 물질, 특히 히스타민(histamine)에 의해 염증반응이 발생한다.

알레르기비염의 치료법은 피부검사를 통해 항원을 파악하고, 최대한 항원에 노출되지 않도록 하는 것이다. 하지만 일상생활에서 항원을 완벽하게 피하기는 어렵기 때문에 알레르기반응을 차단하거나 증상을 치료하기 위한 약물을 사용하게 된다. 이때 일반적으로 사용되는 약물에는 항히스타민제, 충혈제거제, 코르티코스테로이드(corticosteroid) 등의 항염증제가 있다.

임상정보

히스타민(histamine)은 히스티딘이라는 아미노산에서 유래하는 화합물로, 대부분의 신체조직에 작은 과립형태로 저장되어 있다. 생리적 기능은 완전히 알려지지 않았지만, 알레르기반응과 외상이나 감염에 의한 조직손상에 반응하여 방출된다. 히스타민이 조직손상 부위나 항원항체반응 부위에 방출되면 해당 부위의 히스타민1수용체(H1 receptor)와 반응하여 다음과 같은 반응이 일어난다.

① 동맥과 모세혈관이 확장되어 혈류량이 증가함으로써 홍반(redness)을 일으킨다.
② 모세혈관의 투과성 증가로 체액이 세포바깥공간으로 나와 부종을 일으킨다(코점막과 코선반 충혈에 의해 나타남).
③ 코, 눈, 기관지에서 분비물이 분비되어 알레르기가 있는 환자에게서 콧물과 눈물이 흘러나온다.

2) 약물유발비염(drug-induced rhinitis)

약물유발비염은 충혈제거제나 여러 종류의 약물투여 후 올 수 있는 코막힘 현상이다. 지속적인 약물의 사용으로 인한 코혈관과 점액 분비에 대한 자율신경의 조절장애로 발생하며 그 결과 혈관수축이 감소하고 혈관확장이 증가한다.

충혈완화제를 장기간 사용하면 위와 같은 반동현상이 일어나 사용을 중단하기 힘들어진다. 충혈제거제의 혈관수축작용이 없어지면 부기와 충혈이 다시 나타나며 코는 치료 전보다 더 답답하게 느껴진다. 코안의 부종과 막힘을 완화하기 위해 충혈완화제를 더 자주 사용하게 되는 악순환이 발생한다.

약물유발비염의 가장 좋은 치료법은 예방이지만, 대부분은 사용 약물이 문제가 될 때까지 그 상태를 인식하지 못한다. 충혈완화제 사용 시 하루 투여량의 지침을 따르고 치료기간을 단축하는 것이 중요하다.

2 충혈제거제

충혈제거제(decongestant)는 코점막의 혈관을 수축시켜 코막힘 증상을 개선하는 약물이다. 코점막에 있는 교감신경의 아드레날린 α수용체를 자극하여 혈관수축을 유도한다. 코부위의 혈류를 감소시켜 코 안쪽 코선반과 점막의 수축을 일으키고 부비동 배액을 촉진하여 코의 공기통로를 개선하고 답답함과 폐색감을 완화한다. 감기로 인한 비염 때문에 발생하는 코막힘을 완화시키는 데 사용된다. 또한 알레르기비염 치료 시 코막힘을 줄이기 위해 항히스타민제와 함께 사용되는 경우가 많다.

충혈제거제는 경구두여하거나 코에 직접 도포하여 비염을 치료하는데, 국소투여의 장점은 전신작용이 없다는 것이지만, 단점은 눈물, 결막 가려움(증) 등의 안과 관련 증상에 대해 효과가 부족하고 약물유발 비염을 유발할 가능성이 있다는 것이다.

(1) 대표적인 약물

페닐에프린(phenylephrine), **슈도에페드린**(pseudoephedrine), **나파졸린**(naphazoline), **옥시메타졸린**(oxymetazoline) 등이 있다(표 7-1).

07

표 7-1 충혈제거제의 종류와 특징

분류	약물명	임상응용
경구용	페닐에프린(phenylephrine)	코막힘 증상 개선, 기관지근육 이완
	슈도에페드린(pseudoephedrine)	
국소용	나파졸린(naphazoline)	눈의 피로, 결막충혈, 눈의 염증, 눈꺼풀의 짓무름 등
	페닐에프린(phenylephrine)	코막힘 증상 개선, 중증 고혈압과 쇼크
	옥시메타졸린(oxymetazoline)	코막힘 증상 개선

안전경고

아드레날린 α수용체를 자극하는 충혈제거제는 신체 다른 부위의 α수용체도 자극할 수 있으므로 고혈압, 갑상샘항진증, 당뇨병, 심장질환, 안압 상승, 전립샘비대 환자의 경우 경구복용 시 주의해야 한다.

(2) 약물 효과

- 코막힘 감소

(3) 부작용

처음 투여했을 때 타는 듯한 느낌이나 따가움을 느낄 수 있으나 용량을 줄여 투여하면 방지할 수 있다. 심각한 부작용으로 배뇨장애, 고혈압, 고혈당이 유발될 수 있다.

(4) 상호작용

- 모노아민산화효소억제제(MAOI) : 이 약물은 충혈제거제의 독성작용을 증가시켜 고혈압을 일으킬 수 있다.
- 메틸도파(methyldopa) : 충혈제거제의 빈번한 사용은 메틸도파의 항고혈압 작용을 억제하기 때문에 동시 투여는 권장하지 않는다.

3 항히스타민제

히스타민(histamine)은 특정 조직에 있는 세포 표면의 히스타민수용체(histamine receptor)와 결합하여 조직 내에서 염증이나 알레르기반응 외에도 다양한 반응을 유발한다(표 7-2).

히스타민수용체에서 히스타민과 직접 경쟁하는 약물을 **항히스타민제**(antihistamine)라고 하며, 히스타민이 이미 분비된 상태에서 급성반응의 징후와 증상을 경감시키기 위해 사용한다. 작용하는 수용체에 따라 알레르기반응을 억제하는 **H_1수용체차단제**와 위산분비를 억제하는 **H_2수용체차단제**로 나뉘며, 보통 항히스타민제라고 하면 H_1수용체차단제를 가리킨다. 항히스타민제는 항알레르기반응 외에도 진정 · 수면작용, 항콜린작용, 국소마취작용도 있다. 또한 구토억제작용이 있어 멀미 예방에 사용되기도 한다.

표 7-2 히스타민의 작용과 치료제

작용	수용체	반응	치료제
모세혈관 투과성 항진작용	H_1	두드러기, 알레르기피부염	H_1수용체차단제
모세혈관 확장작용	H_1	저혈압에 의한 쇼크	에피네프린
기관지 민무늬근육 수축작용	H_1	기관지천식	기관지확장제
위산분비 촉진	H_2	소화궤양	H_2수용체차단제

(1) 대표적인 약물

항히스타민제(H_1수용체차단제)는 1세대와 2세대 약물로 나뉜다(표 7-3). 항히스타민제는 콧물, 눈물, 코안 및 결막 가려움(증), 재채기를 감소시키지만 코막힘을 멈추지는 못한다. 경구용과 비강 스프레이 형태의 국소용이 있으며, 국소용은 경구용 항히스타민제와 효과가 유사하다.

표 7-3 항히스타민제의 종류와 특징

분류	약물명	진정작용	임상적용
1세대	아젤라스틴(azelastine)	−	비알레르기비염
	클로르페니라민 (chlorpheniramine)	+	충혈제거제와 병용하여 감기, 인플루엔자, 알레르기 증상 치료
	클레마스틴(clemastine)	+++	알레르기비염, 두드러기, 가려움(증), 감기에 의한 재채기, 콧물, 기침
	사이프로헵타딘(cyproheptadine)	+	가려움(증) 제거
	다이펜하이드라민 (diphenhydramine)	+++	멀미, 파킨슨병, 현기증, 비처방 수면제로 사용
	프로메타진(promethazine)	+++	수술 전 진정, 멀미, 구역, 현기증
2세대	세티리진(cetirizine)	±	두드러기, 재채기, 콧물 등의 알레르기반응 완화
	데스로라타딘(desloratadine)	±	알레르기비염, 두드러기
	펙소페나딘(fexofenadine)	±	알레르기비염, 두드러기
	레보세티리진(levocetirizine)	±	알레르기비염, 두드러기, 가려움(증)을 동반한 피부염 및 습진
	로라타딘(loratadine)	±	알레르기비염, 두드러기
	올로파타딘(olopatadine)	−	알레르기와 관련된 비염, 결막염, 피부질환

+++ : 높음, ++ : 중간, + : 낮음, ± : 낮거나 없음, − : 없음

(2) 약물 효과

- 알레르기비염 증상인 콧물, 눈물, 코안 및 결막 가려움(증), 재채기 감소

(3) 부작용

항히스타민제의 종류에 따라 다양한 정도의 진정작용이 나타날 수 있다. 2세대 항히스타민제는 진정작용이 적지만 기억력, 조정력, 정신운동능력의 손상 가능성이 있으므로 주의한다. 특히 고용량을 사용할 경우 약물에 의한 항콜린 작용인 구강건조증, 코막힘, 시야 흐림, 변비, 소변정체 등이 나타난다. 전립샘비대가 있는 환자는 1세대 항히스타민제를 복용하면 배뇨장애가 발생할 수 있다.

(4) 상호작용

- 수면보조제, 진통제, 신경안정제, 알코올 등의 중추신경억제제 : 이들 약물은 항히스타민제의 진정 작용을 증가시킬 수 있다.

4 소염제

1) 비강 코티코스테로이드(nasal corticosteroid)

비강 코티코스테로이드는 코점막의 염증을 감소시켜 알레르기비염 증상을 완화시키는 약물로, 비강에 분무하는 형태로 사용된다. 히스타민 방출을 억제하여 염증을 감소하고 중성구의 이동을 억제하며, 경미한 혈관수축에 의한 부종을 감소시키고 비만세포 매개 후기반응을 억제하는 효과가 있다.

알레르기비염에 매우 효과적이며, 지속적이거나 중증 이상의 알레르기반응이 있는 환자에게 단일요법으로서 권장된다.

(1) 대표적 약물

베클로메타손(beclomethasone), **부데소니드**(budesonide), **시클레소니드**(ciclesonide), **플루티카손**(fluticasone), **모메타손**(mometasone), **트라이암시놀론**(triamcinolone) 등이 있다(표 7-4). 경구용 코티코스테로이드 제제는 장기간 사용하면 부신 기능을 억제할 수 있지만, 비강에 분무하는 형태의 제제는 상대적으로 투여 용량이 적고 국소적으로 작용하기 때문에 부신 기능을 억제할 위험이 낮다.

표 7-4 비강 코티코스테로이드의 종류와 특징

약물명	임상적용
베클로메타손(beclomethasone)	알레르기비염 증상 완화, 알레르기비염 예방 및 치료, 기관지천식
부데소니드(budesonide)	알레르기비염 증상 완화, 혈관운동성 비염, 비용종 치료
시클레소니드(ciclesonide)	알레르기비염, 기관지천식
플루티카손(fluticasone)	알레르기비염 증상 완화, 알레르기비염 예방 및 치료
모메타손(mometasone)	알레르기비염, 급성비부비동염, 비용종 치료
트라이암시놀론(triamcinolone)	알레르기비염 증상 완화

(2) 약물 효과

- 콧물, 비염, 가려움(증) 및 재채기 감소

(3) 부작용

일반적인 부작용으로 코의 작열감이 나타나지만 보통은 경미하고 지속적인 사용으로 해결되는 경향이 있다. 의사와 상의하지 않고 약물 사용을 중단하지 않도록 한다.

(4) 상호작용

아직까지 유의미한 약물 상호작용은 보고되지 않았다.

상기도 질환 환자를 위한 간호중재

사정

- **상기도 질환 증상** : 재채기, 기침 빈도, 쉰 목소리, 코막힘, 콧물(점성, 색상) 등의 증상 유무, 증상 시작 시기, 알레르기 병력, 통증 유무 등을 확인한다.
- **진료 이력** : 처방받은 약물이나 일반의약품의 사용 내역과 알레르기가 의심되는 경우 알레르기항원의 종류 확인을 위한 피부검사나 혈액검사를 받았는지 확인한다.
- **질환 이력** : 동반 질환이 있는지 질문한다.

교육

- 감염 확산을 방지하기 위해 적절한 휴식, 수분 공급 및 개인위생(손씻기)의 중요성을 이해하고 있는지 확인한다.
- 처방된 특정 약물의 종류, 예상할 수 있는 치료 효과, 치료 효과를 얻지 못한 경우의 연락 시점 등과 같은 내용을 논의한다. 치료에 대한 반응이 좋지 않음을 나타낼 수 있는 증상을 설명하고 그러한 증상 발생 시 의료진에게 알릴 수 있도록 한다.
- 환자가 약물을 어떻게 복용하는지 그 이해도를 확인한다.
- 처방된 치료요법과 관련된 콧물 또는 비강 스프레이를 적절하게 주입하는 절차를 설명한다. 환자가 권장하는 대로 약물을 자가투여할 수 있는지 확인한다.
- 환자에게 처방된 약의 효과를 확인하기 위한 적절한 체온, 맥박, 호흡 및 혈압을 모니터하도록 알려준다.

07

Section **03**
하기도 질환에 사용하는 약물

1 하기도 질환

일반적으로 하기도 질환은 폐쇄성(obstructive)과 제한성(restrictive)의 두 종류로 나뉜다.

폐쇄성 질환은 여러 원인에 의해 기도가 좁아지는 질환으로, 기관지 민무늬근육 수축(기관지경련), 부종, 기관지벽의 염증, 과도한 점액 분비가 원인으로 작용한다. 기관지천식, 만성기관지염, 폐기종 등이 있다. 특히 이들 질환으로 인해 만성적인 기도폐쇄가 비가역적으로 나타나는 상태를 **만성폐쇄폐질환**(chronic obstructive pulmonary disease, COPD)이라고 한다.

제한성 질환은 폐의 탄력성 상실(폐섬유화), 가슴의 물리적 변형으로 인해 폐의 확장이 제한되는 질환이다. 폐가 단단해져 폐를 부풀리는 데 더 강한 힘이 필요하며, 사이질폐렴, 급성호흡곤란증후군, 진폐증 등이 있다.

1. 기침

기침(cough)은 호흡기질환에서 빈번하게 나타나는 증상 중 하나로, 기도 자극에 대한 방어작용이자 반사작용이다. 기침으로 기관지에 축적된 분비물과 가래를 제거할 수 있지만, 기침반사에 의해 이러한 분비물이 제거되지 않을 때는 문제가 되기도 한다. 특히 건조하고 잦은 기침은 공기배출이 빨라 기관지점막을 더욱 자극하기 때문에 지속적으로 발생하게 된다.

기침 치료에는 건조한 공기에 가습기를 사용하고 물을 많이 섭취하여 분비물의 점도를 낮추도록 한다. 이러한 조치에도 기침이 줄어들지 않으면 **거담제**(expectorant)나 **진해제**(antitussive)를 사용하게 되는데, 이들 약물의 치료 목적은 기침의 강도와 빈도는 낮추되, 기관지 가래를 적절하게 제거하는 것이다. 폐혈관충혈이 심한 경우 점액용해제가 필요할 수도 있다.

2. 기관지천식

기관지천식(bronchial asthma)은 기관지의 만성적인 염증이 특징인 질환으로, 기도의 과민성이 증가하면 민무늬근육이 수축되거나(기관지경련) 기관지점막에서 점액 분비가 증가하여 기도가 협착되고 그로 인해 호흡 시 쌕쌕거림(wheezing)과 호흡곤란을 동반한다(그림 7-2).

이러한 증상을 유발하는 원인에는 호흡기의 바이러스 감염, 알레르기항원 흡입, 냉기, 건조한 공기, 정서적 스트레스, 대기오염 등이 있다. 염증이 조절되지 않고 지속되면 기관지의 구조가 영구적으로 변형되어 심각한 폐기능 저하로 이어질 수 있으므로 환자의 상태에 따른 단계적이고 지속적인 치료가 중요하다.

기관지천식 치료에 사용하는 약물은 단기간에 증상을 빠르게 완화하는 **증상완화제**(reliever)와 장기적인 복용을 통해 질병을 조절하는 **질병조절제**(controller)로 분류할 수 있다(표 7-5).

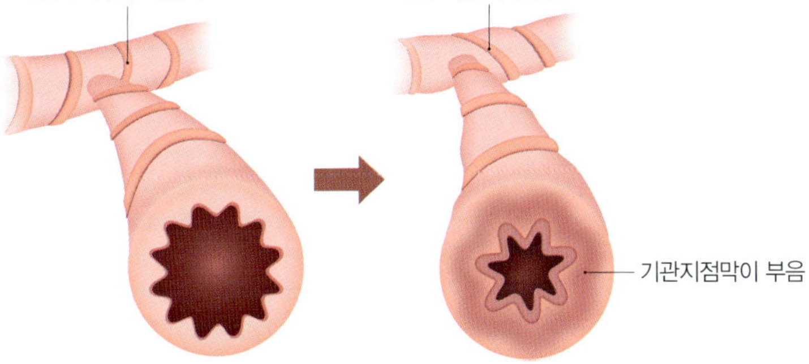

그림 7-2 기관지의 염증

표 7-5 기관지천식 치료제의 분류

증상완화제	단시간형 베타-2작용제, 단시간형 항콜린제, 전신 코티코스테로이드 등
질병조절제	장시간형 베타-2작용제, 장시간형 항콜린제, 흡입 코티코스테로이드, 류코트라이엔대항제, 면역조절제 등

3. 만성기관지염

만성기관지염(chronic bronchitis)은 만성적인 자극으로 염증과 부종이 발생하고 점액이 과다하게 분비되어 호흡장애가 발생하는 질환이다. 임상적으로 가래를 동반한 기침이 1년에 3개월 이상 지속되고, 그 상태가 2년 이상 반복되면 진단을 내린다. 만성적인 자극의 원인에는 담배연기, 먼지 노출, 대기오염 등이 있으며, 지속적인 가래 발생이 질병의 초기 증상 중 하나이다.

만성기관지염 환자는 만성적인 가래와 중증 이상의 호흡곤란을 겪게 되며, 산소 결핍에 따른 저산소증이 유발될 수 있다. 만성기관지염이 진행됨에 따라 산소 운반을 위한 적혈구가 증가하며, 폐질환 및 폐고혈압으로 인한 우심부전으로 발전할 수 있다.

만성폐쇄폐질환이 동반되지 않는 경우라면 불편한 증상에 대한 대증치료를 하게 되는데, **소염제**(antiinflammatory agent), **기관지확장제**(bronchodilator) 등의 약물이 사용된다.

4. 폐기종

폐기종(emphysema)은 폐포벽이 파괴되어 호흡세기관지 이하의 호흡영역이 비정상적으로 확장된 상태이다. 폐가 비정상적으로 부풀어 오르기 때문에 가슴우리(흉곽)가 확대되어 운동이나 작업 시 호흡곤란이나 쌕쌕거림이 발생한다. 폐기종의 원인으로는 연령 증가, 흡연, 대기오염, 직업적 인자, 만성기관지염, α_1항트립신(antitrypsin)의 결핍 등을 들 수 있는데, 특히 노화와 함께 그 빈도가 증가하여 노인에게서 많이 발생한다.

전형적인 폐기종 환자는 호흡곤란을 겪고 오므린 입술을 하여 숨을 내쉬며, 체중이 감소하고 가래 생성이 거의 없다. 이러한 환자는 호흡수를 증가시킴으로써 산소 공급을 유지하게 할 수 있다.

만성폐쇄폐질환이 동반되지 않으면 치료하는 경우는 매우 드물며, 만성폐쇄폐질환이 동반된 경우 **기관지확장제**(bronchodilator) 등을 사용하여 만성폐쇄폐질환을 치료한다.

2 거담제

기도에서는 하루 100mL 정도의 분비물이 생성되며, 이 중 재흡수나 날숨에 의한 증발 등으로 제거되고 성문까지 도달하는 것은 10mL 정도이다. 기도에서 감염이나 염증이 발생하면 기도 분비액 생산량은 증가하고 점도가 높아지는데, 이것이 기침을 통해 침과 함께 배출되는 것이 **가래**(sputum)이다.

거담제(expectorant)는 가래가 잘 배출되게 하거나 가래의 점도를 조절하는 약물로, 약리작용에 따라 크게 가래배출제, 점액용해제, 점액조절제, 점액활성제로 나눌 수 있다(표 7-6). 경우에 따라서는 두 가지 이상의 작용을 하는 약물도 있다.

표 7-6 거담제의 분류와 대표적 약물

분류	약물명	작용
가래배출제	구아이페네신(guaifenesin)	기침을 통해 가래를 폐나 기관지로부터 배출시켜 제거
점액용해제	아세틸시스테인(acetylcysteine), 에르도스테인(erdosteine), 미르톨(myrtol), 소브레롤(sobrerol)	점액을 용해시켜 점도를 낮춤
점액조절제	카보시스테인(carbocysteine)	점액의 분비를 감소
점액활성제	암브록솔(ambroxol), 브롬헥신(bromhexine), 아세브로필린(acebrophylline)	점액 분비를 촉진시켜 점도를 낮춤

1) 구아이페네신(guaifenesin)

(1) 적응증

구아이페네신은 기침을 통해 호흡기의 점액 배출을 돕는 거담제이다. 주로 기침과 가래를 포함한 감기, 기관지염, 후두염, 인두염, 부비동염 등의 다양한 호흡기질환 증상을 완화하기 위해 다양한 성분과 복합제로 사용된다. 현재 국내에서 구아이페네신 단일제는 시판되지 않고 있다. 구아이페네신 복합제아 기관지확장제, 충혈제거제, 항히스타민제, 진해제와 조합하여 사용하기도 하며, 치료 시 수분 공급을 원활히 하면 더욱 효과적이다.

07

(2) 약물 효과

- 가래배출 증가를 통해 호흡기 점액을 일정하게 유지하여 기침 빈도 감소

(3) 부작용

위장장애, 구역, 구토 등이 발생할 수 있으나 발생 빈도는 보고되지 않았다.

(4) 상호작용

아직까지 유의미한 약물 상호작용은 보고되지 않았다.

2) 아세틸시스테인(acetylcysteine)

(1) 작용기전과 적응증

아세틸시스테인은 점액 자체의 화학결합을 분해하여 용해를 유도함으로써 점액 점도를 감소시키는 거담제이다. 만성폐기종, 기관지염을 동반한 폐기종, 천식성 기관지염, 폐렴 등에서 발생하는 가래배

출곤란을 개선하기 위해 사용한다. 점액의 점도가 감소되면 기침, 타진, 체위배액 등을 통해 쉽게 제거할 수 있다. 또한 아세트아미노펜의 독성 치료에도 사용된다.

(2) 약물 효과

- 점액 점도를 낮춤으로써 기도 흐름 개선

(3) 부작용

일반적인 부작용으로 구역, 구토가 나타나며, 드물게 기관지수축과 기관지경련을 일으킬 수 있다.

(4) 상호작용

- 항생제 : 아세틸시스테인은 항생제의 약효를 감소시킬 수 있으므로 동시에 사용하는 것은 피하고 적어도 2시간의 간격을 두도록 한다.

3 진해제

코, 귀, 식도, 기관지, 폐 등 인체의 여러 부위에 존재하는 기침수용체가 자극을 받으면 숨뇌에 있는 기침중추로 자극이 전달된다. 이에 대한 반사작용으로 기관지 민무늬근육과 호흡근육이 급격하게 수축하여 기침(cough)이 발생한다.

진해제(antitussive)는 기침을 완화시키거나 억제하는 약물로, 그 작용기전에 따라 중추성 진해제와 말초성 진해제로 분류한다. 중추성 진해제는 뇌의 기침중추를 억제하거나 작용하여 기침 억제를 나타내며, 의존성에 따라 마약성 진해제와 비마약성 진해제로 나눌 수 있다. 말초성 진해제는 기관지나 후두점막 등 말초조직의 기침수용체에 직접 작용하여 기침을 억제한다(그림 7-2, 표 7-7).

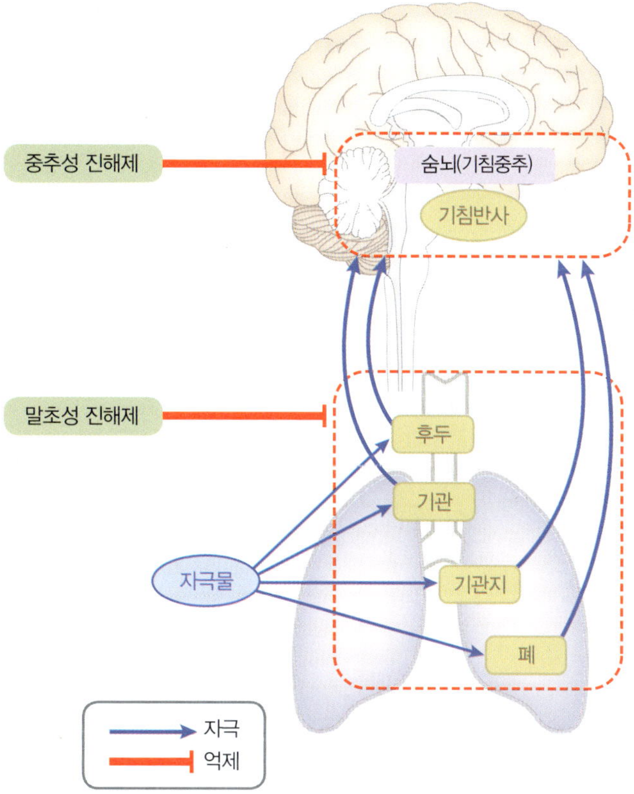

그림 7–3 진해제의 작용부위

표 7–7 진해제의 분류와 작용

분류		약물명	작용
중추성	마약성	코데인(codeine)	• 기침 억제뿐만 아니라 진통 효과를 나타냄 • 중독, 오 · 남용의 우려가 있어 의료인의 정기적인 관리감독 하에서 사용
	비마약성	덱스트로메토판(dextromethorphan), 노스카핀(noscapine)	• 가래가 없는 마른기침 억제에 사용 • 호흡저하나 중독을 일으키지 않음
말초성		레보드로프로피진(levodropropizine), 벤조나테이트(benzonatate)	• 말초조직의 기침수용체에 직접 작용하여 기침을 억제

안전경고

12세 이하의 소아 및 18세 미만의 일부 청소년에게는 코데인을 사용하지 않아야 한다. 특히 비만, 폐쇄성 수면무호흡증, 중증 폐질환을 가진 청소년이 코데인을 복용할 경우 생명을 위협하는 호흡억제가 나타날 수 있다.

(1) 적응증

마른기침이나 잔기침과 같은 비생산적인 기침에 사용한다. 진해제를 사용함으로써 기침을 완전히 멈추지는 않지만 기침 빈도를 줄인다. 정상적인 상황에서는 가래 배출을 위해 기침을 억제하는 것이 적절하지 않다.

(2) 약물 효과

- 마른기침이 잔기침 등의 기침 감소

(3) 부작용

일반적인 부작용으로 변비와 졸음이 흔하게 나타나며, 드물게 어지러움, 발진, 발적, 구역, 구토, 식욕부진 등이 발생할 수 있다.

(4) 상호작용

- **페노싸이아진(phenothiazine) 계열, 항우울제, 진정제, 항히스타민제, 알코올** : 이들 약물은 진해제의 중추신경계통 억제작용을 증가시킬 수 있다.

4 기관지확장제

기관지확장제(bronchodilator)는 기관지 민무늬근육을 이완시켜 기관지 속지름을 확장시키는 약물이다. 기관지 수축으로 인해 호흡곤란을 일으키는 기관지천식, 만성폐쇄폐질환 등에서 증상을 완화하고 질병 악화를 방지하는 작용을 한다. 경구제와 흡입제가 있으며 흡입제의 경우 폐에만 국소적으로 투여되므로 부작용이 적은 장점이 있다.

1. 베타-2작용제

베타-2작용제(beta-2 agonist)는 교감신경의 수용체 중에서 기관지 확장작용을 나타내는 β_2수용체에 선택적으로 작용하는 약물로, **교감신경작용제**라고도 한다.

(1) 대표적인 약물

작용시간에 따라 **단시간형**(속효성)과 **장시간형**(지속성)으로 나뉜다(표 7-8). 단시간형은 효과가 수분 이내에 나타나서 작용시간이 6시간으로 비교적 짧기 때문에 급성 천식발작을 치료하는 데 사용한다. 대부분의 천식 환자가 갑자기 증상이 나타나는 상황을 경험하기도 하므로 상비약으로 흔히 처방된다.

장시간형은 사용 후 5~15분 사이에 작용을 시작해서 길게는 12~24시간 작용시간이 유지되기 때문에 하루에 1~2번만 사용해도 된다. 하지만 장시간형 약물은 천식발작의 빈도를 줄여주지만 실제로 일어나는 발작을 더 심각하게 만들 수도 있다는 우려가 있다.

표 7-8 베타-2작용제의 종류와 작용

분류	약물명	작용
단시간형(속효성)	살부타몰(salbutamol), 프로카테롤(procaterol), 페노테롤(fenoterol), 클렌부테롤(clenbuterol)	기도폐쇄장애(기관지천식, 만성기관지염, 폐기종 등)에 의한 갑작스런 호흡곤란 시 응급약물로 사용
장시간형(지속성)	알포모테롤(arformoterol), 밤부테롤(bambuterol), 포모테롤(formoterol), 인다카테롤(indacaterol), 올로다테롤(olodaterol), 살메테롤(salmeterol), 빌란테롤(vilanterol)	기관지천식이나 만성폐쇄폐질환의 질병조절제로 사용

안전경고

장시간형 베타-2작용제는 다른 치료제로 기관지천식을 적절히 조절할 수 없는 환자에게만 사용하며, 코르티코스테로이드 등의 질병조절제와 조합하여 사용해야 한다.

(2) 약물 효과

- 기관지를 확장시켜 호흡곤란 등의 증상 완화

(3) 부작용

빈맥, 두근거림 등의 증상은 대부분 용량과 관련하여 발생한다. 떨림, 초조, 불안, 두통, 어지럼증 등의 신경학적 증상과 구역, 구토 등의 소화기증상이 유발될 수도 있다.

(4) 상호작용

- **삼환계 항우울제, 모노아민산화효소억제제(MAOI), 슈도에페드린(pseudoephedrine) 등의 교감신경 작용제** : 이들 약물은 베타-2작용제의 독성작용을 증가시킨다.
- **프로프라놀롤(propranolol), 나돌롤(nadolol), 핀돌롤(pindolol) 등의 베타차단제** : 이들 약물은 베타-2작용제의 치료 효과를 감소시키기 때문에 더 많은 용량이나 다른 종류의 기관지확장제가 필요할 수 있다.
- **항고혈압제** : 베타-2작용제는 항고혈압제의 치료 효과를 감소시킬 수 있다.

2. 항콜린제

기관지확장제로서 사용되는 **항콜린제**(anticholinergic)는 기도 민무늬근육에서 기관지를 수축시키는 부교감신경 신경전달물질인 아세틸콜린의 작용을 차단함으로써 기관지를 확장시킨다. 기관지염, 폐기종, 만성폐쇄폐질환 등 가역적 기관지경련의 장기치료에 사용되며, 베타-2작용제와 달리 심혈관계통 부작용이 별로 없어 심장질환이 있는 환자에게 추천된다.

(1) 대표적인 약물

작용시간에 따라 단시간형(속효성)과 장시간형(지속성)으로 나뉜다. 단시간형에는 **이프라트로피움**(ipratropium)이 있고, 장시간형에는 **아클리디니움**(aclidinium), **글라이코피롤레이트**(glycopyrrolate), **티오트로피움**(tiotropium), **유메클리디늄**(umeclidinium) 등이 있다.

기관지확장제는 단일제로 사용하기도 하지만 서로 다른 작용기전의 기관지확장제를 병용함으로써 한 가지 기관지확장제를 고용량으로 사용하는 것보다 부작용 위험은 줄이면서 기관지 확장 효과는 상승시킬 수 있다(표 7-9).

표 7-9 항콜린제와 베타-2작용제의 병용요법

분류	병용 약물
단시간형 항콜린제 + 베타-2작용제	이프라트로피움/살부타몰
장시간형 항콜린제 + 베타-2작용제	아클리디니움/포모테롤 티오트로피움/올로다테롤 유메클리디늄/빌란테롤

안전경고

폐쇄각녹내장, 전립샘비대, 방광경부폐쇄 가능성이 있는 환자에게는 기관지확장제로서 항콜린제의 사용에 주의해야 한다.

(2) 약물 효과

- 기관지를 확장시켜 호흡곤란 등의 증상 완화

(3) 부작용

일반적인 부작용으로 구강건조, 인후통 등이 유발되는데 정도가 경미하며 시간이 지나면 해소되므로 치료를 중단하지 않도록 한다. 심각한 부작용으로 빈맥, 소변정체, 폐질환 증상의 악화 등이 나타날 수 있으며 이때는 추가 치료를 계속하기 전 의료진과 처방과 관련하여 상담하도록 한다.

(4) 상호작용

아직까지 유의미한 약물 상호작용은 보고되지 않았다.

5 소염제

1. 흡입 코티코스테로이드

코티코스테로이드(corticosteroid)는 에어로졸로 흡입하든 경구로 전신투여하든 폐쇄성 기도질환 치료에 매우 효과적이다. 작용기전은 완전히 알려지지 않았지만 기관지 민무늬근육 이완에 직접적인 영향을 미치며, 기관지확장제인 베타-2작용제의 효과를 강화하고 기관지수축을 초래할 수 있는 염증반응을 억제한다.

(1) 대표적인 약물

흡입 코티코스테로이드에는 **베클로메타손**(beclomethasone), **부데소나이드**(budesonide), **시클레소나이**

드(ciclesonide), 플루티카손(fluticasone), 모메타손(mometasone) 등이 있다.

염증이 기관지천식의 주요 원인이기 때문에 흡입 코티코스테로이드를 매일 사용하는 방법이 기관지천식 치료에 선호된다. 기관지확장제에 반응하지 않는 중증 만성폐쇄폐질환 환자의 경우에는 호흡장애를 개선하기 위해 코티코스테로이드를 추가할 수 있다.

기관지천식이나 만성폐쇄폐질환이 악화되는 경우에는 5~7일 정도 짧은 시기 동안 프레드니손(prednisone) 등의 전신 코티코스테로이드를 사용할 수 있지만, 장기사용은 피해야 한다. 또한 흡입 코티코스테로이드를 기관지경련의 신속한 증상 개선을 목적으로 사용할 수 없으므로, 기관지천식 악화 등 강력한 치료요법이 요구되는 경우에는 단독요법으로 사용해서는 안 된다(표 7-10).

표 7-10 흡입 코티코스테로이드와 기관지확장제의 병용요법

흡입 코티코스테로이드 + 베타-2작용제	부데소나이드/포모테롤 플로티카손/살메테롤 플루티카손/빌란테롤 모메타손/포모테롤
흡입 코티코스테로이드 + 베타-2작용제 + 항콜린제	플루티카손/빌란테롤/유메클리디늄 부데소나이드/포모테롤/글라이코피롤레이트

(2) 약물 효과

- 폐의 염증을 감소시켜 호흡 개선

(3) 부작용

일반적인 부작용으로 구강건조, 쉰 목소리 등이 유발되는데 정도가 경미하며 시간이 지나면 해소되므로 치료를 중단하지 않도록 한다. 심각한 부작용으로 구강칸디다증이 유발되고, 폐렴 위험이 증가할 수 있다.

(4) 상호작용

아직까지 유의미한 약물 상호작용은 보고되지 않았다.

2. 류코트라이엔대항제

대기오염, 알레르기항원, 바이러스 등의 자극원이 호흡기로 유입되면 기도상피 내벽세포의 인지질막

이 파괴되어 아라키돈산(arachidonic acid)으로부터 류코트라이엔(leukotriene), 프로스타글랜딘(prostaglandin), 트롬복세인(thromboxane), 에이코사노이드(eicosanoid) 등이 면역세포(비만세포, 호산구, 호염기구 등)로부터 방출된다. 이 중 류코트라이엔은 기관지수축, 혈관투과성 증가에 의한 부종, 점액 과분비 등 기관지천식의 많은 증상을 유발한다.

류코트라이엔대항제(leukotriene antagonist)는 염증반응에 관여하는 류코트라이엔의 작용을 방해하기 위해 류코트라이엔수용체와 결합해서 기관지천식의 많은 증상을 완화시킨다(그림 7-4).

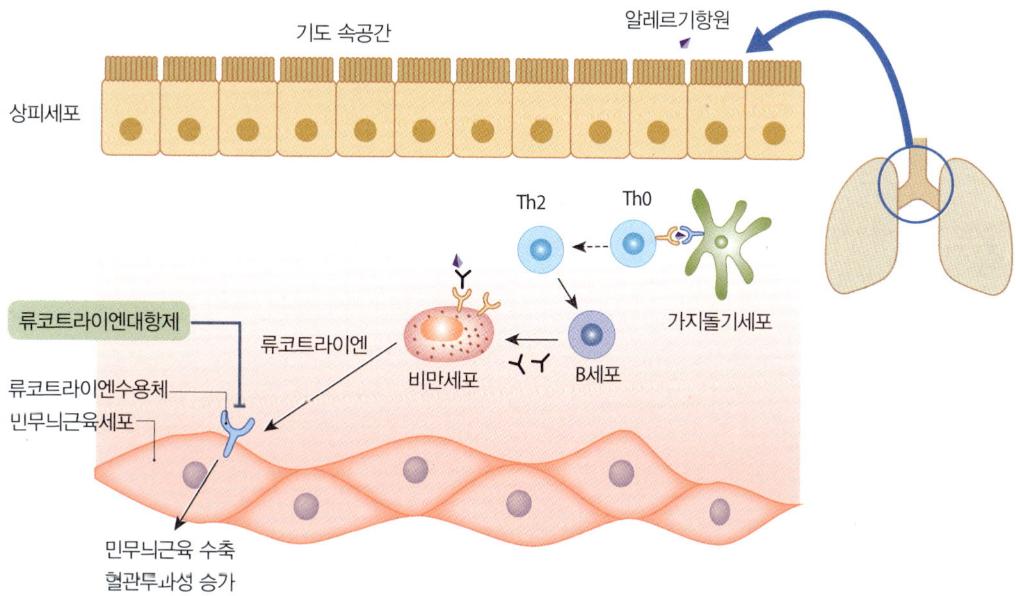

그림 7-4 류코트라이엔대항제의 작용부위

(1) 대표적 약물

몬테루카스트(montelukast), **프란루카스트**(pranlukast) 등이 있다. 기관지수축, 기관지 과반응 등의 기관지천식 증상을 감소시켜 폐기능을 개선한다. 경도의 기관지천식에는 저용량 흡입 코티코스테로이드의 대안으로 사용하는 것을 권장하고, 중등도 이상의 지속성 천식에는 저용량 흡입 코티코스테로이드와 함께 사용하는 것을 권장한다.

급성 천식발작 시 나타나는 기관지경련 치료제가 아니므로 환자는 적절한 응급약을 소지하고 있어야 한다. 그러나 급성 발작 시 응급약과 함께 사용할 수는 있다.

(2) 약물 효과

- 기관지천식 증상 감소

안전경고

몬테루카스트의 사용으로 공격성, 우울증, 수면장애, 자살관념 및 행동 등의 심각한 신경정신질환 발생이 보고되었다. 경도의 기관지천식이나 운동으로 유발된 기관지수축인 경우에는 몬테루카스트의 치료 효과가 부작용 위험보다 크지 않을 수 있다.

(3) 부작용

구역, 소화불량, 두통 등의 증상이 나타날 수 있으나 보통 경미하며 시간이 지나면 해소되므로 치료를 중단하지 않도록 한다.

(4) 상호작용

아직까지 유의미한 약물 상호작용은 보고되지 않았다.

6 면역조절제

기존 치료법으로는 효과가 충분하지 않은 중증 기관지천식 환자의 치료에 **면역조절제**(immunomodulator)가 사용된다. 염증반응에 관여하는 IgE의 작용을 선택적으로 억제하는 기전(오말리주맙), 인터루킨-5와 결합하여 조직에서 감염과 알레르기반응에 관여하는 호산구의 생성과 작용을 감소시키는 기전(벤랄리주맙, 메폴리주맙, 레슬리주맙), 알레르기반응에 대한 신호 전달을 억제하여 염증물질인 사이토카인이 과도하게 방출되지 않도록 하는 기전(두필루맙)을 통해 약리작용을 나타낸다.

면역조절제는 기관지천식의 급성 악화를 막는 데는 효과가 없기 때문에 급성기관지경련이나 천식발작에는 사용하지 않아야 한다.

(1) 대표적인 약물

중증 기관지천식 환자의 치료에 사용되는 면역조절제에는 **벤랄리주맙**(benralizumab), **두필루맙**(dupilumab), **메폴리주맙**(mepolizumab), **오말리주맙**(omalizumab), **레슬리주맙**(reslizumab) 등이 있다(표 7-11).

표 7-11 면역조절제

약물명	임상적용
벤랄리주맙(benralizumab)	중증 호산구성 천식
두필루맙(dupilumab)	중등도 이상의 아토피피부염, 중증 염증성 천식, 만성 비부비동염
메폴리주맙(mepolizumab)	중증 호산구성 천식
오말리주맙(omalizumab)	알레르기천식, 만성 특발성 두드러기
레슬리주맙(reslizumab)	중증 호산구성 천식

안전경고

면역조절제 투여 후 알레르기 및 급성중증과민증(anaphylaxis)이 몇 시간 이내에 발생할 수 있다. 증상으로 두드러기, 인후두부종, 혀부종이 나타난다. 면역조절제를 투여하는 경우에는 알레르기 및 급성중증과민증 반응을 모니터해야 하며, 만일의 사태에 대비하여 알레르기반응을 치료하는 약물(산소, 에피네프린, 다이펜하이드라민 등)을 준비해야 한다.

07

(2) 약물 효과

- 기관지천식의 급성 악화 빈도 감소
- 아토피피부염과 만성 비부비동염의 증상 개선(두필루맙)

(3) 부작용

벤랄리주맙, 두필루맙, 메폴리주맙, 오말리주맙에 대해 가장 흔하게 보고되는 부작용은 약물 주사 부위에서 발생하는 타박상, 발적, 온기, 작열감, 따가움, 가려움, 통증, 종괴, 염증반응 등이다. 대부분 주사 후 1시간 이내에 발생하고 8일 미만으로 지속되며, 일반적으로 이후 투여 시 빈도가 감소한다.

레슬리주맙은 인두통, 가슴통증, 목통증, 근육경련, 팔다리통증, 근육피로 등과 관련이 있으며, 두필루맙은 인두통과 관련이 있다.

(4) 상호작용

벤랄리주맙, 메폴리주맙, 오말리주맙, 레슬리주맙은 약물 상호작용이 보고되지 않았다. 두필루맙의 경우 생백신의 부작용이나 독성을 증가시킬 수 있다.

하기도 질환 환자를 위한 간호중재

사정

- **호흡기 증상 병력** : 폐 관련 증상, 치료가 필요한 호흡기 문제 등의 자세한 내용을 파악한다. 알레르기항원, 먼지, 화학물질 노출 가능성을 확인한다. 흡연이나 간접흡연 노출 가능성을 확인한다. 호흡기질환이나 장애에 대한 가족력을 확인한다.
- **호흡기질환 치료제 사용 이력** : 전문의약품, 일반의약품, 한약 등 호흡기질환 치료에 사용한 약물을 확인하고, 약물에 의한 천식발작 유무를 확인한다.
- **증상 호소** : 환자가 자신의 증상을 설명하도록 하여 주요 불편사항을 확인한다.
- **호흡사정** : 환자의 전반적인 모습과 호흡기장애 정도를 관찰한다. 활력징후를 측정하고 맥박산소측정 수치를 기록한다.
- **신체검진** : 피부색, 호흡곤란, 근육 움직임, 자세, 가슴 모양, 손톱 등을 확인한다.
- **수면패턴** : 호흡 불편에 따른 수면장애가 있는지 확인한다.

수행

- 필요에 따라 환자가 자가관리활동을 수행할 수 있도록 돕는다.
- 천식발작 동안 지속적인 호흡을 사정한다. 산소포화도를 모니터하고 폐기능검사 결과를 정상 수치와 비교한다.
- 산소는 필요에 따라 투여하고 폐활량을 기록한다.
- 환자의 증상을 가장 잘 완화시킬 수 있는 처방된 약물을 투여하고 치료를 수행한다.
- 환자의 수분 공급을 유지하고 규정된 대로 가습을 제공한다.
- 환자의 불안감을 줄일 수 있도록 지원한다.

교육

- 신체활동을 권장하지만 환자가 과도하게 활동하거나 지치지 않도록 교육한다.
- 기관지천식 환자의 증상을 모니터링하기 위해 피크유량계를 사용하여 최대날숨유량(peak expiratory flow, PEF) 측정법을 교육한다.
- 가정과 직장 환경에서 천식발작을 유발하거나 악화시킬 수 있는 알레르기항원이 있는지 확인하게 한다.
- 소식을 권장하며 기도의 점액 생성을 증가시키는 음식(우유, 초콜릿 등)은 피하게 한다.
- 감염된 사람에게 노출되지 않도록 하고, 손씻기 등 위생관리를 잘하며, 충분한 휴식을 취하도록 권장한다.
- 금기사항이 아니라면 수분섭취를 늘리도록 권장한다. 수분섭취를 늘리면 점액 분비물의 점도가 감소하는데 도움이 된다.
- 체위배액, 입호흡, 복식호흡 등 호흡기술과 기침방법을 교육한다.
- 환자교육과정에 사회복지서비스 정보, 특히 환자와 가족이 이용할 수 있는 지역사회자원과 연결하는 방법을 제공한다.

07 확인문제

01. 기관지천식에 대한 설명으로 틀린 것은?

① 기도의 반응성이 항진되어 있다.
② 발작 요인으로 추위, 기도 감염이 있다.
③ 천식발작 시에는 날숨의 연장이 확인된다.
④ 천식발작 시에는 우선적으로 비강 코티코스테로이드를 분무한다.

02. 급성 천식발작을 즉각적으로 완화하는 약물은?

① 항콜린제
② 베타-2작용제
③ 류코트라이엔대항제
④ 비강 코티코스테로이드

03. 류코트라이엔수용체를 차단하여 기관지천식 치료에 사용하는 약물은?

① 살부타몰
② 알포모테롤
③ 베클로메타손
④ 몬테루카스트

04. 호흡계통에 사용하는 약물로 올바르게 짝지어진 것은?

가. 진해세 – 카페인	나. 거담제 – 구아이페네신
다. 기관지확장제 – 암브록솔	라. 충혈제거제 – 슈도에페드린

① 가, 나 ② 가, 다 ③ 나, 다 ④ 나, 라

05. 기관지천식 치료제에 대한 설명으로 맞는 것은 ○, 틀린 것은 ×를 표시하라.

(1) 살부타몰은 기관지의 β_1수용체에 작용하여 효과를 발휘한다. ______
(2) 스테로이드 투여는 정맥투여가 원칙이다. ______
(3) 몬테루카스트는 천식발작 시 유효한 약물이다. ______
(4) 두필루맙은 생백신의 부작용이나 독성을 증가시킨다. ______
(5) 항콜린제는 기관지염, 폐기종, 만성폐쇄폐질환 등 가역적 기관지경련의 장기치료에 사용된다. ______

정답 01 ④, 02 ②, 03 ④, 04 ④, 05 (1) × (2) × (3) × (4) ○ (5) ○

B a s i c P h a r m a c o l o g y

CHAPTER

08

소화계통 약물

학습목표

1. 소화궤양을 일으키는 점막공격인자를 설명할 수 있다.
2. 위장관실환 치료제의 종류와 작용기전을 설명할 수 있다.
3. 구역과 구토의 일반적인 원인과 발생기전을 설명할 수 있다.
4. 항구토제를 약리직용에 따라 나누고 대표적인 약물을 열거할 수 있다.
5. 설사와 변비의 원인을 설명할 수 있다.
6. 완하제를 구분하고 각각의 작용기전을 설명할 수 있다.
7. 지사제를 구분하고 각각의 작용기전을 설명할 수 있다.

주요용어

- 위식도역류병(gastroesophageal reflux disease, GERD)
- 소화궤양(peptic ulcer)
- 제산제(antacid)
- H_2수용체차단제(H_2 receptor blocker)
- 양성자펌프억제제(proton pump inhibitor, PPI)
- 프로스타글랜딘 유사제(prostaglanin analogue)
- 점막보호제(mucosal protective agent)
- 위장관운동촉진제(prokinetic)
- 구역(구역, nausea)
- 구토(emesis, vomiting)
- 항구토제(antiemetic)
- 변비(constipation)
- 설사(diarrhea)
- 완하제(laxative)
- 지사제(antidiarrheal)

Section **01** 소화계통의 개요

1 소화계통의 구성

인체가 정상적인 기능을 수행하기 위해 음식물을 섭취하고, 이를 물리적 · 화학적으로 분해하여 영양분을 흡수하며, 찌꺼기는 몸 밖으로 배출하는 일련의 기관계통을 **소화계통**(digestive system)이라고 한다.

소화계통은 입안(구강), 식도, 위, 소장(작은창자), 대장(큰창자), 항문으로 이어지는 **소화관**(digestive tract)과 침샘(타액샘), 간, 담낭(쓸개), 췌장(이자) 등의 **소화샘**으로 이루어진다(그림 8-1).

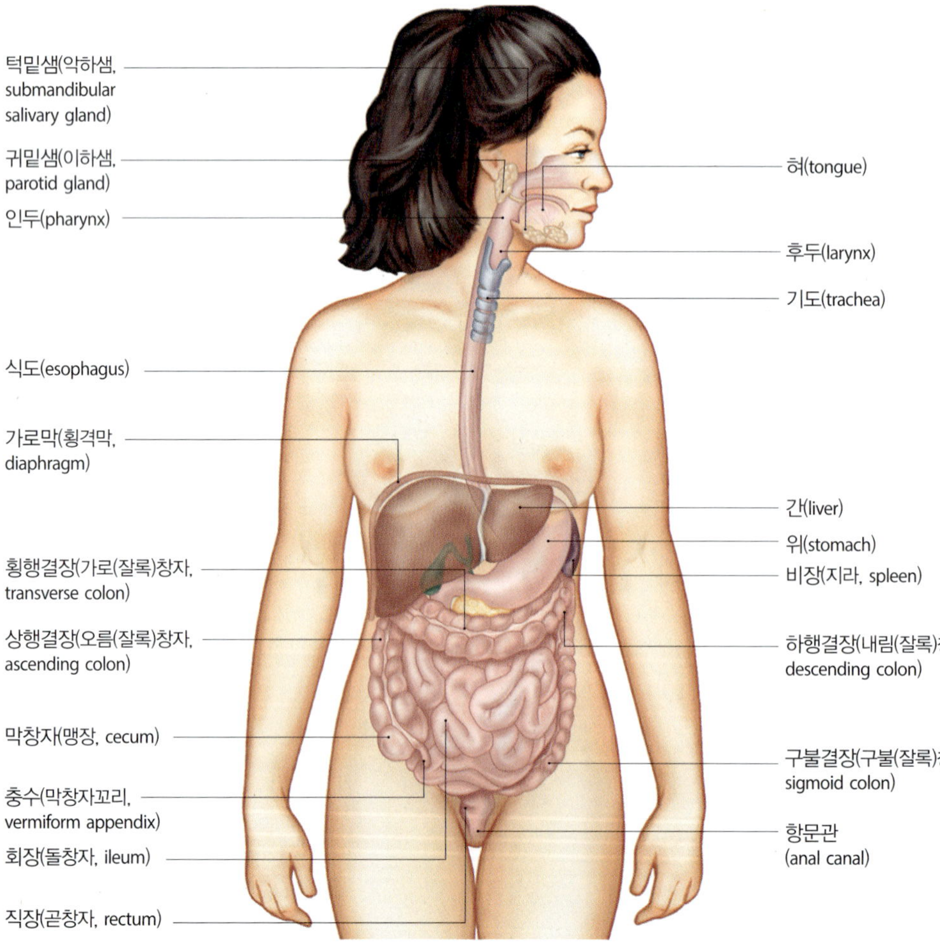

그림 8-1 소화계통의 구성

2 소화계통의 기능

소화계통에서는 음식물로서 섭취된 크고 복잡한 영양물질을 흡수 가능한 저분자의 기본적인 구성단위로 분해하는 소화과정을 거친다. 이때 씹기와 소화관의 운동에 의한 기계적 작용, 소화샘에서 분비되는 효소에 의한 화학적 작용, 섬유질의 분해와 발효과정에 의한 생물학적 작용 등이 이루어진다(표 8-1).

이러한 소화계통의 기능은 주로 자율신경의 지배를 받으며, 물질의 흡수를 촉진하기 위한 소화액(침, 위액, 담즙, 췌장액, 장액 등) 분비의 외분비기전, 이를 조절하기 위한 신경기전, 소화관호르몬(가스트린, 세크레틴, 콜레시스토키닌)을 분비하는 내분비기전, 히스타민(histamine), 세로토닌(serotonin), 프로스타글랜딘(prostaglandin)과 같은 오타코이드(autacoid)에 의한 국소적 기전의 영향도 받는다.

표 8-1 소화계통의 주요 기능

기능	설명
섭취	• 입으로 받아들인 음식물이 소화관을 통과하는 동안 영양분을 흡수하는 과정
소화	• 구조가 복잡한 영양소를 단순한 구조의 분자로 분해하여 흡수를 촉진하는 일련의 과정 • 기계적 소화(mechanical digestion)와 화학적 소화(chemical digestion)가 있음 • 기계적 소화는 물리적인 작용으로 음식물을 잘게 부수는 것을 말하고, 화학적 소화는 소화효소를 통해 영양소를 분해하는 것을 말함
운동	• 기계적 소화 과정을 포함하여 소화관의 근육에 의한 움직임을 말함 • 연동운동(peristalsis)과 분절운동(segmentation) 등이 있음
분비	• 소화액을 배출(효소, 산, 염기, 점액, 담즙 또는 소화를 촉진하는 기타 물질 포함) • 일부 소화관에서는 소화나 영양소 대사를 조절하는 내분비호르몬도 분비
흡수	• 소화된 영양소가 위장관의 점막을 통해 내부 환경으로 이동
제거	• 직장에서 소화된 잔여물(대변)을 항문을 통해 배설(배변)
조절	• 운동성, 분비, 기타 소화과정 등의 소화활동을 조절

Section 02 위장관질환에 사용하는 약물

1 위장관질환

1. 위식도역류병

1) 위식도역류병의 원인과 증상

위식도역류병(gastroesophageal reflux disease, GERD)은 흔히 속쓰림으로 표현되며, 위 내용물이나 위산의 역류로 인하여 불편한 증상이나 합병증이 유발되는 상태이다. 식도와 위 사이에는 식도조임근(esophageal sphincter)이 있어서 위 내용물이 식도 안으로 거꾸로 넘어오지 못하게 한다. 정상에서는 음식물을 삼킬 때와 트림할 때만 식도조임근이 열리는데, 만약 식도조임근의 압력이 감소하거나 위의 배출시간이 지연되거나 복강의 압력이 비정상적으로 증가하면 위액이 식도로 역류하게 된다(그림 8-2).

주로 밤이나 식사 후 30~60분 정도에 역류가 발생하며, 이와 동반해서 가슴쓰림, 삼킴곤란, 삼킴통증, 소화불량 등이 나타난다.

임상정보

위식도역류병의 불편한 증상은 대개 빠르게 해소되지만, 위산 역류가 자주 또는 장기간 지속되는 경우 염증, 조직손상, 하부식도궤양이 발생한다. 역류 증상이 재발하거나 지속되는 경우에는 진료가 필요하며, 허혈 심장질환, 피부경화증, 위암 등과 연계되어 나타나는 증상일 수 있으므로 주의해야 한다.

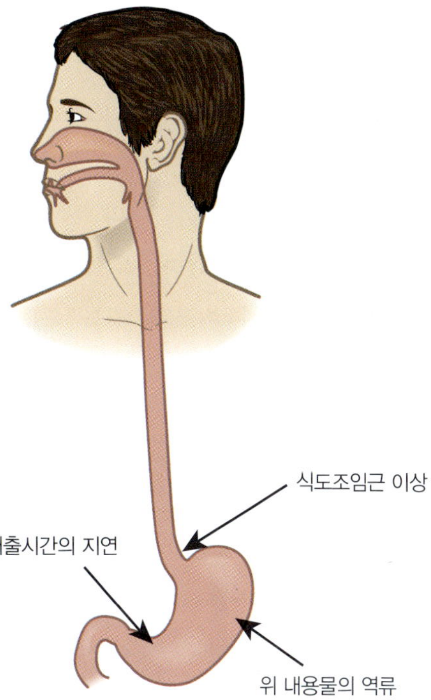

그림 8-2 위식도역류병의 원인

2) 위식도역류병의 치료방법

위식도역류병으로 진단되면 스트레스, 과식, 비만, 음주, 흡연, 카페인, 특정 약물 복용을 피하고, 식시 후 곧바로 눕지 않고 취침 선 식사를 피하며, 복부를 압박하는 옷을 입지 않는 등의 생활습관 개선이 권고된다.

생활습관 개선으로 교정되지 않는 경우 위식도역류병 치료제를 사용한다. 속쓰림 완화를 위해 **제산제**를 사용하고, 중증 환자인 경우 **H_2수용체차단제**나 **양성자펌프억제제**를 사용하며, 환자의 약 10%는 수술적 조치가 필요하다.

2. 소화궤양

1) 소화궤양의 원인과 증상

소화궤양(peptic ulcer)이란 위에서 분비되는 강산성의 위액에 의해 위나 십이지장의 점막이 손상되는 질환으로, 식도, 소장, 대장 등 어느 부위에서나 나타날 수 있지만 주로 위와 십이지장에서 발생한다. 소화궤양을 일으키는 원인으로는 위나선균(헬리코박터 파일로리, *Helicobacter pylori*)의 감염, 아스피린 등의 소염진통제 복용, 흡연, 불규칙한 식사습관, 자극적인 음식 섭취, 육체적 질병, 스트레스, 위산 과다분비 등이 있다. 이 원인으로 인해 위벽이나 십이지장벽을 보호하는 작용이 잘 이루어지지 않기 때문에 소화궤양이 발생하게 된다(그림 8-3).

증상으로 명치부위의 통증과 불쾌감이 주로 나타난다. 발생 부위에 따라 통증이 나타나는 시간이 다른데, 십이지장궤양의 경우 공복 시 통증이 일어났다가 음식물을 섭취하면 사라지는 반면, 위궤양은 음식물을 섭취하면서 통증이 시작되어 더 악화된다. 속쓰림, 신물, 구역, 구토 등의 증상이 동반되기도 한다.

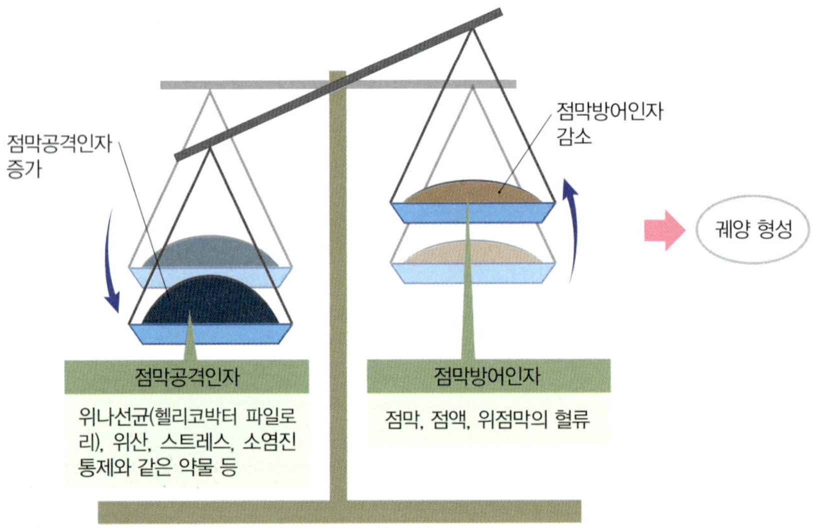

그림 8-3 소화궤양의 원인

2) 소화궤양의 치료방법

소화궤양으로 진단되면 점막공격인자를 제거하는 약물(제산제, H_2수용체차단제, 양성자펌프억제제 등)과 점막방어인자를 증강하는 약물(프로스타글랜딘 유사제, 점막보호제, 위장관운동촉진제 등)로 치료한다. 또한 최근 위나선균(헬리코박터 파일로리)의 감염이 소화궤양의 중요한 원인으로 밝혀지면서 이 균에 감염된 소화궤양 환자의 경우는 제균요법이 우선적으로 시행된다(그림 8-4).

약물요법과 함께 스트레스를 줄이고 금연하며 식이요법도 함께 시행해야 치료 효과가 크다. 소화궤양은 1~2년 후 재발하거나 난치궤양으로 진행되는 경우가 많으므로 약물을 꾸준히 복용해야 한다.

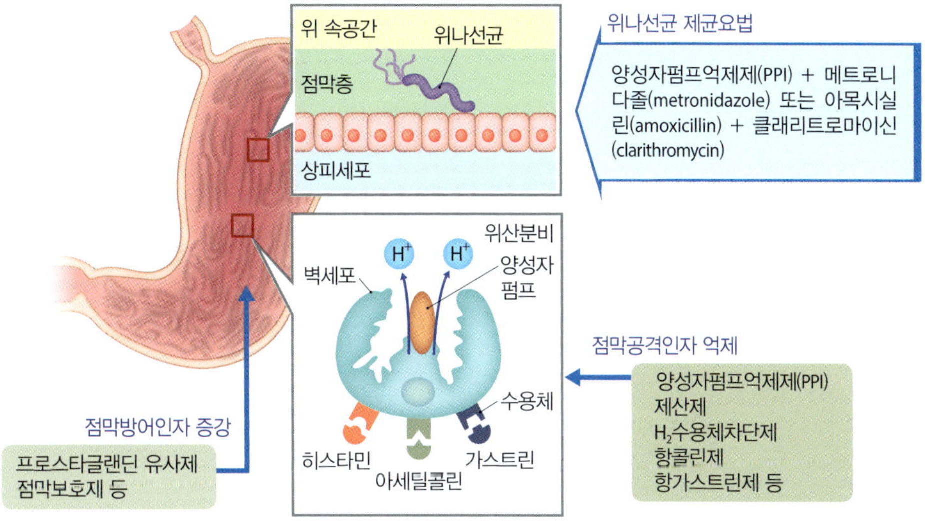

그림 8-4 소화궤양 치료제의 작용기전

2 위장관질환 치료제

1. 제산제

위에서 분비되는 위산(gastric acid)은 단백질 소화작용에 관여하고 살균작용을 한다. 건강한 위에서는 강산성인 위산 등으로부터 방어하는 물질이 있어서 위벽이 손상되지 않지만, 위를 보호하는 인자와 공격하는 인자의 균형이 깨지면 위점막이 손상을 입고 세포가 자극되어 통증과 염증이 발생한다. 또한 식도와 위 사이의 식도조임근이 약해지거나 적절히 닫히지 않으면 위산이 식도로 역류하는데, 이때 생기는 통증과 불쾌감을 완화시키기 위해서는 위와 식도의 산성도(pH)를 높여줄 필요가 있다.

제산제(antacid)는 위산을 중화시켜 통증을 완화하고 위산에 의해 위점막이 손상되는 것을 막는 약물이다.

(1) 대표적인 약물

수산화알루미늄 등의 **알루미늄류**, 산화마그네슘, 수산화마그네슘 등의 **마그네슘류**, 탄산칼슘 등의 **칼슘류**, **중탄산소듐** 등이 있다. 단일제로 사용되기도 하지만, 중탄산소듐의 경우 다른 성분과 혼합하여 복합제로서 사용된다(표 8-2).

표 8-2 제산제의 종류

분류		성분
단일제	알루미늄류	수산화알루미늄
	마그네슘류	수산화마그네슘
	알루미늄 + 마그네슘	알마게이트
복합제	제산제 + 가스제거제	인산알루미늄, 수산화마그네슘, 시메티콘
	제산제 + 점막보호제	탄산칼슘, 중탄산소듐, 알긴산소듐
	제산제 + 위산분비억제제	
	제산제 + 소화효소제 + 진경제	

임상정보

제산제의 처방 원칙은 다음과 같다.

- 간헐적 소화불량이나 속쓰림이 있는 환자에게 처방하고 2주 이상 투여하지 않도록 한다.
- 부종, 심부전, 고혈압, 신장질환으로 인해 염분 제한이 있는 환자나 임신부 등은 저소듐 제산제를 사용한다.
- 탄산칼슘이나 수산화알루미늄은 부작용으로 변비를 유발하고, 마그네슘은 설사를 유발한다.
- 탄산칼슘과 중탄산소듐은 반동성 과다산성이 나타날 수 있고, 신장질환 환자의 경우 마그네슘이온 배설 장애로 고마그네슘혈증이나 독성이 나타날 수 있다.

(2) 약물 효과

- 속쓰림 빈도 감소
- 더부룩함 완화
- 보호장벽 치유

(3) 부작용

종류에 따라 부작용에 차이가 있다. 알루미늄류는 변비, 축적 시 신경독성, 빈혈 등이 나타나고, 마그네슘류는 설사, 고마그네슘혈증 등이 나타나며, 칼슘류는 신장결석, 고칼슘혈증, 대사알칼리증, 신부전 등이 나타나고, 중탄산소듐은 위점막 자극, 체내 수분저류 등이 나타날 수 있다.

(4) 상호작용

- 테트라사이클린(tetracycline), 플루오로퀴놀론(fluoroquinolone), 페니토인(phenytoin), 페노싸이아진

(phenothiazines) 계열, 케토코나졸(ketoconazole), 코티코스테로이드(corticosteroid), 디곡신(digoxin), 가바펜틴(gabapentin), 철분보충제 : 제산제는 이들 약물의 흡수를 억제하므로, 제산제 투여 1시간 전 또는 투여 후 2~3시간 후에 복용한다.

- 레보도파(levodopa), 발프로산(valproic acid) : 제산제는 이들 약물의 흡수를 증가시켜 제산제 중단 시 파킨슨병 증상이 악화될 수 있다.
- 암페타민(amphetamine) : 중탄산소듐은 소변의 pH를 증가시켜 암페타민의 신장배설이 억제되어 독성이 나타날 수 있다.

2. H_2수용체차단제

위벽세포에서의 위산 분비는 히스타민(histamine), 아세틸콜린(acetylcholine), 가스트린(gastrin)에 의해 촉진된다(그림 8-4). **H2수용체차단제**(H_2 receptor blocker)는 히스타민의 H_2수용체 결합을 경쟁적으로 차단함으로써 세포 내 cAMP 농도를 감소시켜 위산 분비를 억제한다. 특히 야간의 위산 분비에 대해 효과가 있다.

(1) 대표적인 약물

시메티딘(cimetidin), **파모티딘**(famotidine), **니자티딘**(nizatidine) 등이 있으며(표 8-3), 위식도역류병, 십이지장궤양, 졸링거-엘리슨증후군 치료와 중증 위궤양 예방에 사용된다. 모두 일반의약품으로 처방전 없이 약국에서 구입할 수 있다.

표 8-3 H_2수용체차단제의 종류와 특징

약물명	특징
시메티딘(cimetidin)	• 최초의 H_2수용체차단제 • 간대사 항진과 여성형유방(증)을 일으키는 항안드로젠(남성호르몬) 작용이 있음 • 다른 약물과의 상호작용으로 인해 사용 빈도가 제한
파모티딘(famotidine)	• 위궤양 발병 위험을 예방하기 위해 이부프로펜과 병용하도록 승인 • 시메티딘과 효과는 비슷하나 약물 상호작용과 항안드로젠 작용이 적고 비경구투여도 가능
나이자티딘(nizatidine)	• 파모티딘과 효과는 비슷하나 비경구투여 제형은 없음

(2) 약물 효과

- 속쓰림 빈도 감소

- 더부룩함 완화
- 궤양조직의 치유

(3) 부작용

일반적인 부작용으로 현기증, 두통, 졸음, 설사, 변비 등 나타날 수 있다. 부작용이 비교적 적은 편이어서 치료 받는 환자의 1~3% 정도에서 발생하며, 이러한 경미한 증상은 치료를 지속하면 해소되므로 치료를 중단하지 않도록 한다. 심각한 부작용으로 혼란, 지남력 상실, 환각, 여성형유방(증), 간독성, 비타민 B_{12} 결핍 등이 유발될 수 있다.

(4) 상호작용

- **알프라졸람**(alprazolam), **클로르다이제폭사이드**(chlordiazepoxide), **다이아제팜**(diazepam), **클로라제핀산**(clorazepate), **플루라제팜**(flurazepam), **트라이아졸람**(triazolam) **등의 벤조다이아제핀 계열** : 시메티딘은 이들 약물의 대사와 배설을 억제한다. 병용하는 경우 진정작용이 증가하는지를 관찰해야 하며, 벤조다이아제핀 계열 약물의 용량을 줄이도록 한다.
- **프로프라놀롤**(propranolol), **라베타롤**(labetalol), **메토프롤롤**(metoprolol) **등의 베타차단제** : 시메티딘은 이들 약물의 대사를 억제하여 저혈압이나 서맥의 독성작용을 유발할 수 있다.
- **페니토인**(phenytoin) : 시메티딘은 페니토인의 대사를 억제하기 때문에 병용할 경우 안진, 진정, 무기력 등의 독성반응이 나타날 수 있다.
- **와파린**(warfarin) : 시메티딘은 와파린의 항응고 작용을 증가시킨다.
- **딜티아젬**(diltiazem), **니페디핀**(nifedipine), **베라파밀**(verapamil) **등의 칼슘통로차단제** : 시메티딘은 이들 약물의 대사를 억제하여 효과를 상승시키므로 서맥, 저혈압, 부정맥, 피로 등을 유발할 수 있다.
- **이미프라민**(imipramine), **데시프라민**(desipramine), **노르트리프틸린**(nortriptyline) **등의 삼환계 항우울제** : 시메티딘은 이들 약물의 배설을 억제한다.

3. 양성자펌프억제제

양성자펌프억제제(proton pump inhibitor, PPI)는 위산이 분비되는 최종 단계에서 위벽세포의 H^+/K^+–ATPase 효소를 억제하여 위 속공간으로 수소이온(H^+)이 분비되는 것을 차단하는 약물이다(**그림 8-4** 참조). 이 수소이온이 염소와 결합하여 위산이 된다.

H_2수용체차단제보다 위산분비 억제 효과가 빠르고 강력하여 중증 식도염, 위식도역류병, 소화궤양,

졸링거-엘리슨증후군과 같이 위산이 과다분비되는 질환 치료에 사용된다. 또한 소화궤양의 원인인 위나선균을 근절하기 위해 항생제인 아목시실린(amoxicillin), 클래리트로마이신(clarithromycin)과 병용하여 사용된다. 비스테로이드소염제(NSAID)로 인한 궤양의 예방 및 치료에도 사용한다. 양성자펌프억제제는 최대 효과를 나타내기 위해 식사 30~60분 전에 복용해야 한다.

(1) 대표적인 약물

덱스란소프라졸(dexlansoprazole), **에소메프라졸**(esomeprazole), **란소프라졸**(lansoprazole), **오메프라졸**(omeprozole), **판토프라졸**(pantoprazole), **라베프라졸**(rabeprazole) 등이 있다.

(2) 약물 효과

- 속쓰림 빈도 감소
- 더부룩함 완화
- 궤양조직의 치유

(3) 부작용

설사, 두통, 피로, 근육통 등의 증상이 나타나는데 비교적 경미하여 치료를 중단하지 않도록 한다. 심각한 부작용으로 장기투여에 의한 골절 위험, 저마그네슘혈증, 비타민 B_{12} 결핍 등이 유발될 수 있나.

(4) 상호작용

- 다이아제팜(diazepam), 플루라제팜(flurazepam), 트라이아졸람(triazolam) 등의 벤조다이아제핀 계열 : 에소메프라졸과 오메프라졸은 이들 약물의 대사를 억제하여 약물의 반감기를 크게 증가시키므로 진정작용을 증가시킬 수 있다.
- 페니토인(phenytoin) : 오메프라졸은 페니토인의 대사를 억제하기 때문에 안구진탕, 진정, 혼수 등의 독성반응이 나타날 수 있다.
- 클로피도그렐(clopidogrel) : 에소메프라졸과 오메프라졸은 이 약물이 활성 치료 대사물로 전환하는 것을 방해한다.
- 와파린(warfarin) : 양성자펌프억제제는 와파린의 대사속도를 감소시킨다.
- 수크랄페이트(sucralfate) : 이 약물은 양성자펌프억제제의 흡수를 저해하기 때문에 투약 30분 이전에 양성자펌프억제제를 먼저 투여한다.
- 케토코나졸(ketoconazole), 이트라코나졸(itraconazole), 철분 제제 : 이들 약물은 흡수를 위해 산성 매개체가 필요하므로 양성자펌프억제제를 투여받는 환자는 치료 30~45분 전에 투여하도록 한다.

4. 프로스타글랜딘 유사제

위점막에서 생산되는 프로스타글랜딘 E(prostaglandin E)는 위산 분비를 억제하고 점액과 중탄산염의 생성을 증가시켜 위와 십이지장 내막을 보호한다. 프로스타글랜딘 E와 구조가 비슷한 **프로스타글랜딘 유사제**(prostaglanin analogue)는 위벽세포 표면에 있는 프로스타글랜딘수용체와 직접 결합하여 작용을 발휘하며, 미소프로스톨이 대표적이다.

1) 미소프로스톨(misoprostol)

(1) 적응증

소화궤양의 치료, 비스테로이드소염제(NSAID)에 의한 염증이나 궤양의 예방 및 치료에 사용한다. 다만, 자궁근육에 작용하면 자궁수축과 유산을 일으키므로 임신기간에는 사용을 금한다. 위장장애를 최소화하기 위해서는 식사 직후나 식사 도중에 복용하는 것이 좋다.

(2) 약물 효과

- 더부룩함 완화
- 궤양조직의 치유

(3) 부작용

일반적인 부작용은 설사이며 용량과 관련이 있다. 치료 시작 약 2주 후에 발생하며, 이 부작용을 줄이기 위해 음식과 함께 복용하는 것이 좋다.

(4) 상호작용

중대한 약물 상호작용은 보고되지 않았다.

5. 점막보호제

점막보호제(mucosal protective drug)는 위와 십이지장의 염증이나 궤양이 잘 일어나는 부위에서 점액 분비를 촉진하고 보호층을 만들어 위산과 펩신에 의한 자극으로부터 점막을 보호하는 약물이다.

1) 수크랄페이트(sucralfate)

(1) 작용기전과 적응증

궤양 표면의 분화구에 부착하는 복합체를 형성하여 위산, 펩신, 담즙산과 같은 궤양 악화요인으로부터 상처를 보호한다. 수크랄페이트는 H_2수용체대항제나 양성자펌프억제제처럼 위산 분비를 억제하지 않으며, 위액의 pH도 변화시키지 않는다.

다른 형태의 치료법을 사용할 수 없는 환자의 십이지장궤양 치료에 사용한다. 식사 전 위점막을 보호할 수 있도록 식사 1시간 전의 공복과 취침 전에 복용한다.

(2) 약물 효과

- 더부룩함 완화
- 궤양조직의 치유

(3) 부작용

변비, 설사, 구역, 소화불량, 구강건조 등의 증상이 유발될 수 있는데, 비교적 경미하여 치료를 중단할 필요는 없다.

(4) 상호작용

- 디곡신(digoxin), 테트라사이클린(tetracycline) : 수크랄페이트는 이들 약물의 흡수를 방해할 수 있으므로 수크랄페이트를 복용하기 2시간 전에 이들 약물을 투여한다.

6. 위장관운동촉진제

위장관운동촉진제(prokinetic drug)는 위장운동을 자극하는 약물로, 하부식도조임근의 압력을 증가시키고 위의 수축을 증가시키며 날문을 이완시킨다. 위장의 연동운동을 활성화시켜 위의 배출과 장의 통과속도를 증가시키는데, 그 밖에도 뇌의 화학수용체방아쇠영역(CTZ)에서 도파민수용체를 차단하여 구토를 억제하며, 고용량에서는 세로토닌 작용을 억제한다.

1) 메토클로프라마이드(metoclopramide)

(1) 적응증

메토클로프라마이드는 위식도역류병 및 당뇨병성 장마비 증상을 개선하며, 상부 위장관의 영상학적 검사 후 조영제 배출을 자극하는 데 사용한다. 항암화학요법 환자의 항구토제로서 투여하기도 한다.

안전경고

메토클로프라마이드는 뇌전증 환자 또는 페노싸이아진 계열 등의 약물을 투여받는 환자에게 사용하지 않아야 한다. 약 500명 중 1명의 환자에게서 안절부절못함, 불수의운동, 얼굴 찡그림, 안구위기 등의 추체외로증상이 나타날 수 있으며, 특히 아동과 젊은 성인이 매우 취약하다. 또한 위장천공 및 장폐색 환자, 출혈 증상의 환자에게 투여하지 않아야 한다. 당뇨병 환자인 경우에는 음식의 흡수장애가 생기므로 저혈당증에 대한 빈번한 모니터링이 필요하다.

(2) 약물 효과

- 속쓰림 빈도 감소
- 더부룩함 완화
- 궤양조직의 치유

(3) 부작용

졸음, 피로, 무력감, 현기증, 구역 등의 비교적 경미한 증상이 나타날 수 있다. 안절부절못함, 불수의운동, 얼굴 찡그림, 안구위기 등의 추체외로증상이 나타나면 환자의 안전을 위한 조치를 취하고 의사에게 보고한다.

(4) 상호작용

- 항히스타민제, 진통제, 페노싸이아진 계열, 진정 · 수면제, 알코올 : 이들 약물은 메토클로프라마이드의 진정작용을 증가시킨다. 환자의 진정상태를 확인하여 필요하면 메토클로프라마이드의 복용량을 줄인다.
- 아트로핀(atropine), 벤즈트로핀(benztropine), 디사이클로민(dicyclomine) 등의 항콜린제, 항히스타민제, 메페리딘(meperidine), 옥시코돈(oxycodone), 모르핀(morphine) 등의 아편유사작용제 : 이들 약물은 메토클로프라마이드의 치료 효과를 감소시킨다.
- 디곡신(digoxin), 레보도파(levodopa) : 메토클로프라마이드는 이들 약물의 효과를 감소시킨다.

위장관질환 환자를 위한 간호중재

사정

- **영양상태** : 환자의 신체적 특징과 식습관을 조사하여 식이요법 관련 영양문제를 파악한다. 특정 음식에 대한 알레르기, 영양보충제 섭취 유무, 패스트푸드의 섭취빈도 등을 평가한다.
- **식도와 위장 상태** : 소화불량, 속쓰림, 배탈, 구역, 트림 등에 대한 설명을 요청한다.
- **통증과 불편함** : 통증이나 불편함의 시작, 시간, 위치, 특징 등의 설명을 요청한다.
- **활동량과 운동** : 무거운 물건 들기 또는 구부리는 자세 등 복압을 높이는 작업이나 활동에 대해 구체적으로 파악한다.
- **현병력과 과거력** : 궤양, 담낭질환, 간질환, 황달, 과민대장 증상 등의 병력을 확인한다. 내변의 색, 배변습관 등에 대해 질문한다.
- **약물복용 내역** : 처방 약물의 복용주기와 제산제를 얼마나 자주 복용했는지 등에 대해 확인한다.
- **흡연** : 흡연의 빈도와 금연을 시도한 적이 있는지 확인한다.

수행

- 제산제 처방은 식전 1시간 또는 식후 2~3시간 및 취침시간에 이루어지며 필요에 따라 약물투여량 조절을 논의한다.
- 위식도역류병이나 소화궤양 치료 시에는 약물 상호작용을 피하기 위해 제산제 투여 1시간 전 또는 2시간 후에 투여하도록 계획한다.
- 변화된 식이요법은 식사량 조절뿐만 아니라 시간 조절도 필요하며, 특정 음식에 대한 섭취 제한도 필요하다.

교육

- **영양** : 위가 과도하게 팽창되지 않도록 소량의 식사를 자주 섭취하도록 한다. 위식도역류병 환자의 경우 커피, 차, 탄산음료 등 기호음료의 섭취를 제한한다. 위산 분비를 억제하기 위해 늦은 저녁 식사나 야식은 피한다. 상태를 악화시키는 음식을 제한하고, 수분 섭취는 식사시간 사이에 하도록 한다.
- **통증과 더부룩함** : 통증의 발생시간과 유지 정도를 기록하고, 식사 후 바로 눕지 않도록 교육한다.
- **약물 투여** : 처방된 약물의 복용시간을 일정하게 유지하고, 점막을 자극하는 비스테로이드소염제의 복용을 피하게 한다.

08

Section 03 위장장애에 사용하는 약물

1 구역과 구토

1. 구역와 구토의 정의와 원인

구역(메스꺼움, nausea)은 간헐적으로 토하고 싶은 욕구를 동반하는 복부불편감을 말하고, **구토**(emesis, vomiting)는 위 내용물이 식도를 거쳐 입 밖으로 강제로 배출되는 현상을 말한다. 구토가 동반되지 않는 구역이 발생할 수 있으며, 구역이 없는 상태에서 갑자기 구토가 일어날 수도 있다.

구역과 구토는 다양한 질환에서 흔히 나타나는 증상이며 이 자체만으로 원인 질환을 진단하기는 어렵다. 구역과 구토가 발생하는 원인은 매우 다양하다(표 8-4).

표 8-4 구역과 구토의 원인

- 감염
- 소화기질환(위염, 간질환, 담낭질환, 췌장질환 등)
- 멀미
- 약물 부작용(약물치료 과정에서 구역과 구토는 흔한 부작용)
- 수술(복부, 외이나 내이, 고환하강 수술)
- 감정적 기복이나 정신질환
- 임신
- 통증 또는 불쾌한 장면이나 냄새

2. 구토의 발생기전

대뇌의 숨뇌에 있는 구토중추로 연결되는 신경은 주로 미주신경과 내장신경을 경유한다. 인두, 위, 소장 등에 있는 말단의 감각수용체가 활성화되면 구토 유발 신호를 구토중추로 전달한다. 구토중추는 대뇌피질, 내이의 안뜰기관, 혈액에 의해서도 자극받는데, 이 구토 자극은 화학수용체방아쇠영역(chemoreceptor trigger zone, CTZ)으로 전달된 후 구토중추를 활성화시켜 구토를 유발한다. 대뇌피질은 구토중추를 자극하거나 억제할 수도 있으며, 구토를 자극하는 것은 조건화된 반응 또는 불쾌한 광경을 마주하거나 냄새를 맡는 것에 반응하여 일어나기도 하는 만큼 심리적 요인이 구토에 중요한 역할을 한다(그림 8-5).

구토중추가 활성화되면 신경자극신호가 호흡중추로 선날된다. 구토반사는 복압을 증가시키는 깊은 들숨으로 시작되며, 복부근육의 수축은 상승된 복압을 더욱 상승시킨다. 물렁입천장이 열리고 후두(덮)개가 닫히면서 토사물이 폐로 흡인되는 것을 방지하면서, 날문조임근의 수축과 함께 들문조임근과 식도의 이완으로 위 내용물이 토사물로서 배출된다. 토사물 배출을 위해 침 분비가 증가하고 창백, 발한, 빈맥 등의 자율신경증상이 함께 나타나는데, 이것은 구토와 동시에 추가적인 불편함을 초래한다.

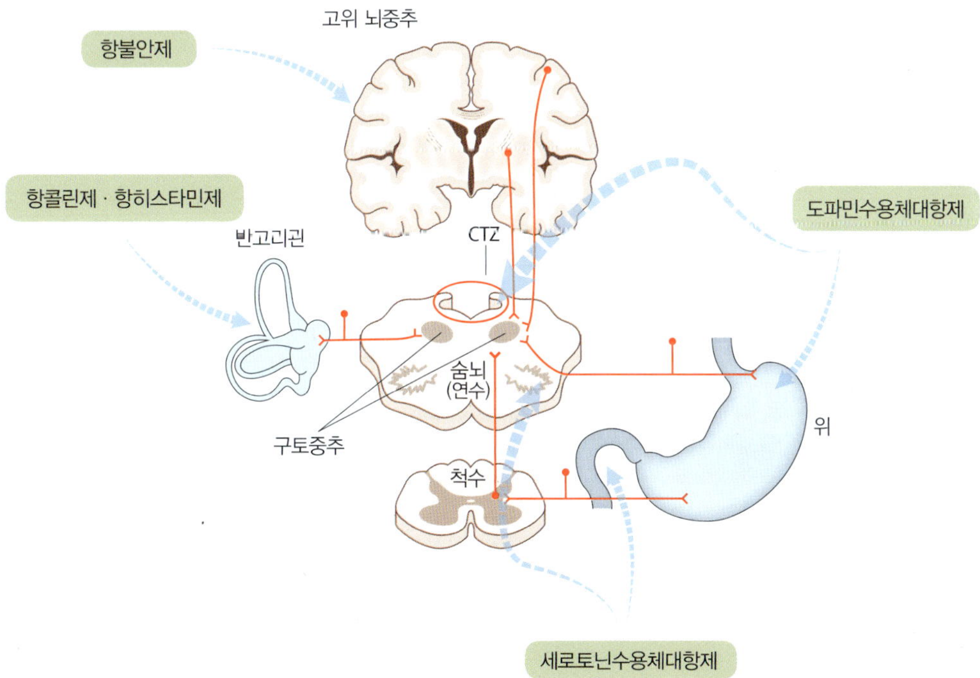

그림 8-5 구토의 발생기전과 항구토제의 작용부위

2 항구토제

구토가 계속되면 삶의 질에 영향을 미칠 뿐만 아니라 탈수, 심한 대사불균형, 영양 고갈 등을 일으킬 수 있으므로 구토를 적절하게 억제하는 약물인 **항구토제**(antiemetic)를 사용하여 조절해야 한다. 구토제는 주로 구토를 유발하는 신경전달물질의 작용을 억제하여 구토를 억제한다.

약리작용에 따라 도파민수용체대항제, 세로토닌수용체대항제, 항콜린제, 항히스타민제, 뉴로키닌수용체대항제 등으로 분류된다.

1. 도파민수용체대항제

도파민수용체대항제(dopamine receptor antagonist)는 상부 소화관 및 화학수용체방아쇠영역(CTZ)의 도파민수용체에 작용하여 구토를 유발하는 도파민의 작용을 차단하며 소화관의 운동기능을 조절한다. 뇌의 다른 영역에 존재하는 도파민수용체도 차단되어 파킨슨 증상, 지연운동, 근육긴장이상 등의 증상이 나타날 수 있다.

(1) 대표적인 약물

페노싸이아진(phenothiazine) **계열**, **부티로페논**(butyrophenone) **계열**, **아미설프라이드**(amisulpride), **올란자핀**(olanzapine), **메토클로프라마이드**(metoclopramide) 등이 있다(표 8-5).

표 8-5 항구토제로 사용되는 도파민수용체대항제의 종류와 특징

분류	약물명	특징
페노싸이아진 계열	프로클로르페라진 (prochlorperazine)	• 마취와 수술, 방사선치료, 항암화학요법 관련 경증~중등도 구역과 구토에 사용
	프로메타진 (promethazine)	
부티로페논 계열	할로페리돌 (haloperidol)	• 수술과 항암화학요법에서 항구토제로 아주 드물게 사용 • 페노싸이아진 계열에 비해 저혈압 유발은 적지만 진정작용이 강함
	트라이메토벤즈아마이드 (trimethobenzamide)	

표 8-5 항구토제로 사용되는 도파민수용체대항제의 종류와 특징 (계속)

분류	약물명	특징
기타	아미설프라이드 (amisulpride)	• 단독 사용 또는 다른 항구토제와 병용하여 수술 후 구역과 구토의 예방 및 치료
	올란자핀 (olanzapine)	• 세로토닌수용체대항제, 뉴로키닌수용체대항제, 덱사메타손과 병용하면 항암화학요법 후 구역과 구토의 예방과 치료에 효과적 • 비정형(제2세대) 항정신병약물로서 조현병과 양극성장애 치료에 사용
	메토클로프라마이드 (metoclopramide)	• 중추신경계통에 있는 수용체뿐만 아니라 위장관의 수용체에도 대항작용이 있어 소화기종양, 위염, 소화궤양, 방사선병, 장마비, 편두통 등과 연관된 구역과 구토에 사용 • 고용량으로 사용하면 추체외로증상이 자주 동반됨 • 멀미에는 효과가 없음

안전경고

아미설프라이드는 정맥주사 시 QT간격이 연장되므로 부정맥이나 심장전도장애, 전해질이상(저칼륨혈증이나 저마그네슘혈증) 환자는 투여 전 전해질 수준을 확인해야 한다.

(2) 약물 효과

- 구역과 구토 완화

(3) 부작용

흔히 두통과 어지러움이 나타날 수 있고, 유방통증, 월경불순, 구강건조, 추체외로증상 등이 유발될 수도 있다.

(4) 상호작용

- 레보도파(levodopa) : 이 약물은 아미설프라이드의 치료 효과를 감소시키므로 병용은 피한다.
- 온단세트론(ondansetron) : 이 약물은 아미설프라이드의 QT간격을 연장시키므로 병용은 피한다.

2. 세로토닌수용체대항제

세로토닌수용체대항제(serotonin receptor antagonist)는 말초에서는 내장의 신경말단에서, 중추에서는 숨뇌의 화학수용체방아쇠영역(CTZ)에서 세로토닌(5-HT_3)수용체에 작용하여 구토를 유발하는 세로토닌의 작용을 차단한다. 작용지속시간이 길어 특히 항암화학요법, 방사선치료 후 구역과 구토에 사용된다. 수술 후 구역과 구토에도 유용하다.

(1) 대표적인 약물

그라니세트론(granisetron), **온단세트론**(ondansetron), **팔로노세트론**(palonosetron) 등이 있다(표 8-6). 세로토닌수용체대항제는 도파민수용체를 차단하지 않거나 최소화하므로 환자에게 추체외로증상이 거의 나타나지 않는다는 장점이 있다.

표 8-6 항구토제로 사용되는 세로토닌수용체대항제의 종류와 특징

약물명	특징
그라니세트론(granisetron)	• 항암화학요법, 방사선치료 후 구역과 구토에 사용
온단세트론(ondansetron)	• 항암화학요법, 방사선치료 후 구역과 구토에 사용 • 수술 후 구역과 구토에 사용
팔로노세트론(palonosetron)	• 항암화학요법 후 구역과 구토에 사용 • 수술 후 구역과 구토에 사용

(2) 약물 효과

- 구역과 구토 완화

(3) 부작용

두통, 진정작용, 설사, 변비 등이 매우 경미한 수준으로 발생한다. 심각한 부작용으로 치명적인 부정맥을 유발하는 QT간격 연장이 나타날 수 있다. 온단세트론의 경우 QT간격 연장이 자주 보고되어 정맥투여 용량을 하루 최대 16mg로 제한한다.

(4) 상호작용

- 아포모르핀(apomorphine) : 이 약물을 세로토닌수용체대항제와 병용하면 심각한 저혈압과 의식상실이 유발된다.

(3) 부작용

가장 흔한 부작용은 과도한 장 자극으로 인해 발생하는 복부경련과 설사이며, 가스를 동반한 복부 불편감이나 구역이 나타날 수 있다. 심각한 부작용으로 복부압통, 통증, 출혈, 구토, 설사, 복부팽창 등의 장폐색 증상이 유발되기도 한다.

(4) 상호작용

- **제산제, 시메티딘**(cimetidine), **파모티딘**(famotidine), **니자티딘**(nizatidine), **우유** : 이들 약물이나 음식을 비사코딜을 함께 투여하면 장용성 코팅이 조기에 용해되어 구역, 구토 및 경련을 유발할 수 있다.
- **살리실산염**(salicylate), **나이트로퓨란토인**(nitrofurantoin), **디곡신**(digoxin) : 차전자가 함유된 약물과 동시에 투여하면 이들 약물의 흡수를 방해할 수 있다.
- **도큐세이트**(docusate)**와 미네랄오일**(mineral oil) : 대변연화제인 도큐세이트가 윤활완하제인 미네랄오일의 흡수를 향상시키므로 병용투여는 권장되지 않는다.

3 지사제

지사제(antidiarrheal)는 감염, 소화기장애 등 다양한 원인으로 발생하는 설사 증상을 완화시키는 약물로, 크게 국소작용 약물과 전신작용 약물의 두 종류로 분류할 수 있다.

① **국소작용 약물** : 위장관으로 수분 분비를 억제하여 설사를 멈추게 하는 작용을 한다. 항균 효과가 있어 설사를 유발하는 세균이나 바이러스를 흡착하는 작용도 한다.

② **전신작용 약물** : 자율신경계통을 통해 작용하여 위장관의 연동운동과 운동성을 감소시켜 점막이 영양소, 물, 전해질을 흡수할 수 있게 함으로써 대장에 대변이 형성되게 한다. 전신작용 약물은 더 많은 부작용이 발생할 수 있으며, 위장관에 독성을 나타내는 세균이나 오염물질 등으로 인한 설사 치료에는 사용하지 않아야 한다.

지사제의 성분은 안전하여 대부분 일반의약품으로 이용 가능하지만, 사용을 결정할 때는 신중해야 한다. 지사제의 사용 조건은 **표 8-10**과 같다.

표 8–10 지사제의 일반적인 사용 조건

- **설사가 갑자기 시작되어 2~3일 이상 지속되며 심각한 체액 및 수분 손실을 초래하는 경우** : 아동과 노인은 급격한 탈수와 전해질 불균형에 더 취약하므로 지사제 치료를 일찍 시작해야 한다.
- **염증성 장질환 환자가 설사를 하는 경우** : 신속한 치료는 무기력하게 하는 설사 과정을 단축시키고 환자가 빨리 정상적인 생활을 할 수 있도록 한다.
- **위장수술 후 환자에게 설사가 발생하는 경우** : 체액과 전해질의 적절한 흡수를 위해 지사제 치료가 장기간 필요할 수 있다.
- **설사의 원인이 확인되어 지사제 치료가 적합하다고 의사가 판단한 경우** : 설사는 대부분의 경우 자연적으로 낫기 때문에 치료가 필요하지 않을 수도 있다.

(1) 대표적인 약물

지사제에는 **표 8–11**과 같은 약물이 있다.

표 8–11 지사제의 종류와 특징

분류	약물명	특징
국소작용	비스무트 차살리실산염 (bismuth subsalicylate)	• 위장관에서 비스무트와 차살리실산염으로 해리됨 • 비스무트는 세균이나 바이러스 등 병원체에 대해 항균작용을 함 • 살리실산염은 위장관으로의 체액 분비를 막음
	프로바이오틱 제제(*Lactobacillus acidophilus, Lactobacillus bulgaricus*)	• 만성 설사 치료를 위해 위장관 세균무리의 재집락화에 사용 • 급성 설사에는 사용
전신작용	로페라마이드(loperamide)	• 연동운동을 억제 • 급성, 비특이적 설사에 사용되며 회장 장루로 인한 분비물 양을 감소시키는 데 사용

(2) 약물 효과

- 설사로 인한 불편함과 무력감에서 해방

(3) 부작용

국소작용 약물은 부작용이 거의 없으나 과도하게 사용할 경우 복부팽만, 구역, 변비 등을 유발할 수 있다. 비스무트 차질산염은 대변과 혀를 회흑색으로 변색시킬 수 있다. 지사제를 사용함에도 불구하고 설사가 지속되거나 악화되는 경우에는 장에 여전히 독소가 존재함을 의미하므로 의사에게 보고하여 치료받게 한다.

배변장애 환자를 위한 간호중재

사정

- **병력** : 평소 배변패턴과 빈도, 농도, 냄새, 색상 및 최근 발생한 하루 배변 횟수의 변화에 대한 병력을 수집한다. 설사나 변비의 시작 시기, 여행이나 스트레스 등과 관련이 있는지 확인한다.
- **약물복용 내역** : 환자가 복용하는 일반의약품과 건강보조제 및 질병으로 처방받은 약물을 확인한다.
- **활동과 운동** : 일일 활동수준과 운동에 대해 확인한다.
- **영양** : 평소 식습관을 파악하기 위한 질문을 한다. 지난 24시간 동안 무엇을 먹었는지 설명을 요청한다.
- **신체사정** : 활력징후, 신장, 체중을 측정하고 기록한다. 장음을 평가하고 복부의 크기와 모양을 관찰한다. 팽창, 복수 또는 종괴 징후가 있는지 확인한다. 탈수 징후를 사정하고 기록한다.

수행

- 의사가 처방한 대로 경구 또는 비경구 용액으로 수분 공급을 유지한다.
- 장음을 평가하고 장음이 들리지 않으면 즉시 의사에게 보고한다.
- 의료기관의 절차에 따라 처방된 관장을 한다(변비의 장기간 치료에는 사용되지 않음).
- 섬유질이 풍부한 음식과 적절한 수분 섭취 등 영양적 중재를 시작한다.
- 처방된 완하제나 대변연화제를 투여하고, 효과와 부작용을 모니터한다.
- 항문 주위의 피부손상을 예방하기 위한 위생조치를 한다.
- 활력징후, 일일 체중 및 대변 배양을 모니터하고 변비 또는 설사의 근본 원인에 적합한 집중 사정을 수행한다.

교육

- **영양** : 환자와 보호자가 처방된 식이요법과 수분 섭취량의 모든 측면을 이해하고 있는지 확인한다. 수분 공급을 유지하고 변비를 완화하기 위해 섬유질이 많은 음식과 적절한 수분 섭취를 강조한다.
- **활동과 운동** : 규칙적인 운동을 권장한다.
- **약물투여** : 규칙적인 완하제 사용의 결과와 식단, 운동, 충분한 수분 섭취를 통한 변비 관리의 이점에 대해 설명한다. 통증조절을 위해 아편유사제를 정기적으로 사용하는 암환자의 경우, 아편유사제가 변비를 유발하기 때문에 대변연화제의 복용을 시작하고 지속해야 함을 교육한다.
- **건강상태 유지** : 분변-경구감염은 설사를 유발할 수 있다. 적절한 손씻기, 화장실, 침대용 변기 또는 변기의 청소방법 및 소독방법을 교육한다. 완하제나 지사제의 신중한 사용을 위해 약물명, 용량, 투여 경로 및 시간, 부작용에 대한 협조와 이해를 구한다.

08

08 확인문제

01. 위벽세포에서 위산의 분비를 촉진하는 물질이 아닌 것은?

① 가스트린 ② 히스타민 ③ 아세틸콜린 ④ 콜레시스토키닌

02. 소화궤양의 원인 중 점막공격인자를 보기에서 모두 고르시오.

가. 점막 저항	나. 가스트린 분비
다. 미주신경 항진	라. 위산과 펩신 분비

① 가, 나, 다 ② 가, 다, 라
③ 나, 다, 라 ④ 가, 나, 다, 라

03. 소화궤양 치료제의 분류와 종류가 올바르게 짝지어진 것은?

가. 점막보호제 – 오메프라졸
나. H_2수용체대항제 – 시메티딘
다. 양성자펌프억제제 – 수크랄페이트
라. 프로스타글랜딘 유사제 – 미소프로스톨

① 가, 나 ② 다, 라 ③ 나, 다 ④ 나, 라

04. 위나선균의 제균요법에 사용되는 약물이 아닌 것은?

① 아목시실린 ② 메트로니다졸
③ 프레드니솔론 ④ 양성자펌프억제제

05. 메토클로프라마이드를 처방하는 소화기증상은?

① 궤양대장염 ② 과민대장증후군
③ 위장관의 과운동 ④ 항암화학요법으로 인한 구토

06. 다음 설명에서 괄호 안에 들어갈 단어를 넣으시오.

> ((1))은/는 간헐적으로 토하고 싶은 욕구를 동반하는 복부불편감을 말하고, ((2))은/는 위 내용물이 식도를 거쳐 입 밖으로 강제로 배출되는 현상을 말한다. 항구토제는 약리작용에 따라 ((3))수용체대항제, ((4))수용체대항제, 항콜린제, 항히스타민제, ((5))수용체대항제 등으로 분류된다.

정답 01 ④, 02 ③, 03 ④, 04 ③, 05 ④, 06 (1) 구역 (2) 구토 (3) 도파민 (4) 세로토닌 (5) 뉴로키닌 ((3)~(5)의 순서는 상관없음)

Basic Pharmacology

CHAPTER 09

내분비계통 약물

학습목표

1. 당뇨병을 정의하고 분류와 특징을 설명할 수 있다.
2. 항당뇨병제의 작용부위를 설명하고 약물의 종류를 열거할 수 있다.
3. 갑상샘질환의 분류하고 증상을 설명할 수 있다.
4. 갑상샘호르몬제와 항갑상샘제의 종류를 열거할 수 있다.
5. 부신피질호르몬제의 작용기전과 적응증을 설명할 수 있다.
6. 성호르몬제의 작용기전과 적응증을 설명할 수 있다.

주요용어

- 혈당(blood glucose)
- 인슐린(insulin)
- 글루카곤(glucagon)
- 당뇨병(diabetes mellitus)
- 인슐린저항성(insulin resistance)
- 항당뇨병제(antidiabetic drug)
- 갑상샘(thyroid gland)
- 하시모토병(Hashimoto disease)
- 크레틴병(cretinism)
- 점액부종(myxedema)
- 갑상샘저하증(hypothyroidism)
- 갑상샘항진증(hyperthyroidism)
- 항갑상샘제(antithyroid drug)
- 부신피질호르몬(adrenocortical hormone, corticoid)
- 무기질부신피질호르몬(미네랄코티코이드, mineralocorticoid)
- 당질부신피질호르몬(글루코코티코이드, glucocorticoid)
- 부신피질호르몬제(corticosteroid)
- 에스트로젠(estrogen)
- 황체호르몬(프로제스테론, progesterone)
- 안드로젠(androgen)
- 테스토스테론(testosterone)

Section 01 내분비계통의 개요

1. 내분비기관

내분비계통은 신경계통과 함께 생체의 항상성을 조절하는 계통이다. 신경계통에서는 신경세포가 흥분되면 신경전달물질이 방출되어 다양한 세포기능의 조절에 관여하며 국소적인 작용을 하지만, 내분비계통에서는 생체의 요구에 따라 내분비세포에서 **호르몬**(hormone)이 분비되어 다양한 세포기능의 조절에 관여한다.

호르몬을 분비하는 기관을 내분비기관 또는 내분비샘이라고 하며, **시상하부**, **뇌하수체**, **갑상샘**, **부갑상샘**, **췌장**(이자), **부신**, **생식샘**, **솔방울샘**(송과체) 등이 있다(그림 9-1).

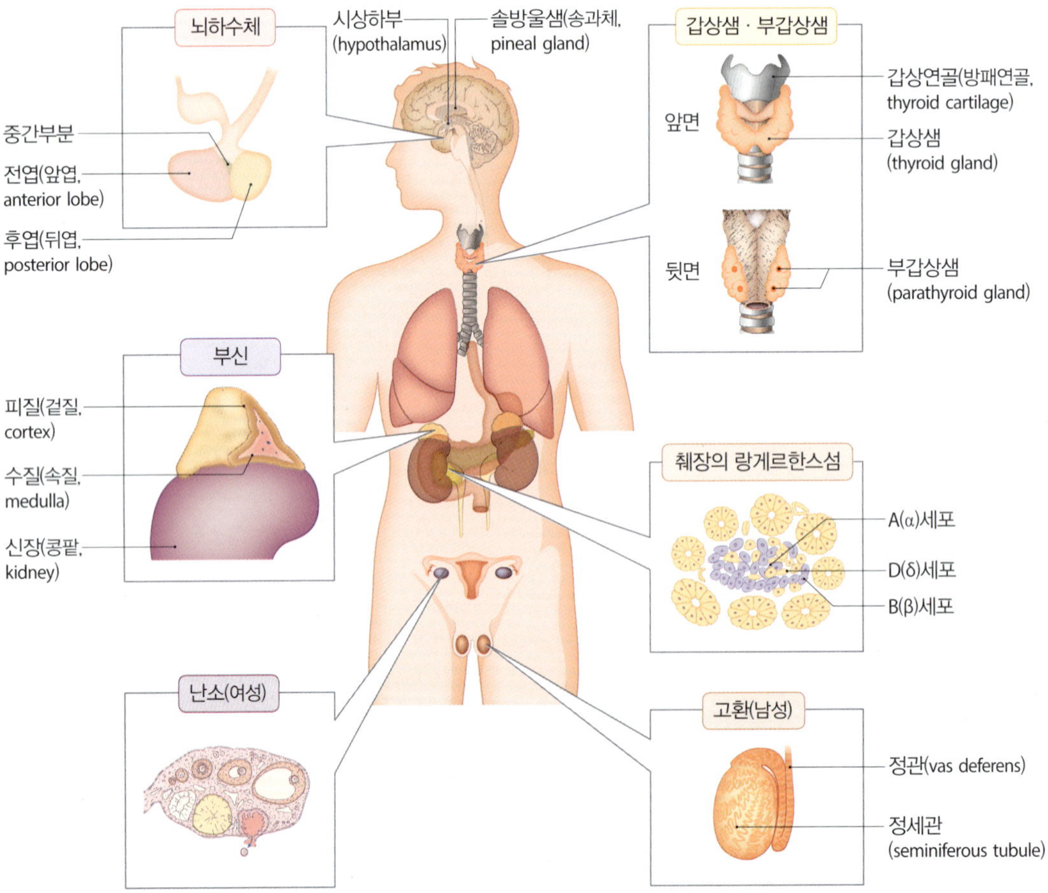

그림 9-1 내분비기관

2. 호르몬

내분비기관에서 생산된 호르몬은 자극을 통해 분비된다. 분비된 호르몬은 표적세포에서 생리작용을 발휘하는데, 표적이 되는 세포에는 호르몬에 특이적인 결합단백질 수용체가 존재한다. 수용체에 호르몬이 결합하는 것이 생리작용을 일으키는 최초의 단계이며, 수용체 결합 후에는 세포 내에서 신호의 활성화가 일어나 생리작용으로 이어진다.

또한 호르몬은 생체 안팎의 다양한 변화에 적응하여 항상성을 유지할 수 있도록 여러 가지 기능을 한다(표 9-1).

표 9-1 호르몬의 기능

대사조절	• 당질대사, 지질대사, 단백질대사, 전해질대사 등 대사의 항상성 유지는 생체의 기능 유지에 중요 • 대사조절은 호르몬에 의한 조절로 균형 있게 기능함
스트레스 적응	• 외부로부터의 급격한 스트레스에 적응하는 생체반응을 일으키기 위해서 스트레스에 의해 분비가 촉진되는 호르몬이 존재 • 그 예로 부신피질호르몬이 있음
적응 반응	• 환경변화로 발생하는 스트레스 환경에 적응하도록 생리변화를 촉진하는 작용을 함
개체의 발달과 성장	• 태생기부터 성숙한 개체로 성장할 때까지 성장과 발달과정에 중요한 역할을 함
종의 유지와 번식	• 생식기능에 깊이 관여하며 종의 유지와 번식에 중요한 역할을 함
섭식과 음수행동	• 섭식이나 음수행동도 뇌 내에서 호르몬이 작용하여 이루어짐

Section 02 당뇨병에 사용하는 약물

1 당뇨병

1. 당뇨병의 정의와 분류

1) 당뇨병의 정의

인체가 사용하는 가장 기본적인 에너지원은 포도당(glucose)으로, 혈액 속에 존재하는 포도당을 **혈당**(blood glucose)이라고 한다. 혈당은 췌장의 베타세포에서 만들어지는 인슐린(insulin)과 알파세포에서 만들어지는 글루카곤(glucagon)의 두 호르몬에 의해 일정한 수준으로 유지된다. 혈당이 기준치 이하로 내려가면 간에서 당원(glycogen)을 포도당으로 분해하거나 탄수화물이 아닌 물질에서 포도당을 합성하여 혈당을 증가시키는 역할을 한다. 혈당이 정상적으로 조절되지 못해 높은 경우 당뇨병으로 진단한다.

당뇨병(diabetes mellitus)은 인슐린 작용의 부족에 의한 만성 고혈당을 주요 특징으로 하며, 각종 특징적인 대사이상을 동반하는 질환군이다. 즉, 혈중 포도당 농도가 높은 상태로 오래 지속되는 상태를 말하며 눈, 신장, 신경, 혈관 등에 중대한 변화를 일으키는데, 이는 인슐린의 작용이 잘 이루어지지 않기 때문이다. 인슐린이 제대로 작용하지 않는 기전에는 주로 2가지가 있다. 하나는 인슐린 그 자체의 양이 부족한 경우이고, 다른 하나는 인슐린의 양은 충분해도 인슐린을 받아들이는 세포가 제대로 반응하지 못하는 경우이며 이를 **인슐린저항성**(insulin resistance)이라고 한다.

2) 당뇨병의 분류

당뇨병은 1형(인슐린 의존형), 2형(인슐린 비의존형), 유전자이상이나 다른 분명한 원인(예를 들어 부신피질호르몬의 과잉투여)이 있는 것, 임신성의 4가지로 나눌 수 있는데, 1형과 2형 당뇨병은 원인이 불분명하고 또 심각한 합병증을 일으키는 등의 이유 때문에 의학이나 의료에서 중요도가 높다. 그중에서도 2형 당뇨병은 생활습관병의 대표적인 질환 중 하나이며, 환자가 많다는 점에서도 현대사회에서 매우 중요하다.

1형 당뇨병은 인슐린을 분비하는 췌장의 베타세포가 파괴되어 발생하며, 인슐린을 분비하지 못하므로 인슐린 주사에 의해서만 혈당조절이 가능하다. 주로 소아나 청소년기에 발병한다. 2형 당뇨병은 인슐린이 분비되기는 하지만 그 양이 충분하지 않거나 분비되는 인슐린이 정상적으로 사용되지 못해서 발생한다. 전체 당뇨병의 90%를 차지하며 경구용과 주사용 혈당강하제, 인슐린 주사가 사용된다(표 9-2).

표 9-2 당뇨병의 분류와 특징

	1형 당뇨병	2형 당뇨병
원인	① 바이러스 감염 ② 자가면역 이상	① 비만, 과다영양 ② 정신적 스트레스 ③ 운동부족 ④ 유전적 요인
발병연령	20세 이하에 많음	40세 이상에 많음
당뇨병 전체에 대한 비율	10%	90%
증상 발현	급성 및 아급성	완만
대사산증	자주 발생	드물게 발생
체격	야윈 형에 많음	비만형에 많음
혈중 인슐린 수치	감소	일정하지 않음
치료법	① 인슐린주사 ② 식사요법	① 식사, 운동요법 ② 경구딩뇨병세 ③ 인슐린주사

3) 당뇨병의 합병증

당뇨병에 의한 합병증에는 급성과 만성이 있다. **급성 합병증**에는 저혈당증(glycopenia)이나 케토산증(ketoacidosis)에 의한 혼수 등이 있고, 생명과 직결된 병태가 급격하게 발생하기도 한다. 한편, **만성 합병증**에서는 혈관이 중점적으로 손상된다. 이는 고혈당이 지속되면서 혈관의 단백질에 포도당이 결합하여 화학구조가 변하는 것이 큰 원인 중 하나이다. 작은 혈관이 손상되면 망막병증(retinopathy), 신(장)병증(nephropathy), 신경장애 등을 합병하고(이를 미세혈관장애라고 함), 큰 혈관이 손상되면 심혈관질환, 뇌혈관질환, 말초혈관질환 등을 합병한다(이를 대혈관장애라고 함)(그림 9-2).

이러한 합병증 때문에 당뇨병 환자의 사망 시 평균연령은 일반인의 평균수명을 8~10세 밑돈다. 다만, 40년 정도 전에는 10~13세나 밑돌았던 점을 감안하면 최근 예방과 치료 방법의 발전으로 많이 개선되었다고 할 수 있다.

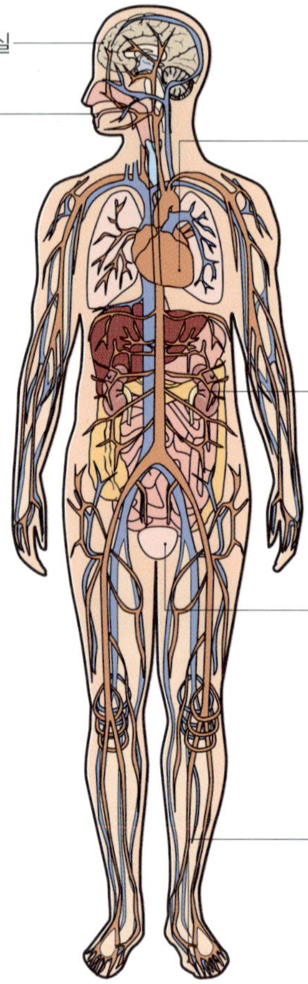

그림 9-2 당뇨병의 합병증

2. 당뇨병의 치료

현재까지 당뇨병의 완치방법은 찾지 못했으며 최소한의 치료 목표는 케토산증과 고혈당으로 초래되는 증상을 예방하는 것이다. 장기 목표로서 합병증 진행을 막아야 한다. 당뇨병 치료가 성공하려면 균형 잡힌 식단, 인슐린이나 경구용 혈당강하제 요법, 규칙적인 운동과 양호한 위생 실천 등이 중요하다.

1형 당뇨병 환자의 경우에는 췌장의 인슐린 생산과 분비능력이 상실된 상태이므로, 인슐린 주사와 식이조절이 필수이다. 모든 당뇨병 환자는 개인위생, 특히 발과 피부, 치아 관리 등이 중요한데, 감염은 흔히 케토산증을 유발하는 원인이 되기 때문이다. 또한 미세혈관과 대혈관의 합병증을 예방하기 위해 동반질환 역시 적극적으로 치료해야 하며(표 9-3), 금연, 이상지질혈증 치료, 혈압조절, 항혈소판제 사용, 인플루엔자와 폐렴구균 예방접종 등이 필요하다.

표 9-3 당뇨병과 동반질환의 치료 목표

질환	지표	치료 목표*
당뇨병	혈색소A_{1C}	6.5% 이하
	공복 혈당치	126mg/dL 이하
	식후 2시간 혈당치	200mg/dL 이하
고혈압	혈압	140/90mmHg 이하
이상지질혈증	총콜레스테롤	200mg/dL 이하
	LDL콜레스테롤	130mg/dL 이하
	HDL콜레스테롤	40mg/dL 이상
	중성지방	150mg/dL 이하
비만	체중 감소	25kg/m^2 미만

* 미국당뇨병협회(ADA)의 권장사항

2 항당뇨병제

항당뇨병제(antidiabetic drug)는 당뇨병 환자의 혈당 조절을 위해 사용하는 약물이다. 1형 당뇨병의 경우에는 췌장의 랑게르한스섬 베타세포에서 인슐린이 분비되지 않기 때문에 주로 인슐린 주사제를 사용하고, 2형 당뇨병의 경우에는 인슐린의 분비를 촉진하거나 감수성을 개선하고 포도당 흡수를 조절하는 등 다양한 작용을 가진 약물을 사용한다(그림 9-3).

각종 항당뇨병제의 생리적 효과는 표 9-4와 같다.

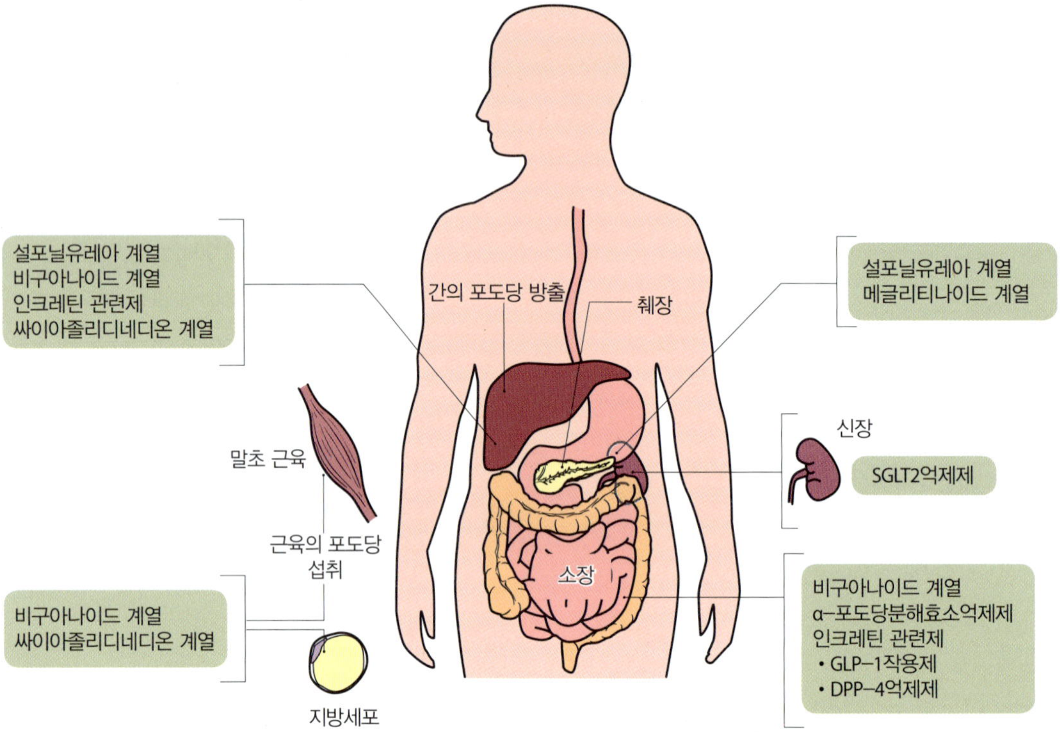

그림 9-3 항당뇨병제의 작용부위

표 9-4 각종 항당뇨병제의 생리적 효과

약물명	제형	인슐린 분비	공복혈당치 감소	혈색소A_{1C} 수치 저하	체중 증가
인슐린(insulin)	주사용	감소	현저	현저	있음
비구아나이드(biguanide) 계열	경구용	변화 없음	53mg/dL	1~2%	경미
설포닐유레아(sulfonylurea) 계열	경구용	증가	40~60mg/dL	1~2%	있음
메글리티나이드(meglitinide) 계열	경구용	증가	30mg/dL	1.1%	있음
싸이아졸리딘디온(thiazolidinedione) 계열	경구용	변화 없음	25~55mg/dL	0.5~1.4%	있음
α-포도당분해효소억제제 (alpha-glucosidase inhibitor)	경구용	변화 없음	20~30mg/dL	0.5~0.8%	없음
SGLT2억제제 (sodium-glucose cotransporter 2 inhibitor)	경구용	감소	-	0.7~1%	없음
GLP-1작용제 (glucagon-like peptide-1 agonist)	주사용	증가	-	1.0~1.5%	없음
DPP-4억제제 (dipeptidyl peptidase-4 inhibitor)	경구용	증가	-	0.5~0.8%	없음

1. 인슐린

인슐린(insulin)은 췌장의 베타세포에서 생산되는 호르몬으로, 대사과정에서 핵심적인 조절인자의 역할을 한다. 인슐린은 포도당이 뼈대근육 및 심장근육과 지방으로 진입하는 데 필요하며, 단백질과 지질 대사에도 중요한 역할을 한다. 이러한 인슐린의 결핍은 포도당이 세포로 이동하는 속도를 감소시켜 고혈당을 유발한다. 또한 다른 대사반응도 억제되어 단백질의 포도당 전환(포도당신생성), 고지질혈증, 케톤증, 산증 등을 일으킨다.

(1) 대표적인 약물

인슐린은 폴리펩타이드 구조를 가지고 있어 경구로 복용하면 분해되기 때문에 주사로 투여한다. 작용하는 시간에 따라 초속효성, 속효성, 중간형, 장시간형, 혼합형의 5가지 유형으로 분류되며(표 9-5), 피부밑으로 직접 주사하는 방법과 인슐린 펌프로 주입하는 방법이 있다.

표 9-5 인슐린 주사제제의 종류와 특징

분류	약물명	작용발현시간(hr)	지속시간(hr)	특징
초속효성	인슐린 아스파트(insulin aspart)	0.2~0.33	3~5	• 식사 15분~직전에 투여 • 식후 고혈당 억제 목적 등으로 사용
	인슐린 라이스프로(insulin lispro)	0.2~0.33	3~5	
	인슐린 글루리신(insulin glulisine)	0.2~0.33	3~4	
속효성	휴먼 레귤라 인슐린(human regular insulin)	0.5~1	5~10	• 식사 30~60분 전에 투여
중간형	휴먼 NPH 인슐린(human NPH insulin)	1~2	16~28	• 식사 30분 전에 투여
장시간형	인슐린 글라진(insulin glargine)	1.1	24	• 하루 1번 같은 시간에 투여 • 잠자는 동안과 식간의 공복혈당 조절에 도움
	인슐린 디터머(insulin detemir)	1	최대 24	
	인슐린 데글루덱(insulin degludec)	1	최대 42	
혼합형	인슐린 아스파트+프로타민(protamine)	0.2~0.33	18~24	• 식사 15분~직전에 투여 • 두 가지 인슐린의 특성을 모두 갖춤
	인슐린 데글루덱+인슐린 아스파트	0.2~0.33	24 이상	
	인슐린 리스프로+프로타민	0.8~4.8	14~24	
	휴면 NPH+레귤라 인슐린	0.5~1	24	

임상정보

인슐린을 투여 받는 대부분의 환자는 어느 시점에서 저혈당이 발생하며, 그 증상은 환자에 따라 다양하다. 혼동과 졸음이 저혈당의 징후인데, 특히 노인 환자의 경우 느린 행동과 졸음이 노화의 징후로 잘못 해석되어 간과될 수도 있으므로 주의가 필요하다.

(2) 약물 효과

- 공복혈당 수치와 혈색소A_{1C} 수치 모두 감소
- 조절되지 않는 당뇨병과 관련한 장기 합병증 감소

(3) 부작용

대사 관련 부작용으로 고혈당, 저혈당이 유발될 수 있다. 또한 주사부위의 가려움, 발적, 부기와 같은 알레르기반응이 일반적으로 나타나며, 주사부위를 교대하는 것은 피하지방 조직의 위축(atrophy)이나 비대(hypertrophy) 발생을 피하는 데 중요하다.

(4) 상호작용

- 살부타몰(salbutamol), 아스파라기나제(asparaginase), 칼시토닌(calcitonin), 클로자핀(clozapine), 올란자핀(olanzapine), 코티코스테로이드(corticosteroid), 사이클로포스파마이드(cyclophosphamide), 딜티아젬(diltiazem), 이뇨제[싸이아자이드(thiazide) 계열, 퓨로세마이드(furosemide), 부메타나이드(bumetanide)], 도부타민(dobutamine), 에피네프린(epinephrine), 글루카곤(glucagon), 아이소나이아지드(isoniazid), 리튬(lithium), 모르핀(morphine), 나이아신(niacin), 니코틴(nicotine), 경구피임제, 펜타미딘(pentamidine), 페노싸이아진(phenothiazine) 계열, 페니토인(phenytoin), 단백질분해효소억제제, 소마트로핀(somatropin), 갑상샘호르몬(thyroid hormone) : 이들 약물은 당뇨병 및 당뇨병 전기 환자에게서 고혈당을 유발할 수 있으므로 인슐린 투여량 조절이 필요하다.
- 합성대사스테로이드, 안지오텐신전환효소억제제(ACEI), 알코올, 비선택 베타차단제, 칼슘, 클로니딘(clonidine), 플루옥세틴(fluoxetine), 에탄올, 피브레이트(fibrate) 계열, 리튬(lithium), 모노아민산화효소억제제(MAOI), 펜타미딘(pentamidine), 펜톡시필린(pentoxifylline), 피리독신(pyridoxine), 살리실산염(salicylate) 계열, 설폰아마이드(sulfonamide) 계열, 설포닐유레아(sulfonylurea) 계열 : 이들 약물은 당뇨병 환자에게 저혈당을 유발하므로 인슐린 필요량을 줄일 필요가 있다.
- 프로프라놀롤(propranolol), 나돌롤(nadolol), 메토프롤롤(metoprolol) 등의 베타차단제 : 이들 약물은 저혈당 증상을 가릴 수 있으므로 주의해야 한다.

2. 비구아나이드 계열

비구아나이드(biguanide) **계열 항당뇨병제**는 장의 포도당 흡수를 지연시키거나 조직의 당분해를 촉진하여 간에서의 당신생을 억제함으로써 혈당치를 낮추는 작용을 하는 약물이다. 췌장의 랑게르한스섬 베타세포와 상관없이 혈당을 낮춘다.

1) 메트포민(metformin)

(1) 작용기전과 적응증

메트포민은 식이조절과 운동만으로는 고혈당이 조절되지 않는 2형 당뇨병 환자의 혈당을 낮추기 위해 식이조절과 함께 부가적으로 사용하는 약물이다. 인슐린이나 설포닐유레아 계열 약물에서 발생할 수 있는 저혈당을 일으키지 않는 장점이 있다. 또한 다른 경구 항당뇨병제와 병용하여 혈당을 낮출 수 있는데, 이는 병용하는 약물의 작용기전이 서로 다르기 때문이다.

메트포민은 설포닐유레아 계열, 메글리티니드 계열, 인슐린과는 달리 체중증가를 유발하지 않으며 실제로 체중감소를 일으킬 수도 있다. 또한 혈청 중성지방, 총콜레스테롤, LDL콜레스테롤 수치는 약간 감소하고 HDL콜레스테롤 수치는 약간 증가하는 효과도 있다.

안전경고

젖산산증(lactic acidosis)은 메트포민 치료 중 발생할 수 있는 드물지만 생명을 위협하는 합병증이다. 따라서 다음 환자에게는 메트포민 치료를 시작하지 않아야 한다.

- 사구체여과율(GFR)이 30~45mL/min/1.73m^{2}인 경우
- 심부전, 쇼크 또는 패혈증에서처럼 조직의 관류저하가 있는 경우와 대사산증 발생 위험이 있는 경우
- 간질환 소견이 있는 경우(고빌리루빈혈증, AST 및 ALT 수치 상승)
- 방사선 진단을 위한 조영제의 정맥투여가 예정된 경우(조영제는 종종 일시적인 신부전을 유발)

(2) 약물 효과

- 공복혈당 수치와 혈색소A_{1C} 수치의 허용 가능 범위 내에서 감소
- 조절되지 않는 2형 당뇨병과 관련한 장기 합병증 감소

(3) 부작용

구역, 구토, 식욕부진, 복부경련 등의 소화기증상이 나타날 수 있으며 대개는 경미하여 치료를 계속하면 해소되는 경향이 있다. 또한 메트포민을 장기간 투여하면 비타민 B_{12} 결핍이 발생할 수 있다. 심각한 부작용으로 젖산산증이 드물게 유발될 수 있는데 불쾌감, 근육통, 호흡곤란, 저혈압 증상에 유의해야 한다.

(4) 상호작용

- 아밀로라이드(amiloride), 시메티딘(cimetidine), 디곡신(digoxin), 퓨로세마이드(furosemide), 모르핀(morphine), 퀴니딘(quinidine), 라니티딘(ranitidine), 트라이암테렌(triamterene), 트라이메토프림(trimethoprim), 반코마이신(vancomycin) : 이들 약물은 메트포민의 배설을 차단하여 잠재적으로 젖산산증을 유발할 가능성이 있다.
- 알코올 : 알코올은 젖산염(lactate) 대사에 대한 메트포민의 효과를 증가시킬 수 있으므로 메트포민 복용 시에는 과음을 피해야 한다.
- 코티코스테로이드(corticosteroid), 페노싸이아진(phenothiazine) 계열, 이뇨제, 경구피임제, 갑상샘호르몬 대체호르몬제, 페니토인(phenytoin), 리튬(lithium) : 이들 약물은 메트포민과 동시에 사용할 경우 메트포민의 치료 효과를 감소시킬 수 있다.
- 니페디핀(nifedipine) : 니페디핀은 메트포민의 흡수를 증가시켜 독성작용을 유발한다.
- 플루오로퀴놀론(fluoroquinolone) 계열 항생제 : 이 약물과 병용하면 고혈당이나 저혈당을 유발할 수 있다.

3. 설포닐유레아 계열

설포닐우레아(sulfonylurea) **계열 항당뇨병제**는 췌장의 랑게르한스섬 베타세포에서 인슐린 방출을 자극하여 혈당 수치를 저하시키는 약물이다. 따라서 췌장이 인슐린을 분비할 수 있는 2형 당뇨병 환자에게는 효과적이지만, 베타세포가 기능하지 못하는 1형 당뇨병 환자에게는 효과가 없다. 또한 간의 포도당 생성과 인슐린 대사를 감소시킨다.

(1) 대표적인 약물

글리메피리드(glimepiride), **글리피지드**(glipizide) 등이 있다. 식이조절, 운동과 함께 2형 당뇨병을 치료하는 데 사용되며, 인슐린 과다생산으로 인한 저혈당을 유발할 수 있다.

안전경고

설폰아마드(sulfonamide) 계열 항생제에 알레르기가 있는 환자에게는 설포닐유레아 계열 항당뇨병제를 투여하지 않아야 한다. 이러한 환자는 설포닐유레아 계열에도 알레르기가 있을 가능성이 높기 때문이다.

(2) 약물 효과

- 공복혈당 수치와 혈색소A_{1C} 수치의 허용 가능 범위 내에서 감소
- 조절되지 않는 당뇨병과 관련한 장기 합병증 감소

(3) 부작용

구역, 구토, 식욕부진, 복부경련 등의 소화기증상이 나타날 수 있으나 대개는 경미하며 치료를 계속하면 해소되는 경향이 있다. 심각한 부작용으로 저혈당 증상(두통, 구역, 쇠약, 빈맥, 배고픔, 졸음, 협응력 저하, 불안, 발한, 시야 흐림, 복시 등)이 나타나는 경우에는 즉시 의료진에게 보고해야 한다. 또한 간독성(식욕부진, 구역, 구토, 황달, 간비대, 비장비대 등), 혈액질환, 피부 부작용(발진, 가려움 등)이 유발될 수 있다.

(4) 상호작용

- **아졸**(azole) **계열 항진균제, 플루오로퀴놀론**(fluoroquinolone), **안드로겐**(androgen), **와파린**(warfarin), **베타차단제, 살리실산염**(salicylate) **계열, 설폰아마이드**(sulfonamide) **계열, 모노아민산화효소억제제**(MAOI), **알코올** : 이들 약물은 설포닐유레아 계열의 혈당강하 효과를 강화시킬 수 있다.
- **코티코스테로이드**(corticosteroid), **플루오로퀴놀론**(fluoroquinolone) **계열, 싸이아자이드**(thiazide) **계열 이뇨제, 페노싸이아진**(phenothiazine) **계열, 경구피임제, 갑상샘호르몬 대체호르몬제, 페니토인**(phenytoin), **리튬**(lithium) : 이들 약물을 설포닐유레아 계열과 함께 사용하면 설포닐유레아 계열의 치료 효과를 감소시킬 수 있다.
- **알코올** : 설포닐유레아 치료 중 알코올을 섭취하면 디설피람 유사반응(얼굴홍조, 심한 두통, 숨찬 느낌, 구역 등)이 드물게 나타날 수 있다. 치료 기간과 치료 중단 후 최대 5일 동안은 알코올 및 알코올 함유 제제(일반의약품 기침약, 구강청결제)의 사용을 피해야 한다.

09

4. 메글리티나이드 계열

메글리티나이드(meglitinide) **계열 항당뇨병제**는 췌장의 랑게르한스섬 베타세포에서 인슐린 분비를 촉진하여 혈당 수치를 낮추는 약물이다. 따라서 설포닐유레아 계열과 마찬가지로 췌장이 인슐린을 분비할 수 있는 2형 당뇨병 환자에게는 효과적이지만, 베타세포가 기능하지 못하는 1형 당뇨병 환자에게는 효과가 없다.

(1) 대표적인 약물

나테글리니드(nateglinide), **레파글리니드**(repaglinide) 등이 있다. 식이조절, 운동과 함께 2형 당뇨병을 치료하는 데 사용된다. 단독으로 또는 메트포민과 함께 사용하여 고혈당을 조절할 수 있다.

이들 약물은 작용지속시간이 짧아 저혈당 반응의 가능성을 줄일 수 있는 장점이 있지만, 하루 최대 4번을 복용해야 하므로 복약순응도가 떨어질 수 있다.

안전경고

환자가 식사를 거른 경우에는 저혈당 위험을 줄이기 위해 예정된 레파글리니드 또는 나테글리니드의 복용도 건너뛰어야 한다.

(2) 약물 효과

- 공복혈당 수치와 혈색소A_{1C} 수치의 허용 가능 범위 내에서 감소
- 조절되지 않는 당뇨병과 관련한 장기 합병증 감소

(3) 부작용

저혈당 증상(두통, 구역, 쇠약, 빈맥, 배고픔, 졸음, 협응력 저하, 불안, 발한, 시야 흐림, 복시 등)이 나타날 수 있으며, 이 경우 즉시 의료진에게 보고해야 한다.

(4) 상호작용

- 에리트로마이신(erythromycin), 클래리트로마이신(clarithromycin), 비스테로이드소염제(NSAID), 설포닐유레아(sulfonylurea) 계열, 젬피브로질(gemfibrozil), 이트라코나졸(itraconazole), 케토코나졸(ketoconazole), 안드로젠(androgen), 와파린(warfarin), 살리실산염(salicylate) 계열, 설폰아마이드(sulfonamide) 계열, 플루오로퀴놀론(fluoroquinolone) 계열, 프로베네시드(probenecid), 모노아민산화효소억제제(MAOI), 알코올 : 이들 약물은 레파글리니드와 나테글리니드의 혈당강하 효과를 강화시킬 수 있다.
- 코티코스테로이드(corticosteroid), 플루오로퀴놀론(fluoroquinolone) 계열, 페노싸이아진(phenothiazine) 계열, 이뇨제, 에스트로젠(estrogen), 경구피임제, 갑상샘호르몬 대체호르몬제, 나이아신(niacin), 교감신경작용제, 칼슘통로차단제, 페니토인(phenytoin), 리튬(lithium) : 이들 약물을 메글리티니드 계열과 함께 사용하면 메글리티니드 계열의 치료 효과를 감소시킬 수 있다.

- 베타차단제 : 이 약물은 저혈당의 많은 증상을 가릴 수 있다.
- 카바마제핀(carbamazepine), 바비튜레이트(barbiturate) 계열, 리팜핀(rifampin) : 이들 약물은 레파글리니딘의 대사를 증가시킨다.
- 에리트로마이신(erythromycin), 클래리트로마이신(clarithromycin), 케토코나졸(ketoconazole) : 이들 약물은 레파글리니딘의 대사를 억제시킨다.

5. 싸이아졸리딘디온 계열

싸이아졸리딘디온(thiazolidinedione, TZD) **계열 항당뇨병제**는 근육과 지방조직의 인슐린에 대한 감수성을 향상시켜 혈당 수치를 낮추고, 인슐린이 있는 상태에서 더 많은 포도당이 대사를 위해 세포로 들어갈 수 있게 하는 약물이다. 또한 간에서 포도당신생을 억제하여 간에서 포도당 방출을 감소시킬 수 있다.

설포닐유레아 계열이나 메글리티니이드 계열과 달리 췌장의 랑게르한스섬 베타세포에서 인슐린 분비를 자극하지는 않지만, 이들 약물이 작용하려면 인슐린이 존재해야만 한다. 따라서 TZD 계열은 췌장이 인슐린을 분비할 수 있는 2형 당뇨병 환자에게 효과적이지만, 베타세포가 기능하지 못하는 1형 당뇨병 환자에게는 효과가 없다. 식이조절과 운동으로는 조절할 수 없는 2형 당뇨병 치료에 매우 효과적이지만, 2형 당뇨병의 1차 치료제는 아니다.

(1) 대표적인 약물

피오글리타존(pioglitazone) 등이 있다. 피오글리타존은 식이조절 및 운동과 함께 단일요법으로 사용하거나 인슐린, 설포닐유레아 계열이나 메트포민과 병용하여 혈당 수치를 조절할 수 있다. 주목할 만한 치료 효과를 보이기까지 4~6주 정도 걸리고 완전한 치료 효과까지는 몇 달이 걸린다.

안전경고

TZD 계열 항당뇨병제는 일부 환자에게서 심부전을 유발하거나 악화시킬 수 있다. 치료를 시작하거나 용량을 증가한 후에는 환자에게서 심부전의 징후나 증상(과도하고 빠른 체중증가, 호흡곤란, 부종 등)이 나타나지 않는지 모니터한다. 증상이 있는 심부전 환자에게는 사용을 권장하지 않는다.

(2) 약물 효과

- 공복혈당 수치와 혈색소A_{1C} 수치의 허용 가능 범위 내에서 감소
- 조절되지 않는 당뇨병과 관련한 장기 합병증 감소

(3) 부작용

구역, 구토, 식욕부진, 복부경련 등의 소화기증상이 나타날 수 있으나 대개는 경미하며 치료를 계속하면 해소되는 경향이 있다. TZD 계열 단독 사용으로는 저혈당이 유발될 가능성은 거의 없으나 다른 혈당강하제를 동시에 투여받는 경우에는 저혈당 증상(두통, 구역, 쇠약, 빈맥, 배고픔, 졸음, 협응력 저하, 불안감, 발한, 시야 흐림, 복시 등)에 주의해야 한다. 그 밖에 체중증가, 간독성이 나타날 수 있다.

(4) 상호작용

- 안드로젠(androgen), 와파린(warfarin), 살리실산염(salicylate) 계열, 설폰아마이드(sulfonamide) 계열, 플루오로퀴놀론(fluoroquinolone) 계열, 모노아민산화효소억제제(MAOI), 알코올 : 이들 약물은 TZD 계열의 혈당강하 효과를 강화시킬 수 있다.
- 코티코스테로이드(corticosteroid), 플루오로퀴놀론(fluoroquinolone) 계열, 페노싸이아진(phenothiazine) 계열, 이뇨제, 경구피임제, 갑상샘호르몬 대체호르몬제, 페니토인(phenytoin), 리튬(lithium) : 이들 약물은 TZD 계열과 함께 사용하면 TZD 계열의 치료 효과를 감소시킬 수 있다.
- 베타차단제 : 이 약물은 저혈당의 많은 증상을 가릴 수 있다.
- 에티닐에스트라다이올(ethinyl estradiol), 노르에틴드론(norethindrone) 등의 경구피임제 : 피오글리타존은 이들 약물의 대사를 증가시켜 치료 효과를 감소시킬 수 있다. 대체 피임방법에 대한 상담이 계획되어야 한다.
- 에리트로마이신(erythromycin), 케토코나졸(ketoconazole), 이트라코나졸(itraconazole), 칼슘통로차단제, 코티코스테로이드(corticosteroid), 사이클로스포린(cyclosporine), 트라이아졸람(triazolam), HMG-CoA환원효소억제제(스타틴) : 이들 약물은 피오글리타존의 대사를 억제할 수 있다.

6. α-포도당분해효소억제제

α-포도당분해효소억제제(alpha-glucosidase inhibitor)는 이당(류)을 포도당으로 분해하는 효소인 α-포도당분해효소(alpha-glucosidase)의 작용을 억제하여 식후의 포도당 생산을 감소시키거나 장에서의 포도당 흡수를 지연시킴으로써 당뇨병에서 나타나는 식후의 급격한 혈당상승을 억제하는 약물이다. 인슐린이나 설포닐유레아 계열에서 발생할 수 있는 저혈당을 유발하지 않는 장점이 있다.

(1) 대표적인 약물

아카보즈(acarbose), **미그리톨**(miglitol) 등이 있다. 운동만으로는 고혈당이 조절되지 않는 2형 당뇨병 환자의 혈당을 낮추기 위해 식이조절과 함께 부가적으로 사용한다. 작용기전이 서로 다른 설포닐유레아 계열이나 메트포민과 함께 사용할 수도 있다.

(2) 약물 효과

- 식후 혈당 수치와 혈색소A_{1C} 수치의 허용 가능 범위 내에서 감소
- 조절되지 않는 2형 당뇨병과 관련한 장기 합병증 감소

(3) 부작용

복부경련, 설사 등의 소화기증상이 나타날 수 있는데 대개는 경미하며 치료를 계속하면 해소되는 경향이 있다. α-포도당분해효소억제제 단독 사용으로는 저혈당을 일으키지 않지만 다른 혈당강하제를 동시에 투여받는 경우에는 저혈당 증상(두통, 구역, 쇠약, 빈맥, 배고픔, 졸음, 협응력 저하, 불안감, 발한, 시야 흐림, 복시 등)에 주의해야 한다. 그 밖에 간독성이 나타날 수 있다.

(4) 상호작용

- **코티코스테로이드**(corticosteroid), **페노싸이아진**(phenothiazine) **계열**, **이뇨제**, **경구피임제**, **갑상샘호르몬 대체호르몬제**, **페니토인**(phenytoin), **다이아족사이드**(diazoxide), **리튬**(lithium), **소화효소**, **장흡착제** : 이들 약물을 α-포도당분해효소억제제와 함께 사용하면 두 약물의 치료 효과를 감소시킨다.
- **디곡신**(digoxin) : 아카보즈는 디곡신의 흡수를 억제하여 디곡신의 치료 효과를 감소시킨다.

7. SGLT2억제제

정상적인 조건에서 신장 사구체의 근위세관 상피세포에 위치한 특정 단백질인 SGLT2는 사구체에서 여과된 포도당의 약 80~90%를 재흡수하여 순환혈액으로 다시 운반한다. 2형 당뇨병의 경우 SGLT2가 과다분비되어 더 많은 포도당을 혈액으로 재흡수하여 고혈당을 악화시킬 수 있다.

SGLT2억제제(sodium-glucose cotransporter 2 inhibitor)는 SGLT2의 분비를 차단하여 포도당 재흡수를 90%에서 10% 미만으로 떨어뜨려 포도당이 소변으로 배출되도록 하는 약물이다.

(1) 대표적인 약물

카나글리플로진(canagliflozin), **다파글리플로진**(dapagliflozin), **엠파글리플로진**(empagliflozin), **에르투글리플로진**(ertugliflozin) 등이 있으며, 2형 당뇨병이 있는 성인의 혈당조절을 개선하기 위해 식이조절 및 운동과 함께 부가적으로 사용된다. 이들 약물은 단일제로 또는 메트포민, 설포닐유레아 계열, TZD 계열, DPP-4억제제, 인슐린과 병용하여 사용할 수 있다.

다파글리플로진은 2형 당뇨병 외에도 진단된 심혈관질환이나 다수의 심혈관 위험인자가 있는 환자

가 심부전으로 입원할 위험을 줄이는 데 사용하고, 카나글리플로진과 엠파글리플로진은 혈관장애나 심부전에 의한 입원 빈도를 줄이고 만성 신장질환의 진행을 늦추는 데 사용한다.

(2) 약물 효과

- 식후 혈당 수치와 혈색소A_{1C} 수치의 허용 가능 범위 내에서 감소
- 조절되지 않는 2형 당뇨병과 관련한 장기 합병증 감소

(3) 부작용

저혈압, LDL콜레스테롤 증가, 저혈당, 비뇨생식기 감염, 배뇨 증가 등의 부작용이 유발될 수 있다.

(4) 상호작용

- 항고혈압제 : 항고혈압제를 복용하는 환자는 SGLT2억제제에 의해 유발되는 저혈량 탈수로 인해 기립저혈압 및 저혈압 발작에 더 취약해질 수 있다.

8. GLP-1작용제

식사 후 혈당치가 상승하면 소장에서 혈액 안으로 분비되어 췌장의 랑게르한스섬 베타세포에 작용해 인슐린 분비를 일으키는 호르몬을 인크레틴(incretin)이라고 한다(표 9-6). 그 대표적인 호르몬이 GLP-1(글루카곤유사펩타이드-1, glucagon-like peptide-1)이며, 혈당치에 따라 베타세포에서 인슐린을 분비시킨다. 이 GLP-1은 DPP-4(다이펩타이드분해효소-4, dipeptidyl peptidase-4)라는 효소에 의해 신속하게 분해된다.

GLP-1작용제(glucagon-like peptide-1 agonist)는 인크레틴의 작용을 모방하여 혈당을 자가조절하기 때문에 인크레틴 모방제라고도 하며, 결과적으로 인슐린은 증가하고 포도당 농도는 감소한다.

표 9-6 인크레틴의 작용

• 인슐린 분비 향상
• 간에서의 글루카곤 분비 억제와 그로 인한 간에서의 포도당 배출 억제
• 위배출 지연과 그로 인한 탄수화물과 지질의 흡수 지연 및 식후 고혈당 감소
• 식욕 감소
• 베타세포의 기능 유지

(1) 대표적인 약물

둘라글루타이드(dulaglutide), **엑세나타이드**(exenatide), **리라글루타이드**(liraglutide), **릭시세나타이드**(lixisenatide), **세마글루타이드**(semaglutide) 등이 있다. 메트포민, 설포닐유레아 계열 또는 두 약물을 병용했으나 혈당이 조절되지 않는 2형 당뇨병 환자에게 공복 및 식후 고혈당을 감소시키기 위한 추가요법으로 사용한다.

2형 당뇨병 외에도 둘라글루타이드, 리라글루타이드, 세마글루타이드 주사제는 진단된 심혈관질환이나 다수의 심혈관 위험인자가 있는 2형 당뇨병 성인에게서 주요 심혈관장애(심혈관질환 사망, 비치명적 심근경색증, 비치명적 뇌졸중)의 위험을 감소시키는 데 사용한다.

(2) 약물 효과

- 공복 및 식후 혈당 수치와 혈색소A_{1C} 수치의 허용 가능 범위 내에서 감소
- 조절되지 않는 2형 당뇨병과 관련한 장기 합병증 감소

(3) 부작용

구역, 구토, 설사, 변비, 두통 등의 증상이 나타나지만 대개는 경미하거나 중등도이며 치료를 계속하면 해소되는 경향이 있다. 치료 중 코충혈이나 인후통 등의 상기도감염 증상이 나타나면 의료진에게 보고해야 한다. GLP-1작용제는 단독으로는 저혈당을 일으키지는 않지만, 설포닐유레아 계열이나 다른 항당뇨병제에 의한 저혈당을 악화시킬 수 있으므로 주의해야 한다. 드물게 치료를 시작할 때와 용량 증가 후에 췌장염을 유발할 수 있다.

(4) 상호작용

- 안드로겐(androgen), 와파린(warfarin), 베타차단제, 살리실산염(salicylate) 계열, 설폰아마이드(sulfonamide) 계열, 플루오로퀴놀론(fluoroquinolone) 계열, 모노아민산화효소억제제(MAOI), 알코올 : 이들 약물은 설포닐유레아 계열과 GLP-1작용제의 혈당강하 효과를 강화시킬 수 있다.
- 코티코스테로이드(corticosteroids), 페노싸이아진(phenothiazine) 계열, 이뇨제, 경구피임제, 갑상샘호르몬 대체호르몬제, 페니토인(phenytoin), 리튬(lithium) : 이들 약물을 GLP-1작용제와 함께 사용하면 GLP-1작용제의 치료 효과를 감소시킬 수 있다.

9. DPP-4억제제

인크레틴 호르몬인 GIP와 GLP-1은 DPP-4라는 효소에 의해 빠르게 대사되어 고혈당을 일으킨다. **DPP-4억제제**(dipeptidyl peptidase-4 inhibitor)는 인크레틴 호르몬을 분해하는 DPP-4를 억제하여 활성 GLP-1 및 GIP의 수명을 연장함으로써 고혈당을 감소시키는 약물이다.

(1) 대표적인 약물

알로글립틴(alogliptin), **리나글립틴**(linagliptin), **삭사글립틴**(saxagliptin), **시타글립틴**(sitagliptin) 등이 있다. 메트포민, 설포닐유레아 계열 또는 두 약물을 병용했으나 혈당이 조절되지 않는 2형 당뇨병 환자에게 공복 및 식후 고혈당을 감소시키기 위한 단일요법 또는 추가요법으로 사용한다.

DPP-4억제제는 고혈당이 있는 경우에만 인슐린 분비를 증가시키고, 혈당이 정상 수준에 가까워지면 인슐린 분비가 감소하게 되는 장점이 있다.

안전경고

DPP-4억제제 단독으로는 저혈당을 일으키지는 않지만, 설포닐유레아 계열이나 다른 항당뇨병제에 의한 저혈당을 악화시킬 수 있으므로 주의해야 한다.

(2) 약물 효과

- 공복 및 식후 혈당 수치와 혈색소A_{1C} 농도의 허용 가능 범위 내에서 감소
- 조절되지 않는 2형 당뇨병과 관련한 장기 합병증 감소

(3) 부작용

구역, 복통, 설사, 두통 등의 증상이 나타나지만 대개는 경미하거나 중등도이며 치료를 지속하면 해소되는 경향이 있다. 리나글립틴은 혈장의 요산 수치를 증가시키므로 고요산혈증이나 통풍관절염 발작이 있었던 환자는 주의해야 한다. 치료 중 코충혈이나 인후통 등의 상기도감염 증상이 나타나면 의료진에게 보고해야 한다. 드물게 치료를 시작할 때와 용량 증가 후에 췌장염을 유발할 수 있다. 또한 피부발진, 혈관부종, 급성중증과민증 등의 면역계통 부작용과 관절통이 드물게 유발될 수 있다.

(4) 상호작용

- 디곡신(digoxin) : 시타글립틴과 디곡신을 동시에 복용하는 환자는 디곡신의 혈청 수치가 20% 증가할 수 있다.
- 안드로젠(androgen), 와파린(warfarin), 베타차단제, 살리실산염(salicylate) 계열, 설폰아마이드(sulfonamide) 계열, 모노아민산화효소억제제(MAOI), 알코올 : 이들 약물은 DPP-4억제제의 혈당강하 효과를 증가시킬 수 있다.
- 케토코나졸(ketoconazole), 이트라코나졸(itraconazole), 클래리트로마이신(clarithromycin), 인디나비르(indinavir), 넬피나비르(nelfinavir), 리토나비르(ritonavir) : 이들 약물은 삭사글립틴의 대사를 억제하여 혈당강하 효과를 증가시킬 수 있다.
- 코티코스테로이드(corticosteroid), 페노싸이아진(phenothiazine) 계열, 이뇨제, 경구피임제, 갑상샘호르몬 대체호르몬제, 페니토인(phenytoin), 리튬(lithium) : 이들 약물을 시타글립틴과 함께 사용하면 시타글립틴의 치료 효과를 감소시킬 수 있다.
- 리팜핀(rifampin), 페노바비탈(phenobarbital), 페니토인(phenytoin), 카바마제핀(carbamazepine) : 이들 약물은 리나글립틴의 대사를 증가시켜 리나글립틴의 치료 효과를 감소시킬 수 있다.

09

당뇨병 환자를 위한 간호중재

사정

- **심리사회적 사정** : 의식, 각성도, 이해력, 반응의 적절성 등 환자의 정신상태, 질병에 대한 적응, 감정, 지원 체계 등을 확인한다.
- **영양** : 환자의 일반적인 하루 식단, 음식 준비 의욕과 능력, 하루 활동량과 운동 정도 등의 정보를 수집한다. 음주의 빈도와 양, 체중 변화 여부를 확인한다.
- **활동과 운동** : 환자의 운동 여부와 그 운동의 종류, 강도, 지속시간 등을 확인한다. 일상의 활동으로 피로감을 느끼는지도 확인한다.
- **약물 투약** : 환자가 인슐린을 사용하고 있다면 그 종류와 용량, 투여횟수 등을 구체적으로 확인한다.
- **신체사정** : 일반적으로 신체의 모든 계통에 대한 자료를 수집하여 이후의 치료과정에서 계속될 평가의 기준으로 삼는다. 당뇨병의 흔한 합병증 증상과 징후를 발견하기 위해 집중적인 사정을 주기적으로 시행한다(저혈당, 고혈당, 스트레스, 혈관의 변화, 신경병증 등).

교육

- 환자가 음식과 약물, 운동을 세심하게 관리하면 당뇨병와 관련된 대부분의 문제를 잘 조절할 수 있다고 생각하도록 격려한다.
- 금연이 질병관리에서 가장 필요한 우선사항임을 강조한다.
- 식이조절은 단독으로 또는 인슐린이나 경구 항당뇨병제와 함께 당뇨병 조절을 위해 사용되는 방법이므로 처방된 식단을 잘 지키도록 교육한다.
- 식이조절만큼 일정 수준의 활동량을 유지하는 것도 중요함을 교육한다. 활동 수준을 갑자기 늘리거나 줄이면 고혈당이나 저혈당 발생위험이 높아지므로 운동계획을 실행하기 전 의료진과 상의하게 한다.
- 약물의 준비, 용량, 투여 빈도, 보관 및 재충전에 대해 상세히 설명하여 교육한다. 환자는 질병이 있는 동안 신체의 대항조절(counterregulatory) 기전이 혈당 수치를 급격하게 상승시키는 경우가 있기 때문에 인슐린을 포함한 항당뇨병제를 중단하지 않도록 이해시킨다.
- 집에서 사용할 혈당측정기의 작동과 보정, 관리 및 세척을 포함해 필요한 모든 세부사항을 환자에게 교육한다.
- 심혈관질환, 말초혈관질환, 시력변화, 시각상실, 신장질환, 감염, 신경병증, 발기부전, 고혈압 등의 당뇨병에 의한 합병증을 설명하고 예방하는 방법을 설명한다.

Section 03 갑상샘질환에 사용하는 약물

1 갑상샘질환

1. 갑상샘

갑상샘(thyroid gland)은 기관의 앞쪽과 양쪽을 둘러싼 크고 붉은 장기로, 2개의 엽과 이를 연결하는 좁은 부위로 이루어진다(그림 9-1 참조). 이 내분비기관은 성근결합조직으로 덮여 있다. 교질(colloid matter)을 함유한 수많은 폐쇄성 소포(follicle)로 구성되어 혈관그물로 둘러싸여 있으며, 인체에서 혈류공급이 가장 풍부한 조직 중 하나이다. 기관의 양옆에 손가락을 얹어 환자가 침을 삼키도도록 하면 촉진이 가능하다(그림 9-4).

다른 내분비기관과 마찬가지로 갑상샘의 기능은 시상하부와 뇌하수체 전엽에 의해 조절된다. 시상하부는 갑상샘자극호르몬방출호르몬(thyrotropin-releasing hormone, TRH)을 분비하는데, 이 호르몬은 뇌하수체 전엽을 자극하여 갑상샘자극호르몬(thyroid-stimulating hormone, TSH)을 분비하도록 한다. 갑상샘자극호르몬은 갑상샘을 자극하여 갑상샘호르몬인 **트라이아이오도타이로닌**(triiodothyronine, T_3)과 **타이록신**(thyroxine, T_4)을 분비하게 한다.

갑상샘호르몬은 인체의 전반적인 대사를 조절하는데, 이 호르몬의 생산이 불균형해지면 성장과 성숙, 탄수화물 · 단백질 · 지질 대사, 체온조절, 심혈관기능, 젖 분비, 생식 등 신체기능에 차질이 생길 수 있다.

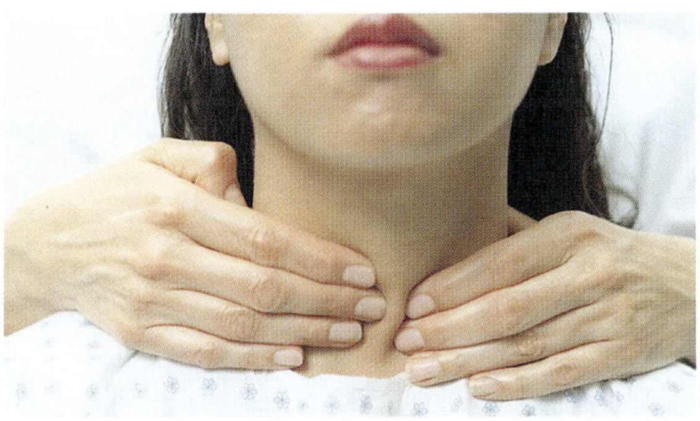

그림 9-4 갑상샘의 촉진

2. 갑상샘질환

갑상샘질환에는 갑상샘에서의 호르몬 합성과 분비가 저하되어 혈중 갑상샘호르몬 농도가 감소함으로써 호르몬 작용이 조직에 미치지 않게 되어 발생하는 **갑상샘저하증**(하시모토병, 크레틴병, 점액부종)과 호르몬 합성과 분비가 증가함으로써 갑상샘호르몬의 과잉 증상이 나타나는 **갑상샘항진증**(그레이브스병)이 있다(표 9-7).

표 9-7 갑상샘저하증과 갑상샘항진증의 증상

부위	갑상샘저하증	갑상샘항진증
전신	식욕부진이어도 체중은 증가, 발한 감소, 피로감 증가	식욕은 증가하지만 체중은 감소, 발한 증가
머리	얼굴부종	탈모
눈	–	안구돌출, 시력감퇴
목	–	갑상샘비대
심장	심장비대, 호흡곤란, 가슴통증	두근거림, 혈압 상승(수축기)
소화기	변비	설사
생식기	월경과다	무월경, 월경기간 단축
팔다리	피부건조, 부종	피부충혈
감정	감정 불안정, 우울	신경질, 불면

1) 갑상샘저하증(hypothyroidism)

(1) 하시모토병(Hashimoto disease)

자가면역의 원인으로 갑상샘에 염증이 발생하여 갑상샘저하증이 나타나는 질환이다. 혈중에서 갑상샘에 대한 항체를 확인할 수 있으며 중년 여성에게 많이 발생한다.

(2) 크레틴병(cretinism)

갑상샘의 기능저하가 태생기 또는 신생아기에 일어나 발생하는 드문 질병이다. 원인으로는 갑상샘 무형성, 호르몬 합성장애, 갑상샘호르몬의 합성과정에 필요한 효소 결핍, 아이오딘 결핍 등이 있다. 무력감, 체온하강, 근무력, 불면, 성장저하, 뼈발육 지연, 두뇌발육 지연, 지능저하 등의 증상을 동반한다.

(3) 점액부종(myxedema)

갑상샘저하증이 성인에게 일어난 경우이며, 피부에 점액 모양 물질(점액단백질, mucoprotein)이 침착하는 병태이다. 주로 중년 여성에게 많이 발생하고, 하시모토병에 의해 발생하는 경우가 많다. 증상으로는 기초대사가 저하되어 피부건조, 저체온, 서맥, 변비, 정신활동의 둔화, 땀남 감소 등이 나타난다.

2) 갑상샘항진증(hyperthyroidism; 그레이브스병)

갑상샘항진증은 갑상샘호르몬인 T_3, T_4가 과다하게 분비되어 발생하는 질병이다. 20~50세 여성에게서 많이 발병하며 남성의 5~7배의 발생률을 나타낸다. 이 질환을 가진 환자의 혈청 중에는 갑상샘자극호르몬과는 다른 비정상적인 갑상샘 자극물질이 존재하는데, 이것은 면역항체의 일종으로 갑상샘항진증은 면역기전의 이상과 깊은 관련이 있는 자가면역질환(autoimmune disease)이라고 보고 있다.

갑상샘이 광범위하게 커지고(광범위갑상샘종) 빈맥, 안구돌출, 기초대사 항진, 야윔, 땀과다증, 손발떨림 등의 증상과 징후가 관찰된다.

3. 갑상샘질환의 치료

갑상샘저하증과 갑상샘항진증의 주요 치료 목표는 환자의 갑상샘 기능을 정상 상태로 회복시키는 것이다. 갑상샘저하증은 갑상샘호르몬을 대체 투여함으로써 치료하며, 치료 시작 후 갑상샘호르몬의 혈중 농도가 정상 범위가 될 때까지 투여량을 조절한다. 갑상샘항진증 치료에는 갑상샘절제술, 방사성아이오딘요법, 갑상샘질환 치료제 등의 3가지 방법이 사용된다. 치료가 시작되기까지 영양과 심리 측면의 보소 치료가 필요하다.

09

2 갑상샘질환 치료제

1. 갑상샘호르몬제

갑상샘호르몬제는 동물의 갑상샘에서 추출하거나 합성하여 생산된 것으로, 천연 갑상샘호르몬과 동등한 작용을 한다. 트라이아이오도타이로닌(triiodothyronine, T_3)과 타이록신(thyroxine, T_4)은 정상적으로 기능하는 갑상샘에서 분비되며, 타이록신 일부는 트라이아이오도타이로닌으로 대사되므로 타이록신을 투여함으로써 두 호르몬 모두 생리적인 대체가 가능하다. 갑상샘저하증에 사용한다.

(1) 대표적인 약물

레보타이록신(levothyroxine), **리오타이로닌**(liothyronine) 등이 있다. 현재 갑상샘저하증에는 레보타이록신이 1차 선택제로 사용된다. 리오타이로닌은 천연 갑상샘호르몬 T_3의 합성형 호르몬으로, 작용 발현시간이 레보타이록신보다 빨라서 갑상샘호르몬제의 신속한 작용이 필요할 때 사용한다. 경우에 따라 레보타이록신과 리오타이로닌이 4:1로 함유된 복합제를 사용하기도 한다.

안전경고

갑상샘호르몬제의 초기용량과 증량에 필요한 시간간격은 환자의 연령, 갑상샘저하증 정도, 기타 동반되는 의료 상황 등에 따라 결정해야 한다. 갑상샘저하증 환자는 갑상샘호르몬의 대체에 민감하게 반응하기 때문에 환자에게 부작용이 발생하지 않는지 면밀히 모니터해야 한다.

(2) 약물 효과

- 갑상샘 기능을 정상 상태로 회복

(3) 부작용

갑상샘호르몬제의 부작용은 용량 의존적으로 발생하며, 치료상 변화가 시작된 후 1~3주에 불안, 체중감소, 복부경련, 설사, 빈맥, 두근거림, 리듬장애, 협심증, 발열, 열에 대한 불내성 등이 나타날 수 있다. 이러한 증상이 나타나면 용량을 줄이거나 치료를 중단해야 하며, 증상이 사라진 후 더 낮은 용량으로 치료를 다시 시작해야 한다.

(4) 상호작용

- 와파린(warfarin) : 갑상샘저하증 환자는 항응고제의 용량을 증량해야 한다.
- 디곡신(digoxin) : 갑상샘저하증 환자는 디곡신의 용량을 감량해야 한다.
- 에스트로젠(estrogen) : 갑상샘기능이 결여된 환자에게 에스트로젠 치료를 시작하는 경우 갑상샘호르몬제의 용량을 증량할 필요가 있다.
- 콜레스티라민(cholestyramine), 칼슘이나 철분 함유 제제 : 갑상샘호르몬이 이들 약물과 결합하는 것을 방지하기 위해 갑상샘호르몬과 최소 4시간 간격을 두고 투여한다.
- 경구 혈당강하제, 인슐린 : 당뇨병 환자는 특히 치료 초기 몇 주 동안 고혈당이 발생할 수 있다.

2. 항갑상샘제

항갑상샘제(antithyroid drug)는 갑상샘에서 갑상샘호르몬이 만들어지는 과정을 억제하여 갑상샘호르몬이 과도하게 분비됨으로써 생기는 증상을 치료하는 약물이다. 갑상샘항진증에 사용한다.

1) 아이오딘-131(^{131}I)

(1) 작용기전과 적응증

갑상샘호르몬이 합성되고 혈류에서 적절한 양으로 유지되려면 음식과 물로부터 충분한 아이오딘(iodine)을 섭취해야 한다. 아이오딘은 아이오딘화물(iodie)로 전환되어 순환 혈액으로 분비되기 전까지 갑상샘에 저장된다.

아이오딘-131(^{131}I)은 아이오딘의 방사성동위원소이며, 투여 이후 고농도로 갑상샘으로 흡수된다. 이후 방출되는 방사성동위원소가 과활성의 갑상샘조직을 파괴하지만 신체의 다른 조직에는 피해가 거의 없다. 방사성아이오딘은 가임기 연령이 지난 나이 많은 환자, 심한 기저질환을 가진 환자, 갑상샘수술 이후 갑상샘항진증 재발이 반복되는 환자, 수술 위험이 높은 환자, 갑상샘이 비정상적으로 작은 환자의 갑상샘항진증을 치료하기 위해 사용한다.

(2) 약물 효과

- 갑상샘 기능을 정상 상태로 회복

(3) 부작용

아이오딘-131은 입 안에서 금속맛을 일으킬 수 있고 며칠간 지속될 수 있다. 구역이 생기며 대개 치료 후 1~2일 내에 가라앉는다. 아이오딘-131에 의해 침샘이 부어오를 수 있다. 내분비계통 부작용으로 갑상샘의 압통, 갑상샘항진증, 갑상샘저하증이 유발되기도 한다.

(4) 상호작용

- **리튬**(lithium) : 리튬과 아이오딘을 동시에 사용하면 상승작용을 하여 갑상샘저하증을 유발할 수 있다.

2) 프로필싸이오유라실(propylthiouracil)과 메티마졸(methimazole)

(1) 작용기전과 적응증

프로필싸이오유라실과 메티마졸은 갑상샘에서 T_3 및 T_4의 합성을 차단하는 약물이다. 이들 약물은 이미 생성된 T_3 및 T_4를 파괴하지는 않으므로 치료를 시작하고 보통 수일에서 3주의 잠복기가 지난 후에야 증상이 호전된다. 프로필싸이오유라실과 메티마졸은 갑상샘항진증의 장기치료나 갑상샘대부분 절제술 전 단기치료를 위해 사용한다. T_3 및 T_4의 합성을 필요 이상 차단할 경우 갑상샘호르몬이 부족해지면서 저하 증상이 나타날 수 있으므로 주기적인 검사와 용량 조절이 필요하다.

(2) 약물 효과

- 정상적인 갑상샘 기능으로 점진적 회복

(3) 부작용

프로필싸이오유라실 투약에 의한 자반성 반구진발진이 치료 시작 첫 2주 동안 흔하게 나타날 수 있지만 대개는 저절로 가라앉는다. 또한 두통, 침샘과 림프절의 비대, 미각상실 등이 나타나는데 경미하며 치료를 지속하면 해소되는 경향이 있다. 드물게 골수억제, 림프절비대, 간독성, 신장독성이 유발되기도 한다.

(4) 상호작용

- 와파린(warfarin) : 갑상샘항진증 환자는 항응고제의 용량을 감량해야 한다.
- 디곡신(digoxin) : 갑상샘항진증 환자는 디곡신의 용량을 증량해야 한다.

갑상샘질환 환자를 위한 간호중재

사정

- **현재 증상의 설명** : 지난 2~3개월 동안 어떤 증상이 나타났는지 신체기능의 변화는 없었는지 설명하도록 한다.
- **약물 투약** : 복용 중인 모든 처방약과 일반의약품의 목록을 요청한다.
- **신체사정** : 활력징후, 음식물 섭취와 배설, 체중의 매일 변화, 정신상태 등의 지표에 대한 정기적인 사정을 수행한다. 심혈관, 호흡기, 위장관, 피부, 근골격, 신경, 감각, 생식, 면역 등 신체 전반적인 기능을 확인한다.

수행

- 갑상샘항진증 환자는 불안을 유발하는 상황과 주변의 변화에 대한 대처능력이 결여되어 있고 열에 대한 불내성이 있으므로 시원하고 조용한 환경을 제공해야 하고, 갑상샘저하증 환자는 따뜻하고 조용한 환경을 제공해야 한다.
- 갑상샘항진증 환자는 보통 균형 잡힌 영양소를 지닌 하루 4,000~5,000칼로리의 고열량 처방식단을 주문하고 카페인이 함유된 제품(커피, 차, 콜라 등)에 유의하며, 갑상샘저하증 환자는 변비를 완화하기 위해 보통 부피가 큰 저열량 처방식단을 주문한다.
- 환자가 치료방법의 모든 측면을 이해하고 실행하기 어려울 수도 있으므로 가족을 건강교육과정에 참여하도록 계획을 세운다.
- 의료진이 처방한 활동수준에 유의하고, 근육 쇠약이나 소모, 통증 등으로 부상 위험에 놓인 환자를 위한 안전수칙을 도입한다.
- 처방약을 투여하고 치료반응을 관찰한다. 갑상샘질환 치료제는 불면증을 방지하기 위해 대개 낮의 이른 시간에 투약하는 방법을 택한다.

교육

- 갑상샘저하증 치료는 평생 투약이 필요할 수 있다는 점과 주기적인 검사와 의료진의 평가가 필요하다는 점을 교육한다.
- 환자와 가족 또는 보호자는 처방된 의약품의 예상되는 치료 효과를 이해해야 한다. 약물요법의 효과가 만족할 만큼 나타나는 특정 지표에 대해 교육한다.
- 갑상샘항진증 환자에게는 시원한 환경이, 갑상샘저하증 환자에게는 따뜻한 환경이 필요함을 설명한다.
- 갑상샘항진증으로 인해 설사가 발생한 환자에게는 섬유질이 적은 고열량 식단이 필요하고, 갑상샘저하증 환자에는 섬유질이 많은 저열량 식단이 필요하다고 설명한다.
- 근육 쇠약, 소모 또는 불편함이 있다면 보행 중 안전조치가 필요하므로 환자 가족과 보호자와 환자의 안전 확보를 위한 방안에 대해 논의한다.
- 투약으로 좀 더 정상적인 갑상샘 기능을 회복하면 활동수준도 그에 맞추도록 교육한다.
- 투약 지시사항을 더 잘 지킬 수 있도록 투여량, 투여경로, 투여시점, 부작용 등에 대한 이해와 협조를 구한다.

09

Section 04 부신피질호르몬제

1 부신피질호르몬의 개요

부신피질호르몬(adrenocortical hormone, corticoid)은 뇌하수체의 조절에 따라 부신의 피질에서 분비되는 호르몬으로, 탄수화물 · 단백질 · 지방의 대사, 면역반응의 조절, 염증반응의 조절, 염분 · 수분평형의 조절을 담당한다. 주로 신장에서 소듐 재흡수에 관여하는 무기질부신피질호르몬(미네랄코티코이드, mineralocorticoid)과 탄수화물의 형태를 바꾸어 간에 저장하는 데 관여하는 당질부신피질호르몬(글루코코티코이드, glucocorticoid, 그림 9-5)으로 크게 나뉜다.

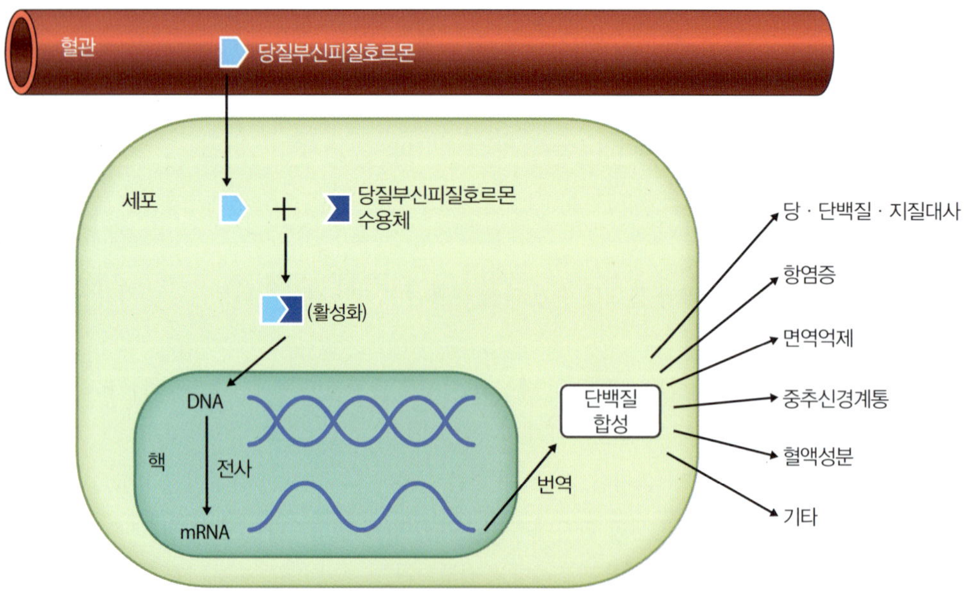

그림 9-5 당질부신피질호르몬의 다양한 작용

2 부신피질호르몬제

부신피질호르몬제(corticosteroid)는 화학적인 염증매개물질을 억제하여 염증을 완화시키고, 림프계통의 활성과 용량을 감소시켜 면역계통을 억제하는 약물이다. 광범위한 약리작용을 가지기 때문에 매우 다양한 질환의 치료에 사용된다(표 9-8).

표 9-8 부신피질호르몬제의 임상응용

질환의 종류	임상응용
결합조직질환	류마티스관절염, 류마티스열, 전신홍반루푸스(SLE), 다(발)근육염
호흡기질환	기관지천식, 유육종증(사코이드증)
소화기질환	궤양대장염, 전격간염
신장질환	신(장)증후군
신경질환	다발경화증, 베체트병, 기앵-바레증후군
혈액질환	자가면역용혈빈혈, 재생불량빈혈, 특발혈소판감소자반병, 급성백혈병, 만성림프백혈병, 악성림프종, 골수종
내분비질환	애디슨병, 선천부신과다형성증, 급성부신전
알레르기질환	약물알레르기, 혈청병, 급성중증과민반응쇼크
기타	장기이식 시의 거부반응 방지(면역억제), 피부질환

09

1. 무기질부신피질호르몬제

1) 플루드로코티손(fludrocortisone)

(1) 작용기전과 적응증

플루드로코티손은 강력한 무기질부신피질호르몬 및 당질부신피질호르몬의 효과를 가진 부신피질호르몬제이다. 신장의 원위세관에 작용하여 소듐과 수분 저류, 포타슘과 수소 배설을 유도하여 체액 및 전해질 균형에 영향을 미친다.

당질부신피질호르몬제와 함께 사용하여 부신피질의 기능저하로 발생하는 애디슨병(Addison disease) 환자의 무기질부신피질호르몬 활성을 대체하거나 염분손실 부신생식기증후군(salt-losing adrenogenital syndrome) 치료에 사용한다.

(2) 약물 효과

- 혈압 조절
- 체액 및 전해질 균형 회복

(3) 부작용

식욕부진, 설사, 경련, 두통, 근육위축, 중증근무력증, 실신, 미각 악화, 환각 등의 부작용이 유발될 수 있다.

(4) 상호작용

- **퓨로세마이드(furosemide), 부메타니드(bumetanide), 싸이아자이드(thiazide) 계열 이뇨제** : 이들 약물과 병용하면 플루드로코티손이 포타슘 손실을 증가시켜 저칼륨혈증을 유발할 수 있다.
- **와파린(warfarin)** : 플루드로코티손은 와파린의 항응고 작용을 향상시키거나 감소시킬 수 있다.
- **인슐린, 경구 혈압강하제** : 당뇨병 전단계 또는 당뇨병이 있는 환자의 경우 이들 약물과 플루드로코티손을 병용하면 치료 초기 고혈당을 유발할 수 있다.
- **리팜핀(rifampin)** : 리팜핀은 플루드로코티손의 대사를 증가시켜 치료 효과를 감소시킬 수 있다.

2. 당질부신피질호르몬제

당질부신피질호르몬제는 항염증 및 항알레르기 작용을 위해 투여하는 약물로, 질병을 치료하지는 않지만 조직 염증의 증상을 완화시킨다. 특정 암, 장기이식, 자가면역질환(홍반루푸스, 피부근육염, 류마티스 관절염) 치료, 알레르기 증상 완화(혈청병, 심한 건초열, 천식 상태), 쇼크 치료 등에 효과적이며, 화학요법에 따른 이차적인 구역이나 구토 치료에도 사용할 수 있다.

(1) 대표적인 약물

전신작용을 목적으로 사용하는 것과 국소작용을 목적으로 사용하는 것이 있다(표 9-9). 국소작용을 목적으로 하는 부신피질호르몬제에는 연고, 크림, 로션, 흡입제 등 다양한 제형이 있다.

당질부신피질호르몬제는 만성질환 치료를 위해 격일치료(alternate-day therapy, ADT)를 시행할 수 있다. 격일치료란 이틀 중 하루 아침에 1일 용량의 2배를 투여하는 용법으로, 그 목적은 장기간 약물투여가 요구되는 환자에게 당질부신피질호르몬제의 효과를 증대시키고 뇌하수체, 부신기능의 억제, 스테로이드 금단증상 등의 부작용을 최소화하는 데 있다.

표 9-9 부신피질호르몬제의 종류

분류	약물명
전신작용	베타메타손(betamethasone), 덱사메타손(dexamethasone), 하이드로코티손(hydrocortisone), 메틸프레드니솔론(methylprednisolone), 프레드니솔론(prednisolone), 트라이암시놀론(triamcinolone)
국소작용	부데소니드(budesonide), 클로베타솔(clobetasol), 데소니드(desonide), 데속시메타손(desoximetasone), 디플로라손(diflorasone), 플루오시놀론(fluocinolone), 플루오시노니드(fluocinonide), 플루티카손(fluticasone), 할시노니드(halcinonide), 하이드로코티손(hydrocortisone), 모메타손(mometasone), 프레드니카베이트(prednicarbate), 프레드니솔론(prednisolone)

안전경고

당질부신피질호르몬제를 최소 3주간 투여받은 환자는 약물 치료를 급격하게 감량하거나 중단하지 않아야 한다. 급격한 감량이나 중단으로 인해 발열, 불쾌감, 피로, 쇠약, 식욕부진, 구역, 기립저혈압, 저혈압, 실신, 호흡곤란, 저혈당, 근육 및 관절 통증, 질병 과정의 악화 가능성 등이 있다.

(2) 약물 효과

- 통증 및 염증 감소
- 쇼크증후군 최소화 및 빠른 회복
- 화학요법과 관련된 구역과 구토 감소

(3) 부작용

전신작용을 목적으로 투여할 경우 혈당 상승, 소화궤양, 부종, 골다공증, 백내장, 녹내장 발생, 감염병 유발이나 악화 등의 부작용이 흔히 나타난다. 고용량으로 장기간 사용하면 신경예민, 불면증, 우울 등의 정신장애나 쿠싱증후군, 소아의 성장억제, 피부이상 등이 유발될 수 있다.

안전경고

당질부신피질호르몬은 치료 효과뿐만 아니라 바람직하지 않은 부작용을 많이 일으키는 강력한 약물이다. 생명을 위협하는 상태가 아니라면 당질부신피질호르몬 치료를 시작하기 전 다른 치료방법을 먼저 적용해야 한다. 스테로이드의 많은 부작용은 복용량 및 치료기간과 관련이 있다. 특히 당뇨병, 심부전, 고혈압, 소화궤양, 정신장애, 면역저하 및 감염이 의심되는 환자에게는 주의해서 사용해야 한다.

(4) 상호작용

- **퓨로세마이드(furosemide), 부메타니드(bumetanide), 싸이아자이드(thiazide) 계열 이뇨제** : 이들 약물과 병용하면 당질부신피질호르몬이 포타슘 손실을 증가시켜 저칼륨혈증을 유발할 수 있다.
- **와파린(warfarin)** : 당질부신피질호르몬은 와파린의 항응고 작용을 향상시키거나 감소시킬 수 있다.
- **인슐린, 경구 혈압강하제** : 당뇨병 전단계 또는 당뇨병이 있는 환자의 경우 이들 약물과 당질부신피질호르몬제를 병용하면 치료 초기 고혈당을 유발할 수 있다.
- **리팜핀(rifampin)** : 리팜핀은 당질부신피질호르몬의 대사를 증가시켜 치료 효과를 감소시킬 수 있다.

부신피질호르몬제를 투여받는 환자를 위한 간호중재

사정

- **약물 사용** : 모든 처방약 및 일반의약품(한약 포함)에 대한 자세한 병력을 수집한다.
- **신체사정** : 혈압, 체온, 체중 및 지방 분포, 맥박, 심음 및 폐음, 피부색, 목정맥 등을 확인하여 신체 전반적인 기능을 파악한다.
- **신경학적 사정** : 고용량 부신피질호르몬제를 투여받는 환자는 정신병적 행동 변화에 취약하므로 환경에 합리적으로 대응할 수 있는 능력과 기저질환 진단에 대한 기초사정을 수행한다. 또한 환자가 가진 불안을 파악한다.
- **수분공급 상태** : 탈수, 피부긴장도, 구강점막 확인, 부종 등을 파악한다.
- **궤양질환의 존재** : 궤양, 속쓰림 또는 복통으로 이전에 치료받은 적이 있는지 파악한다. 부신피질호르몬제 치료를 받는 환자는 소화궤양 발생률이 높다.
- **영양** : 환자의 식이 이력을 파악하고, 식욕과 구역 및 구토 유무를 확인한다.
- **고혈당증** : 부신피질호르몬제는 당뇨병 전단계 또는 당뇨병 환자에게 고혈당을 유발할 수 있으므로 주의하여 모니터한다.
- **활동 및 운동** : 운동이 환자의 기능에 미치는 영향에 대한 정보를 얻는다.

수행

- 감염성 질환이 의심되고 결핵검사가 계획되어 있는 경우 부신피질호르몬제 치료를 시작하기 전에 결핵검사를 진행한다.
- 복용 중인 처방약과 일반의약품(한약 포함)을 검토하고 올바르게 복용하고 있는지 확인한다. 비순응 문제를 분석하고 환자에 대한 중재를 계획한다.
- 처방된 약물을 약물복용 일정에 따라 투약하고, 부신피질호르몬제는 음식과 함께 복용하도록 일정을 계획한다. 약리학적 중재 효과와 부작용을 확인하기 위해 집중사정을 수행한다.
- 스트레스 감소 교육을 계획하고 스트레스가 많은 사건에 효과적으로 대처하는 방법을 논의한다.
- 환자 상태에 따라 적절한 간격으로 섭취량과 배출량을 모니터할 계획을 세운다.
- 영양사와의 면담을 예약하여 처방된 특정 식단 수정(비만 환자를 위한 체중 감량 지표가 있는 저염, 고칼륨 식단)을 관리하는 방법을 검토한다.
- 활력징후를 모니터하고 지정된 간격으로 심장, 호흡기 및 수분 공급 상태를 집중적으로 사정한다.

09

부신피질호르몬제를 투여받는 환자를 위한 간호중재 (계속)

교육

- 호흡곤란, 기침, 피로감 악화, 발·발목·다리의 부종, 체중 증가, 협심증(흉통), 두근거림, 혼란 등 의료진에게 보고해야 하는 증상에 대해 잘 이해하도록 교육한다.
- 적절한 피부 관리방법을 알려주고, 특히 부종이 있는 경우 최소 2시간마다 체위를 변경할 필요가 있음을 교육한다.
- 고용량의 부신피질호르몬제를 투여받는 환자는 스트레스를 잘 견디지 못한다. 치과 시술과 같은 추가적인 스트레스에 노출되기 전 의료진에게 알리도록 교육한다.
- 사람이 많은 곳이나 감염이 있는 것으로 알려진 사람을 피하도록 교육한다.
- 의료진의 처방에 따라 환자가 매일 수분 섭취에 간격을 두고 소듐 제한을 계획하는 구체적인 일정을 세우도록 돕는다.
- 규칙적인 운동이 필수이다. 규칙적이고 적당한 운동, 식사준비, 사회적 교류 등의 활동을 장려한다.
- 복약순응도를 높이기 위한 사항(약물명, 복용량, 투여 경로 및 시간, 부작용 등)에 대해 환자의 협조와 이해를 구한다.

Section **05** 성호르몬제

1 생식샘과 성호르몬

여성의 생식샘은 1쌍의 **난소**(ovary)이며, 여기서 여성의 생식세포인 난자(ova)를 생산하고 **에스트로젠**(estrogen)과 **황체호르몬**(프로제스테론, progesterone)이라는 호르몬을 분비한다. 여성의 성호르몬은 여성 생식기관의 성숙을 촉진하고, 유방 발달, 목소리의 높이, 넓은 골반 등 여성의 신체 형태에 영향을 미친다. 월경은 난소의 호르몬 생산과 자궁에 대한 작용으로 인해 발생한다. 에스트로젠이 이러한 변화의 대부분을 담당하며, 황체호르몬은 수정된 난자의 착상, 임신 유지, 모유수유를 위한 유방의 준비 등과 관련이 있다.

남성의 생식샘은 **고환**(testis)이며, 고환에서 남성의 생식세포인 정자(sperm)를 생산하고 남성의 성호르몬인 **안드로젠**[androgen; 주로 테스토스테론(testosterone)]을 분비한다. 테스토스테론은 남성 생식기관의 발달을 조절하고 목소리 높이, 털 분포, 남성 신체의 남성화와 같은 특성에 영향을 미친다.

2 성호르몬제

1. 에스트로젠 제제

난소에서 분비되는 천연 **에스트로젠**은 에스트라다이올(estradiol), 에스트론(estrone), 에스트리올(estriol) 등 구조가 매우 유사한 몇 가지 화합물로 이루어진다. 이 가운데 가장 강력한 것이 에스트라다이올이며, 에스트론은 그 절반 정도이다. 에스트론은 그보다 더 강력하지 않은 에스트리올로 대사된다.

에스트로젠은 생식기관의 자궁 내 성장과 사춘기 성숙을 조절한다. 또한 모발의 성장, 피부의 질감, 체지방 분포와 같은 특징도 조절한다. 또한 뇌하수체의 생식샘자극호르몬 분비에 영향을 미치고, 모세혈관 확장, 체액 저류, 단백질 대사를 일으키며, 배란을 억제하고 산후 유방울혈도 억제한다.

에스트로젠 제제의 사용용도는 폐경기의 열감 증상 완화, 피임, 난소절제 후 호르몬 보충요법(적절한 식이요법, 물리요법과 함께), 골다공증 예방, 여성 환자의 심각한 여드름 치료(경구피임제에 포함), 진행성 전립샘암 및 특정 유형의 유방암 환자의 질병 진행 지연과 불편함 최소화 등이다. 자궁이 온전한 폐경 후 여성은 에스트로젠을 단독 사용하면 자궁내막암 발생위험이 증가하므로, 이때는 자궁내막암 발생위험을 줄이기 위해 황체호르몬과 병용해야 한다.

(1) 대표적인 약물

대표적인 에스트로젠 제제의 종류와 임상응용은 **표 9-10**과 같다.

표 9-10 에스트로젠 제제의 종류와 임상응용

약물명	임상응용
결합에스트로젠(conjugated estrogen)	생식샘기능저하증, 난소적출, 난소기능부전으로 인한 에스트로젠저하증, 위축질염, 외음위축증, 갱년기장애, 기능성 자궁출혈, 골다공증, 폐경 후 유방암, 수술불능의 진행성 전립샘암
결합에스트로젠(conjugated estrogen)/바제독시펜(bazedoxifene)	폐경과 관련된 중등도에서 중증의 혈관운동 증상 치료, 폐경 후 골다공증 예방
에스트라디올(estradiol)	에스트로젠 결핍 증상(갱년기장애), 폐경 후 골다공증 예방

안전경고

임신 초기의 에스트로젠 사용은 금지되어 있다. 심각한 선천장애가 보고되었으며, 자녀는 나중에 자궁경부암에 걸릴 위험이 증가하는 것으로 밝혀졌다.

(2) 약물 효과

- 피임
- 호르몬 균형
- 골다공증 예방

- 전립샘암과 유방암의 완화적 치료
- 여성의 심한 여드름 치료

(3) 부작용

두통, 편두통, 어지럼증, 불면증, 불안, 초조, 정서적 불안정, 체중증가, 부종, 유방압통, 구역 등의 증상이 나타나는데, 대체로 경미하며 치료를 지속하면 대부분 해소된다. 심각한 부작용으로 고혈압, 혈전정맥염, 혈전색전증, 고혈당증, 자궁내막증의 악화 등이 유발된다.

(4) 상호작용

- 와파린(warfarin) : 에스트로젠 제제는 와파린의 항응고 작용을 감소시킨다.
- 라모트리진(lamotrigine) : 피임제에 함유된 에스트로젠은 라모트리진의 혈청 농도를 감소시키며 이로 인해 발작 위험을 증가시킨다.
- 페니토인(phenytoin) : 페니토인은 에스트로젠의 대사를 증가시켜 에스트로젠 농도 감소나 에스트로젠 함유 피임제의 피임 효과를 감소시킬 수 있다. 다른 형태의 피임법이 필요하다.
- 갑상샘호르몬제 : 에스트로젠은 티록신결합글로불린 수치를 증가시켜 유리 타이록신(T_4) 수치를 감소시킨다.

2. 황체호르몬제

황체호르몬제와 그 유도체는 뇌하수체의 생식샘자극호르몬 분비를 억제함으로써 난포의 성숙을 막아 배란을 억제하는 작용을 한다. 주로 이차성 무월경, 비정상적인 자궁출혈, 자궁내막증 등의 치료에 사용하지만, 피임제로서 에스트로젠 제제와 병용할 수도 있다.

(1) 대표적인 약물

대표적인 황체호르몬제의 종류와 임상응용은 표 9-11과 같다.

표 9-11 황체호르몬제의 종류와 임상응용

약물명	임상응용
메드록시프로제스테론(medroxyprogesterone)	이차성 무월경, 비정상적인 자궁출혈
노르에티스테론(norethisterone)	무월경, 비정상적인 자궁출혈, 자궁내막증
프로제스테론(progesterone)	무월경, 자궁내막증식증, 기능성 자궁출혈

안전경고

임신 초기의 황체호르몬제 사용은 선천장애 발생과 연관이 있다. 임신이 의심되면 즉시 의료진과 상의해야 한다.

(2) 약물 효과

- 피임
- 자궁내막증 증상 완화
- 무월경이나 비정상적인 자궁출혈을 완화하기 위한 호르몬 균형

(3) 부작용

구역, 구토, 설사, 체중증가, 부종, 피곤, 여드름 등의 부작용이 나타나는데, 대개는 경미하며 치료를 지속하면 대부분 해소된다. 심각한 부작용으로 출혈, 무월경, 유방 확대, 기형 유발, 지속적인 두통, 우울증, 담즙정체성 황달 등이 유발될 수 있다.

(4) 상호작용

- 리팜핀(rifampin) : 리팜핀은 황체호르몬제의 대사를 증가시킬 수 있다. 치료 효과를 위해 황체호르몬제의 증량이 필요하다.
- 에스트로젠 제제, 부신피질호르몬제 등의 호르몬제 : 황체호르몬제와 이들 약물을 병용하면 혈전증이 나타나는 빈도가 높아진다.

3. 안드로젠 제제

주요 **안드로젠**(androgen)에는 테스토스테론(testosterone)과 안드로스텐다이온(androstenedione)이 있다. 안드로젠은 남성 생식기관의 정상적인 성장과 발달, 이차성징을 유지하는 역할을 한다. 즉, 전립샘, 정낭, 음경, 음낭의 성장과 성숙, 남성형 모발 분포의 발달, 목젖 발달, 신체근육의 변화, 지방 분포도 영향을 받는다.

안드로젠 제제는 남성 환자의 생식샘저하증, 안드로젠 결핍, 사춘기 지연 등의 치료에 사용하며, 특정 세포 유형의 암이 있는 폐경 후 여성의 유방암 완화에도 사용한다. 또한 후천면역결핍과 관련된 소모증후군 치료에도 사용할 수 있다.

(1) 대표적인 약물

대표적인 안드로젠 제제의 종류와 임상응용은 표 9-12와 같다.

표 9-12 안드로젠 제제의 종류와 임상응용

약물명	제형	임상응용
테스토스테론(testosterone)	겔	남성의 생식샘저하증
테스토스테론 에난테이트(testosterone enanthate)	주사	남성의 생식샘저하증
테스토스테론 운데카노에이트(testosterone undecanoate)		남성의 생식샘저하증
테스토스테론 시피오네이트(testosterone cypionate)		남성의 생식샘저하증, 남성의 갱년기장애
메틸테스토스테론(methyltestosterone)	정제	사춘기지연, 유방암

(2) 약물 효과

- 안드로젠 결핍으로부터 호르몬 균형 회복
- 유방암으로 인한 불편감 감소
- 소모증후군 치료에 사용하는 경우 근육량 증가
- 사춘기지연 남성 환자의 사춘기 자극

(3) 부작용

위장 자극이 발생할 수 있는데 이때는 음식이나 우유와 함께 약물을 투여하도록 한다. 전립샘특이항원(PSA) 수치를 증가시키고 양성전립샘비대의 위험을 높일 수 있다. 심각한 부작용으로 고혈압, 정맥혈전색전증, 적혈구용적률 및 혈색소의 증가, 고칼륨혈증, 간독성 등이 유발될 수 있다. 또한 안드로젠을 다량 투여받는 여성의 경우 남성화 징후(목소리의 저음화, 쉰 목소리, 얼굴 털이 자람, 음핵 확대, 생리불순)가 나타날 수 있으며 이 부작용은 치료를 중단해도 되돌릴 수 없기 때문에 징후가 나타나면 즉시 약물을 중단해야 한다.

(4) 상호작용

- 와파린(warfarin) : 안드로젠은 와파린의 항응고 작용을 증가시킨다.
- 경구 혈당강하제, 인슐린(insulin) : 안드로젠과 이들 약물을 병용하면 저혈당(두통, 쇠약, 협응력 저하, 불안, 발한, 배고픔, 시야 흐림, 복시 등)을 일으킬 수 있으므로 혈당강하제나 인슐린의 용량을 줄여야 한다.
- 부신피질호르몬제 : 안드로젠과 이 약물을 병용하면 전해질 불균형 및 체액저류 가능성을 증가시킨다.

성호르몬제 투여 환자를 위한 간호중재

사정

- **병력** : 생식 관련 정보, 기저질환, 약물투여 이력, 흡연 여부 등을 확인한다.
- **신체사정** : 신장, 체중 및 활력징후와 같은 기본 환자정보를 파악한다. 소변 분석을 위한 소변과 혈색소, 적혈구용적률, 생식샘자극호르몬 측정, 의료진이 판단하는 기타 병리검사에 대한 혈액 검체를 수집한다. 일반적으로 당뇨병 가족력이 있는 환자는 성호르몬제 치료를 시작하기 전 혈당검사를 시행한다.
- **심리사회적 사정** : 안드로젠 치료가 필요한 환자의 성, 불임 또는 성욕 변화와 관련한 감정을 파악하도록 한다.

수행

- 치료에 대한 치료반응을 평가하기 위한 기준자료를 수집하며, 신체검사를 지원한다.

교육

- 환자가 에스트로젠이나 황체호르몬 치료를 받고 있다면 흡연하는 35세 이상 여성에게서 치명적인 심장마비, 혈전색전증 장애, 뇌졸중의 발생률이 증가함을 설명한다.
- 정기적인 건강검진과 병리검사의 필요성을 강조한다.
- 복약순응도를 높이기 위해 약물명, 용량, 투여경로 및 시간, 부작용에 대해 협력과 이해를 구한다. 에스트로젠이 골다공증의 진행을 지연시키기 위한 목적으로 처방되었다면, 최대 효과를 얻기 위해 요법을 준수하는 것이 중요함을 강조한다.
- 활력징후와 체중을 매일 모니터하도록 환자교육을 계획한다.

09 확인문제

01. 1형 당뇨병에 대한 설명으로 옳은 것은?

① 증상이 서서히 나타난다.
② 2형 당뇨병보다 유병률이 높다.
③ 경구용 혈당강하제로 치료한다.
④ 고도의 인슐린 분비장애가 있다.

02. 2형 당뇨병에 대한 설명으로 옳은 것은?

① 젊은 사람이 많이 걸린다.
② 케톤증을 일으키지 않는다.
③ 인슐린의 작용부족에 기인한다.
④ 인슐린 주사제가 반드시 필요하다.

03. 부신피질호르몬제의 장기 투여에 따른 부작용은?

① 저혈당
② 저혈압
③ 청력장애
④ 골다공증

04. 체중증가를 유발하는 항당뇨병제는?

① DPP-4억제제
② GLP-1작용제
③ 설포닐유레아 계열
④ α-포도당분해효소억제제

05. 다음 설명에서 괄호에 들어갈 단어는?

> (　　)은/는 췌장의 베타세포에서 생산되는 호르몬으로, 대사과정에서 핵심적인 조절인자의 역할을 한다. 포도당이 뼈대근육 및 심장근육과 지방으로 진입하는 데 필요하며, 단백질과 지질 대사에도 중요한 역할을 한다.

① 인슐린
② 글루카곤
③ 알도스테론
④ 콜레시스토키닌

06. 항당뇨병제에 대한 설명으로 맞는 것은 ○, 틀린 것은 ×를 표시하라.

(1) 인슐린은 경구로 복용하면 분해되기 때문에 주사로 투여한다. ______

(2) 설포닐유레아 계열은 장의 포도당 흡수를 지연시키거나 조직의 당분해를 촉진하여 혈당치를 낮추는 작용을 한다. ______

(3) 메글리티니드 계열은 1형 당뇨병 환자에게는 효과적이지만 2형 당뇨병 환자에게는 효과가 없다. ______

(4) 싸이아졸리딘디온 계열 약물인 피오글리타존은 일부 환자에게서 심부전을 유발하거나 악화시킬 수 있다. ______

(5) SGLT2억제제는 SGLT2의 분비를 차단하여 포도당 재흡수를 높이는 작용을 하는 약물이다. ______

정답 01 ④, 02 ③, 03 ④, 04 ③, 05 ①, 06 (1) ○ (2) × (3) × (4) ○ (5) ×

CHAPTER

10

비뇨생식계통 약물

학습목표

1. 비뇨생식계통의 구조와 기능을 설명할 수 있다.
2. 과민방광 치료에 사용하는 약물의 종류를 열거할 수 있다.
3. 신부전 치료에 사용하는 약물의 종류를 열거할 수 있다.
4. 전립샘비대 치료에 사용하는 약물의 종류를 열거할 수 있다.
5. 발기부전 치료에 사용하는 약물의 종류를 열거할 수 있다.

주요용어

- 비뇨계통(urinary system)
- 생식계통(reproductive system)
- 전립샘(prostate)
- 테스토스테론(testosteron)
- 난소(ovary)
- 에스트로젠(estrogen)
- 황체호르몬(프로제스테론, progesteron)
- 과민방광(irritable bladder)
- 빈뇨(urinary frequency)
- 절박요실금(urge incontinence)
- 야간뇨(nocturia)
- 신부전(renal failure)
- 전립샘비대 (benign prostatic hypertrophy, BPH)
- 전립샘비대 치료제 (prostatic hypertrophy agent)
- 발기부전(erectile dysfunction)

Section 01 비뇨생식계통의 개요

1 비뇨계통

비뇨계통(urinary system)은 신장으로 유입되는 혈액을 여과하여 소변을 생성하고 체내에서 발생한 대사산물과 노폐물을 배설하는 기관계통으로, 1쌍의 신장(콩팥), 요관, 방광, 요도로 구성된다.

신장(콩팥, kidney)은 바깥쪽의 피질(겉질, cortex)과 안쪽의 수질(속질, medulla)로 구성된다. 피질과 수질에서 만들어진 소변은 신우(콩팥깔때기, renal pelvis)로 모였다가 요관을 통해 방광으로 가서 저장되었다가 요도로 배출된다(그림 10-1).

신장의 기본적인 기능단위는 **신장단위**(콩팥단위, nephron)라는 구조이다. 신장단위는 1개의 **사구체**(토리, glomerulus)와 사구체에서 이어지는 1개의 **요세관**(uriniferous tubule)으로 구성되며, 한쪽 신장에만도 백만 개 이상의 신장단위가 존재한다(그림 10-2). 사구체는 서로 얽힌 모세혈관으로 이루어진 공 모양의 구조이며, 이 모세혈관으로부터 원뇨라는 액체가 배출된다. 이어서 원뇨는 가늘고 긴 관인 요세관으로 흘러가는데, 이곳에서 다시 수분이 흡수되거나 각종 이온교환이 이루어져 최종적으로 소변이 된다. 특히 수질의 머리핀 모양으로 접힌 부분을 헨레고리(콩팥세관고리, Henle loop)라고 하며 이곳은 물과 전해질 교환에 중요하다. 사람의 신장에서는 하루 평균 1.5L의 소변이 만들어지는데, 이는 사구체에서 여과된 150L의 여과액(원뇨)이 요세관에서 농축된 것이다.

신장은 대사(몸 안에서 이루어지는 다양한 화학반응)를 통해 생긴 노폐물을 몸 밖으로 내보내고, 신체내의 물과 전해질(각종 이온)의 균형을 조절하며, 혈액의 산성도(pH)를 조절한다. 그 밖에도 혈압을 조절하는 호르몬인 레닌(renin)과 적혈구의 생산을 촉진하는 물질인 적혈구형성호르몬(erythropoietin)을 분비한다.

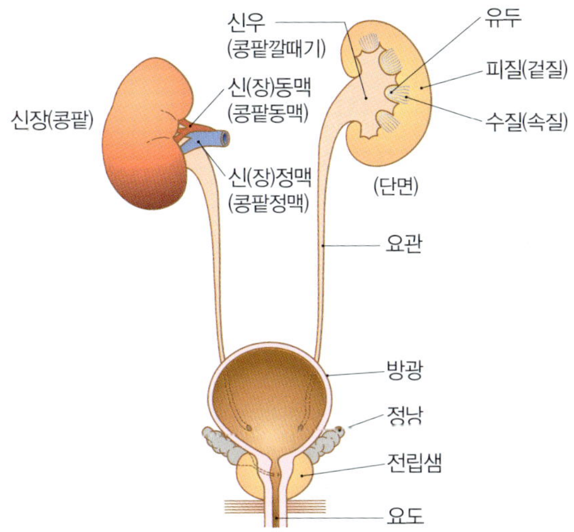

그림 10-1 비뇨계통의 구성

신장에서 만들어진 소변은 신장유두에서 신우로 나와 요관을 통해 방광으로 들어간다. 오른쪽 신장은 내부의 구조를 나타내기 위한 단면이다.

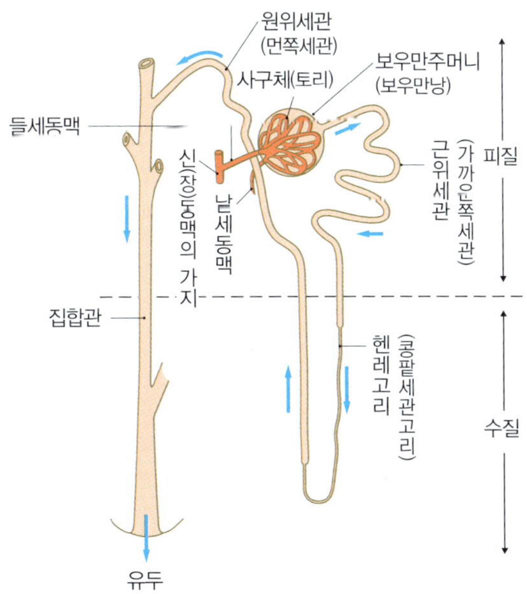

그림 10-2 신장단위의 구조

사구체에서 여과된 원뇨는 요세관으로 보내진다. 요세관에서 재흡수와 농축이 이루어지고 소변이 되어 신우 안으로 배설된다. →는 소변의 흐름을 나타낸다.

2 생식계통

생식계통(reproductive system)은 다음 세대의 개체를 출산하고 종을 유지하는 기능을 담당한다. 남성과 여성의 생식세포인 정자와 난자가 수정되고 각 세포의 유전정보는 새롭게 만들어낸 개체로 계승된다. 이러한 기능을 담당하는 기관이 생식기관이며, 생식기관의 성숙과 발달, 수정 후의 임신, 분만 과정의 대부분은 성호르몬에 의해 조절된다. 성호르몬의 분비는 시상하부–뇌하수체전엽 계통 호르몬의 조절을 받는다.

1. 남성 생식기관

남성 생식기관은 전립샘, 고환, 음경으로 구성된다(그림 10–3).

전립샘(prostate)은 요도가 시작되는 부위를 둘러싸고 있으며, 건강한 성인의 경우 밤알 크기로 탄성이 있고 단단하다. 또 샘관 구조가 섬유근육성 조직 안에 분포되어 있고, 요도 주변의 전립샘비대가 발생하는 속샘과 그 바깥쪽으로 전립샘암이 많이 발생하는 바깥샘으로 나뉜다. 전립샘에서는 부속되어 있는 정낭과 함께 정자의 운동에 필요한 분비물을 만든다. 고환(testis)은 음낭 내에 있으면서 정자를 형성하고 테스토스테론(testosteron)을 분비한다. 음경(penis)은 요도와 이를 둘러싸고 있는 해면체로 구성되며, 요도전립샘부분으로 열리는 사정관에서의 정액 사정과 배뇨에 작용한다.

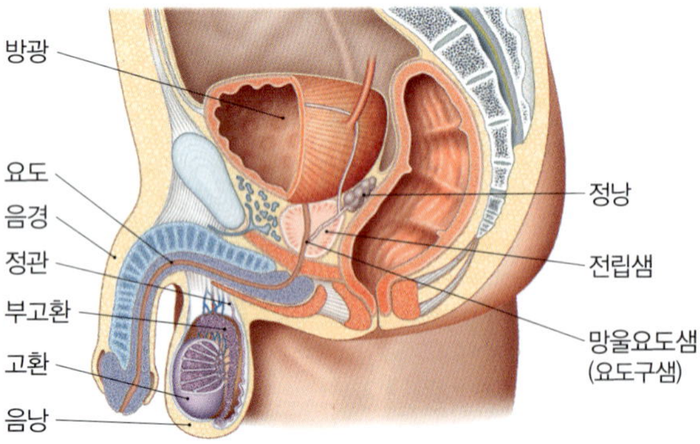

정중시상면

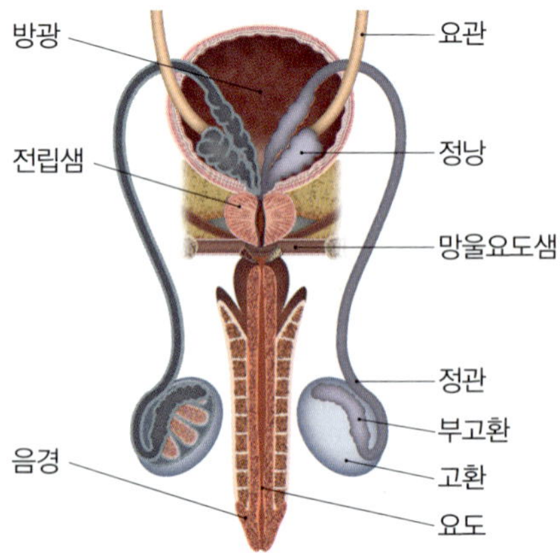

정면

그림 10–3 남성 생식기관

2. 여성 생식기관

여성 생식기관은 난소, 자궁관, 자궁, 질로 구성된다(그림 10-4).

난소(ovary)는 메추리알 정도의 크기로 난자발생과 배란, 에스트로젠(estrogen)과 황체호르몬(프로제스테론, progesteron)을 분비를 한다. 자궁관(uterinetube)은 길이가 약 5cm이며 난자는 자궁관의 팽대부위에서 수정한다. 자궁(uterus)은 크기나 형태 모두 서양배와 유사하며 수정란이 착상하고 태아가 성장하는 장소이다. 질(vagina)은 자궁경부의 질부분에서 이어지는 관 모양의 기관으로, 길이는 약 7~8cm이다. 월경혈의 배출 통로, 분만 시 산도, 성교 시 음경을 삽입하는 통로가 된다. 앞벽은 방광과 요도, 뒤벽은 직장과 접해 있다. 질점막에는 가로주름이 많고 샘은 전혀 없다.

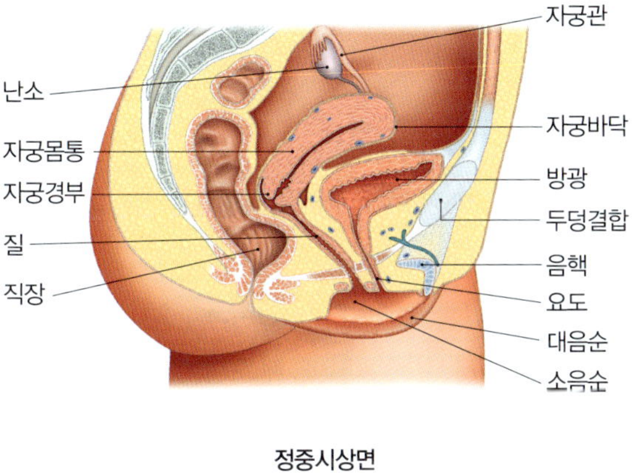

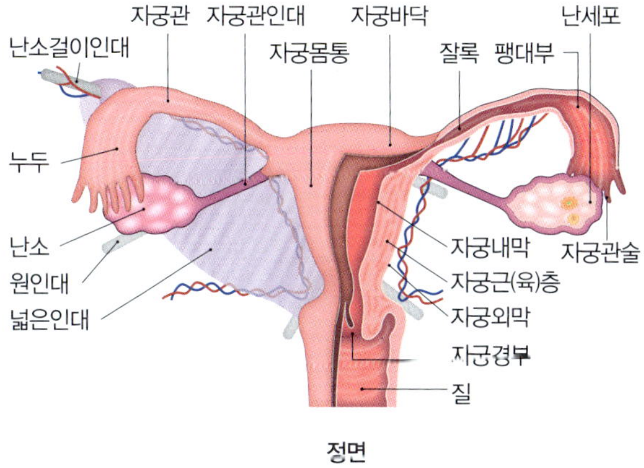

그림 10-4 여성 생식기관

Section **02**

과민방광에 사용하는 약물

1 과민방광

1. 과민방광의 증상과 원인

과민방광(irritable bladder)은 특별한 질병 없이 참을 수 없을 정도의 매우 갑작스러운 요의를 자주 느끼고, 수면 중에도 자주 소변을 보는 질환이다. 과민방광의 증상으로 하루 8회 이상 소변을 보는 **빈뇨**(urinary frequency), 갑작스런 요의를 강하게 느끼면서 소변이 마려워 참을 수 없는 **절박뇨**(urinary urgency), 소변이 마려우면 참지 못하고 싸는 **절박요실금**(urge incontinence), 야간 수면시간에 배뇨를 자주 하는 **야간뇨**(nocturia) 등이 흔히 나타난다. 과민방광 자체는 생명을 위협하지는 않지만 환자 삶의 질을 크게 저하시킨다. 과민방광은 모든 연령층에서 발생할 수 있으며, 나이가 들수록 빈도가 증가하는 경향을 나타낸다. 성별 발생빈도는 유사하다.

과민방광의 원인은 명확하지 않지만, 소변을 저장하고 배출하는 과정의 기능장애로 인해 발생할 수 있다. 요로감염, 호르몬 결핍, 약물 부작용, 과도한 수분 섭취, 변비, 비만, 방광출구 폐색, 당뇨병, 정신상태 이상 등이 과민방광의 증상을 유발할 수 있다.

2. 과민방광의 치료

과민방광의 치료방법은 크게 행동치료, 약물치료, 수술치료로 나뉜다.

행동치료로는 수분 섭취량을 조절하고 소변을 참았다가 모아서 보는 방광훈련을 하며, 이러한 행동치료를 바탕으로 항콜린제, 베타3수용체작용제 등의 약물치료를 시행한다. 행동치료와 약물치료를 병행하면 대부분의 환자는 원활하게 증상을 조절할 수 있지만, 약물치료의 효과가 부족한 일부 환자의 경우 방광 내 보툴리누스독소주입술, 엉치신경조정술, 방광용적확대술 등의 수술 치료를 고려하기도 한다. 이러한 치료의 목표는 방광의 수축력을 감소시키고 방광 용량을 증가시키며 배뇨 감각을 둔화시켜 소변 저장을 쉽게 하는 것이다.

2 과민방광 치료제

과민방광 치료제(agent for irritable bladder)는 방광의 비정상적인 수축을 억제하고 방광을 이완시키며 소변의 저장능력을 높이는 약물이다.

방광의 수축과 이완에는 주로 무스카린수용체와 아드레날린 β_3수용체가 관여한다. 신경전달물질인 아세틸콜린이 무스카린수용체에 작용하면 방광근의 수축이 일어나고, 반대로 방광몸통의 β_3수용체가 자극을 받으면 방광이 이완된다. 따라서 항콜린제나 아드레날린작용제를 과민방광의 증상 치료에 사용한다. 그 밖에도 민무늬근육 수축에 작용하는 칼슘을 차단하여 민무늬근육을 이완시키거나 국소마취 효과 등으로 배뇨근에 직접 작용하는 약물을 사용하기도 한다.

1. 항콜린제

방광의 민무늬근육 수축은 무스카린수용체를 통해 일어나는데, **항콜린제**(anticholinergic)는 신경전달물질인 아세틸콜린이 이 무스카린수용체에 작용하는 것을 경쟁적으로 차단함으로써 방광 민무늬근육에 직접 진정작용을 나타낸다. 결과적으로 방광의 비자발적인 수축이 억제되고 요의 절박감이나 빈뇨 등의 증상이 개선된다.

(1) 대표적인 약물

과민방광 치료제로 사용되는 항콜린제에는 **솔리페나신**(solifenacin), **옥시부티닌**(oxybutynin), **톨터로딘**(tolterodine), **트로스피움**(trospium), **페소테로딘**(fesoterodine), **프로피베린**(propiverine) 등이 있다.

10

안전경고

녹내장, 장폐색, 소변정체, 심각한 심장질환, 중증근무력이 있는 환자는 항콜린 작용으로 증상을 악화시킬 수 있으므로 항콜린제의 사용을 금한다.

(2) 약물 효과

- 절박뇨, 빈뇨, 절박요실금 등의 과민방광 증상 치료

(3) 부작용

고용량의 약물을 사용할수록 더 많은 부작용이 나타난다. 일반적인 부작용으로 목마름, 시야 흐림, 변비 등이 나타나고, 심각한 부작용으로 빈맥, 두근거림, 기립저혈압, 소변정체, 녹내장 악화, 혼란, 우울증, 악몽, 환각, 기면(노인) 등이 유발될 수 있다. 특히 옥시부티닌 패취제는 가려움이나 발진 등의 피부증상을 일으키기도 한다.

(4) 상호작용

- 아만타딘(amantadine), 삼환계 항우울제, 페노싸이아진(phenothiazine) 계열, 모노아민산화효소억제제(MAOI), 다른 항콜린제 : 이들 약물과 항콜린제를 병용하면 항콜린 작용이 증강될 수 있다.

2. 아드레날린작용제

방광 민무늬근육에는 아드레날린수용체 중에서 β_3수용체가 풍부하게 발현해 있다. **아드레날린작용제**(adrenergic drug)는 이 β_3수용체에 선택적으로 작용하여 자극함으로써 cAMP의 생산을 증가시키고 그 결과 방광 민무늬근육을 이완시켜 빈뇨가 개선된다.

(1) 대표적인 약물

과민방광에 사용되는 아드레날린작용제에는 **미라베그론**(mirabegron), **비베그론**(vibegron) 등이 있다.

안전경고

비베그론은 유당을 함유하고 있어 갈락토스 불내성 등의 유전적인 문제가 있는 환자에게 투여해서는 안 된다.

(2) 약물 효과

- 절박뇨, 빈뇨, 절박요실금 등의 과민방광 증상 치료

(3) 부작용

일반적인 부작용으로 두근거림, 빈맥, 홍조, 현기증, 떨림 등이 경미하게 나타나고, 드물게 기립저혈압, 체위저혈압이 유발될 수 있다. 심각한 부작용으로 부정맥, 가슴통증, 심한 저혈압, 고혈압 등이 나타날 수 있다.

아드레날린작용제와 관련된 부작용은 대개 용량과 관련이 있으며, 용량을 줄이거나 약물을 중단하면 해결된다. 간기능손상, 갑상샘질환, 고혈압, 심장질환 등이 있는 환자는 아드레날린작용제에 더 민감하며, 당뇨병 환자는 고혈당 증상의 빈도가 증가할 수 있다.

(4) 상호작용

- 이트라코나졸(itraconazole), 케토코나졸(ketoconazole), 리토나비르(ritonavir), 클래리트로마이신(clarithromycin) : 이들 약물과 병용하면 미라베그론과 비베그론의 혈중농도가 상승하여 독성작용이 증강할 수 있다.
- 리팜피신(rifampicin), 페니토인(phenytoin), 카바마제핀(carbamazepine) : 이들 약물과 병용하면 미라베그론과 비베그론의 혈중농도가 감소되어 약물 효과를 억제할 수 있다.

10

Section 03 신부전에 사용하는 약물

1 신부전

1. 신부전의 정의와 분류

신부전(renal failure)이란 사구체여과율(GFR)의 저하를 중심으로 한 신장기능장애가 있는 상태를 말한다.

신부전 상태의 출현 경과에 따라 크게 **급성신부전**(acute renal failure, ARF)과 **만성신부전**(chronic renal failure, CRF)으로 나뉜다. 급성신부전은 수시간에서 수주일 단위의 급격한 신장기능저하(GFR 저하)로 인해 체액의 항상성 유지기전이 무너진 상태이다. 만성신부전은 여러 가지 원인으로 신장기능이 서서히 나빠지고 체내에 노폐물이 쌓이면서 전신적인 증상이 나타나는 상태를 한다. 사구체신염, 당뇨병, 고혈압, 동맥경화증 등이 원인 질환이며, 신장이 정상 기능을 회복하기는 어렵다.

2. 신부전의 증상

신부전에서는 신장의 주요 기능인 노폐물 배설, 수분 · 전해질 및 산염기평형 조절, 내분비기관으로서의 역할이 손상되기 때문에 다양한 증상을 일으킨다(그림 10–5).

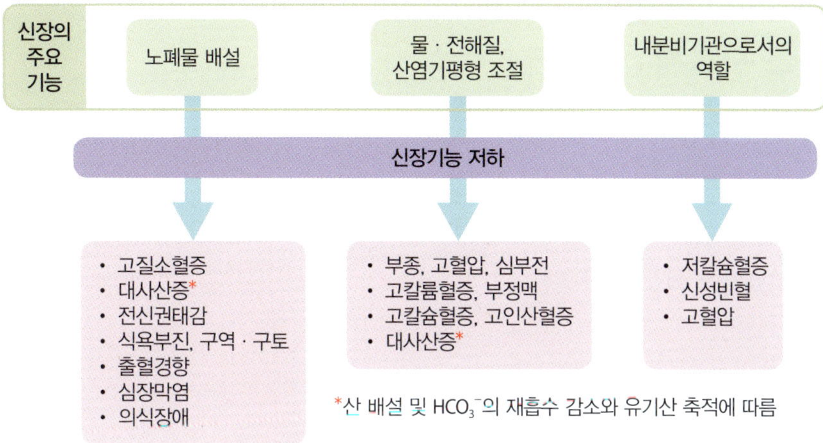

그림 10-5 신부전의 다양한 증상

3. 신부전 치료

급성신부전의 신장기능장애는 가역적인 경우가 많은 데 비해 만성신부전은 비가역적이다. 따라서 급성신부전에서는 신장기능의 회복을 목적으로 치료하지만, 만성신부전에서는 신장기능장애의 진행 억제가 치료 목적이 된다(표 10-1).

한편, 신장기능 저하로 인해 발생하는 증상(부종, 고혈압, 전해질 및 산염기평형 이상)은 급성 및 만성에 관계없이 공통적으로 나타나기 때문에 신부전에 대해 대증요법적으로 사용되는 약물은 급성신부전과 만성신부전에서 공통하는 것이 많다. 다만, 장기간 경과에 따른 이상(빈혈, 골대사이상 등)을 개선하기 위한 약물은 만성신부전에만 필요하다.

표 10-1 급성신부전과 만성신부전의 치료 비교

	급성신부전	만성신부전
목적	• 원인 제거에 의한 신장기능 회복	• 원인(위험인자) 관리에 의한 신장기능 악화 방지
약물요법	• 원인을 제거하는 약물요법 • 신장기능이 회복될 때까지의 대증요법	• 위험인자를 관리하는 약물요법 • 삶의 질 유지를 위한 대증요법 • 장기간 경과에 동반하는 이상에 대한 대증요법
혈액정화	• 영양, 약물요법으로 제어하기 어려운 경우에 체액이상의 관리 등을 목적으로 일시적인 치료로서 시행	• 삶의 질 유지, 수명 연장을 위해 지속적으로 시행 • 복막투석이나 신장이식을 시행하기도 함

10

2 신부전 치료제

신부전은 원인 질환을 치료하거나 특히 만성신부전의 경우 말기 신부전으로 진행하는 속도를 늦추고, 합병증을 예방 및 치료하는 약물을 사용한다.

1. 혈압강하제

고혈압은 신부전을 악화시키는 주요 원인 질환이므로 적정 혈압으로 조절하는 것이 중요하다. 혈압강하제 중에서는 **안지오텐신전환효소억제제**(ACEI)와 **안지오텐신수용체차단제**(ARB)가 우선적으로 사용된다. 이 계열의 약물은 혈압조절뿐만 아니라 단백뇨 감소와 신장기능의 보호작용을 나타낸다(표 10-2).

표 10-2 신부전 치료에 주로 사용하는 혈압강하제

종류	약물명	특징	주요 부작용
ACEI	에날라프릴(enalapril) 이미다프릴(imidapril)	• 요단백 양성인 경우는 사구체내압을 낮추기 때문에 신장기능의 보호작용을 기대할 수 있음 • 신장장애가 이미 진행된 경우에는 사구체여과량이 너무 감소하여 오히려 신부전을 진행시키므로 주의가 필요	• 고칼륨혈증 • 마른기침 • 혈관부종
ARB	이베살탄(irbesartan) 로살탄(losartan) 텔미살탄(telmisartan)		• 고칼륨혈증

2. 빈혈치료제

조혈호르몬인 적혈구형성호르몬(erythropoietin)은 신장에서 생성되어 골수로 운반되어 적혈구 증식을 촉진하는 작용을 한다. 만성신부전 환자의 경우 적혈구형성호르몬의 생성이 감소되기 때문에 이를 보충하여 조혈작용을 촉진하게 된다. 활성형 비타민 D의 저하나 신성빈혈 등의 내분비계통 증상은 다른 합병증보다 다소 늦게 나타나므로 급성신부전보다도 만성신부전에서 문제가 되기 쉽다.

적혈구형성호르몬 제제에는 **에포에틴 알파**(epoetin alfa), **에리트로포이에틴**(erythropoietin) 등이 있으며 부작용으로 혈압상승, 혈전증이 유발될 수 있다.

3. 무기질 조절과 골질환 예방 및 치료 약물

신장의 기능이 저하되면 신장에서 인산염 배설이 잘 이루어지지 않아 혈중에 인산염이 증가하게 된다. 인산염과 경쟁적 관계에 있는 혈액 내 칼슘 농도는 감소하게 되고, 이를 보상하기 위해 부갑상샘호르몬의 분비가 촉진되어 혈중 칼슘을 보충하기 위해 뼈 속에 있는 칼슘을 빼내어 뼈가 약해진다. 또한 신장은 비타민 D의 활성을 담당하는데, 만성신부전의 경우 비타민 D의 활성이 감소되면서 장 내에서 칼슘과 무기질 흡수가 저하되어 뼈가 약해진다.

따라서 고인산혈증을 치료하기 위해 체내 인산을 제거하는 약물과 뼈가 약해지는 증상을 개선하기 위해 비타민 D와 칼슘 등의 약물을 사용한다(표 10-3).

표 10-3 무기질 조절과 골질환 예방 및 치료 약물

종류	약물명	특징	주요 부작용
고인산혈증 치료제	탄산란탄(lanthanum carbonate) 세벨라머(sevelamer)	• 장관 내의 인산과 결합하여 인을 흡착함으로써 고인산혈증을 개선	• 변비 • 장관천공
칼슘제	아세트산칼슘(calcium acetate)	• 말기 신부전 환자의 고인산혈증에 사용	• 변비, 식욕부진, 구역, 구토 • 고칼슘혈증
활성형 비타민 D 제제	알파칼시돌(alfacalcidol) 칼시트라이올(calcitriol)	• 활성형 비타민 D의 저하나 신성빈혈 등의 내분비계통 증상은 다른 합병증보다 다소 늦게 나타나므로 급성신부전보다도 만성신부전에서 문제가 되기 쉬움	• 고칼륨혈증
칼슘유사체	시나칼세트(cinacalcet)		

4. 기타

부족한 비타민 B와 C, 엽산 등을 공급하기 위한 영양제, 요독증 증상을 개선하기 위한 약물, 소아 환자인 경우 뼈형성 이상으로 인한 성장부진을 개선하기 위해 성장호르몬 등을 사용한다.

10

Section 04 전립샘비대에 사용하는 약물

1 전립샘비대

1. 전립샘비대의 정의와 증상

전립샘(prostate)은 정액을 생산하여 요도를 통해 배출시키는 남성의 생식기관이다. 방광 아래쪽에 위치하여 요도를 감싸고 있으며(그림 10-3 참조), 나이가 들수록 크기가 점점 커진다.

전립샘비대(benign prostatic hypertrophy, BPH)는 전립샘이 비대해져 배뇨장애가 유발되는 질환으로 최근 사회의 고령화와 동반하여 문제가 되고 있다(그림 10-6). 원인으로서 남성호르몬인 안드로젠의 상승과 관련이 있고 흡연, 고지방식 등과도 연관이 있다. 전립샘이 비대해지면 요도를 압박하여 배뇨장애(핍뇨, 소변정체), 야간뇨, 다뇨, 배뇨통과 그 합병증(방광염 등)을 일으킨다.

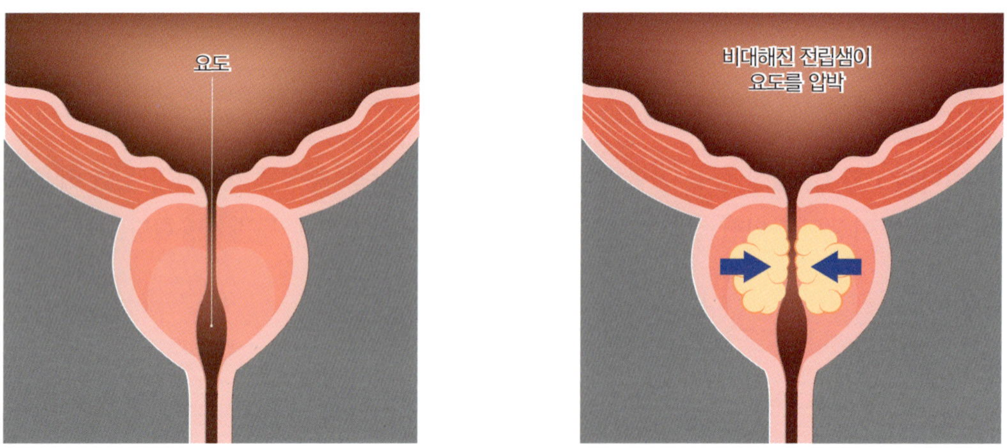

정상　　　　전립샘비대

그림 10-6 전립샘비대

2. 전립샘비대의 치료

전립샘비대의 치료에는 약물치료를 우선적으로 시행한다. 전립샘비대에 의한 심각한 합병증(반복적인 육안적 혈뇨, 요로감염, 소변정체, 방광결석, 신장기능장애)을 가진 환자의 경우는 개방수술이나 요도경유전립샘절제(TURP) 등의 외과적 치료법이 시행된다.

2 전립샘비대 치료제

전립샘비대 치료제(prostatic hypertrophy agent)는 전립샘의 크기가 비대해져 유발되는 배뇨장애를 감소시키는 약물이다. 전립샘의 그기 감소, 전립샘의 혈액공급 증가, 방광근육 이완 또는 수축 억제 등의 약리작용을 나타낸다.

1. 5알파환원효소억제제

5알파환원효소억제제(5α–reductase inhibitor)는 남성호르몬의 일종인 다이하이드로테스토스테론(dihydrotestosterone, DHT)의 생성을 억제하여 전립샘의 크기를 줄이는 작용을 하는 약물로, 다이하이드로테스토스테론차단제(dihydrotestosterone blocker)라고도 한다. DHT는 5알파환원효소(5α–reductase)에 의해 테스토스테론으로부터 생성되며 전립샘을 성장시키는 호르몬이기 때문에 이 효소를 억제하면 DHT의 생성이 감소되어 전립샘의 성장을 억제할 수 있다.

(1) 대표적인 약물

두타스테리드(dutasteride), **피나스테리드**(finasteride) 등이 있다. 이 중 피나스테리드는 1mg, 5mg이 있는데 5mg만 전립샘비대 치료제로 사용한다(피나스테리드 1mg은 남성형 탈모 치료에 사용).

10

안전경고

임신부가 5알파환원효소억제제에 노출되면 남자 태아의 외부생식기 기형을 유발할 가능성이 있으므로 임신부 또는 임신 가능성이 있는 여성은 이 약물과의 접촉을 피해야 한다.

(2) 약물 효과

- 전립샘비대에서의 배뇨장애 개선
- 성인 남성의 남성형 탈모 치료

(3) 부작용

일반적인 부작용으로 기립저혈압, 어지럼증, 성욕감퇴, 발기부전, 사정장애, 무력증 등이 나타날 수 있고, 심각한 부작용으로 부종, 남성 유방암, 가려움증, 발진, 고환통증, 두드러기 등이 유발될 수 있다.

(4) 상호작용

- 리토나비르(ritonavir) : 간 대사효소를 억제하는 리토나비르를 두타스테리드와 장기간 병용하면 두타스테리드의 혈중농도를 증가시킨다.

2. 알파차단제

알파차단제(alpha blocker)는 교감신경의 아드레날린수용체 중 α수용체를 차단하는 약물이다. α수용체에는 α_1수용체와 α_2수용체가 있는데, 이 중 방광 민무늬근육과 혈관의 수축을 유발하는 α_1수용체의 작용을 차단하는 종류가 전립샘과 방광근육을 이완시켜 배뇨기능을 개선시킨다.

(1) 대표적인 약물

알푸조신(alfuzosin), **실로도신**(silodosin), **탐술로신**(tamsulosin) 등이 있다.

안전경고

알파차단제는 음경 지속발기증(priapism; 성행동과 무관하게 지속적으로 발기 증상이 발생하는 현상)을 유발할 가능성이 있다. 적절하게 치료하지 않으면 영구적인 발기부전으로 이어질 수 있다.

(2) 약물 효과

- 전립샘비대에서의 배뇨장애 개선

(3) 부작용

구역, 구토, 변비, 현기증, 어지러움, 저혈압, 두통, 피로 등을 유발할 수 있다.

(4) 상호작용

- 항고혈압제, PDE5억제제[실데나필(sildenafil), 타다라필(tadalafil) 등] : 알파차단제를 이들 약물과 병용하면 혈압강하 작용이 증가되어 심한 기립저혈압이 유발될 수 있다.

3. PDE5억제제

PDE5억제제(phosphodiesterase 5 inhibitor)는 요도나 전립샘조직 내의 PDE5를 억제함으로써 cGMP 농도를 상승시켜 전립샘의 민무늬근육을 이완시키는 작용을 하는 약물이다.

전립선비대 치료에 대한 명확한 작용기전은 밝혀지지 않았으나 전립샘과 방광에서의 민무늬근육 이완작용을 통해 혈액 공급량을 증가시켜 전립샘비대 증상을 개선하는 것으로 판단된다. 대부분은 발기부전 치료제로 사용되지만, 이 중에서 **타다라필**(tadalafil) 5mg만 전립샘비대 치료에 사용한다.

10

Section **05** 발기부전에 사용하는 약물

1 발기부전

1. 발기부전의 정의와 분류

발기(erection)란 해면체가 충혈하여 음경이 딱딱해지는 것을 말한다. 대뇌피질의 성적 흥분이 신경과 전달물질을 통해 cGMP 농도를 증가시키고 음경해면체가 다량의 혈액으로 채워짐으로써 발기가 일어난다.

발기부전(erectile dysfunction)이란 만족스러운 성행위를 하기에 충분한 발기가 일어나지 않거나 유지할 수 없는 상태로, 그 요인은 다양하다. 발기부전은 혈관성 · 신경성 · 내분비성 등의 발기기능장애에 의한 기질성 발기부전, 발기기능 자체는 정상이지만 심리적 요인으로 발기장애를 나타내는 심인성 발기부전, 이 둘을 동반하는 혼합성 발기부전로 분류된다.

2. 발기부전의 치료

발기부전의 치료는 기본적으로 PDE5억제제를 사용하는데, 이 약물이 무효하거나 금기인 경우에는 다음과 같은 흐름으로 치료한다(그림 10-7). 원인 질환을 알고 있고 치료 가능하다면 원인 질환의 치료를 병행하고, 흡연 등의 위험인자도 제거한다. 심인성 발기부전인 경우에는 상담이나 정신요법도 진행한다.

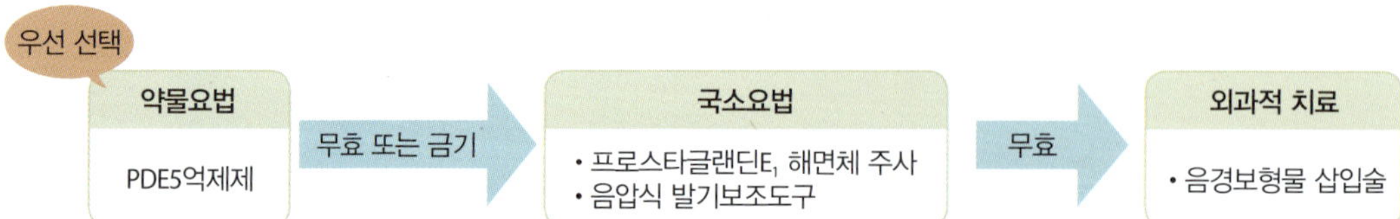

그림 10-7 발기부전의 치료 흐름

2 발기부전 치료제

1. PDE5억제제

PDE5(phosphodiesterase 5)는 음경해면체에 풍부하게 존재하는 효소로, cGMP를 분해하여 음경해면체의 민무늬근육을 수축시키는 작용을 한다. **PDE5억제제**(phosphodiesterase 5 inhibitor)는 이 PDE5의 작용을 경쟁적으로 억제하여 음경해면체 민무늬근육 내의 cGMP 농도를 높인다. 그 결과 민무늬근육의 이완이 촉진되고 동맥혈의 유입이 일어나게 되어 발기기능, 발기유지를 촉진하여 발기부전을 개선한다.

(1) 대표적인 약물

아바나필(avanafil), **미로데나필**(mirodenafil), **실데나필**(sildenafil), **타다라필**(tadalafil), **유데나필**(udenafil), **바데나필**(vardenafil) 등이 있다.

(2) 약물 효과

- 발기부전 개선

(3) 부작용

두통, 안면 홍조, 근육통, 소화불량 등이 일반적인 부작용이 나타나며, 드물게 혈압이상, 협심증, 실신 등이 유발될 수 있다. 갑작스럽게 시력상실, 청력감퇴, 난청(귀울림과 현기증이 동반)이 나타나는 경우에는 복용을 중단해야 한다.

10

(4) 상호작용

- 알파차단제 등의 혈압강하제, 알코올 : 이들 약물과 병용하면 PDE5억제제의 약물작용을 증가시켜 저혈압 증상이 나타날 수 있다.
- 나이트로글리세린(nitroglycerin) · 아이소소바이드(isosorbide) 등의 질산염 제제, 몰시도민(molsidomine) 등의 협심증 치료제 : 이들 약물과 병용하면 과도한 혈압저하가 일어나므로 병용 금기이다.
- 자몽주스 : 자몽주스와 PDE5억제제를 병용하면 PDE5의 부작용이 증가할 수 있다.

10 확인문제

01. 다음 중 신장의 기능이 아닌 것은?

① 산염기평형 ② 레닌 분비
③ 백혈구 생산 ④ 칼시트리올 생산

02. 발기부전 치료제와 병용 금기의 약물은?

① 비타민 B_6 ② 황산마그네슘
③ 탄산수소소듐 ④ 나이트로글리세린

03. 다음 설명 중 옳은 것은?

① 전립샘비대 치료에 실데나필을 사용한다.
② 신부전 환자의 혈압 조절에 이미다프릴을 사용한다.
③ 알파차단제와 PDE5억제제를 병용하면 고혈압을 유발한다.
④ PDE5는 음경해면체에 존재하며 음경의 민무늬근육을 이완시키는 효소이다.

04. 다음 보기에서 전립샘비대 치료제를 모두 고르면?

가. 탐술로신	나. 실데나필	다. 알파칼시돌	라. 피나스테리드

① 가, 다 ② 나, 다
③ 가, 라 ④ 나, 라

정답 정답 : 01 ③, 02 ④, 03 ②, 04 ③

Basic Pharmacology

CHAPTER

11

근골격계통 약물

학습목표

1. 근육경련 치료제를 분류하고 각각의 작용기전과 종류를 설명할 수 있다.
2. 통풍의 발생기전을 설명할 수 있다.
3. 항통풍제를 분류하고 각각의 작용기전과 종류를 설명할 수 있다.
4. 골다공증의 발병기전과 사용되는 치료제의 종류를 설명할 수 있다.
5. 류마티스과절염의 발병기전과 사용되는 치료제의 종류를 설명할 수 있다.

주요용어

- 근골격계통(muscularskeletal system)
- 근골격질환(musculoskeletal disorder)
- 근육경련(muscle spasm)
- 중추작용 근(육)이완제 (centrally acting muscle relaxant)
- 직접작용 근(이)완제 (direct acting muscle relaxant)
- 신경근차단제(neuromuscular blocker)
- 통풍(gout)
- 항통풍제(antipodagric)
- 골다공증(osteoporosis)
- 류마티스관절염 (rheumatoid arthritis, RA)
- 질병조절성 항류마티스제(disease modifying antirheumatic drug, DMARD)

Section 01 근골격계통의 개요

1 근골격계통의 구성

근골격계통(muscularskeletal system)은 인체의 뼈대를 형성하는 뼈(bone)와 운동에 관여하는 관절(joint) 및 근육(muscle) 등으로 구성된다. 근골격계통은 구성 요소가 상호작용하면서 완전하고 복잡한 신체운동은 물론 내부 장기를 보호하고 혈구세포를 생성하며 신체를 지지하는 등의 역할을 한다(그림 11-1).

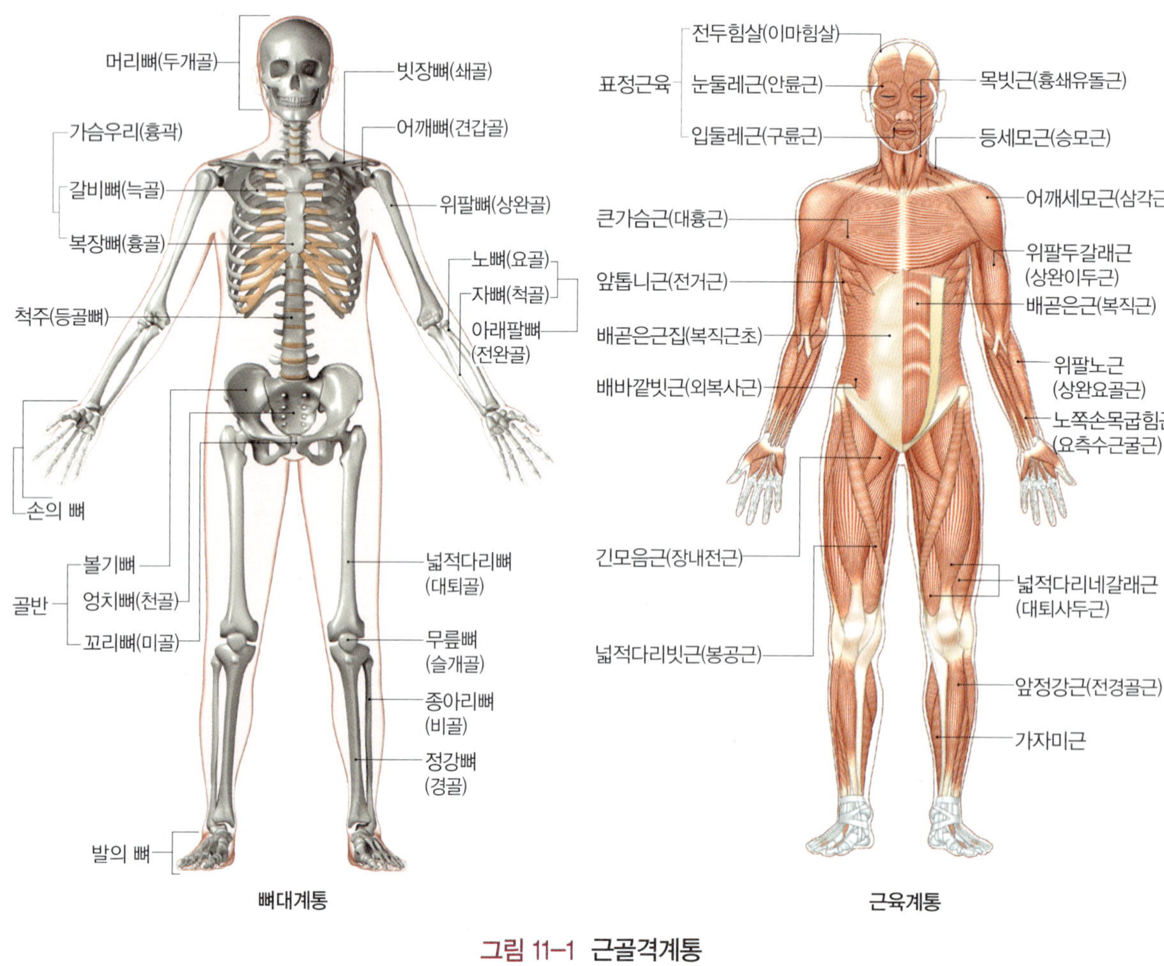

그림 11-1 근골격계통

1. 뼈

인체는 다양한 형태를 한 약 206개의 크고 작은 **뼈**(bone)가 있으며 이 뼈가 조합하여 인체의 뼈대를 형성하여 근육을 지지하고 중요한 장기를 보호하는 등의 다양한 역할을 한다(표 11-1).

뼈는 관절면을 제외하고 골막에 덮여 있으며 치밀질과 해면질로 이루어진 뼈아교질(골질, ossein)과 골수공간 내의 골수(bone marrow)로 구성된다. 뼈는 하버스관(haversian canal)을 지나는 혈관을 통해 영양을 공급받으며, 뼈 표면에는 영양 혈관이 진입하는 영양구멍이 있다.

태아기에 형성된 뼈는 평생 재형성을 반복한다. 뼈의 재형성은 파골세포(뼈파괴세포, osteoclast)에 의한 골흡수와 골모세포(뼈모세포, osteoblast)에 의한 골형성으로 이루어진다. 대개 골흡수와 골형성은 균형적으로 동적 평형상태를 유지한다.

표 11-1 뼈의 기능

지지작용	운동의 축으로서 몸의 구조와 형태를 지탱
보호작용	머리뼈안, 가슴안, 척주관, 골반안 등의 공간을 만들어 뇌나 내장 등의 중요 기관을 보호
운동작용	뼈에 부착되어 있는 근육의 수축에 의해 가동성이 있는 관절을 기점으로 운동을 일으킴
조혈작용	뼈 속의 조혈기능이 있는 골수에서 적혈구, 백혈구, 혈소판이 끊임없이 새로 생성
전해질 저장작용	칼슘, 인, 소듐, 포타슘 등의 전해질은 뼈 속에 저장되었다가 필요에 따라 뼈에서 인출되어 혈류에 의해 필요한 곳으로 운반

2. 관절

인체에 있는 206개의 뼈가 뼈대를 형성하려면 각각의 뼈가 연결될 필요가 있다. 2개의 뼈 또는 그 이상의 뼈가 서로 연결되는 곳을 **관절**(joint)이라고 하며, 관절만으로는 구조가 유지되지 못하기 때문에 관절주머니(관절낭, articular capsule)나 인대(ligament) 등이 주위를 보강한다.

관절 주변의 근육과 힘줄이 뼈 사이에서 연결됨으로써 움직임이 만들어진다. 일부 관절은 움직임에 제한적이거나 움직일 수 없는데, 이러한 관절은 매우 안정적이어서 머리뼈와 같이 내부 장기를 보호하는 구조에 중요하다. 또한 뼈대가 발달하는 기간 동안 긴뼈의 뼈끝판(골단판)에서 길이성장이 이루어지며 뼈끝판은 실제로 임시관절이라 할 수 있다.

3. 근육

근육(muscle)은 수축함으로써 인체의 운동을 가능하게 한다. 근육은 크게 뼈대근육(골격근, skeletal muscle), 심장근육(심근, cardiac muscle), 민무늬근육(평활근, smooth muscle)으로 나뉘는데, 뼈대근육은 사이에 관절을 끼고 있어 뼈와 뼈를 연결하는 근육으로 우리가 마음대로 움직일 수 있는 맘대로근육(수의근, voluntary muscle)이며 가로무늬근육(횡문근, striated muscle)이다.

한편, 심장근육을 제외한 모든 내장근육은 민무늬근육이고, 마음대로 움직일 수 없는 제대로근육(불수의근, involuntary muscle)이며 가로무늬가 없다. 심장근육은 뼈대근육과 민무늬근육의 특징을 모두 가지고 있어 가로무늬가 있으나 제대로근육이며, 특징적으로 율동성, 전도성, 흥분성, 수축성을 가진다.

2 근골격질환

근골격질환(musculoskeletal disorder)이란 뼈, 근육, 관절과 인대 등의 주변조직에서 발생하는 통증이나 손상을 말한다. 목이나 허리, 팔과 다리 등 인체 다양한 곳에서 발생하는데, 일반적으로 무거운 물건을 들거나 갑작스러운 자극이 원인이 되거나 반복된 동작과 자극(압박, 진동 등), 잘못된 자세 등이 원인으로 유발되기도 한다.

가장 흔하게 나타나는 증상은 관절을 움직일 때 발생하는 통증이다. 그 외에도 관절이나 뼈의 변형, 자세 이상, 관절 움직임 제한, 보행장애, 감각이상 등이 증상이 나타난다.

Section 02 근육경련에 사용하는 약물

1 근육경련

근육경련(muscle spasm)은 근육의 갑작스러운 수축과 이완이 번갈아 나타나거나 근육이 지속적으로 수축하는 현상으로, 일반적으로 근골격계 외상이나 염증과 관련이 있다. 뼈대근육의 국지적 손상이나 뼈와 근육의 과다 사용으로 유발되며, 항정신병약물의 과다투여, 뇌전증, 저칼슘혈증, 소모성 신경장애가 원인이 되기도 한다. 근육경련이 발생하면 염증, 부종, 통증, 협응력 상실, 운동성 감소 등이 유발된다.

근육경련의 치료에는 비약물요법과 약물요법을 병행한다. 비약물요법으로 경련이 일어난 근육의 고정, 온냉요법, 초음파, 마사지 등을 시행하고, 약물요법으로 진통제, 소염제, 중추작용 근(육)이완제 등을 사용한다.

2 근육경련 치료제

1. 중추작용 근(육)이완제

중추작용 근(육)이완제(centrally acting muscle relaxant)는 중추신경에서 뼈대근육에 이르는 경로를 차단 또는 억제함으로써 근육수축을 억제하는 약물로, 근육이나 신경전도 또는 신경근육접합부에 직접적인 영향을 미치지는 않는다(그림 11-2).

중추작용 근(육)이완제는 급성 통증성 근골격질환과 관련된 근육경련을 완화하기 위해 물리치료, 진통제와 함께 사용된다. 다만, 이 약물은 뇌질환이나 척수질환과 관련된 근육경직에는 사용하지 않는데, 이는 남아 있는 활성 근육섬유의 강도를 감소시켜 추가적인 손상과 쇠약을 초래할 수 있기 때문이다.

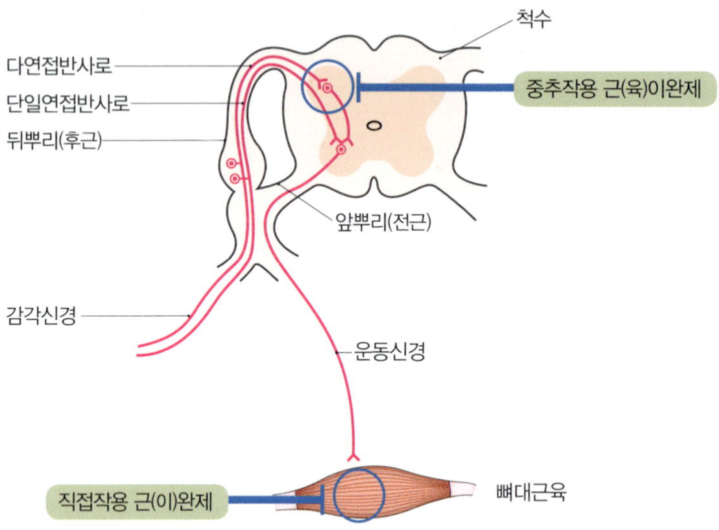

그림 11-2 근(육)이완제의 작용부위

(1) 대표적인 약물

대표적인 약물은 표 11-2와 같다.

표 11-2 중추작용 근(육)이완제의 종류와 특징

약물명	특징
바클로펜 (baclofen)	• 척수의 다연접반사를 억제하여 근육의 비정상적인 긴장을 억제 • 다발경화증, 척수손상, 뇌성마비, 기타 척수질환으로 인한 근육경직을 완화하는 데 사용
클로르족사존(chlorzoxazone)	• 일반적으로 위장관 불편감을 유발하며 간독성이 있음
사이클로벤자프린 (cyclobenzaprine)	• 통증이 있는 근골격질환의 단기 치료(2~3주)에 권장 • 진정작용이 매우 뛰어남
메토카바몰 (methocarbamol)	• 작용기전이 불명 • 긴장된 뼈대근육을 직접적으로 이완시키지 않음
오페나딘 (orphenadrine citrate)	• 진통 효과도 있음 • 녹내장이나 전립샘비대 환자에게 사용하지 않음
티자니딘 (tizanidine)	• 1~2시간에 최고효과를 나타내고 3~6시간 사이 소실 • 경직과 관련된 근육긴장도 증가 관리에 사용

안전경고

바클로펜 치료를 갑자기 중단하면 경직과 환각이 심하게 악화될 수 있다.

(2) 약물 효과

- 근육경련 완화

(3) 부작용

진정, 쇠약, 무기력, 현기증, 위장관 불편감 등이 나타날 수 있는데 대개는 경미하며 치료를 지속하면 해소되는 경향이 있다. 드물게 간독성(식욕부진, 구역, 구토, 황달 등), 혈액이상증(인후통, 발열, 자반증, 황달, 쇠약) 등이 유발되기도 한다.

(4) 상호작용

- **아편유사작용제, 항뇌전증제, 진정-수면제, 벤조다이아제핀(benzodiazepine) 계열, 페노싸이아진(phenothiazine) 계열, 항우울제, 알코올 등의 중추신경억제제** : 이들 약물은 중추작용 근(육)이완제의 진정작용을 강화시킨다.

2. 직접작용 근(이)완제

근육에는 칼슘을 이용하여 근육을 수축시키는 수용체가 있는데, **직접작용 근(이)완제**(direct acting muscle relaxant)는 근육에 있는 이 수용체에 직접 작용하여 근육을 이완시키는 약물이다. 이 약물은 뼈대근육의 전반적인 경미한 쇠약을 일으키고 반사성 근육수축, 과반사, 근간대경련, 근육강직, 불수의적 근육의 움직임 및 경직을 감소시킨다.

1) 단트롤렌(dantrolene)

(1) 적응증

뇌성마비, 다발경화증, 척수손상, 뇌졸중 증후군과 같은 만성질환의 경직을 조절하는 데 사용한다.

(2) 약물 효과

- 근육경련 완화

(3) 부작용

쇠약, 졸음, 현기증, 어지럼증, 설사 등의 증상이 나타날 수 있는데 대개는 경미하며 치료를 지속하면 해소되는 경향이 있다. 드물게 간독성(식욕부진, 구역, 구토, 황달 등), 광과민성 등이 유발되기도 한다.

(4) 상호작용

- 수면제, 진통제, 벤조다이아제핀(benzodiazepine) 계열, 알코올 등의 중추신경억제제 : 이들 약물은 단트롤렌의 진정작용을 강화시킨다.

➲ 근(육)이완제를 투여받는 환자를 위한 간호중재

사정

- **현재 상태 :** 치료를 받으려는 이유와 현재 나타나는 증상에 대해 간단한 병력을 확인한다. 통증 수준과 정도, 진통제 사용빈도, 유발요인, 그리고 환자가 통증 완화를 위해 노력한 모든 조치를 사정한다. 근육경련의 정도와 영향을 받는 근육을 사정한다.
- **병력 :** 근골격계통 장애로 인한 장애 정도, 수술 여부 등을 설명해달라고 요청한다.
- **약물복용 이력 :** 환자가 지난 6개월 동안 복용한 모든 처방약과 일반의약품을 확인한다.
- **활동 및 운동 :** 평소 하루 운동량을 파악하고, 스스로 수행할 수 있는 일상활동과 도움이 필요한 일상활동을 파악한다.
- **수면 및 휴식 :** 수면 시 통증을 유발하는 자세와 자세를 잡는 데 사용되는 쿠션, 추가베개, 보조기구 등에 대한 추가 정보를 수집한다.
- **영양 :** 개인의 체중을 측정하고 지난 6개월 동안 체중 증가 또는 감소가 있었는지 확인한다.

수행

- 진단을 위한 신체검사, 혈액 채취, 활력징후 및 체중 측정 등을 지원한다.
- 처방된 약물를 투여한다.
- 온찜질 또는 냉찜질 적용에 대한 구체적인 지침을 제공한다. 일반적으로 냉찜질은 근육 부상 후 처음 48시간 동안 붓기를 가라앉히는 데 도움이 된다.
- 처방된 활동수준을 유지한다. 치료 초기에는 영향을 받은 팔다리나 관절을 고정하면 근육경련이 감소하여 통증이 줄어든다. 고정에는 탄력붕대, 부목, 석고, 침상안정 또는 활동수준 조절 등 다양한 접근법이 있다.
- 불안이 증가하면 신체 근육에 스트레스가 가해진다. 이완을 유도하고 개인의 심리적 필요를 충족시키기 위한 조치를 시행한다.

교육

- 통증 완화를 위한 절차를 교육한다.
- 의료진이 설정한 범위 내에서 일상생활활동을 재개하도록 한다. 규칙적인 적당한 운동, 식사준비, 사회적 교류 등의 활동은 구체적인 지시를 받은 후 권장한다.
- 근골격질환 치료에 사용되는 약물은 대부분 진정작용이 있으므로 약물을 복용하는 동안 운전을 피하는 등의 안전조치를 교육한다.
- 복약순응도를 높일 수 있도록 약물명, 복용량, 투여경로 및 시간, 부작용에 대한 협조와 이해를 구한다.

Section 03 통풍에 사용하는 약물

1 통풍

통풍(gout)은 체내에서 과잉 생산된 요산(uric acid)이 손발의 관절안(관절강)이나 그 주변에 결정으로서 축적되어 심한 통증을 동반하는 관절염증을 일으키는 질환이다. 요산은 인체의 유전정보를 전달하거나 단백질을 합성하는 DNA나 RNA의 구성에 반드시 필요한 퓨린 뉴클레오타이드(purine nucleotide)가 대사되는 과정에서 생성되는 물질이며, 음식을 통해 섭취한 퓨린(purine)으로부터 생성되기도 한다. 이 요산이 환부에 축적되면 백혈구가 이동해 와서 이를 포식하게 되는데, 백혈구의 활동이 활발해지면 백혈구에서 젖산이 분비된다. 이로 인해 환부의 pH가 저하되고 요산 침전이 더욱 증가하는 악순환이 일어난다(그림 11-3).

급성 통풍발작은 갑자기 발생하며 보통 환자가 잠든 밤에 시작된다. 몇 시간 이내에 침범된 관절은 뜨거워지고 붉게 부어오르며 매우 심한 통증이 동반된다. 가벼운 발작은 몇 시간 이내에 사라지거나 1~2일 정도 지속되지만, 심한 발작은 며칠에서 몇 주간 지속될 수 있다.

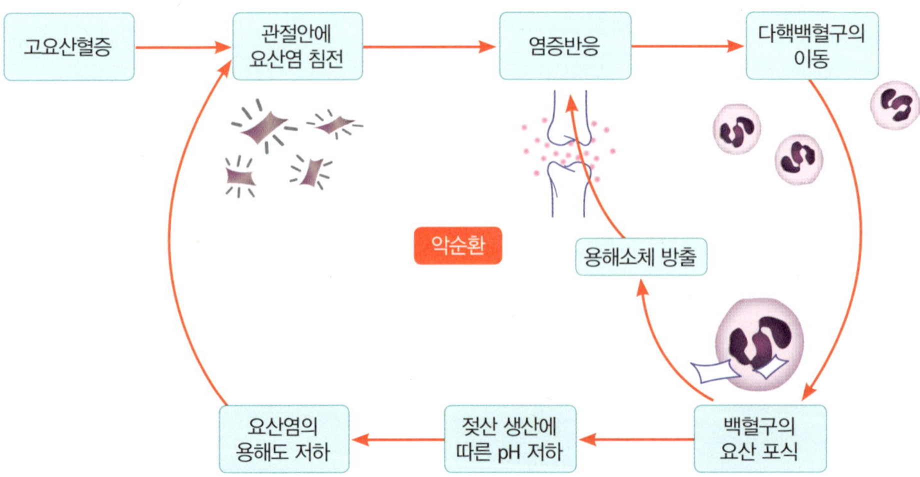

그림 11-3 통풍발작의 발생기전

2 항통풍제

항통풍제(antipodagric)는 과도한 혈중 요산에서 생성된 요산 결정이 유발하는 통풍을 치료하는 약물이다. 크게 급성으로 발생하는 통풍발작을 치료하는 **통풍발작 치료제**와 혈중에 과도하게 높아진 요산의 농도를 낮추는 **고요산혈증 치료제**로 나뉜다(그림 11-4).

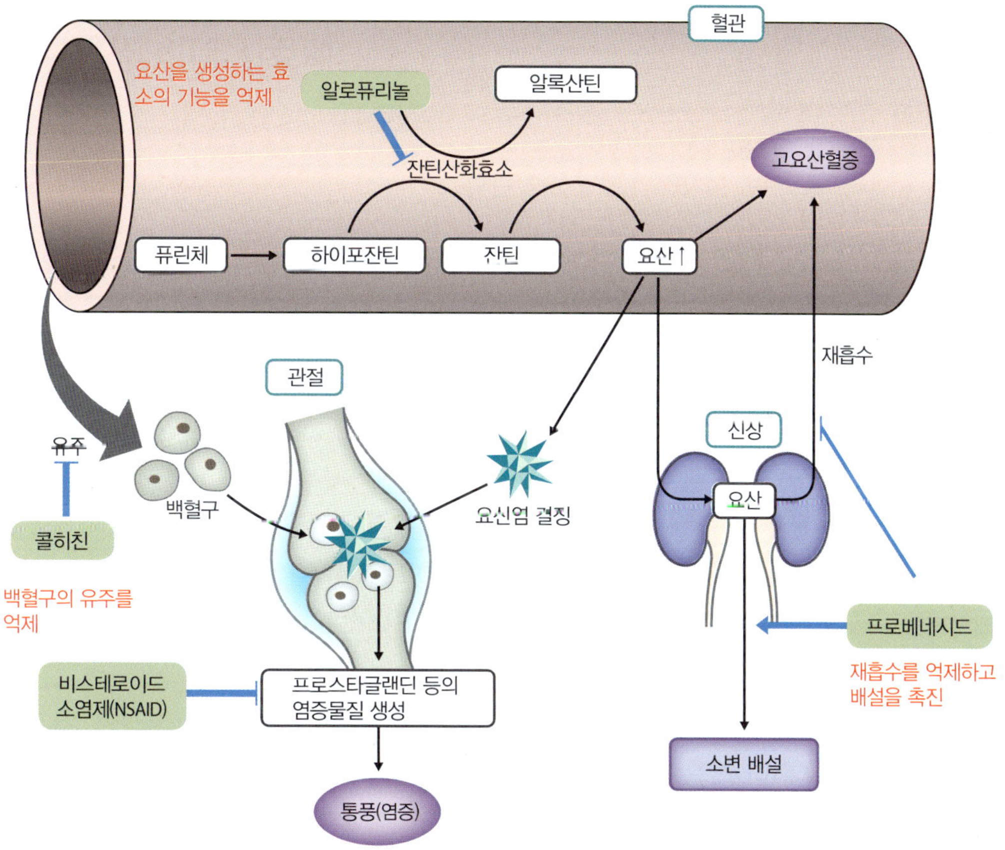

그림 11-4 항통풍제의 작용부위

1. 통풍발작 치료제

1) 콜히친(colchicine)

(1) 작용기전과 적응증

콜히친의 정확한 작용기전은 알려지지 않았지만, 급성 통풍발작으로 발생하는 요산 결정의 침착과 순환을 억제한다. 혈액이나 소변의 요산량에는 영향을 미치지 않는다.

급성 통풍발작의 첫 징후가 나타날 때 복용함으로써 급성 통풍발작을 예방하고 치료한다. 관절통증과 부기는 12시간 이내에 가라앉기 시작하며 보통 치료 시작 후 48~72시간 이내에 사라진다.

(2) 약물 효과

- 급성 통풍발작으로 인한 이차적인 관절통증 완화

(3) 부작용

일반적인 부작용으로 구역, 구토, 설사 등이 나타난다. 드물게 빈혈, 무과립구증, 혈소판감소증 등의 혈액질환과 신경근독성, 횡문근융해(증) 등이 유발되기도 한다.

(4) 상호작용

- 클래리트로마이신(clarithromycin), 딜티아젬(diltiazem), 이트라코나졸(itraconazole), 라놀라진(ranolazine), 베라파밀(verapamil) : 이들 약물은 콜히친의 대사를 감소시키거나 노출을 증가시켜 독성작용을 강화한다.
- 아토르바스타틴(atorvastatin), 심바스타틴(simvastatin), 프라바스타틴(pravastatin), 플루바스타틴(fluvastatin), 로바스타틴(lovastatin), 젬피브로질(gemfibrozil), 페노피브레이트(fenofibrate) : 이들 약물과의 병용은 근육병증의 발생을 증가시킬 수 있다.

2. 고요산혈증 치료제

1) 프로베네시드(probenecid)

(1) 작용기전과 적응증

프로베네시드는 신장 요세관에 작용하여 요산의 재흡수를 억제함으로써 요산 배설을 촉진하는 요산배설촉진제이다.

고요산혈증과 만성 통풍관절염을 치료하는 데 사용되며, 자각증상이 개선되어도 혈청 요산 수치를 정상범위로 유지하기 위해 장기간에 걸쳐 사용한다. 급성 통풍발작에는 효과적이지 않다.

안전경고

급성 통풍발작 중에는 프로베네시드 치료를 시작하지 말고 2~3주 정도 기다려야 한다. 또한 혈액질환이나 신장결석 병력이 있는 환자, 크레아티닌청소율 50mL/min 미만인 환자에게 투여하지 않아야 한다.

(2) 약물 효과

- 고요산혈증과 만성 통풍관절염 치료

(3) 부작용

치료 후 처음 몇 달 동안은 통풍발작 발생률이 증가할 수 있으며, 발작이 발생하더라도 복용량을 변경하지 않고 치료를 계속해야 한다. 구역, 구토, 식욕부진 등의 소화기증상과 두드러기, 가려움증, 발진 등의 과민증이 유발될 수 있다.

(4) 상호작용

- 아시클로버(acyclovir), 팜시클로비르(famciclovir), 발라시클로비르(valacyclovir), 인도메타신(indomethacin), 리팜핀(rifampin), 설폰아마이드(sulfonamide) 계열, 나프록센(naproxen), 페니실린(penicillin) 계열, 세팔로스포린(cephalosporin) 계열, 메토트렉세이트(methotrexate) : 프로베네시드는 이들 약물의 신장 배설을 차단하여 독성작용을 증가시킨다.
- 아스피린(aspirin) 등의 살리실산염(salicylate) 계열 : 이들 약물을 정기적으로 복용하면 프로베네시드의 치료 효과를 방해할 수 있으므로, 진통제가 필요한 경우 아세트아미노펜을 사용한다.
- 항암제 : 신장의 요산결석 발생 가능성이 있으므로 항암치료로 인한 요산 수치 증가에는 프로베네시드를 복용하지 않도록 한다.

11

2) 알로퓨리놀(allopurinol)과 페북소스타트(febuxostat)

(1) 작용기전과 적응증

알로퓨리놀과 페북소스타트는 잔틴산화효소(xanthine oxidase)를 억제하여 요산이 형성되는 말단경로를 차단하는 요산생성억제제이다.

알로퓨리놀은 통풍 환자의 일차고요산혈증 또는 항암치료로 인한 이차적인 통풍 치료에 사용하며, 통풍성 신(장)병증과 요산결석 형성이 적어 신부전 환자에게도 사용할 수 있다. 하지만 통풍관절염의 급성 발작 치료에는 효과적이지 않다. 페북소스타트는 통풍 환자의 만성 고요산혈증 관리제로 사용된다.

안전경고

페북소스타트로 치료받은 심혈관질환이 있는 통풍 환자는 알로퓨리놀로 치료받은 환자에 비해 심혈관질환으로 인한 사망률이 더 높았다.

(2) 약물 효과

- 혈청 요산 수치와 급성 통풍발작 빈도 감소

(3) 부작용

치료 후 처음 몇 달 동안은 통풍발작 발생률이 증가할 수 있으며, 발작이 발생하더라도 복용량을 변경하지 않고 치료를 계속해야 한다. 구역, 구토, 설사, 현기증, 두통 등이 나타나지만 대개는 경미하며 치료를 계속하면 해소된다.

심각한 부작용으로 드물게 간독성(식욕부진, 구역, 구토, 황달 등), 골수 억제, 과민증(발열, 가려움증, 발진) 등이 유발될 수 있다.

(4) 상호작용

- 테오필린(theophylline) 유도체 : 이들 약물과 병용하면 테오필린 독성을 유발할 수 있다.
- 아자티오프린(azathioprine), 머캅토퓨린(mercaptopurine) : 이들 약물과 병용하면 이 약물의 대사를 억제한다.
- 암피실린(ampicillin), 아목시실린(amoxicillin) : 알로퓨리놀과 이들 약물을 병용하면 발진 발생률이 증가한다.
- 사이클로포스파마이드(cyclophosphamide) : 알로퓨리놀과 이 약물을 병용하면 골수억제 발생률이 증가한다.

Section 04 골다공증에 사용하는 약물

1 골다공증

1. 골다공증의 정의와 원인

뼈에는 몸을 지탱하거나 내장을 지키는 역할과 함께 세포기능의 조설에 필수 무기질인 칼슘을 저장하는 역할도 있다. 골조직에서는 뼈흡수(파골세포가 오래된 뼈를 용해)와 뼈형성(골모세포가 새로운 뼈를 형성)이 항상 이루어지고 있으며 이 대사기전을 뼈의 재형성이라고 한다. 뼈의 재형성은 뼈의 열화를 방지하고 강도를 유지함과 동시에 체내 칼슘농도의 유지에도 큰 역할을 한다.

골다공증(osteoporosis)은 뼈바탕질과 뼈무기질의 비율은 유지되면서 뼈의 양(골밀도)이 감소되거나 뼈의 미세구조 손상으로 인해 뼈의 강도가 약해져 약한 충격에도 쉽게 골절이 일어나는 뼈질환이다. 골다공증의 유병률은 여성에서 높고 연령 증가와 함께 증가하여 60대 이상 여성에서는 20%를 넘는다. 원인은 명확하지 않지만, 노화에 따른 칼슘 섭취량의 저하나 흡수능력의 저하, 비타민 D 부족, 운동부족 등의 생활습관, 여성호르몬 상실 등의 인자가 발병에 영향을 미친다.

골다공증은 대부분 증상이 없어서 엉덩관절이나 척추의 골절로 진단이 이루어지는 경우가 흔하며, 키가 줄거나 걸음걸이의 이상 혹은 척추후만증과 같은 뼈의 변형 및 통증 등의 증상을 보이기도 한다.

2. 골다공증의 치료

골다공증의 치료는 칼슘 섭취를 충분히 하는 영양관리와 운동요법을 기본으로 하여 필요에 따라 뼈흡수억제제(비스포스포네이트 제제 등)나 뼈형성촉진제 등의 약물요법을 시행한다.

2 골다공증 치료제

골다공증 치료제(agent for osteoporosis)는 뼈형성을 촉진하거나 뼈흡수를 억제함으로써 골밀도가 감소되는 것을 막거나 골밀도를 증가시키는 약물이다. 작용기전에 따라 **뼈흡수억제제**와 **뼈형성촉진제**로 분류할 수 있다(그림 11-5).

뼈흡수억제제에는 칼슘 제제, 비타민 D 제제, 비스포스포네이트 제제, 에스트로젠수용체조절제, 여성호르몬 제제가 있고, 뼈형성촉진제에는 부갑상샘호르몬제인 테리파라타이드(teriparatide) 주사제가 있다. 또한 골다공증 치료제는 종류별로 유사한 약리작용에 따라 공통된 상호작용을 나타낸다(표 11-3).

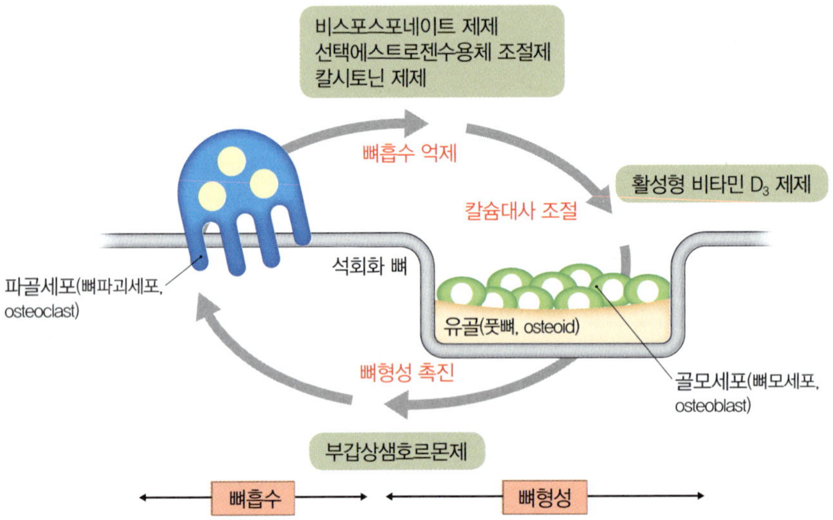

그림 11-5 골다공증 치료제의 작용부위

표 11-3 골다공증 치료제와 다른 약물과의 상호작용

상호작용	약물
칼슘 제제에 의해 효과 감소	옥시테트라사이클린(oxytetracycline), 독시사이클린(doxycycline), 마이노사이클린(minocycline) 등의 테트라사이클린 계열 항생제
비타민 D 제제의 효과 증가	클로르프로마진(chlorpromazine) 등의 페노싸이아진 유도체
에스트로젠의 효과 증가	시메티딘(cimetidine) 등의 일부 위산분비억제제, 에리트로마이신(erythromycin) 등의 항생제, 케토코나졸(ketoconazole) 등의 항진균제
에스트로젠의 효과 감소	카바마제핀(carbamazepine), 페노바비탈(phenobarbital), 페니토인(phenytoin), 프리미돈(primidone) 등의 일부 항뇌전증제, 리팜피신(rifampicin) 등의 항결핵제

1. 뼈흡수억제제

1) 칼슘(calcium) 제제

칼슘은 뼈를 구성하는 중요한 무기질 성분일 뿐만 아니라 신경이나 근육이 정상적인 기능을 수행하는데도 중요한 작용을 한다. 혈액 중에 칼슘이 부족한 경우 칼슘을 보충하여 혈중의 칼슘농도가 상승하면 부갑상샘호르몬(parathormone)의 분비가 억제되어 뼈흡수가 억제된다. 골밀도 감소를 예방할 목적으로 칼슘 섭취가 적은 환자에게 사용하며, 칼슘이 장에서 흡수되려면 비타민 D가 필요하다.

대표적인 약물에는 **탄산칼슘**(calcium carbonate)이 있다. 부작용으로 구역, 변비, 설사, 고칼슘혈증이 나타나며, 장기간 다량 투여 시에는 신장결석이나 요로결석 등이 유발될 수 있다.

2) 비타민 D(vitamin D) 제제

비타민 D는 장에서 칼슘이 흡수되는 것을 촉진하는 작용이 있으며, 혈청 칼슘농도를 상승시킨다. 비타민 D는 햇볕 노출 시 피부에서 생합성되지만, 노인, 저영양 상태, 햇볕 노출이 부족한 성인 등의 경우에 비타민 D가 부족해지기 쉽다. 비타민 D 제제를 복용하면 칼슘의 흡수를 높임으로써 뼈흡수를 억제하는 작용을 나타낸다.

대표적인 약물에는 **알파칼시돌**(alfacalcidol), **칼시트라이올**(calcitriol), **콜레칼시페롤**(cholecalciferol) 등이 있다. 부작용으로는 갈증 증가, 구역, 두통, 고칼슘혈증, 의식장애 등이 유발될 수 있으며, 이들 약물을 투여하는 동안에는 정기적으로 혈중 칼슘 수치를 측정하고, 칼슘을 과다 섭취하지 않도록 주의해야 한다.

3) 비스포스포네이트(bisphosphonate) 제제

비스포스포네이트 제제는 파골세포(뼈파괴세포, osteoclast)의 성숙을 지연시키고 또 빨리 소멸하게 함으로써 뼈흡수를 억제하는 약물이다. 장에서의 흡수율이 낮고 식도염 등의 부작용을 나타낼 수 있기 때문에 이를 방지하기 위해 공복 시 많은 양의 물과 함께 복용하고, 복용 후 최소 30분 동안은 공복을 유지하면서 눕지 않도록 해야 한다.

대표적인 약물에는 **리세드론산**(risedronate), **알렌드론산**(alendronate), **에티드론산**(etidronate), **이반드론산**(ibandronate), **파미드론산**(pamidronate) 등이 있다. 부작용으로 저칼슘혈증, 갑상샘호르몬 상승, 발진, 상부소화관 염증, 식도궤양, 뼈 · 근육 · 관절의 통증 등이 나타나고, 장기간 복용 시 드물게 악골괴사나 비정형 대퇴골골절이 유발되기도 한다.

안전경고

비스포스포네이트 제제는 식도염이나 식도궤양 등의 위험이 있으므로, 식도질환, 위염, 십이지장염 등 상부위장관 질환이 있는 환자에게 투여 시에는 주의해야 한다.

4) 선택에스트로젠수용체조절제(selective estrogen receptor modulator, SERM)

선택에스트로젠수용체조절제는 에스트로젠수용체와 결합하여 일부 조직에서는 에스트로젠과 동일한 작용을 나타내고, 일부 조직에서는 에스트로젠과 반대되는 대항작용을 나타낸다. 약물이 작용하는 조직에 따라 작용기전이 매우 다르게 나타나는데, 뼈대계통과 지질대사에서는 에스트로젠수용체와 결합하여 뼈흡수를 억제한다. 폐경 후 골다공증의 골밀도를 증가시켜 척추(뼈)몸통(척추체) 골절을 억제한다.

대표적인 약물에는 **바제독시펜**(bazedoxifene), **라록시펜**(raloxifene) 등이 있다. 부작용으로 홍조, 두통, 정맥혈전혈전증, 다리경련, 감기증상 등이 유발될 수 있다.

안전경고

선택에스트로젠수용체조절제는 정맥혈전색전증을 일으킬 위험이 있으므로 정맥혈전색전증 환자 및 장기간 거동을 못하는 환자에게는 투여하지 않는다.

5) 에스트로젠(estrogen) 제제

폐경으로 에스트로젠이 감소하면 뼈흡수가 뼈형성을 웃돌아 골밀도가 감소하게 된다. 따라서 폐경 후 여성의 골다공증에는 에스트로젠 제제의 사용이 효과적이다. 다만, 에스트로젠 제제에는 혈전증이나 유방암, 자궁내막암의 위험을 높이는 작용도 있기 때문에 비교적 젊은 여성이나 갱년기장애 증상(화끈거림, 두근거림, 안절부절 등) 치료가 필요한 여성에게 한정된다.

대표적인 약물에는 **에스트리올**(estriol), **에스트라다이올**(estradiol) 등이 있다. 부작용으로 구역, 두통, 월경불순, 비정상적인 자궁출혈, 자궁내막암, 자궁내막증식증 등이 유발될 수 있다.

6) 칼시토닌(calcitonin) 제제

칼시토닌은 뼈흡수를 억제하는 작용이 있는 호르몬으로, 중추성 진통작용도 있기 때문에 골다공증에 의한 허리나 등의 통증에도 효과가 있다.

대표적인 약물에는 **엘카토닌**(elcatonin), **연어 칼시토닌**(calcitonin salmon) 등이 있다.

2. 뼈형성촉진제

1) 부갑상샘호르몬제

부갑상샘에서 합성 및 분비되는 부갑상샘호르몬(parathormone, PTH)은 활성화 비타민 D와 함께 체내의 칼슘대사를 조절하며 뼈와 신장에 작용해서 혈중 칼슘 농도를 증가시킨다. 부갑상샘호르몬제는 부갑상샘호르몬 유사제로, 부갑상샘호르몬수용체를 자극해서 뼈흡수 이상으로 뼈형성을 촉진하여 현저한 골밀도 상승과 뛰어난 골절 예방 효과를 나타낸다.

대표적인 약물에는 **테리파라타이드**(teriparatide)가 있다. 부작용으로 골육종이 유발될 수 있으며, 패짓병, 뼈의 악성종양, 뼈전이, 방사선 치료 이력이 있는 환자 등에게는 사용하지 않아야 한다.

Section 05 류마티스관절염에 사용하는 약물

1 류마티스관절염

1. 류마티스관절염의 병태

관절 내부에서 뼈, 연골 등의 구조물을 둘러싸고 있는 (윤)활막은 점성이 있는 (윤)활액을 분비하여 관절의 부드러운 움직임을 돕고 주변 구조물의 손상을 예방하며 연골에 영양물질을 공급한다. 이 (윤)활막에 염증이 발생하면 증식된 (윤)활막이 주위 연골이나 뼈에 침식되어 관절의 변형, 경직, 분리가 발생하여 일상생활에 장애를 일으키는 **류마티스관절염**(rheumatoid arthritis, RA)을 발병한다.

류마티스관절염은 아교질병(collagen disease)의 하나로, 30~40대 여성에게 많이 발생한다. 과도한 면역반응으로 관절(윤)활막에 만성염증이 발생해 관절의 기능을 잃고 모양이 변하는 만성적인 전신성 염증질환이다(그림 11-6).

정확한 원인은 알려지지 않았으나 유전요인, 스트레스나 흡연과 같은 환경요인, 면역계통의 조절장애 등이 복합적으로 관련된 것으로 추측된다.

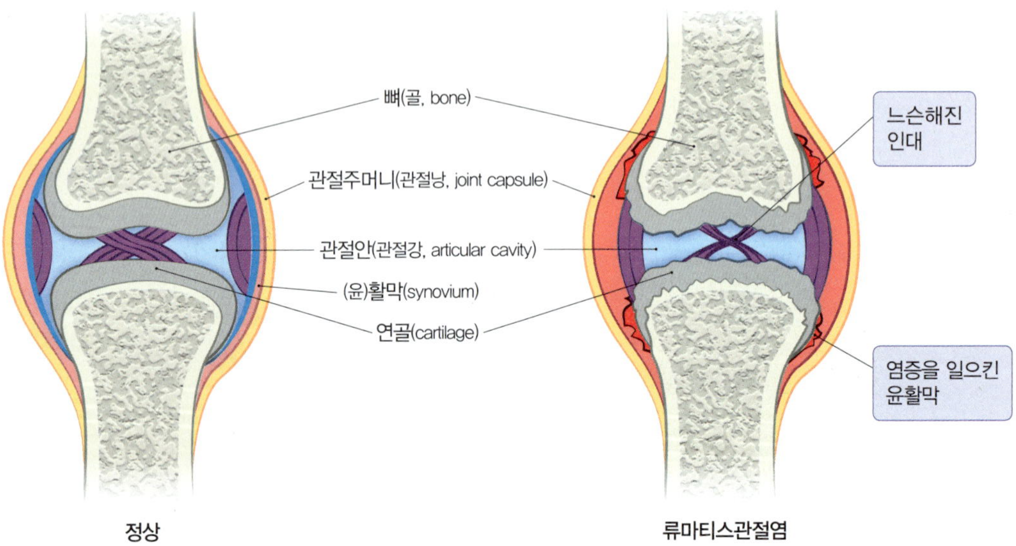

그림 11-6 류마티스관절염의 병태

2. 류마티스관절염의 치료

모든 환자에 적용할 수 있는 단일 치료법은 없고 예방법이나 완치법도 현재까지는 없기 때문에 각 개인의 질병 양상에 따라 적절한 약물치료, 물리치료, 수술치료 등의 종합적인 접근방법이 필요하다. 치료 목적은 통증을 최소한으로 억제하고 신체기능을 보존하여 삶의 질을 유지시키며, 관절의 염증을 조기에 억제하여 손상을 최소화하고 돌이킬 수 없는 변형을 방지하는 것이다.

약물치료에 사용되는 항류마티스제의 대부분은 과민증상, 위장장애, 간·신장장애, 조혈기장애, 사이질폐렴 등 비교적 부작용도 많고 가끔 위중해지기 때문에 주의가 필요하다.

2 항류마티스제

항류마티스제(antirheumatic)는 면역반응을 조절하고 염증을 줄여 류마티스관절염의 발병을 방지하거나 증상을 완화시키는 약물이다.

1. 질병조절성 항류마티스제

질병조절성 항류마티스제(disease modifying antirheumatic drug, DMARD)는 면역이상을 조절하여 류마티스관절염의 진행을 억제하고 뼈의 파괴나 운동장애를 예방한다. 지효성 약물이므로 환자가 도중에 약물 복용을 중단하지 않도록 주의해야 한다.

대표적인 약물에는 **레플루노미드**(leflunomide), **메토트렉세이트**(methotrexate), **부실라민**(bucillamine), **사이클로스포린**(cyclosporine), **설파살라진**(sulfasalazine), **타크로리무스**(tacrolimus), **하이드록시클로로퀸**(hydroxychloroquine) 등이 있다. 흔한 부작용으로 식욕감퇴, 구역, 복통 등이 나타나고, 심각한 부작용으로 신장장애, 단백뇨, 사이질폐렴, 골수억제, 간장애 등이 유발될 수 있다.

11

안전경고

메토트렉세이트는 드물지만 간섬유화가 나타날 수 있어 주기적인 간검사가 필요하다. 메토트렉세이트로 인한 부작용은 대부분 엽산 결핍과 관련이 있으므로 엽산을 함께 복용하도록 한다.

2. 항TNF-α항체

항TNF-α항체(anti-tumor necrosis factor-alpha antibody)는 류마티스관절염의 염증을 일으키는 사이토카인(cytokine) 중에서 중요한 역할을 하는 TNF-α(종양괴사인자, tumor necrosis factor-alpha)와 결합해서 그 작용을 중화한다.

대표적인 약물에는 **아달리무맙**(adalimumab), **에타너셉트**(etanercept), **골리무맙**(golimumab), **인플릭시맙**(infliximab) 등이 있다. 강력한 항염증작용이 있지만, 감염병 유발, 사이질폐렴 등의 심각한 부작용이 나타나기도 한다.

3. 비스테로이드소염제

비스테로이드소염제(nonsteroidal antiinflammatory drug, NSAID)에는 진통 및 항염증작용은 있으나 류마티스관절염의 진행을 억제하는 작용은 없다.

대표적인 약물에는 **아스피린**(aspirin), **인도메타신**(indomethacin), **다이클로페낙소듐**(diclofenac sodium) 등이 있다. 부작용으로 프로스타글랜딘 합성 억제에 의한 소화관 증상(위염, 위궤양, 위출혈 등)이 유발될 수 있으며, 심혈관질환 발생 위험성이 증가될 수 있다. 드물게 천식 발작 유발, 때때로 가려움, 발적, 습진 등이 발생할 수 있으며 투여를 중지하면 소실된다.

11 확인문제

01. 중추작용 근(육)이완제가 아닌 것은?

① 바클로펜　② 오페나딘
③ 단트롤렌　④ 시클로벤자프린

02. 다음 보기에서 설명하는 약물은?

> 면역이상을 조절하여 류마티스관절염의 진행을 억제하고 뼈의 파괴나 운동장애를 예방하는 약물로, 지효성 약물이므로 환자가 도중에 약물복용을 중단하지 않도록 주의해야 한다.

① 티자니딘　② 메토카바몰
③ 페북소스타트　④ 메토트렉세이트

03. 통풍발작 시 즉시 투여를 시작하는 치료제는?

① 콜히친　② 알로퓨리놀
③ 프로베네시드　④ 페북소스타트

04. 다음 설명 중 틀린 것은?

① 콜히친에 의해 요산 생성이 억제된다.
② 프로베네시드는 요세관에서의 요산 재흡수를 억제한다.
③ 알로퓨리놀은 잔틴산화효소를 차단하여 요산 생성을 억제한다.
④ 페북소스타트는 통풍 환자의 만성 고요산혈증 관리제로 사용된다.

05. 통풍 환자의 복약지도로 옳은 것은?

① 혈청 요산치를 관리 지표로 삼는다.
② 퓨린체를 함유한 식품을 제한할 필요는 없다.
③ 수분섭취를 적게 해서 요산의 신장 배설을 촉진한다.
④ 프로베네시드는 통풍발작이 사라지면 복용을 중지한다.

정답 01 ③, 02 ④, 03 ①, 04 ①, 05 ①

CHAPTER

12 항감염제

학습목표

1. 감염이 성립하는 요건에 대해 설명할 수 있다.
2. 병원성미생물의 종류와 특징을 설명할 수 있다.
3. 항균제의 특성과 작용기전에 따른 종류를 설명할 수 있다.
4. 항결핵제의 종류와 적응증을 열거할 수 있다.
5. 항진균제의 특성과 종류를 설명할 수 있다.
6. 항바이러스제의 특성과 종류를 설명할 수 있다.
7. 항기생충제의 특성과 종류를 설명할 수 있다.

주요용어

- 감염(infection)
- 감염병(infectious disease)
- 감염력(infectivity)
- 세균(bacteria)
- 진균(fungus)
- 바이러스(virus)
- 기생충(parasite)
- 수평감염(horizontal infection)
- 수직감염(vertical infection)
- 항감염제(antiinfective)
- 항균제(antimicrobial)
- 선택독성(selective toxicity)
- 정균작용(bacteriostasis)
- 살균작용(bacteriocidal action)
- 항균범위(antibacterial spectrum)
- 장기쏠림성(장기주성, organotaxis)
- 내성(tolerance)
- 교차내성(cross tolerance)
- 기회감염(opportunistic infection)
- 항진균제(antifungal agent)
- 항바이러스제(antiviral agent)
- 항기생충제(antiparasitic)

Section 01 감염의 개요

1 감염의 성립

병원체가 인체의 생체방어기전을 뚫고 체내로 침입하거나 점막 표면에 부착하여 증식하는 것을 **감염**(infection)이라고 한다. 감염 후 혈관 확장, 이에 따른 혈류 증가(홍반, 열감), 모세혈관벽 투과성 증가로 인한 체액성분의 조직 이동(부종), 중성구를 포함한 염증세포의 감염 부위 집합과 같은 주요 현상을 동반한 각종 생리학적 증상이 나타나는 것을 발병이라고 하며, 그 질병을 **감염병**(infectious disease)이라고 한다.

감염이 성립하려면 ①감염을 성립시키는 병원성미생물인 감염원, ②미생물이 사람에 침입하는 감염경로, ③미생물에 감수성을 나타내는 개체가 있어야 한다.

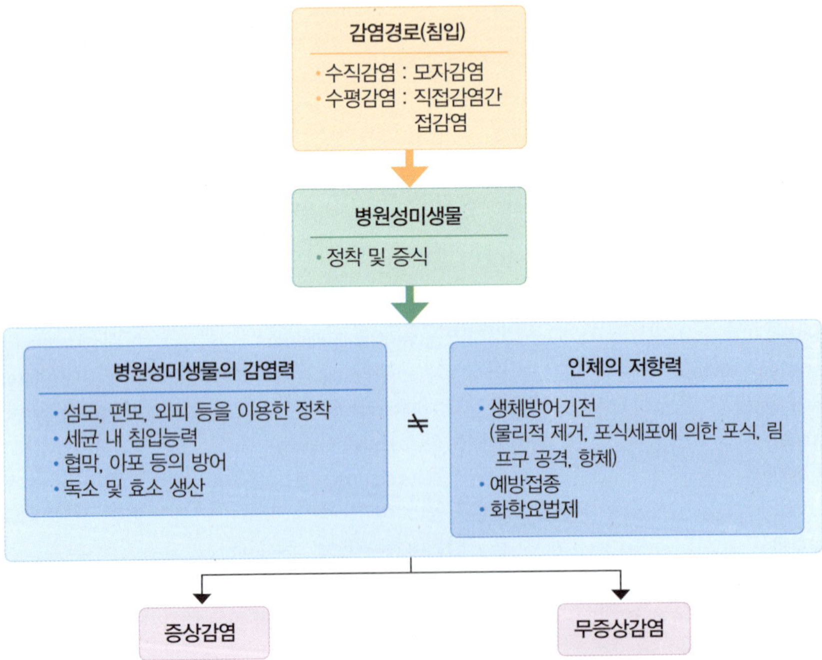

그림 12–1 감염의 성립

최종적으로 감염병의 발병 여부는 미생물의 병원성 유무, 독력의 강약, 인체가 가진 각종 저항력에 의해 결정된다. 즉, 미생물의 병원성이 인체의 저항력을 이기는 경우에는 감염병이 발병하고, 그렇지 않은 경우에는 발병하지 않는다. 이러한 힘의 관계가 비슷하면 비록 감염이 성립하더라도 발병하지는 않으며 무증상감염 상태가 된다(그림 12-1).

1. 병원성미생물

사람에게 감염병을 일으키는 병원성미생물에는 **세균**(bacteria), **진균**(fungus), **바이러스**(virus), **원충**(protozoa), **기생충**(parasite) 등이 있다(표 12-1). 그중에서 바이러스와 세균에 의한 감염성질환이 임상적으로 가장 많이 발생한다.

인체에게 감염병을 일으키는 병원성미생물의 능력을 **감염력**(infectivity)이라고 하며, 감염력은 **독력**(균력, virulence)의 정도로 나타난다. 감염(감염병)의 성립에는 병원성미생물의 감염력과 인체의 저항력 관계가 중요한데, 인체의 저항력보다 병원성미생물의 감염력이 강하면 감염이 발생한다. 병원성미생물에는 인체세포에 정착해서 감염력을 발휘하기 위해 정착을 위한 인자와 독성을 생산하는 병원성인자가 존재한다.

표 12-1 병원성미생물의 종류

종류		특징
세균(bacteria)		• 임상적으로 중요하며 가장 빈도가 높은 감염병을 일으킴 • 대부분은 항균제(항생물질)로 치료할 수 있지만, 약물에 내성을 나타내는 세균도 있음 • 세포벽의 염색 여부에 따라 그람음성균과 그람양성균으로 구분하고, 형태에 따라 알균, 막대균, 나선균으로 구분하며, 산소요구도에 따라 무산소균과 산소균으로 구분
진균(fungus)		• 면역력이 저하된 환자에게 주로 기회감염을 일으키며, 건강한 사람에게 심각한 감염병을 일으키는 경우는 매우 드묾 • 일부 진균 감염병에는 치료제가 있음 • 칸디다, 아스페르길루스, 크립토코쿠스, 뉴모시스티스 카리니 등이 있음
바이러스(virus)		• 인플루엔자, 감기, 급성 · 만성간염, AIDS, 성인T세포백혈병 등의 원인이 됨 • 리노바이러스, 인플루엔자바이러스, 볼거리바이러스, 간염바이러스, 홍역바이러스, 사람유두종바이러스, 사람면역결핍바이러스 등이 있음
기생충(parasite)	원충(protozoa)	• 말라리아원충, 톡소포자충, 이질아메바, 리슈만편모충, 세모편모충, 와포자충 등이 있음
	연충(helminth)	• 회충, 요충, 편충, 흡충(내부 기생충), 벼룩, 이(외부 기생충) 등이 있음

2. 감염경로

병원체는 피부, 호흡기, 소화기, 혈액, 생식기 등 다양한 경로를 통해 체내로 침입하는데, 전파양식에 따라 크게 **수평감염**(horizontal infection)과 **수직감염**(vertical infection)으로 나눌 수 있다(표 12-2).

표 12-2 전파양식에 따른 감염경로

종류		특징	미생물
수평감염	접촉감염	• 병원체를 보유한 보균자나 보균동물과 직접 접촉함으로써 감염 • 성매개감염과 교상감염	• 세균(임균, 매독균, 미코플라스마 등) • 바이러스(단순헤르페스바이러스, B형 간염바이러스, 사람면역결핍바이러스 등) • 진균(칸디다 알비칸스 등) • 원충(질편모충, 이질아메바, 람블편모충 등)
	비말감염	• 재채기나 기침을 통해 흩어지는 병원체를 흡입함으로써 감염	• 세균(결핵균, 폐렴미코플라스마, 폐렴클라미디아 등) • 바이러스(인플루엔자바이러스, 풍진바이러스, 멈프스바이러스 등)
	공기감염	• 비말의 수분이 증발하여 발생하는 5μm 이하의 비말핵을 흡입함으로써 감염 • 비말핵감염과 먼지감염	• 세균(결핵균, 레지오넬라균 등) • 바이러스(인플루엔자바이러스, 홍역바이러스, 수두대상포진바이러스 등) • 진균(아스페르길루스균 등)
	매개체감염	• 식기, 주삿바늘, 의류 등의 오염물을 통해 감염 • 물, 음식물, 혈액 등의 매개체를 통해 감염	• 세균(황색포도알균, 세레우스균, 창자출혈성대장균, 콜레라균, 보툴리누스균, 페스트균 등) • 바이러스(노로바이러스, 아스트로바이러스, E형 간염바이러스, 일본뇌염바이러스 등) • 원충(말라리아원충, 파동편모충 등)
수직감염	태반경유감염	• 태반을 통해 병원체가 태아 혈액으로 들어와 감염	• 세균(매독균 등) • 바이러스(거대세포바이러스, 홍역바이러스 등)
	산도감염	• 분만 시 산도나 모체 혈액 속에 있는 병원체에 의해 감염	• 세균(B군 사슬알균, 임균, 클라미디아 등) • 사람면역결핍바이러스, B형 간염바이러스 등)
	모유감염	• 모유를 통해 병원체가 감염	• 바이러스(사람T세포림프친화바이러스, 사람면역결핍바이러스 등)

3. 감수성 개체

인체는 병원성미생물로부터 자신을 지키기 위한 다양한 감염방어능력을 갖추고 있다. 예를 들어 ①병원성미생물 침입에 대한 물리적 장벽인 피부와 점막상피, ②병원성미생물을 포식하여 살균하는 중성구 및 대식세포, ③병원성미생물이 가진 병원성인자의 정보를 다른 면역세포에 전달하는 T세포(세포면역), ④병원성미생물에 부착하여 살균기능을 보조하는 항체를 생산하는 B세포(체액면역) 및 항체의 역할을 보조하는 보체 등을 들 수 있다. 이러한 기능의 공동작용을 통해 인체는 병원체를 침입구 부분에만 가두어 두거나 침입 초기 단계에 살균할 수 있다. 이들 감염방어능력을 저하시키는 병태가 있으면 병원성균은 인체의 방벽과 감시기능이 저하된 틈을 노려 공격을 가한다(감염병 발병).

2 항감염제

항감염제(antiinfective)는 인체에 독성을 별로 나타내지 않으면서 병원성미생물의 생활력이나 번식을 저지하는 모든 약물을 일컫는 일반적인 용어이다.

약물이 유효성을 나타내는 미생물의 종류에 따라 **항균제**(antimicrobial), **항진균제**(antifungal agent), **항바이러스제**(antiviral agent), **항기생충제**(antiparasitic) 등으로 뷰류할 수 있다. 항균제는 세균에만 효과가 있어 바이러스나 진균에 사용하면 아무런 효과가 없다. 마찬가지로 항진균제는 진균에만, 항바이러스제는 바이러스에만, 항기생충제는 기생충에만 각각 효과가 있다.

Section **02**

항균제

1 항균제의 특징

항균제(antimicrobial)는 세균의 성장을 억제하거나 죽이는 약물로, 인체에 침입한 세균이 일으키는 감염병을 치료한다. 작용기전이나 항균범위 등에 따라 다양하게 분류될 수 있으며, 다음과 같은 특성을 가진다.

1) 선택독성(selective toxicity)

병원성미생물에 억제적으로 작용하는 화학물질은 인체의 세포에도 비슷한 작용을 나타내는 경우가 많다. 화학물질을 사용하여 미생물을 죽이고 감염병을 치유하더라도 인체의 세포까지 손상해서 다른 부작용을 일으켜서는 안 된다. 따라서 치료에 이용하는 화학물질은 인체의 세포에는 유해한 작용을 나타내지 않고 미생물에만 억제적으로 작용을 나타내어야 하며, 이러한 특성을 **선택독성**이라고 한다. 선택독성이 높은 화학물질이 항균제로서 사용된다.

2) 정균작용(bacteriostasis)과 살균작용(bacteriocidal action)

항균제는 정균작용을 하는 것과 살균작용을 하는 것이 있다. 정균작용이란 약물을 투여하는 동안만 세균의 증식을 억제하는 작용을 말한다. 약물의 사용을 멈추면 다시 세균이 증식하기 시작하며, 정균작용이 있는 약물에는 설파제, 클로람페니콜 계열, 테트라사이클린 계열 등이 있다.

살균작용이란 약물을 투여하여 세균을 직접 죽이는 작용을 말한다. 살균작용을 가진 페니실린, 스트렙토마이신 등의 약물은 세포벽이나 세포막에 장애를 일으킨다. 다만, 살균작용이 있는 약물도 농도가 낮으면 정균작용을 나타낸다.

3) 항균범위(antibacterial spectrum)

병원체에 대한 항균제의 감수성은 일률적이지 않다. 이처럼 각 항균제가 효과를 나타내는 병원체의 범위를 **항균범위**라고 한다. 특정 세균에만 항균 효과를 나타내는 협역 항균제와 여러 세균에 항균 효과를 나타내는 광역 항균제가 있다.

항균범위는 감염병 치료에 이용하는 약물선택의 지표로서 중요하다. 광역 항균제를 계속 투여하면 감염병의 원인이 되는 세균뿐만 아니라 정상세균무리까지도 영향을 미쳐 체내에서 균이 증식하거나 해당 항균제에 내성을 나타내는 균이 증식하게 된다. 그 결과 부작용이 출현하는 경우가 많다.

4) 장기쏠림성(장기주성, organotaxis)

항균제는 특정 장기에 모이기 쉬운 성질인 **장기쏠림성**이 있기 때문에 감염부위에 따라 항균제를 구분하여 사용해야 한다(표 12-3).

표 12-3 주요 항균제의 장기쏠림성

장기	주요 질환	항균제
폐	상기도 · 호흡계통 감염병 (주로 그람음성균)	• 페니실린(penicillin) 계열 • 세팔로스포린(cephalosporin) 계열 • 마크롤라이드(macrolide) 계열 • 테트라사이클린(tetracycline) 계열
간 · 담낭	간 · 담도계통 감염병 (그람음성균, 특히 대장균)	• 페니실린 계열[암피실린(ampicillin), 피페라실린(piperacillin)] • 세팔로스포린 계열[세파졸린(cefazolin), 세프메타졸(cefmetazole), 세포티암(cefotiam)] • 뉴퀴놀론(new quinolone) 계열
신장	신장 · 요로 감염병 (그람음성균, 대장균, 클레브시엘라, 변형균)	• 아미노글리코사이드 계열[토브라마이신(tobramycin)] • 페니실린 계열(암피실린, 피페라실린) • 세팔로스포린 계열(세파졸린, 세프메타졸, 세포티암) • 뉴퀴놀론 계열

5) 내성(tolerance)과 교차내성(cross tolerance)

항균제를 연속해서 사용하면 항균작용이 감소되는데 이를 **내성**이라고 하며, 내성을 가진 균을 **내성균**이라고 한다. 현재 포도알균의 70% 이상은 페니실린 G 내성균이며 이 균은 페니실린 G를 분해하는 β-락탐분해효소(beta-lactamase; 페니실린분해효소)를 생산하여 내성을 나타낸다(그림 12-2).

또한 하나의 약물에 대해 내성을 나타내는 세균이 다른 약물에도 내성을 나타내는 것을 **교차내성**이라고 한다.

12

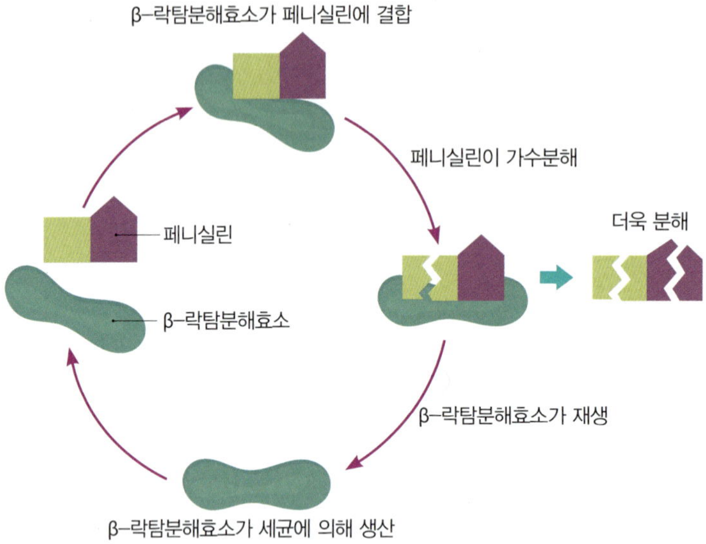

그림 12-2 β-락탐분해효소 생산에 의한 내성기전

6) 부작용(side effect)

항균제가 아무리 선택독성을 가진다고는 해도 인체에 부작용을 일으키는 경우도 많다. 대표적인 부작용에는 장기장애, 약물알레르기 등이 있다(표 12-4).

표 12-4 주요 항균제의 부작용

항균제	주요 부작용
페니실린 계열, 세팔로스포린 계열	급성중증과민증 유사반응(쇼크)
마크롤라이드 계열, 테트라사이클린 계열	간기능장애
아미노글리코사이드 계열, 폴리펩타이드 계열, 세팔로스포린 계열	신장기능장애.
클로람페니콜	혈액장애
아미노글리코사이드 계열	제8뇌신경장애(난청, 귀울림, 감각이상)
폴리펩타이드 계열	신경 · 근육차단(호흡억제)
세팔로스포린 계열 일부 [라타목세프(latamoxef), 세프부페라존(cefbuperazone)]	다이설피람 작용(술과 함께 사용하지 않도록 주의)
린코마이신, 암피실린, 제3세대 세팔로스포린 계열	거짓막장염[위막장염; 장 내에 비정상적으로 증식한 무산소균의 일종인 클로스트리듐 디피실레(*Clostridium difficile*)가 생산하는 독소의 영향]
항균범위가 넓은 항생물질 (테트라사이클린, 암피실린, 세팔로스포린 계열)	장내세균 억제에 의한 비타민 K 결핍(간에서 혈액응고인자의 생산이 저하되어 출혈경향이 나타남)

7) 기회감염(opportunistic infection)

신체 내 및 생활환경에 상주하는 평소 무해한 균이 감염방어력이 떨어졌을 때 증식해서 유해한 작용을 나타내는 것을 **기회감염**이라고 한다. 병원 내에서 나타나는 경우가 많아서 병원감염(hospital acquired infection)이라고도 한다.

감염방어력이 저하되는 원인으로 외과수술, 연령 증가, 약물(부신피질호르몬제, 면역억제제, 항대사제, 광역 항균제) 사용을 들 수 있으며, 기회감염을 일으키는 세균은 일반 항균제에 내성을 가지는 경우가 많다. 녹농균, 세라시아, 진균, 메티실린 내성 황색포도알균(MRSA) 등이 기회감염을 잘 일으키는 균이다.

2 항균제의 작용기전과 투여원칙

1. 항균제의 작용기전

항균제는 화학구조, 항균범위, 작용기전 등에 따라 다양하게 분류할 수 있다. 작용기전을 기준으로 분류하면 세포벽합성억제제, 세포막기능억제제, 세균증식억제제로 나눌 수 있고, 세균증식억제제는 다시 단백질합성억제제, 핵산합성억제제, 엽산대사억제제로 세분할 수 있다(그림 12-3, 표 12-5).

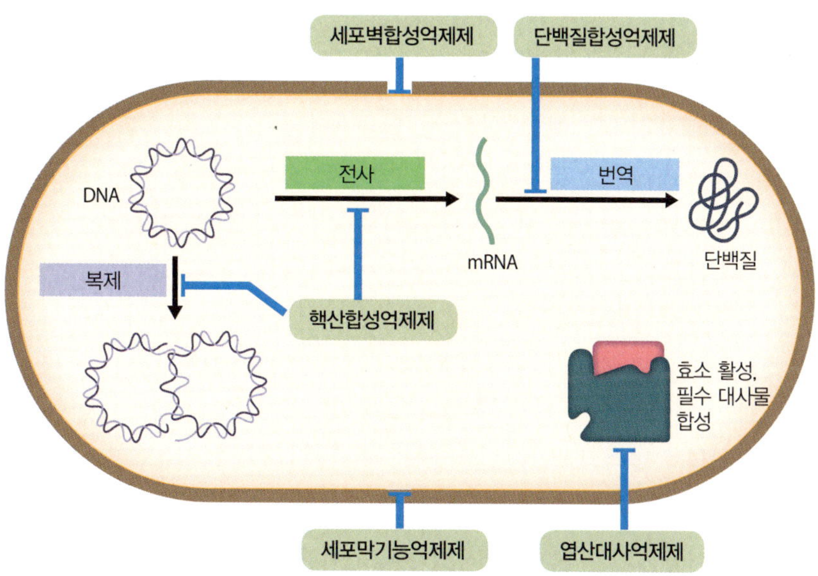

그림 12-3 항균제의 작용부위

표 12-5 작용기전에 따른 항균제의 종류

분류		특징
세포벽합성억제제		• 세균이 생존하는 데는 세포벽의 역할이 중요한데, 이 세포벽을 형성하는 효소와 결합함으로써 세포벽을 불완전하게 함으로써 세균을 사멸시킴 • 페니실린 계열, 세팔로스포린 계열 등이 있음
세포막기능억제제		• 세균의 세포막은 생명유지에 필요한 물질의 투과를 조절하는데, 세포막에 대한 투과성을 선택적으로 바꾸면 세포 내 성분이 방출되어 세균을 사멸시킴 • 폴리펩타이드 계열 등이 있음
세균증식 억제제	단백질합성억제제	• 단백질을 합성하는 리보소체는 사람과 세균에서 그 구조가 다르기 때문에 세균의 리보소체에 선택적으로 작용하여 단백질 합성을 억제함 • 아미노글리코사이드 계열, 마크롤라이드 계열, 테트라사이클린 계열 등이 있음
	핵산합성억제제	• 핵산의 합성과 대사를 억제하고 유전정보의 발현을 억제함 • 퀴놀론 계열 등이 있음
	엽산대사억제제	• 세균은 핵산이나 단백질 합성에 필요한 엽산을 공급하는 대사경로를 가지는데, 이 엽산의 합성을 억제하고 항균작용을 나타냄 • 설폰아마이드 계열 등이 있음

2. 항균제의 선택과 투여원칙

세균 감염병에 대해 항균제를 적절하게 사용하려면 환자의 상태를 파악하고 원인균 및 투여할 항균제의 특성을 상세히 이해하고 있어야 한다. 결핵, 매독, 나병, 발진티푸스, 페스트 등은 일정한 병원성 세균에 의해 발병하고 증상이 독특하기 때문에 원인만으로도 원인균을 짐작할 수 있다. 하지만 수막염, 기관지폐렴, 골수염, 요로감염, 장관 감염병은 원인균이 일정하지 않아 균종 확인이 반드시 필요하다.

일반적으로 감염병을 유발한 균주를 파악하기 전에는 추정되는 모든 원인균에 대해 효과를 나타내는 광역 항균제를 투여하며, 원인균이 밝혀진 후에는 특이적으로 작용하는 협역 항균제를 투여하게 된다. 감염 위험에 노출될 경우에 대비하여 예방 목적으로 항균제를 투여하기도 한다. 이때 원인균일 가능성이 가장 높은 균에 선택적으로 작용하고 독작용이나 과민반응이 적은 약물을 사용하게 된다.

같은 종류의 세균이라도 균주에 따라 항균제에 대한 감수성이 달라질 수 있으므로 원반법(원반확산법, disc method), 희석검사(dilution)를 통해 다양한 항균제에 대한 MIC를 파악하여 적절한 약물을 선택한다.

1) 약동학적 요인

① 감염부위의 조직 변화로 혈액뇌장벽이 파괴되면 페니실린과 세팔로스포린이 통과 가능해진다.

② 간기능이 미성숙한 신생아에게는 클로람페니콜의 사용을 금한다.

③ 신장기능이 저하한 사람에게는 아미노글리코사이드의 사용을 금한다.

2) 환자 상태

환자의 면역기능이 정상이면 세균의 성장을 억제하는 정균제만으로도 치료 효과를 기대할 수 있다. 하지만 면역기능이 저하되어 있거나 감염부위에서 방어기능이 충분히 발휘되지 못하는 경우 세균을 사멸시키는 항균제를 선택해야 한다. 예를 들어 세균심내막염이나 AIDS 환자의 전신 감염병 등에는 살균제가 필요하다.

① **환자의 나이가 어린 경우** : 테트라사이클린은 치아의 착색을 일으키고, 플루오로퀴놀론은 연골 성장을 억제한다.

② **가임기 여성** : 임신 여부를 확인할 필요가 있다. 태아 및 산모에게 항균제는 예상하지 못하는 약물 독성의 가능성이 있기 때문이다. 테트라사이클린은 태아의 치아 및 뼈 성장에 장애를 일으키고 산모의 급성 지방성 간괴사, 췌장염, 신장독성을 일으킨다. 또 설폰아마이드는 모유를 통해 신생아에게 전달된다.

③ **중추신경계통 질환자** : 페니실린G포타슘은 경련을 일으킨다.

④ **중증근무력증 환자** : 아미노글리코사이드 계열은 신경근육전달을 차단한다.

3) 항균제의 병용

감염 원인균을 확인할 수 없는 경우, 혼합감염인 경우, 항균범위를 넓히기 위해, 상승효과를 얻기 위해, 세균 저항성의 발생을 지연시키기 위해, 부작용 및 독작용의 발생 빈도 및 그 정도를 감소시키기 위해 항균제를 병용하여 사용하기도 한다.

4) 항균제의 투여원칙

① 우선 병원성 세균을 규명하여 감수성이 높은 항균제를 선택한다.
② 원인균을 규명하기 곤란한 경우 최대한 균의 범주를 좁혀 항균범위가 좁은 항균제를 선택한다.
③ 최소유효량을 단기간 투여한다.
④ 급성감염병에서는 24시간 동안 최대량을 투여한다.
⑤ 항균제의 병용은 가급적 피해야 하나 만성질환에서는 세균 저항성의 발생을 억제하기 위하여 병용할 수 있다.
⑥ 바이러스 감염에는 항균제는 효과가 없으며 중복감염을 초래할 수 있으므로 항균제의 사용을 피한다.
⑦ 감염 부위에 잘 전달되는 항균제를 선택한다.
⑧ 방어기전 유무 등 환자의 상태를 고려하여 선택한다.

3 항균제의 종류

1. 페니실린 계열

페니실린(penicillin) **계열 항균제**는 사람의 병원성세균 감염을 치료하기 위해 배양하여 사용한 최초의 항생제로, 현재도 널리 이용된다. 세균의 세포벽 합성을 방해함으로써 작용하는데, 약물의 작용으로 세균 세포벽에 구조적 결함이 생기면 약화된 세포벽을 형성하게 되고 삼투압 용해에 의해 결국 세균이 사멸된다. 빠르게 증식하는 세균에 가장 효과적이다.

사슬알균, 임균, 수막염균 등에 작용하여 주로 중이염, 폐렴, 뇌수막염, 요로감염증, 매독 등을 치료하며, 류마티열 병력이 있는 환자의 수술이나 치과시술 전 예방적 항생제로도 사용한다.

(1) 대표적인 약물

단일제와 복합제가 있다(표 12-6).

표 12-6 페니실린 계열 항균제의 종류

유형	약물명
단일제	아목시실린(amoxicillin), 암피실린(ampicillin), 디클록사실린(dicloxacillin), 나프실린(nafcillin), 옥사실린(oxacillin), 페니실린G포타슘(penicillin G potassium), 페니실린V포타슘(penicillin V potassium)
복합제	아목시실린(amoxicillin)/클라불란산(clavulanate), 암피실린(ampicillin)/설박탐(sulbactam), 피페라실린(piperacillin)/타조박탐(tazobactam)

(2) 약물 효과

- 세균 감염을 제거

(3) 부작용

위장관의 정상세균무리를 변화시켜 설사를 유발한다. 드물게 간독성, 신독성, 전해질불균형(고칼륨혈증, 고나트륨혈증), 혈전정맥염 등의 부작용을 일으키기도 한다.

(4) 상호작용

- **프로베네시드**(probenecid) : 페니실린 계열과 프로베네시드를 병용하면 페니실린 계열 항생제의 신장 배설을 억제하기 때문에 신독성에 더 취약해진다.
- **암피실린**(ampicillin), **알로퓨리놀**(allopurinol) : 이들 약물과 페니실린 계열을 병용하면 피부발진 발생률이 증가한다.
- **제산제** : 제산제를 과도하게 사용하면 경구용 페니실린 계열 항생제의 흡수가 저하될 수 있다.
- **경구피임제** : 페니실린 계열 항생제는 경구피임제의 피임 효과를 방해할 수 있다. 따라서 경구피임제와 함께 추가적인 피임방법을 사용해야 한다.

2. 세팔로스포린 계열

세팔로스포린(cephalosporin) **계열 항균제**는 페니실린 계열과 화학적으로 연관되어 있어 활성기전이 유사한 약물로, 세균의 세포벽 합성을 억제함으로써 작용한다.

일부 요로감염증, 호흡기감염증, 복부감염증, 균혈증, 뇌수막염 및 골수염에 사용하며, 페니실린 계열에 알레르기를 나타내는 환자에게 대안요법으로 주의해서 사용할 수 있다.

(1) 대표적인 약물

일반적으로 항균 활성에 따라 분류되며, 세대가 증가할수록 항균범위가 넓어지고 베타람탐분해효소(beta lactamase)에 대한 저항성이 증가한다(표 12-7).

표 12-7 세팔로스포린 계열 항균제의 종류

분류	약물명	임상적용
1세대	세파드록실(cefadroxil) 세파졸린(cefazolin) 세팔렉신(cephalexin)	• 그람음성균(대장균, 폐렴막대균, 프로테우스균)보다는 그람양성균(황색포도알균, 표피포도알균, 고름사슬알균, 폐렴알균)에 더 효과적
2세대	세파클러(cefaclor) 세포테탄(cefotetan) 세폭시틴(cefoxitin) 세프프로질(cefprozil) 세푸록심(cefuroxime)	• 1세대 약물이 활성을 나타내는 균에 활성을 나타내고, 그람음성균에도 확장된 활성을 나타냄

12

표 12-7 세팔로스포린 계열 항균제의 종류 (계속)

분류	약물명	임상적용
3세대	세프디니르(cefdinir) 세픽심(cefixime) 세포탁심(cefotaxime) 세프포독심(cefpodoxime) 세프타지딤(ceftazidime) 세프트라이악손(ceftriaxone)	• 2세대 약물과 비교하여 그람음성균에 대해 확대된 광범위 활성을 나타냄 • 페니실린분해효소(penicillinase)를 생성하는 세균에도 증가된 활성을 나타냄
4세대	세페핌(cefepime)	• 그람음성균과 그람양성균 모두를 포괄하는 광범위한 활성을 나타냄

(2) 약물 효과

- 세균 감염을 제거

(3) 부작용

위장관의 세균무리를 변화시켜 설사를 유발한다. 또한 이차감염으로 인한 입안칸디다증, 생식기 및 항문 가려움증, 질염, 질분비물 증가가 나타날 수 있으며, 신독성, 간독성, 저프로트롬빈혈증, 전해질 불균형, 혈전정맥염 등이 유발되기도 한다.

(4) 상호작용

- **아미노글리코사이드(aminoglycoside) 계열, 반코마이신(vancomycin), 고리작용이뇨제** : 이들 약물을 세팔로스포린 계열과 병용하면 신독성이 증가할 수 있다.
- **제산제** : 이 약물은 세파클러, 세프디니르, 세프포독심의 흡수를 억제한다. 제산제를 복용해야 하는 경우에는 항생제를 제산제 복용 2시간 전이나 후에 복용하도록 한다.
- **H_2수용체대항제** : 이 약물은 세프포독심과 세푸록심의 흡수를 억제하여 항균 효과를 감소시킨다. H_2수용체대항제는 작용지속시간이 길기 때문에 세팔로스포린 계열을 복용할 때는 H_2수용체대항제를 복용하지 않도록 한다.
- **철분 보충제, 철분 강화식품** : 이들 약물은 세프디니르의 흡수를 억제한다. 철분 보충제를 복용해야 하는 경우에는 철분 보충제 복용 2시간 전이나 후에 항생제를 복용하도록 한다.
- **프로베네시드(probenecid)** : 이 약물은 세팔로스포린 계열의 신장 배설을 억제하기 때문에 신독성이 강화된다.
- **알코올** : 세포테탄 투여 중이나 투여 후 24~72시간 안에 알코올을 섭취하면 홍조, 떨림, 호흡곤란, 빈맥, 저혈압 증상을 나타낸다.
- **경구피임제** : 세팔로스포린 계열은 경구피임제의 피임 효과를 방해할 수 있다.

3. 카바페넴 계열

카바페넴(carbapenem) **계열 항균제**는 세균이 분비하는 베타락탐분해효소(beta lactamase)에 저항하는 매우 강력한 약물로, 세균의 세포벽 합성을 억제함으로써 작용한다. 세팔로스포린 계열이나 광범위베타락탐분해효소(ESBL)에 내성을 가진 세균(대장균, 폐렴막대균, 엔테로박터 등)에 사용하는 중요한 항생제 중 하나이다.

(1) 대표적인 약물

에르타페넴(ertapenem), **메로페넴**(meropenem), 복합제인 **이미페넴/실라스틴**(imipenem/cilastatin) 등이 있다(표 12-8).

표 12-8 카바페넴 계열 항균제의 종류

약물명	임상적용
에르타페넴 (ertapenem)	• 광역 항균범위를 가지며, 복잡한 복강 내 감염, 피부 감염, 지역사회획득폐렴, 요로감염증, 급성골반염을 유발하는 산소성, 무산소성 그람양성균 및 그람음성균 감염병 치료에 사용
메로페넴 (meropenem)	• 항균범위가 넓지만 장내세균에는 활성이 더 높고 그람양성균에는 활성이 낮음 • 대장균, 폐렴막대균, 녹농균 등에 의한 복강 내 감염이나 폐렴알균, 인플루엔자균, 수막염균 등에 의한 세균성 뇌수막염 치료에 단독요법으로 사용
이미페넴/실라스틴 (imipenem/cilastatin)	• 요로, 뼈, 관절, 피부의 감염, 부인과 감염, 심내막염 및 그람음성균이나 그람양성균에 의한 세균성 패혈증 치료에 사용 • 특히 다제내성 미생물에 의한 심각한 감염과 무산소성-산소성 혼합감염에 의한 복강 내 및 골반 패혈증 치료에도 사용

임상정보

카바페넴은 페니실린 계열이나 세팔로스포린 계열은 아니지만 베타락탐고리를 포함하고 있어 과민증이 우려되는 항균제이다. 치료를 시작하기 전 과민증 병력을 확인하고, 카바페넴에 대한 알레르기반응이 나타나면 주입을 중단해야 한다. 심각한 반응에는 에피네프린 및 기타 응급조치가 필요할 수 있다.

12

(2) 약물 효과

- 세균 감염을 제거

(3) 부작용

심한 설사, 현기증, 혼동, 뇌전증발작, 혈전정맥염 등이 유발될 수 있다.

(4) 상호작용

- **프로베네시드**(probenecid) : 이 약물은 카바페넴 계열의 소변 배설을 억제하기 때문에 병용하지 않는다.
- **발프로산**(valproic acid) : 카바페넴 계열은 발프로산의 혈중농도를 감소시켜 뇌전증발작 조절 효과를 감소시킬 수 있다.
- **간시클로버**(ganciclovir) : 이 약물과 이미페넴/실라스틴을 병용하면 뇌전증발작 발생빈도가 증가할 수 있어 최대한 병용 투여는 피해야 한다.

4. 글리코펩타이드 계열

글리코펩타이드(glycopeptide) **계열 항균제**는 세균의 세포벽 합성을 억제하여 항균 작용을 나타내는 약물이다. 하지만 약물의 작용부위는 세포벽 합성을 방해하는 다른 항생제와는 다르다.

(1) 대표적인 약물

반코마이신(vancomycin)이 있다. 반코마이신은 심내막염, 골수염, 뇌수막염, 폐렴, 패혈증을 유발할 수 있는 사슬알균, 포도알균, 디피실균, 리스테리아균, 코리네박테륨 등의 그람양성균에만 항균 작용을 나타낸다. 잠재적인 부작용 때문에 페니실린이나 세팔로스포린과 같은 독성이 낮은 약물로 치료할 수 없는, 생명을 위협하는 감염병 환자의 치료에 사용하도록 한다.

안전경고

반코마이신을 빠른 속도로 정맥에 투여하면 심각한 저혈압이 유발될 수 있다. 특징적인 증상으로 레드맨증후군(red man syndrome)이 나타나는데, 갑작스럽고 심한 저혈압, 얼굴 · 목 · 가슴 위쪽 · 팔다리에 반구진발진을 동반한다. 일반적으로 발진은 주입 종료 후 몇 시간 이내에 사라지지만, 드물게 수액, 항히스타민제나 부신피질호르몬제의 투여가 필요할 수 있다. 최소한 60분에 걸쳐 약물을 투여하고, 주입하는 동안 혈압을 모니터한다.

(2) 약물 효과

- 세균 감염을 제거

(3) 부작용

이독성, 신독성, QT간격 연장, 혈액응고 등을 유발하고, 이차감염으로 인한 입안칸디다증, 생식기 및 항문 가려움증, 질염, 질분비물 증가가 나타날 수 있다.

(4) 상호작용

- **아미노글리코사이드**(aminoglycoside) **계열**, **시스플라틴**(cisplatin), **퓨로세마이드**(furosemide), **토르세마이드**(torsemide), **부메타나이드**(bumetanide) : 이들 약물과 글리코펩타이드 계열을 병용하면 이독성, 신독성을 유발할 수 있어 주의 깊은 모니터링이 필요하다.
- **석시닐콜린**(succinylcholine), **판큐로늄**(pancuronium) **등의 근**(**육**)**이완제** : 이들 약물과 글리코펩타이드 계열을 함께 사용하면 호흡억제가 발생할 수 있다.

5. 아미노글리코사이드 계열

아미노글리코사이드(aminoglycoside) **계열 항균제**는 일차적으로 단백질 합성을 억제하여 세균을 사멸시키는 약물이나, 다른 작용기전은 아직 완전히 밝혀지지 않았다.

주로 요로감염증, 뇌수막염, 상처 감염, 생명을 위협하는 패혈증 유발의 그람음성균 감염에 사용한다. 특히 의료 관련 그람음성균 감염병 치료에 주요 치료제로 사용한다.

(1) 대표적인 약물

아미카신(amikacin), **젠타마이신**(gentamicin), **네오마이신**(neomycin), **스트렙토마이신**(streptomycin), **토브라마이신**(tobramycin) 등이 있다(표 12–9).

표 12-9 아미노글리코사이드 계열 항균제의 종류

약물명	임상적용
아미카신(amikacin) 젠타마이신(gentamicin) 토브라마이신(tobramycin)	• 녹농균, 세라시아, 변형균 등에 뛰어난 항균력을 나타내어 이들 병원균에 의한 감염병에 사용
스트렙토마이신(streptomycin)	• 폐결핵 및 다른 결핵에 4제 병용요법(아이소나이아지드+리팜피신+피라진아마이드+스트렙토마이신 또는 에탐부톨)을 우선적으로 사용 • 장관 감염병에도 효과적
네오마이신(neomycin)	• 스트렙토마이신과 유사한 작용을 가지지만 독성이 강해 외용제로 사용

안전경고

중증근무력증 환자에게 아미노글리코사이드 계열 항균제의 투여는 가능하면 피해야 한다. 신경근육접합부의 신호전달을 방해하여 근육 약화를 악화시킬 수 있다.

(2) 약물 효과

- 세균 감염을 제거

(3) 부작용

제8뇌신경 손상으로 인한 이독성(현기증, 귀울림, 난청 등), 신독성이 유발될 수 있다.

(4) 상호작용

- 세팔로스포린(cephalosporin) 계열, 암포테리신 B(amphotericin B), 반코마이신(vancomycin), 고리작용이뇨제 : 이들 약물을 아미노글리코사이드 계열과 병용하면 신독성 가능성을 증가시킬 수 있다.
- 토세미드(torsemide), 부메타나이드(bumetanide), 퓨로세마이드(furosemide) : 이들 약물과 아미노글리코사이드 계열을 병용하면 이독성을 증가시킬 수 있다.
- 석시닐콜린(succinylcholine), 판큐로늄(pancuronium) 등의 근(육)이완제 : 이들 약물과 아미노글리코사이드 계열을 병용하면 호흡억제가 발생할 수 있다.
- 헤파린(heparin) : 헤파린은 젠타마이신과 물리적으로 섞이지 않아 배합 금기이다. 주입 전 함께 혼합하지 않는다.

- 베타락탐(beta-lactam) 계열 항균제(페니실린 계열, 세팔로스포린 계열) : 이들 약물은 아미노글리코사이드 계열을 빠르게 비활성화시키므로 함께 혼합하거나 동일한 정맥주사(IV) 부위에 함께 투여하지 않는다.

6. 마크롤라이드 계열

마크롤라이드(macrolide) **계열 항균제**는 감수성 세균에서 단백질 합성을 억제함으로써 작용하는 약물로, 감염된 미생물의 양과 약물 농도에 따라 정균 또는 살균 효과를 나타낸다. 항균범위는 페니실린 계열과 유사하다.

호흡기 감염병, 위장관 감염병, 피부 및 연조직 감염병, 성병 치료에 사용하며, 특히 페니실린 계열, 세팔로스포린 계열, 테트라사이클린 계열 항균제를 사용할 수 없는 경우에 사용한다.

(1) 대표적인 약물

아지트로마이신(azithromycin), **클래리트로마이신**(clarithromycin), **에리트로마이신**(erythromycin) 등이 있다(표 12-10).

표 12-10 마크롤라이드 계열 항균제의 종류

약물명	특징
아지트로마이신(azithromycin)	• 에리트로마이신보다 그람양성균에 대한 활성은 낮지만 에리트로마이신에 내성이 있는 그람음성균에 대해서는 활성이 더 높음
클래리트로마이신(clarithromycin)	• 에리트로마이신과 항균범위가 유사하지만 효능이 훨씬 더 강력함
에리트로마이신(erythromycin)	• 그람양성균과 그람음성알균에 효과적임

(2) 약물 효과

- 세균 감염을 제거

(3) 부작용

가장 흔한 부작용은 설사, 구역, 구토, 미각이상이다. 이 증상은 대개 경미하며 치료를 지속하면 해소된다. 드물게 약물유발성 거짓막대장염, 혈전정맥염 등이 유발될 수 있다.

(4) 상호작용

- 알펜타닐(alfentanil), 벤조다이아제핀(benzodiazepine) 계열[알프라졸람(alprazolam), 다이제팜(diazepam), 미다졸람(midazolam), 트라이아졸람(triazolam)], 부스피론(buspirone), 카바마제핀(carbamazepine), 사이클로스포린(cyclosporine), 디곡신(digoxin), 펠로디핀(felodipine), HMG-CoA환원효소억제제(스타틴), 오메프라졸(omeprazole), 타크로리무스(tacrolimus), 테오필린(theophylline) 계열, 빈블라스틴(vinblastine), 와파린(warfarin) : 마크롤라이드 계열은 이들 약물의 대사를 억제하여 체내 축적과 잠재적인 독성작용을 유발할 수 있다.
- 리팜핀(rifampin), 리파부틴(rifabutin) : 이들 약물과 마크롤라이드 계열을 병용하면 항균 작용이 감소하고 위장관계 부작용의 발생빈도가 증가할 수 있다.
- 경구피임제 : 마크롤라이드 계열은 경구피임제의 피임 효과를 방해할 수 있다. 따라서 경구피임제와 함께 추가적인 피임방법을 사용해야 한다.

7. 테트라사이클린 계열

테트라사이클린(tetracycline) **계열 항균제**는 세균세포에서 단백질 합성을 억제하는 기전으로 작용하며, 그람음성균과 그람양성균에 항균작용을 나타낸다.

페니실린에 알레르기가 있는 환자의 일부 성병, 요로감염증, 상기도 감염병, 폐렴, 뇌수막염 치료에 사용한다. 특히 피부(여드름), 리케차 및 마이코플라스마 감염에 효과적이다.

(1) 대표적인 약물

독시사이클린(doxycycline), **마이노사이클린**(minocycline), **테트라사이클린**(tetracycline) 등이 있다.

안전경고

테트라사이클린 계열 항균제는 치아발달 연령(임신 후기부터 8세까지)에게 투여하면 법랑질저형성증과 노란색, 회색, 갈색 등의 영구적인 치아변색이 발생할 수 있다. 또한 모유로도 분비되므로 수유부는 테트라사이클린 계열 항균제를 투여받는 동안에는 아기에게 조제분유를 먹이도록 주의시킨다.

(2) 약물 효과

- 세균 감염을 제거

(3) 부작용

구역, 구토, 식욕부진, 복부경련, 설사 등의 부작용이 나타나는데, 대개는 경미하며 치료를 지속하면 대부분 해소된다. 또한 광과민증이 유발되기도 한다.

안전경고

테트라사이클린 계열 항균제 사용 중에 자외선의 짧은 노출에도 과도한 햇빛화상을 일으키는 광과민증이 보고되었다. 환자에게 자외선에 노출되지 않도록 주의시키고, 야외활동 시 긴소매 옷, 모자, 선글라스를 착용하도록 교육하며, 치료 중단의 필요성에 대해서는 의료진과 상의하도록 한다.

(4) 상호작용

- 와파린(warfarin) : 테트라사이클린 계열과 병용하면 와파린의 항응고 작용을 증가시킬 수 있다.
- 철분 및 칼슘 함유 식품(우유, 유제품), 칼슘, 알루미늄 또는 마그네슘 제제(제산제) : 이들 약물과 식품은 테트라사이클린 계열의 흡수를 감소시킨다. 이들 약물이나 식품 섭취 1시간 전이나 섭취 2시간 후에 테트라사이클린 계열을 투여하도록 한다. 다만 독시사이클린의 경우 이들 식품이 약물 흡수를 방해하지는 않는다.
- 페니토인(phenytoin), 카바마제핀(carbamazepine) : 이들 약물은 독시사이클린의 반감기를 감소시켜 치료 효과를 감소시킨다.
- 경구피임제 : 테트라사이클린 계열은 경구피임제의 피임 효과를 방해할 수 있다. 따라서 경구피임제와 함께 추가적인 피임방법을 사용해야 한다.

8. 글라이실사이클린 계열

글라이실사이클린(glycylcycline) **계열 항균제**는 테트라사이클린(tetracycline) 계열의 내성을 극복하기 위해 새롭게 개발된 약물로, 세균의 30S 리보소체에 결합하여 단백질 합성을 방해하는 기전으로 작용한다. 그람양성균, 그람음성균, 무산소균에 광범위한 항균 활성을 나타내는 정균성 항균제이다.

12

(1) 대표적인 약물

타이제사이클린(tigecycline)이 있다. 대장균, 장알균, 황색포도알균(메티실린 감수성 및 메티실린 내성균주 모두 포함) 감염에 의해 발생하는 복잡한 피부 감염병 치료에 사용한다. 또한 시트로박터균, 엔테로박터균, 대장균, 폐렴막대균, 장알균, 황색포도알균(메티실린 감수성 균주), 가스괴저균 등의 감염에 의한 복잡한 복강 내 감염 치료에도 사용한다.

안전경고

타이제사이클린은 18세 미만의 소아와 청소년에게는 사용이 승인되지 않았다. 테트라사이클린 계열과 마찬가지로 치아발달 연령(임신 후반기부터 8세까지)에게 타이제사이클린을 투여하면 법랑질저형성증과 노란색, 회색, 갈색 등의 영구적인 치아변색이 발생할 수 있다.

(2) 약물 효과

- 세균 감염을 제거

(3) 부작용

가장 흔한 부작용은 구역과 구토이다. 대개는 약물 투여 첫 1~2일 동안 나타나며 치료를 지속하면 대부분 해소된다. 그 밖에도 심각한 설사, 광과민증이 유발되기도 한다.

(4) 상호작용

- 와파린(warfarin) : 타이제사이클린은 와파린의 항응고 작용을 증가시킨다.
- 경구피임제 : 타이제사이클린은 경구피임제의 피임 효과를 방해할 수 있다. 따라서 경구피임제와 함께 추가적인 피임방법을 사용해야 한다.

9. 옥사졸리디논 계열

옥사졸리디논(oxazolidinone) **계열 항균제**는 세균세포에서 단백질 합성을 억제하는 기전으로 작용하는 약물이다. 일부 세균에는 살균작용을, 다른 일부 세균에는 정균작용을 나타낸다. 항균작용과 상관없이 이 약물은 가역적인 모노아민산화효소억제제(monoamine oxidase inhibitor, MAOI)로서 뇌에서 세로토닌 대사를 담당하는 효소인 모노아민산화효소 A의 작용을 억제한다.

(1) 대표적인 약물

리네졸리드(linezolid), **테디졸리드**(tedizolid)가 있다. 리네졸리드는 반코마이신 내성 장알균(VRE), 메티실린 감수성 및 메티실린 내성 황색포도알균(MRSA), 고름사슬알균 감염에 의한 피부 감염병에 사용한다. 또한 페니실린 감수성 폐렴알균 감염에 의한 지역사회획득폐렴을 치료하는 데도 사용한다.

(2) 약물 효과

- 세균 감염을 제거

(3) 부작용

가장 흔한 부작용은 구역, 구토, 두통이다. 이 증상은 약물 투여 시작 후 며칠 동안 경미하거나 중등도로 나타나며 치료를 지속하면 대부분 해소된다. 드물게 약물유발성 거짓막대장염, 골수억제가 유발하기도 한다. 또한 이차감염으로 인한 입안칸디다증, 생식기 및 항문 가려움증, 질염, 질분비물 증가가 나타날 수 있다. 그 밖에도 젖산증, 발작, 시신경병증 등의 부작용이 있다.

(4) 상호작용

- 모노아민산화효소억제제(MAOI) : 이 약물과 옥사졸리디논 계열을 병용하면 모노아민산화효소 A의 억제 작용이 증가하여 치료 효과를 상승시킨다.
- 아드레날린작용제 : 이 약물과 옥사졸리디논 계열을 병용하면 모노아민산화효소에 의해 대사되는 아드레날린성 약물의 대사가 억제되어 빈맥, 고혈압을 유발할 수 있다.
- 세로토닌작용제 : 이 약물과 옥사졸리디논 계열을 병용하면 모노아민산화효소 A의 억제 작용이 증가하여 세로토닌증후군(반사과다, 운동실조, 발열, 과도한 발한, 떨림, 설사, 혼동 등)을 유발할 수 있다.

10. 퀴놀론 계열

퀴놀론(quinolone) **계열 항균제**는 매우 중요한 약물군으로, 세균의 DNA 복제에 필수효소인 DNA 선회효소(gyrase)의 활성을 억제하는 기전으로 작용한다. 일부 무산소균을 포함하여 그람양성균과 그람음성균에 광범위한 항균 활성을 나타낸다.

(1) 대표적인 약물

시프로플록사신(ciprofloxacin), **레보플록사신**(levofloxacin), **목시플록사신**(moxifloxacin), **오플록사신**(ofloxacin) 등이 있다(표 12-11).

표 12-11 퀴놀론 계열 항균제의 종류

약물명	특징
시프로플록사신 (ciprofloxacin)	• 대장균이나 프로테우스균에 의한 요로감염증, 감염성 설사, 만성 세균성 전립샘염 치료에 사용 • 대장균, 폐렴막대균, 프로테우스균, 녹농균, 인플루엔자균, 폐렴알균 감염에 의한 성인 환자의 하기도 감염병 치료에 사용하지만, 폐렴알균에 의한 이차성 폐렴 치료에는 1차 선택제가 아님
레보플록사신 (levofloxacin)	• 그람음성균, 그람양성균, 무산소균에 대해 광범위한 활성을 가짐 • 위턱굴염(상악동염), 만성기관지염의 급성 세균성 악화, 지역사회획득폐렴, 피부 및 연조직 감염, 만성 세균성 전립샘염, 요로감염증, 급성 신우신염 및 흡입탄저병 치료에 사용
목시플록사신 (moxifloxacin)	• 그람양성균, 그람음성균, 비정형 폐렴균에 활성을 나타냄 • 급성 세균성 부비동염, 만성 기관지염의 급성 세균성 악화, 지역사회획득폐렴 치료에 사용
오플록사신 (ofloxacin)	• 그람음성균, 그람양성균, 무산소균에 광범위한 활성을 가짐 • 클라미디아 및 우레아플라스마 등에 의한 성병에 높은 활성을 나타냄 • 요로감염증, 전립샘염, 피부감염증, 하기도 폐렴, 매독과 임질을 제외한 성병 치료에 사용

안전경고

레보플록사신과 목시플록사신은 QT간격 연장 및 잠재적으로 생명을 위협할 수 있는 부정맥 유발 가능성이 있는 노인 환자에게 주의하여 사용해야 한다. 또한 저칼륨혈증 환자나 아미오다론(amiodarone), 소타롤(sotalol) 및 그 밖에 항부정맥제를 투여받는 환자에게 사용 금기이다.

(2) 약물 효과

- 세균 감염을 제거

(3) 부작용

일반적인 부작용으로 구역, 구토, 설사, 복부불쾌감 등이 나타나지만 대개는 경미하며 치료를 지속하면 대부분 해소된다. 흔하지는 않지만 시프로플록사신의 경우 어지러움과 현기증이 나타나기도 한다. 심각한 부작용으로 저혈당증, 광과민증(피부작열감, 발적, 부기, 수포, 발진, 가려움증, 피부염 등), 발진,

대동맥류파열, 간독성, 신독성 등을 유발하기도 한다. 또한 귀울림(이명), 두통, 현기증, 우울, 졸음, 혼동, 중증근무력증 환자의 증상 악화, 비가역적 말초신경병증 등도 일으킬 수 있다.

(4) 상호작용

- **철분제, 제산제, 수크랄페이트**(sucralfate) : 이들 약물은 퀴놀론 계열의 흡수를 감소시킨다. 항균제 복용 2시간 전이나 6시간 이후에 이들 약물을 복용하도록 한다.
- **비스테로이드소염제**(NSAID) : 이 약물과 퀴놀론 계열을 병용하면 뇌전증발작을 동반한 중추신경계통 흥분 위험성이 증가할 수 있으므로 매우 주의하여 사용해야 한다.
- **테오필린**(theophylline) : 이 약물과 퀴놀론 계열을 병용하면 테오필린독성이 발생할 수 있다. 구토, 현기증, 안절부절못함, 부정맥이 나타나는지 확인하고 테오필린의 혈청 수치를 모니터해야 한다.

11. 설폰아마이드 계열

설폰아마이드(sulfonamide) **계열 항균제**는 세균의 엽산(folic acid) 생합성을 억제하는 기전으로 작용하여 세균을 사멸시킨다. 인체의 세포는 엽산을 생합성하여 이용하지 않기 때문에 설폰아마이드 계열은 인체 세포에는 영향을 미치지 않는다. 주로 요로감염증, 중이염 치료에 사용한다. 또한 페니실린 계열에 알레르기가 있는 환자의 사슬알균 감염이나 류마티열 치료에 사용할 수 있다.

현재 설폰아마이드 계열에 내성이 있는 미생물의 발생률이 증가하는 추세이고 시험관 내 설폰아마이드 민감성검사의 신뢰성이 낮기 때문에 환자가 약물에 지속적인 치료반응을 보이는지 면밀히 모니터해야 한다.

(1) 대표적인 약물

설파디아진(sulfadiazine), **설파살라진**(sulfasalazine), **설파메톡사졸**(sulfamethoxazole)/**트라이메토프림**(trimethoprim) 등이 있다. 설파메톡사졸/트라이메토프림은 엽산 생산경로의 두 단계를 차단하기 때문에 내성 미생물 균주가 더 적게 발생한다(그림 12-4).

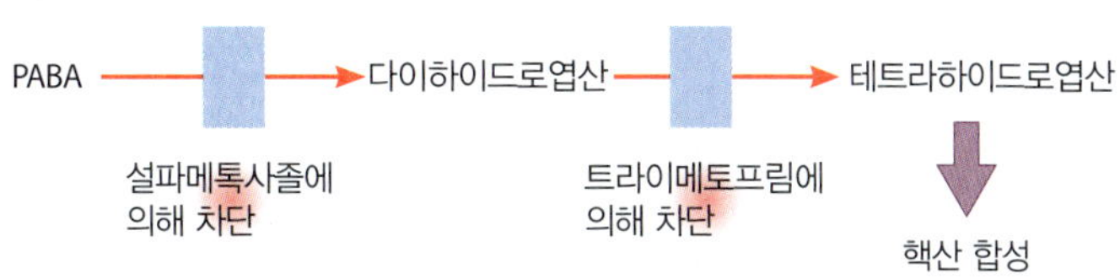

그림 12-4 설파메톡사졸/트라이메토프림의 작용기전

안전경고

설폰아마이드 계열 항균제를 투여받는 동안 물을 자주 마시도록 교육해야 한다. 드물지만 수분이 부족하여 탈수상태가 되면 요로결석이 생기기 때문이다.

(2) 약물 효과

- 세균 감염을 제거

(3) 부작용

위장장애(식욕부진, 구역, 구토, 설사), 과민증(발진, 발열), 신경증상(두통, 현기증, 귀울림, 우울, 졸음, 혼동) 등이 나타날 수 있다.

(4) 상호작용

- **설포닐유레아(sulfonylurea) 계열과 메글리티니드(meglitinide) 계열의 경구 혈당강하제** : 설폰아마이드 계열은 이들 약물의 혈장 단백질 결합을 대체하므로 혈중농도가 증가시켜 저혈당을 유발할 수 있다.
- **와파린(warfarin)** : 설폰아마이드 계열과 병용하면 와파린의 항응고 작용을 증가시킬 수 있다.
- **메토트렉세이트(methotrexate)** : 설폰아마이드 계열과 병용하면 메토트렉세이트의 독성반응이 유발될 수 있다.
- **안지오텐신전환효소억제제(ACEI), 안지오텐신수용체차단제(ARB), 에플레레논(eplerenone), 스피로노락톤(spironolactone)** : 이들 약물과 설파메톡사졸/트라이메토프림을 병용하면 트라이메토프림은 상승작용으로 알도스테론을 억제하여 부정맥을 유발하는 고칼륨혈증을 일으킬 수 있다.

12. 항결핵제

항결핵제(antituberculosis drug)는 결핵균(*Mycobacterium tuberculosis*)에 의해 발생하는 결핵 치료에 사용하는 약물이다. 결핵균은 다른 세균에 비해 증식속도가 매우 느리고, 시간간격을 두고 반복적으로 증식하는 특이한 패턴을 가진다. 또한 지방성분이 많은 세포벽에 둘러싸여 있기 때문에 건조하거나 강한 산성 또는 알칼리성 환경에서도 잘 견딘다. 따라서 결핵 치료에는 긴 기간이 필요하고 장기 사용으로 인한 내성이 생기기 쉽다. 내성 발생을 방지하고 재발 위험을 감소하기 위해 작용기전이 여러 약물을 병용하여 치료한다.

1) 에탐부톨(ethambutol)

(1) 작용기전과 적응증

에탐부톨은 세균세포의 RNA 합성과 인산염 대사를 변화시켜 성장을 억제하는 기전으로 작용한다. 내성균의 발생을 예방하기 위해 다른 항결핵제와 병용투여해야 한다.

안전경고

에탐부톨의 복용을 생략하거나 중단하면 결핵균의 약물내성 획득을 촉진하고, 임상적 개선 효과를 역전시키며, 가족과 주변 사람의 결핵에 대한 감염 위험성을 증가시킬 수 있다.

(2) 약물 효과

- 결핵균 제거

(3) 부작용

구역, 구토, 식욕부진, 복부경련 등의 부작용이 나타나는데, 대개는 경미하며 치료를 지속하면 대부분 해소된다. 드물게 혼동, 환각, 시야 흐림, 시력변화 등이 유발되기도 한다.

(4) 상호작용

- **제산제** : 이 약물은 에탐부톨의 흡수를 지연시켜 치료 효과를 감소시킬 수 있다. 에탐부톨과 최소 2시간의 간격을 두고 투여한다.

2) 아이소나이아지드(isoniazid, INH)

(1) 작용기전과 적응증

아이소나이아지드는 수년 동안 결핵 예방 및 치료의 주류 약물이지만, 여전히 작용기전은 완전히 밝혀지지 않았다. 결핵균의 세포벽을 파괴하고 DNA 복제를 억제하는 기전으로 작용할 것으로 판단한다.

결핵의 예방과 치료에 모두 사용되며, 활동결핵의 치료를 위해서는 다른 항결핵제와 병용투여해야 한다.

(2) 약물 효과

- 투베르쿨린검사 결과가 양성인 환자에서 결핵 발병의 예방
- 활동결핵 환자의 결핵균 제거

(3) 부작용

구역, 구토는 가장 흔한 부작용이며 약물의 용량과 관련하여 나타난다. 또한 간독성, 저림, 마비, 현기증, 운동실조 등이 유발되기도 한다.

(4) 상호작용

- 디설피람(disulfiram) : 이 약물은 아이소나이아지드와 병용하면 신체적 조정, 정신적 영향, 행동의 변화가 나타날 수 있다.
- 카바마제핀(carbamazepine), 테오필린(theophylline), 페니토인(phenytoin) : 아이소나이아지드는 이들 약물의 대사를 억제하여 독성작용이 나타날 수 있다.

3) 피라진아마이드(pyrazinamide)

(1) 작용기전과 적응증

피라진아마이드는 결핵균에서 피라지노산(pyrazinoic acid)으로 전환되어 산성 조건에서 균의 성장을 억제하는 것으로 보고 있으나 정확한 작용기전은 알려지지 않았다.

내성균 발생을 방지하기 위해 다른 항결핵제와 병용하여 사용해야 한다.

안전경고

피라진아마이드는 요산 배설을 억제하여 급성 통풍발작을 유발할 수 있다. 만성 통풍 환자에게는 주의하여 사용하고, 급성 통풍발작이 있는 환자에게는 사용 금기이다. 또한 피라진아마이드의 복용을 생략하거나 중단하면 결핵균의 약물내성 획득을 촉진하고, 임상적 개선 효과를 역전시키며, 가족과 주변 사람의 결핵에 대한 감염 위험성을 증가시킬 수 있다.

(2) 약물 효과

- 결핵균 제거

(3) 부작용

구역, 구토, 거식증, 관절통, 근육통 등의 부작용이 나타나는데, 대개는 경미하여 치료를 지속하면 대부분 해소된다. 드물게 간독성을 유발할 수 있다.

(4) 상호작용

- 사이클로스포린(cyclosporine) : 피라진아마이드는 사이클로스포린의 혈청 농도를 감소시킬 수 있다.

4) 리팜핀(rifampin)

(1) 작용기전과 적응증

리팜핀은 결핵균에서 DNA 의존성 RNA 중합효소를 억제하여 RNA 합성을 억제하는 기전으로 작용한다. 이를 통해 결핵균의 성장과 복제가 억제된다.

결핵 치료를 위해 다른 항결핵제와 병용하여 사용되며, 수막염균이나 인플루엔자균 보균자의 비인두에서 각각 수막염균과 인플루엔자균을 사멸시키는 데 사용된다.

안전경고

리팜핀의 복용을 생략하거나 중단하면 결핵균의 약물내성 획득을 촉진하고, 임상적 개선 효과를 역전시키며, 가족과 주변 사람의 결핵에 대한 감염 위험성을 증가시킬 수 있다.

(2) 약물 효과

- 결핵균 제거
- 수막염균, 인플루엔자균 제거

(3) 부작용

리팜핀을 복용하면 소변, 대변, 침, 가래, 땀, 눈물이 오렌지색을 띨 수 있다. 이 효과는 무해하며 약물복용을 중단하면 사라진다. 또한 구역, 구토, 식욕부진, 복부경련 등의 부작용이 나타나는데, 대개는 경미하며 치료를 지속하면 대부분 해소된다.

12

(4) 상호작용

- 와파린(warfarin) : 리팜핀은 와파린의 항응고 작용을 감소시킨다.
- 아이소나이아지드(isoniazid) : 이 약물을 리팜핀과 병용하면 드물게 간독성을 유발할 수 있다.
- 벤조다이아제핀(benzodiazepine) 계열, 퀴니딘(quinidine), 아미오다론(amiodarone), 베라파밀(verapamil), 니페디핀(nifedipine), 멕실레틴(mexiletine), 에날라프릴(enalapril), 테오필린(theophylline), 베타차단제, 페노바비탈(phenobarbital), 퀴놀론(quinolone) 계열, 온단세트론(ondansetron), 할로페리돌(haloperidol), 로살탄(losartan), 단백질분해효소억제제, 설포닐유레아(sulfonylurea) 계열 : 리팜핀은 이들 약물의 대사를 촉진하여 치료 효과를 감소시킨다.
- 케토코나졸(ketoconazole) : 리팜핀과 병용하면 두 약물의 혈중농도가 모두 감소한다.
- 경구피임제 : 리팜핀은 경구피임제의 피임 효과를 방해할 수 있다. 따라서 경구피임제와 함께 추가적인 피임방법을 사용해야 한다.

13. 기타 항균제

1) 아즈트레오남(aztreonam)

(1) 작용기전과 적응증

아즈트레오남은 세포벽 합성을 억제하는 기전으로 작용하는 모노박탐(monobactam) 계열 항균제이다. 모노박탐 계열은 녹농균을 포함한 베타락탐분해효소(beta lactamase)를 생성하는 산소성 그람음성균에 높은 활성을 가진다.

녹농균, 살모넬라균, 시겔라균, 임질균, 암피실린 내성 인플루엔자균 감염에 의해 발생하는 요로감염증, 하기도 감염병, 피부 감염병, 복강 내 감염병, 부인과 감염병, 균혈증, 뇌수막염 치료에 사용한다. 무산소균 또는 그람양성균 감염으로 의심되지만 아직 원인이 밝혀지지 않은 감염병 초기 치료에 아즈트레오남을 광역 항균제와 병용할 수 있다.

(2) 약물 효과

- 세균 감염을 제거

(3) 부작용

구역, 구토, 설사 등의 부작용이 나타나는데, 대개는 경미하며 치료를 지속하면 대부분 해소된다. 심각한 부작용으로 약물유발성 거짓막대장염, 정맥염 등을 유발하고, 이차감염으로 인한 입안칸디다증, 생식기 및 항문 가려움증, 질염, 질분비물 증가가 발생할 수 있다.

(4) 상호작용

- **베타락탐(beta lactam) 계열 항균제** : 그람음성균에서 베타락탐분해효소의 생성을 유도하는 베타락탐 계열 항균제를 아즈트레오남과 병용하면 이들 약물의 치료 효과를 감소시킬 수 있다.

2) 클린다마이신(clindamycin)

(1) 작용기전과 적응증

클린다마이신은 세균세포의 단백질 합성을 억제하는 기전으로 작용하는 린코마이신(lincomycin) 계열 항균제이다.

그람음성 산소균과 그람양성 및 그람음성 무산소균 감염으로 인한 감염병 치료에 사용한다.

(2) 약물 효과

- 세균 감염을 제거

(3) 부작용

일반적인 부작용으로 설사가 흔히 나타나는데, 대개는 경미하며 치료를 지속하면 대부분 해소된다. 심각한 부작용으로 약물유발성 거짓막대장염이 유발될 수 있다.

(4) 상호작용

- **근(육)이완제, 아미노글리코사이드(aminoglycoside) 계열** : 이들 약물과 클린다마이신을 병용하면 신경근육 차단이 발생하고, 현저한 호흡억제를 유발할 수 있다.
- **에리트로마이신(erythromycin)** : 클린다마이신과 에리트로마이신은 치료적 대항작용이 있으므로 병용하여 사용하지 않아야 한다.

3) 답토마이신(daptomycin)

(1) 작용기전과 적응증

답토마이신은 고리형 지질펩타이드(cyclic lipopeptide) 계열 항균제로, 다른 항균제와 달리 작용기전이 독특하다. 세균의 세포막과 결합하여 막전위의 급속한 탈분극을 일으켜 단백질, RNA, DNA 합성을 억제함으로써 세포사멸을 유도한다. 이러한 독특한 작용기전으로 인해 일반적으로 사용되는 항균제에 내성이 형성된 미생물에도 효과적인 치료 약물로서 사용할 수 있다.

황색포도알균, 고름사슬알균, B군 사슬알균, 장알균 감염에 의한 복잡한 피부 감염병 치료에 사용하며, 베타락탐 계열 항균제(페니실린 계열, 세팔로스포린 계열)와 반코마이신에 내성을 나타내는 그람 양성균에 의한 감염병 치료에 특히 유용하다.

(2) 약물 효과

- 세균 감염을 제거

(3) 부작용

가장 흔한 부작용은 설사, 변비, 구역, 구토 등이며, 대개는 경미하며 치료를 지속하면 대부분 해소된다. 또한 약물유발성 거짓막대장염, 근육통이나 근육약화 등이 유발될 수 있다.

(4) 상호작용

- HMG-CoA환원효소억제제(스타틴) : 이 약물과 답토마이신을 병용하면 드물게 뼈대근육 근육병증과 횡문근융해(증)를 유발할 수 있으므로, 스타틴 치료를 중단한 후 답토마이신을 투여하도록 한다.

항균제 투여 환자를 위한 간호중재

사정

- **현재 상태** : 현재 나타나는 증상과 감염의 영향을 받는 신체기관에 관한 특정 질문을 하여 현재 상태를 파악한다.
- **약물복용 이력** : 환자가 지난 6개월 동안 복용한 모든 처방약과 일반의약품을 확인한다. 항생제 복용 시 이차감염(검은 혀, 입안칸디다증, 질 내 감염)이 발생한 적이 있는지 확인한다. 환자에게 알레르기가 있는지 확인하고, 알레르기반응을 유발하는 약물과 반응에 대한 자세한 정보를 수집한다.
- **신체검사** : 광범위한 외과적 수술, 비만, 기저질환, 면역요법 약물, 영양실조, 연령(유아 또는 노인) 등 감염 발병에 기여할 수 있는 위험요소에 대해 사정한다.
- **사회심리** : 심각한 감염병을 앓고 있는 환자의 경우 질병과 치료에 대한 환자의 반응과정과 적응과정을 사정한다.
- **항균치료 중 평가** : 각 약물에서 특정하게 나타나는 부작용에 대해 개별적으로 사정한다. 구역, 구토, 설사, 알레르기, 급성중증과민증, 신독성, 간독성, 이독성, 혈액질환, 이차감염 및 광과민증이 항균제에서 흔하게 발생하는 부작용이다.

수행

- 항균제를 투여받는 환자의 일반적인 모니터링에는 수분공급 상태, 체온, 맥박, 호흡 및 혈압상태가 포함되어야 한다. 최소 4시간마다 모니터하고 환자의 상태에 따라 더 자주 모니터할 수도 있다.
- 감염전파를 예방하기 위한 표준예방조치와 적절한 격리지침을 따르도록 한다. 적절한 손씻기의 중요성을 항상 기억하도록 한다.
- 항균제를 정맥으로 투여하는 경우 정맥염을 항상 모니터한다.
- 정해진 일정에 따라 처방된 대로 항균제를 투여한다.

교육

- 환자가 스트레스를 최소화하면서 적절한 휴식을 취할 수 있도록 권장한다.
- 염증반응 시 신체에 필요한 영양분을 공급하기 위해 수분 공급, 단백질, 지방, 탄수화물, 미네랄, 비타민을 포함한 영양관리가 필요함을 설명한다.
- 전파 가능성이 있는 환자에게는 질병의 전파방식과 상황에 따라 개별화된 광범위한 교육이 필요하다. 손씻기 방법, 가래 등의 배설물 관리, 상처관리 등 개인위생 조치, 개인위생용품을 다른 사람과 공유하지 않는 것의 중요성에 대해 설명한다.
- 항균제 사용과 관련하여 나타나는 일반적 부작용에 환자가 어떻게 대처해야 하는지를 교육하고, 의료진에게 반드시 알려야 하는 부작용의 징후와 증상을 알려준다. 부작용에 관해 의료진과 논의할 때까지 처방된 약물을 중단하지 않는 것이 중요함을 강조한다.
- 알레르기반응이 발생한 경우 향후 병원 진찰 시 특정 약물에 대한 알레르기가 있음을 알리도록 한다.

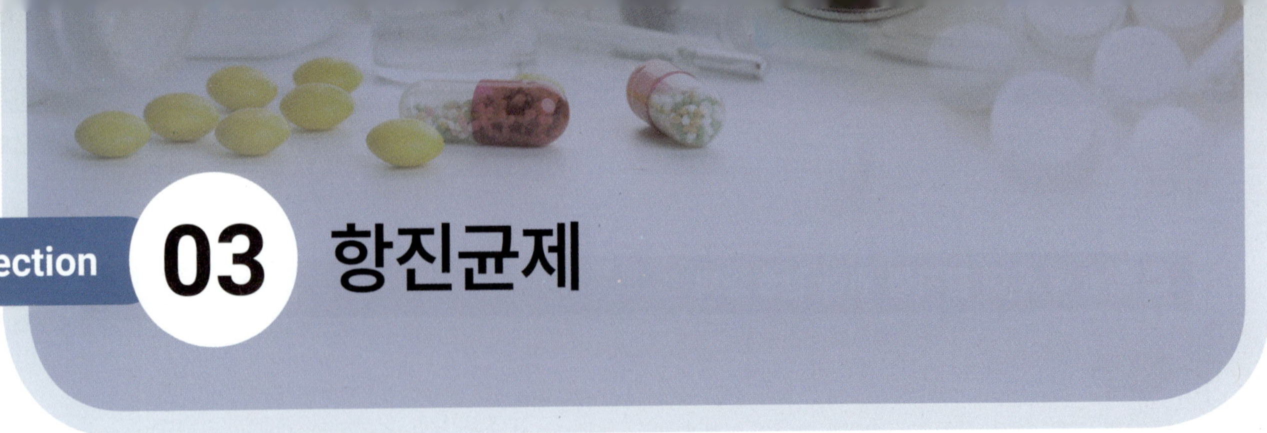

Section 03 항진균제

1 항진균제의 특성

진핵생물인 진균(곰팡이, fungus) 중에서 인체에 기생하여 질병을 일으키는 것은 약 40종류이다. 진균에 의한 감염병을 **진균증**(mycosis)이라고 하는데, 감염 부위에 따라 피부, 손발톱, 모발 등 피부 표면에 국한하여 감염을 일으키는 표재성 진균증과 피부 깊은 부분이나 폐, 뇌 등 장기에 감염을 일으키는 심재성 진균증이 있다.

세균과 진균은 구조나 대사계통 등 많은 점에서 차이가 나기 때문에 항균제는 진균에 효과가 없다. 따라서 진균증에는 **항진균제**(antifungal agent)가 필요하다. 항진균제는 국소 항진균제와 전신 항진균제로 나눌 수 있다.

2 항진균제의 종류

항진균제가 작용하는 정확한 기전은 알려지지 않았지만, 세포막을 변형시킴으로써 투과성이 증가하고 아미노산과 전해질이 누출되며 세포 성장에 필요한 필수영양소의 흡수장애가 일어나도록 작용하는 것으로 판단된다.

1. 국소 항진균제

피부사상균 감염으로 발생하는 표재성 진균증인 손발톱백선, 샅백선(완선), 몸백선, 어루러기와 칸디다알비칸스 감염으로 발생하는 입안칸디다증, 피부칸디다증, 칸디다질염 등에 **국소 항진균제**를 사용한다.

(1) 대표적인 약물

표재성 진균증에 사용하는 대표적인 약물은 **표 12-12**와 같다.

표 12-12 국소 항진균제의 종류와 임상응용

약물명	임상응용
부테나핀(butenafine)	손발톱백선, 샅백선
시클로피록스(ciclopirox)	손발톱백선, 샅백선, 몸백선, 피부칸디다증, 어루러기
클로트리마졸(clotrimazole)	손발톱백선, 샅백선, 몸백선, 칸디다질염, 입안칸디다증
에코나졸(econazole)	손발톱백선, 샅백선, 몸백선, 어루러기, 피부칸디다증
에피나코나졸(efinaconazole)	손발톱백선
케토코나졸(ketoconazole)	손발톱백선, 샅백선, 몸백선, 어루러기, 피부칸디다증, 지루성 피부염
미코나졸(miconazole)	손발톱백선, 샅백선, 몸백선, 어루러기, 피부칸디다증
나프티핀(naftifine)	손발톱백선, 샅백선, 몸백선
니스타틴(nystatin)	입안칸디다증, 피부칸디다증, 위장관칸디다증
질산옥시코나졸(oxiconazole nitrate)	손발톱백선, 샅백선
세타코나졸(sertaconazole)	손발톱백선
설코나졸(sulconazole)	손발톱백선, 샅백선
테비나핀(terbinafine)	손발톱백선, 샅백선, 몸백선, 어루러기
톨나프테이트(tolnaftate)	손발톱백선, 샅백선, 몸백선, 어루러기, 피부칸디다증

(2) 약물 효과

- 진균 감염을 제거

(3) 부작용

일부 환자는 질 내 적용 약물로 인해 외음이나 질의 작열감, 가려움증, 분비물 증가, 통증, 부종이 나타날 수 있으며, 대개는 경미하며 치료를 지속하면 대부분 사라진다. 또한 발적, 부종, 물집, 삼출물 등이 나타날 수 있는데 이는 과민증의 징후이므로 의료진에게 보고해야 한다.

(4) 상호작용

아직까지 유의미한 약물 상호작용은 보고되지 않았다.

2. 전신 항진균제

히스토플라스마증, 크립토코쿠스증, 콕시디오이데스진균증, 칸디다증 등의 심재성 진균증에 **전신 항진균제**가 주로 사용된다.

1) 암포테리신 B(amphotericin B)

(1) 작용기전과 적응증

암포테리신 B는 진균세포의 세포막을 파괴하여 세포 내용물을 누출시킴으로써 세포사멸을 일으키는 약물이다. 주로 생명을 위협하는 심재성 진균증 치료에 사용한다.

안전경고

중성구 수치가 정상이고 면역기능이 있는 환자의 입안칸디다증, 칸디다질염, 식도칸디다증 등의 비침습적 진균증 치료에는 암포테리신 B를 사용하지 않아야 한다.

(2) 약물 효과

- 진균 감염을 제거

(3) 부작용

권태감, 발열, 오한, 두통, 구역, 구토 등이 나타나는데, 이는 약물 용량과 관련이 있으며 약물 주입 속도를 늦추거나 투여간격을 늘리면 최소화할 수 있다. 그 밖에도 신독성, 저칼륨혈증, 혈전정맥염 등이 유발될 수 있다.

(4) 상호작용

- 부신피질호르몬제 : 이 약물을 암포테리신 B와 병용하면 포타슘 손실이 증가하여 저칼륨혈증을

유발할 수 있다.

- 아미노글리코사이드(aminoglycoside) 계열, 이뇨제, 시스플라틴(cisplatin) : 이들 약물과 병용하면 신독성 유발 가능성이 증가한다.
- 디곡신(digoxin) : 저칼륨혈증을 일으키는 암포테리신 B와 디곡신을 병용하면 저칼륨혈증으로 인해 디곡신독성이 유발될 수 있다.
- 싸이아자이드(thiazide) 계열 이뇨제, 고리작용이뇨제 : 이들 약물과 병용하면 저칼륨혈증이 유발될 수 있다.

2) 플루코나졸(fluconazole)

(1) 작용기전과 적응증

플루코나졸은 케토코나졸(ketoconazole), 이트라코나졸(itraconazole)과 함께 아졸(azole) 계열 항진균제이다. 진균의 특정 대사경로를 억제하여 세포벽 합성을 방해하는 기전으로 작용한다.

크립토코쿠스수막염, 입안칸디다증, 식도칸디다증, 칸디다질염, 전신 칸디다증의 경구 및 정맥주입 치료에 사용한다. 일반적으로 다른 항진균제가 효과가 없는 환자에게 적용되며, 방사선치료나 화학요법치료를 받는 골수이식 환자나 사람면역결핍바이러스(HIV) 감염 환자의 칸디다증을 예방하기 위해서도 사용한다.

(2) 약물 효과

- 심재성 진균증 예방
- 진균 감염을 제거

(3) 부작용

구역, 구토, 설사 등의 부작용이 나타나는데, 대개는 경미하며 치료를 지속하면 대부분 해소된다. 그 외에도 피부발진, 간독성이 유발되기도 한다.

(4) 상호작용

- 시메티딘(cimetidine) : 시메티딘은 플루코나졸의 흡수를 억제하므로 병용하지 않도록 한다.
- 이뇨제 : 이뇨제는 플루코나졸의 배설을 억제한다. 이뇨제와 병용 치료가 필요한 경우 플루코나졸의 용량을 줄여야 한다.
- 알펜타닐(alfentanil), 벤조다이아제핀(benzodiazepine) 계열, 부스피론(buspirone), 사이클로스포린(cyclosporine), 로살탄(losartan), 페니토인(phenytoin), 빈크리스틴(vincristine), 지도부딘(zidovudine),

졸피뎀(zolpidem), 삼환계 항우울제, HMG-CoA환원효소억제제(스타틴), 단백분해효소억제제, 설포닐유레아 계열 경구 혈당강하제 : 플루코나졸은 이들 약물의 혈청 농도를 증가시킨다.
- 와파린(warfarin) : 플루코나졸은 와파린의 항응고 작용을 증강시킨다.

3) 그리세오풀빈(griseofulvin)

(1) 작용기전과 적응증

그리세오풀빈은 진균의 세포분열과 새로운 세포 성장을 억제하는 작용을 통해 항진균 작용을 나타낸다. 머리백선, 손발톱백선, 몸백선 치료에 사용한다.

그리세오풀빈은 흡수된 후 새로 형성되는 손발톱, 피부, 모발의 각질과 결합한다. 감염을 일으킨 진균은 사멸되지 않지만 새로운 세포의 성장은 억제된다. 감염된 세포가 떨어지거나 제거된 후 감염되지 않은 새로운 세포로 대체된다. 손발톱은 성장속도가 느리기 때문에 수개월의 치료기간이 필요하다.

(2) 약물 효과

- 진균 감염을 제거

(3) 부작용

구역, 구토, 식욕부진, 복부경련 등이 나타나는데, 대개는 경미하며 치료를 지속하면 대부분 해소된다. 또한 두드러기, 발진, 가려움증, 광과민증, 혼동, 현기증, 신독성, 간독성 등이 유발되며, 이차감염으로 인한 입안칸디다증, 생식기 및 항문 가려움증, 질염, 질분비물 증가가 발생할 수 있다.

(4) 상호작용

- 와파린(warfarin) : 그리세오풀빈은 와파린의 항응고 작용을 감소시킬 수 있다.
- 페노바비탈(phenobarbital) : 그리세오풀빈과 페노바비탈을 병용하면 그리세오풀빈의 흡수율이 감소한다. 병용요법을 피할 수 없는 경우에는 그리세오풀빈을 1일 3회 분할요법으로 투여한다.
- 경구피임제 : 그리세오풀빈은 경구피임제와 병용 시 무월경, 비정기출혈, 피임 효과 감소를 유발할 수 있다. 그리세오풀빈 치료 중에는 다른 피임방법을 고려해야 한다.

4) 이트라코나졸(itraconazole)

(1) 작용기전과 적응증

이트라코나졸은 플루코나졸(fluconazole), 케토코나졸(ketoconazole)과 함께 아졸(azole) 계열 항진균제이다. 세포벽 합성을 방해하여 세포 내용물을 누출시킴으로써 세포사멸을 유도한다.

칸디다증, 만성 점막피부칸디다증, 입안칸디다증, 손발톱백선, 콕시디오이데스진균증, 히스토플라스마증, 색소진균증, 분아균증, 파라콕시디오이데스진균증의 치료를 위해 경구용 약물로서 사용된다. 아스페르길루스속에 의한 감염병 치료에도 효과적이다.

안전경고

심부전 병력이 있는 환자에게는 이트라코나졸을 투여하지 않아야 한다. 이트라코나졸은 심부전을 심각하게 악화시킬 수 있다. 또한 간의 CYP3A4 대사효소를 강력하게 억제하기 때문에 많은 약물과 상호작용을 일으킨다. 이트라코나졸과 항정신병약물인 피모지드(pimozide), 항부정맥제인 드로네다론(dronedarone) 등과의 병용투여는 금기이다.

(2) 약물 효과

- 진균 감염을 제거

(3) 부작용

구역, 구토 등이 나타나는데, 대개는 경미하며 치료를 지속하며 대부분 해소된다. 심각한 부작용으로 간독성, 심부전, 가려움증, 발진 등이 유발되기도 한다.

(4) 상호작용

- 히스타민수용체대항제, 제산제, 인디나비르(indinavir), 리토나비르(ritonavir) : 이들 약물은 이트라코나졸의 흡수를 억제하므로 병용투여하지 않도록 한다.
- 카바마제핀(carbamazepine), 페니토인(phenytoin), 리팜핀(rifampin) : 이들 약물을 이트라코나졸과 병용하면 이트라코나졸의 활성을 크게 감소시킨다. 병용하는 경우에는 적절한 치료 효과를 위해 이트라코나졸의 혈중 농도를 모니터해야 한다.
- 알펜타닐(alfentanil), 벤조다이아제핀(benzodiazepine) 계열, 부스피론(buspirone), 칼슘통로차단제, 카바마제핀(carbamazepine), 사이클로스포린(cyclosporine), 디곡신(digoxin), 할로페리돌(haloperidol), HMG-CoA환원효소억제제(스타틴), 아이소나이아지드(isoniazid), 피모지드(pimozide), 타크로리무스(tacrolimus), 톨테로딘(tolterodine), 빈크리스틴(vincristine), 졸피뎀(zolpidem), 설포닐유레아 계열 경구

12

혈당강하제 : 이트라코나졸은 CYP3A4 대사효소에 의해 대사되는 이들 약물의 혈청 농도를 증가시킨다.

- 와파린(warfarin) : 이트라코나졸은 와파린의 항응고 작용을 증가시킨다.

5) 테르비나핀(terbinafine)

(1) 작용기전과 적응증

테르비나핀은 알릴아민(allylamine) 유도체로, 진균의 스테롤(sterol) 생합성에 필요한 중요 효소인 스쿠알렌 에폭시다제(squalene epoxidase)를 억제하는 기전으로 작용한다. 이 작용은 스쿠알렌(squalene)의 축적과 진균 세포막의 필수성분인 에르고스테롤(ergosterol)의 결핍을 유발함으로써 진균을 사멸시킨다.

피부사상균으로 인한 손발톱백선 치료에 사용한다.

(2) 약물 효과

- 진균 감염을 제거

(3) 부작용

가려움증, 발진, 발열, 오한, 신독성, 간독성, 중성구감소증, 림프구감소증 등이 유발된다.

(4) 상호작용

- 선택세로토닌재흡수억제제(SSRI), 삼환계 항우울제, 덱스트로메토판(dextromethorphan), 카페인(caffeine) : 테르비나핀은 이들 약물의 혈청 농도를 증가시킨다.
- 사이클로스포린(cyclosporine), 리팜핀(rifampin) : 테르비나핀은 이들 약물의 혈청 농도를 감소시킨다.
- 시메티딘(cimetidine) : 시메티딘은 테르비나핀의 대사를 억제하여 독성반응을 증가시킨다.

Section **04** 항바이러스제

1 항바이러스제의 특징

1. 바이러스

바이러스(virus)는 독립해서 살아갈 수 있는 최소한의 형태를 갖추고 있으나 세균과 달리 스스로 복제와 증식을 할 수 없기 때문에 다른 생물(사람 등)의 세포 내에 들어가 증식한다.

바이러스는 유전자로서 RNA를 가지는지 DNA를 가지는지에 따라 RNA바이러스와 DNA바이러스로 크게 나뉜다. 복제능력은 RNA바이러스가 훨씬 빠르기 때문에 RNA바이러스는 제거하기 매우 어렵다.

바이러스의 대략적인 구조는 그림 12-5와 같은데, 표면에 있는 당단백질이 숙주에 침입하는 역할을 한다. 그리고 바이러스입자 중에는 다양한 종류의 효소가 존재해서 그것이 사람 등의 세포 내에서 증식 및 복제할 때 큰 역할을 담당한다. 참고로 바이러스와 세균의 차이는 표 12-13과 같다.

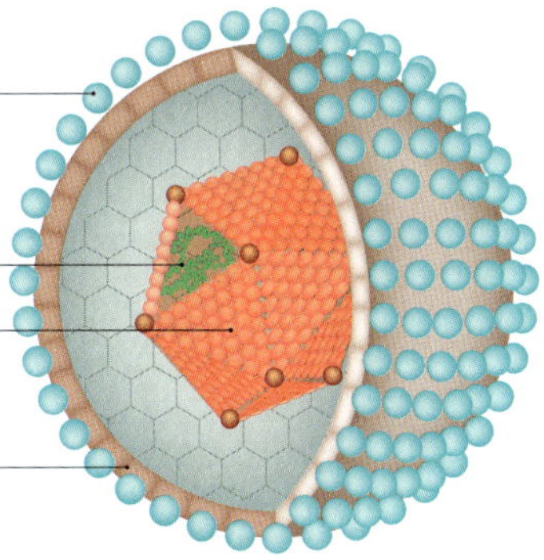

그림 12-5 바이러스의 구조

표 12-13 바이러스와 세균의 차이

	바이러스	세균
크기	작음(nm 단위)	큼(μm 단위)
구조	세포가 없고 단백질과 핵산으로 이루어진 입자	세포가 있고 사람에게는 없는 세포벽이 있음
증식	스스로 증식하는 능력이 없어 다른 생물의 세포에 기생해서 증식	스스로 증식하는 능력을 가지며, 영양이 있고 일정한 조건이 갖추어지면 증식

2. 항바이러스제의 작용기전

바이러스는 독자적인 대사계통을 가지지 않고 숙주세포의 대사계통을 이용해서 세포 내에서 증식한다. 따라서 바이러스의 증식을 특이적으로 억제해서 숙주세포에 유해작용을 일으키지 않는 화학물질을 검출하기란 매우 어려워 현재 유효한 항바이러스제의 수는 많지 않다.

항바이러스제는 다음과 같은 작용기전을 통해 바이러스를 사멸시킨다(그림 12-6).

- 바이러스의 숙주세포 침입 억제
- 바이러스의 DNA 합성 억제
- 바이러스의 mRNA 전사 억제
- 항바이러스단백질 합성
- 뉴라민산기제거효소 억제

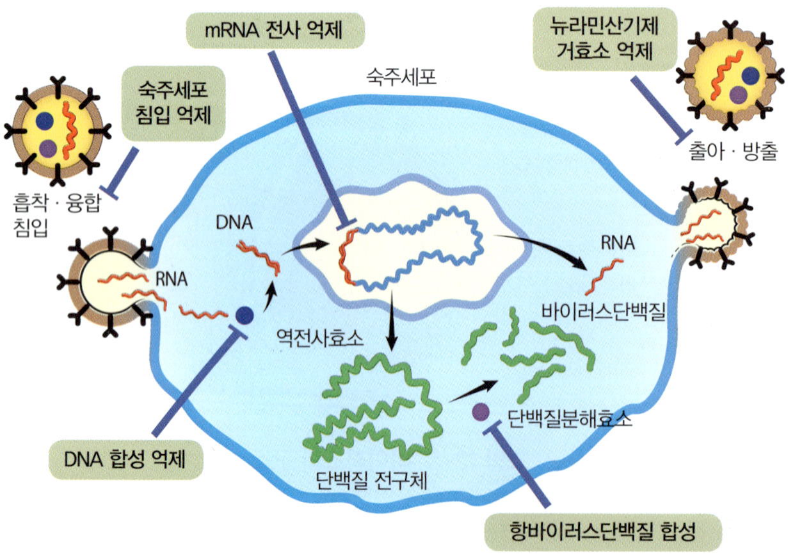

그림 12-6 항바이러스제의 작용부위

2 항바이러스제의 종류

1) 아시클로버(acyclovir)

(1) 작용기전과 적응증

아시클로버는 바이러스의 DNA 복제를 억제함으로써 작용하는 항바이러스제이다. 경구용과 주사용이 있으며, 경구용 아시클로버는 생식기헤르페스의 초기 증상과 재발성 생식기헤르페스 치료에 사용한다. 주사용 아시클로버는 면역억제가 있는 성인과 아동의 초기 및 재발성 피부점막 단순헤르페스 바이러스 1형, 2형 감염을 치료하고, 면역억제가 없는 환자의 중증 생식기헤르페스 초기 증상 치료에 사용한다.

(2) 약물 효과

- 바이러스 감염을 제거

(3) 부작용

가려움증, 발진, 작열감, 발진, 두드러기, 발한 등의 피부 부작용이 나타난다. 정맥염, 신독성, 저혈압, 혼동 등이 유발되기도 한다.

(4) 상호작용

- **프로베네시드(probenecid)** : 프로베네시드는 아시클로버의 배설을 감소시킨다.
- **테오필린(theophylline)** : 아시클로버는 테오필린의 혈청 농도를 증가시킨다.
- **페니토인(phenytoin), 포스페니토인(fosphenytoin), 발프로산(valproic acid)** : 아시클로버는 이들 약물의 혈청 농도를 감소시킨다. 혈청 농도를 모니터하고 뇌전증발작의 빈도가 증가하는지 관찰한다.
- **지도부딘(zidovudine)** : 아시클로버와 병용하면 심한 졸음과 무기력감이 나타날 수 있다.

2) 발록사비르(baloxavir)

(1) 작용기전과 적응증

발록사비르는 바이러스의 유전자 전사개시에 필요한 핵산내부분해효소(endonuclease)를 선택적으로 억제하여 인플루엔자바이러스의 증식을 억제하는 항바이러스제이다.

인플루엔자바이러스 A형과 B형 감염에 의한 단순 급성 질환을 치료하기 위해 경구로 투여한다. 인플루엔자바이러스의 감염 예방에도 사용할 수 있으나 인플루엔자 예방접종을 대신해서는 안 된다.

(2) 약물 효과

- 인플루엔자바이러스 감염을 제거

(3) 부작용

설사, 기침, 인후통, 발열 등의 일반적인 부작용이 나타난다.

(4) 상호작용

- **제산제, 칼슘, 철분, 마그네슘, 아연** : 이들 약물과의 병용은 발록사비르의 혈장 농도를 감소시켜 치료 효과를 감소시킬 수 있다.
- **약독화 인플루엔자바이러스 생백신** : 발록사비르는 예방접종의 효과를 감소시킬 수 있다. 인플루엔자바이러스 생백신 접종 48시간 전부터 접종 2주 후까지 발록사비르를 사용하지 않아야 한다.

3) 팜시클로비르(famciclovir)

(1) 작용기전과 적응증

팜시클로비르는 바이러스의 DNA 합성을 억제하는 항바이러스제인 펜시클로버(penciclovir)의 전구약물이다.

재발성 생식기포진과 급성 대상포진을 치료하기 위해 경구로 투여한다. 생식기포진 환자의 경우 팜시클로비르의 투여는 증상 발현 후 6시간 이내에 시작하여 5일 동안 지속하면 바이러스의 배출기간, 증상 지속기간, 치유시간이 단축된다. 대상포진 환자의 경우 팜시클로비르 투여를 증상 발현 72시간 이내에 시작하고 7일 동안 지속하면 위약 치료군보다 물집의 딱지 생성시간, 물집 소실시간, 궤양 소실시간, 딱지 소실까지의 시간을 효과적으로 단축할 수 있다. 팜시클로비르로 조기치료하면 대상포진후신경통의 지속기간도 단축할 수 있다.

(2) 약물 효과

- 바이러스 감염을 제거

(3) 부작용

구역, 구토, 두통 등이 나타나는데, 대개는 경미하며 치료를 지속하면 대부분 해소된다. 심각한 부작용으로 혼동 등의 신경학적 부작용이 유발될 수 있다.

(4) 상호작용

- **프로베네시드(probenecid)** : 프로베네시드는 팜시클로비르의 배설을 감소시켜 독성작용을 증가시킬 수 있다.

4) 오셀타미비르(oseltamivir)

(1) 작용기전과 적응증

오셀타미비르는 바이러스입자의 복제과 확산에 필요한 바이러스 세포막 효소인 뉴라민산기제거효소(neuraminidase)를 억제하는 기전으로 작용하는 항바이러스제이다.

인플루엔자바이러스 A형 및 B형 감염으로 인한 단순 급성 인플루엔자 치료에 경구로 투여하여 사용한다. 인플루엔자바이러스의 감염 예방에도 사용할 수 있으나 인플루엔자 예방접종을 대신해서는 안 된다.

안전경고

오셀타미비르는 특히 아동에게 드물게 신경정신과적 증상(혼란, 섬망, 환각, 자해 등)을 일으킬 수 있으므로, 자해 시도, 혼란, 섬망 등 비정상적인 행동의 징후나 증상이 나타나지 않는지 면밀히 모니터해야 한다.

(2) 약물 효과

- 인플루엔자바이러스 감염으로 인한 증상 감소
- 폐렴 등의 이차감염 발생률 저하

12

(3) 부작용

약물 복용 시작 후 2일 이내에 구역과 구토가 나타날 수 있으며 음식이나 우유와 함께 투여하면 이러한 부작용 발생을 최소화할 수 있다. 기침, 인후통, 발열이 유발되고 감염 증상이 지속될 수도 있다.

(4) 상호작용

- **약독화 인플루엔자바이러스 생백신** : 오셀타미비르는 예방접종의 효과를 감소시킬 수 있다. 인플루엔자바이러스 생백신 접종 48시간 전부터 접종 2주 후까지 오셀타미비르를 사용하지 않아야 한다.

5) 발라시클로비르(valacyclovir)

(1) 작용기전과 적응증

발라시클로비르는 바이러스의 DNA 합성을 억제하는 기전으로 작용하는 항바이러스제인 아시클로버(acyclovir)의 전구약물이다.

면역억제가 없는 성인 환자의 급성 대상포진과 입술포진, 생식기포진을 치료하기 위해 경구로 투여하여 사용한다. 또한 2~18세 아동의 수두 치료에도 사용한다.

(2) 약물 효과

- 바이러스 감염 증상을 제거

(3) 부작용

두통, 구역, 복통, 피로, 어지럼증, 발진, 설사, 콧물, 발열 등의 부작용이 나타나며, 심각한 부작용으로 정맥염, 신독성, 저혈압, 혼동 등이 유발되기도 한다.

(4) 상호작용

- **테노포비르(tenofovir) 등의 항바이러스제, 면역억제제** : 이들 약물은 발라시클로비르의 치료 효과를 증가시킨다.
- **클로자핀(clozapine), 면역억제제, 테노포비르(tenofovir), 지도부딘(zidovudine), 테오필린(theophylline), 근(육)이완제** : 발라시클로비르는 이들 약물의 독성작용을 증가시킨다.

6) 자나미비르(zanamivir)

(1) 작용기전과 적응증

자나미비르는 바이러스입자의 복제와 확산에 필요한 바이러스 세포막 효소인 뉴라민산기제거효소(neuraminidase)를 억제하는 기전으로 작용하는 항바이러스제이다.

인플루엔자바이러스 A형 및 B형 감염으로 인한 단순 급성 인플루엔자 치료를 위해 시판된 최초의 뉴라민산기제거효소억제제이다. 인플루엔자바이러스의 감염 예방에도 사용할 수 있으나 인플루엔자 예방접종을 대신해서는 안 된다.

안전경고

자나미비르는 천식이나 만성폐쇄폐질환 등 호흡기질환이 있는 환자에게는 사용이 권장되지 않는데, 이는 인플루엔자 치료 효력이 부족하고 심각한 기관지경련을 유발할 위험이 있기 때문이다. 이러한 기저질환이 있는 환자에게 자나미비르를 처방하는 경우에는 호흡기능을 면밀히 모니터해야 한다.

(2) 약물 효과

- 인플루엔자바이러스 감염으로 인한 증상 감소
- 폐렴 등의 이차감염 발생률 저하

(3) 부작용

천식, 기관지경련, 폐기능 저하 등의 부작용이 나타날 수 있으며 이때는 치료를 중단하고 의료진에게 보고해야 한다. 기침, 인후통, 발열이 유발되고 감염 증상이 지속될 수도 있다.

(4) 상호작용

- 약독화 인플루엔자바이러스 생백신 : 자나미비르는 예방접종의 효과를 감소시킬 수 있다. 인플루엔자바이러스 생백신 접종 48시간 전부터 접종 2주 후까지 자나미비르를 사용하지 않아야 한다.

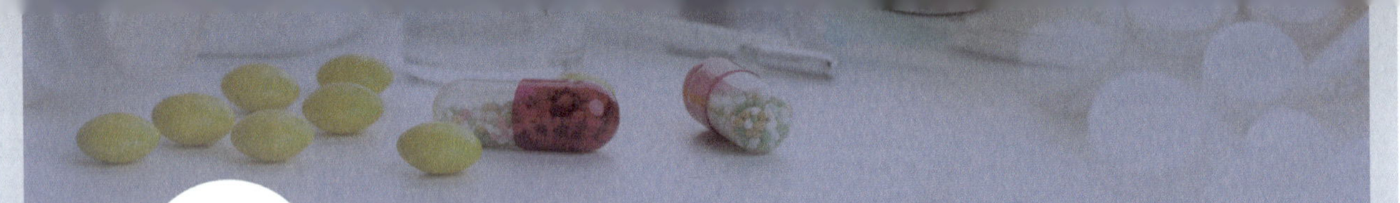

Section 05 항기생충제

1 기생충의 특징과 감염병

1. 기생충의 특징

기생충(parasite)에는 단세포로서 동물의 특징을 가지는 **원충**(protozoa)과 다세포생물인 **연충**(helminth)이 있다. 원충에는 운동성이 있는 거짓발(위족, pseudopodium)을 가진 근족충, 편모를 가진 편모충, 운동성이 없는 포자충 등이 있으며, 연충에는 선충, 흡충, 조충 등이 있다.

수중이나 토양 등 환경에 서식하는 자유생활형과 사람이나 동물에 기생하는 기생형으로 분류할 수도 있다. 기생형은 소화관이나 혈액, 비뇨생식기 등 고유의 기생부위가 있는 것이 많다.

2. 기생충에 의한 감염병

기생충에 의한 대표적인 감염병은 **표 12-14**와 같다.

표 12-14 기생충에 의한 대표적인 감염병

기생충	원충	말라리아, 질편모충증, 아메바이질, 장아메바증, 주폐포자충폐렴, 톡소포자충증, 파동편모충증(수면병), 람블편모충증, 리슈만편모충증 등
	연충	고래회충증, 일본주혈흡충증, 구충증, 요충증, 회충증, 분선충증, 포충증, 광절열두조충증, 간흡충증, 폐흡충증 등

2 항기생충제의 종류

1. 항원충제

항원충제(antiprotozoal)는 말라리아, 트리코모나스증, 아메바증 등 원충에 의한 감염을 치료하는 약물이다(표 12–15).

표 12–15 주요 항원충제의 종류

질환명	약물명
말라리아	클로로퀸(chloroquine), 설파독신/피리메타민(sulfadoxine/pyrimethamine) 메플로퀸(mefloquine), 프리마퀸(primaquine)
아메바이질, 아메바간농양	티니다졸(tinidazole), 메트로니다졸(metronidazole)
파동편모충증	펜타미딘(pentamidine)
리슈만편모충증	펜타미딘, 파로모마이신(paromomycin)
질편모충증	메트로니다졸(metronidazole), 티니다졸(tinidazole)
톡소포자충증	피리메타민(pyrimethamine), 아세틸스피라마이신(acetylspiramycin)

1) 메트로니다졸(metronidazole)

(1) 작용기전과 적응증

메트로니다졸은 나이트로이미다졸(nitroimidazole) 계열 약물로, 세균, 편모충 등의 원충에 대한 항균 활성을 가진다. 작용기전은 알려지지 않았으며, 주로 트리코모나스증, 편모충증, 아메바이질, 아메바간농양, 무산소균 감염병 치료에 사용한다.

(2) 약물 효과

- 감염 제거

(3) 부작용

구역, 구토, 설사, 금속맛 등의 부작용이 나타나는데, 대개는 경미하며 치료를 지속하면 대부분 해소된다. 심각한 부작용으로 현기증, 혼동, 발작, 혈전정맥염 등이 유발되기도 한다.

(4) 상호작용

- **진해제, 구강세정제 등 알코올이 함유된 약물, 알코올** : 메트로니다졸은 알코올 대사에 필요한 효소를 억제하여 복부경련, 홍조, 두통, 구역, 구토, 발한 등의 증상을 유발한다.
- **와파린(warfarin)** : 메트로니다졸은 와파린의 항응고 작용을 증가시킨다.
- **디설피람(disulfiram)** : 메트로니다졸과 디설피람을 병용하면 정신적 혼동과 정신질환을 일으킬 수 있다.
- **리튬(lithium)** : 메트로니다졸과 리튬을 병용하면 리튬의 독성반응과 신장손상 위험성이 증가한다.
- **페니토인(phenytoin), 포스페니토인(fosphenytoin)** : 메트로니다졸은 이들 약물의 대사를 억제한다.

2) 티니다졸(tinidazole)

(1) 작용기전과 적응증

티니다졸은 메트로니다졸과 마찬가지로 나이트로이미다졸(nitroimidazole) 계열 약물로, 작용기전은 알려지지 않았다. 질편모충 감염에 의한 트리코모나스증, 람블편모충 감염에 의한 편모충증, 이질아메바에 의한 대장아메바증 및 아메바간농양 등의 원충 감염병을 치료하는 데 사용된다.

(2) 약물 효과

- 원충 감염을 제거

(3) 부작용

구역, 구토, 설사 등의 부작용이 나타나는데, 대개는 경미하며 치료를 지속하면 대부분 해소된다. 심각한 부작용으로 현기증, 혼동, 발작 등이 유발되기도 한다.

(4) 상호작용

- **진해제, 구강세정제 등 알코올이 함유된 약물, 알코올** : 티니다졸은 알코올 대사에 필요한 효소를 억제하여 복부경련, 홍조, 두통, 구역, 구토, 발한 등의 증상을 유발한다.
- **와파린(warfarin)** : 티니다졸은 와파린의 항응고 작용을 증가시킨다.
- **디설피람(disulfiram)** : 티니다졸과 디설피람을 병용하면 정신적 혼동과 정신질환을 일으킬 수 있다.
- **리튬(lithium)** : 티니다졸과 리튬을 병용하면 리튬의 독성반응과 신장손상 위험성이 증가한다.
- **페니토인(phenytoin), 포스페니토인(fosphenytoin)** : 티니다졸은 이들 약물의 대사를 억제한다.

2. 구충제

구충제(anthelmintic)는 인체에 기생하는 기생충을 제거하여 기생충에 의한 감염을 치료하는 약물로, 살충작용을 가진 것도 있으나 대부분은 기생충을 약하게 한다. 소화관에 기생하는 것은 설사제와 함께 사용하여 배출시킨다(표 12-16).

표 12-16 주요 구충제의 종류

질환명	약물명
회충증	피란텔(pyrantel), 메벤다졸(mebendazole)
구충증	피란텔, 메벤다졸
요충증	피란텔, 알벤다졸(albendazole)
편충증	메벤다졸, 티니다졸(tinidazole), 플루벤다졸(flubendazole)
사상충증	알벤다졸, 이버맥틴(ivermectin)
흡충증	프라지콴텔(praziquantel), 드라이글라벤나졸(triclabendazole)
조충증	프라지콴텔, 메벤다졸, 파로모마이신(paromomycin)

1) 메벤다졸(mebendazole)

(1) 작용기전과 적응증

메벤다졸은 기생충세포의 뼈대를 구성하는 단백질인 튜불린(tubulin)의 형성을 방해하여 기생충의 장을 구조적으로 퇴행시킴으로써 포도당 섭취, 소화, 생식을 중단시켜 기생충을 사멸시키는 작용을 한다.

회충, 구충, 편충, 조충 감염 치료에 사용한다. 경구로 복용한다.

(2) 약물 효과

- 기생충 감염을 제거

(3) 부작용

구역, 구토, 설사, 위장관 불편감이 나타나는데, 대개는 일시적이며 치료를 계속하면 대부분 해소된다. 그 밖에도 복부통증, 두통, 발진, 귀울림(이명), 무감각, 발열 등이 발생하며, 장기간 투여하는 경우 백혈구감소증, 무과립백혈구증, 간독성 등이 유발될 수 있다.

12

(4) 상호작용

- **시메티딘(cimetidine)** : 메벤다졸과 시메티딘을 장기간 병용하면 메벤다졸의 혈중농도가 증가할 수 있다.
- **카바마제핀(carbamazepine), 페니토인(phenytoin)** : 이들 약물을 메벤다졸과 병용하면 메벤다졸의 혈중농도가 저하된다.
- **메트로니다졸(metronidazole)** : 메벤다졸과 메트로니다졸을 병용하면 피부점막안증후군, 독성표피괴사용해가 유발될 가능성이 커지므로 주의한다.

2) 프라지콴텔(praziquantel)

(1) 작용기전과 적응증

프라지콴텔의 명확한 작용기전은 밝혀지지 않았지만, 기생충의 세포막에서 칼슘이온 투과성을 증가시킴으로써 기생충 조직을 수축 및 마비시켜 살충 작용을 나타내는 것으로 판단된다.

기생충 중에서도 흡충류(간흡충, 폐흡충, 주혈흡충 등)와 조충류(무구조충, 유구조충 등)에 의한 감염을 치료한다.

(2) 약물 효과

- 기생충 감염을 제거

(3) 부작용

출혈성 설사, 구역, 복부불쾌감, 권태감, 피로, 두통, 어지러움, 서맥, 부정맥, 가려움증, 두드러기 등의 증상을 드물게 유발한다. 또한 졸음을 유발할 수 있으므로 복용하는 동안이나 복용 후에는 기계 조작이나 운전에 주의한다.

(4) 상호작용

- **케토코나졸(ketoconazole), 이트라코나졸(itraconazole), 에리트로마이신(erythromycin), 시메티딘(cimetidine), 자몽주스** : 이들 약물과 병용하면 프라지콴텔의 효과를 증가시켜 독성작용을 증가시킨다.
- **페니토인(phenytoin), 페노바비탈(phenobarbital), 카바마제핀(carbamazepine), 면역억제제, 부신피질호르몬제, 리팜피신(rifampicin)** : 이들 약물과 병용하면 프라지콴텔의 효과를 감소시킨다.

12 확인문제

01. 시프로플록사신을 제산제와 병용하면 항균제의 흡수를 어떻게 하는가?

① 증가 ② 감소
③ 지연 ④ 영향 없음

02. 다음 보기의 항균제의 작용기전에 대한 설명 중 올바른 것을 모두 고르면?

> 가. 퀴놀론 계열 항균제는 DNA 합성을 억제함으로써 항균작용을 나타낸다.
> 나. 글리코펩타이드 계열 항균제는 엽산 대사를 억제하여 항균작용을 나타낸다.
> 다. 아미노글리코사이드 계열 항균제는 세포막에 작용하여 정균적으로 항균작용을 나타낸다.
> 라. 페니실린 계열이나 카바페넴 계열의 항균제는 세균의 세포벽 합성을 억제함으로써 항균작용을 나타낸다.

① 가, 나 ② 다, 라 ③ 나, 다 ④ 가, 라

03. 다음 중 약물과 작용기전이 올바르게 짝지어진 것은?

① 암포테리신 B – 세포벽 합성억제
② 설폰아마이드 계열 – 엽산 생합성억제
③ 세팔로스포린 계열 항균제 – 세포막 기능억제
④ 아미노글리코사이드 계열 항균제 – 엽산 대사억제

04. 다음 설명 중 틀린 것은?

① 메티실린 내성 황색포도알균에는 반코마이신이 효과적이다.
② 아미노글리코사이드 계열 항생물질은 장에서 흡수되기 어렵다.
③ 페니실린 G 내성균은 페니실린 G를 분해하는 β–락탐분해효소를 생산한다.
④ 기회감염에서는 보통 인체 내 및 생활환경 하에 존재하지 않는 균이 문제가 된다.

05. 다음 설명 중 옳은 것은?

① 기회감염은 신체의 감염방어능력이 정상일 때 발생한다.
② 페니실린 계열 항생물질은 세균의 세포막 손상을 일으킨다.
③ 항균제를 연속해서 사용함으로써 항균작용이 감소하는 것을 내성이라고 한다.
④ 아미노글리코사이드 계열 항생물질은 결핵뿐만이 아니라 일반 감염병에 폭넓게 사용된다.

06. 기회감염 증가에 관여하는 요인이 아닌 것은?

① 면역억제요법의 증가
② 항생물질 사용량 부족
③ 의료종사자를 통한 감염
④ 장기간 병상생활을 하는 고령 환자의 증가

07. 항바이러스제의 작용기전으로 옳은 것은?

① 세포분열 억제
② 세포벽 합성 변화
③ 뉴라민잔기제거효소 억제
④ 숙주세포에 대한 바이러스 융합 촉진

08. 부작용으로 난청을 일으킬 가능성이 있는 약물은?

① 리팜피신
② 암포테리신 B
③ 스트렙토마이신
④ 클래리트로마이신

09. 다음 설명에서 괄호에 들어갈 단어는?

> 병원체에 대한 항균제의 감수성은 일률적이지 않은데, 이처럼 각 항균제가 효과를 나타내는 병원체의 범위를 (   )(이)라고 한다.

① 내성
② 선택독성
③ 정균작용
④ 항균범위

10. 감염병 치료에 대한 설명으로 맞는 것은 ○, 틀린 것은 ×를 표시하라.

(1) 항균제는 해열작용과 항염증작용을 목적으로 사용한다. ______
(2) 배양으로 균(미생물)이 검출된 경우 검출된 모든 균에 대해 항균제 투여를 고려해야 한다. ______
(3) 항균제는 알레르기를 일으키기 쉬우므로 투여 후 관찰이 필요하다. ______
(4) 보균자로 판단한 경우에는 항균제를 적극적으로 사용할 필요는 없다. ______
(5) 항균제의 병용은 가급적 피해야 하나 만성질환에서는 세균 저항성의 발생을 억제하기 위하여 병용할 수 있다. ______

정답 01 ②, 02 ④, 03 ②, 04 ④, 05 ③, 06 ②, 07 ③, 08 ③, 09 ④, 10 (1) × (2) × (3) ○ (4) ○ (5) ○

B a s i c   P h a r m a c o l o g y

CHAPTER

13 항암제

학습목표

1. 암의 특징과 치료방법을 설명할 수 있다.
2. 세포독성항암제의 작용기전과 종류를 설명할 수 있다.
3. 표적항암제의 작용기전과 종류를 설명할 수 있다.
4. 면역항암제의 작용기전과 종류를 설명할 수 있다.

주요용어

- 종양(tumor)
- 신생물(neoplasm)
- 암(cancer)
- 침습(infiltration)
- 전이(metastasis)
- 약물내성(drug resistance)
- 병용요법(combined modality therapy)
- 항암제(anticancer agent)
- 세포독성항암제(cytotoxic anticancer drug)
- 표적항암제(targeted therapy)
- 면역항암제(cancer immunotherapy)

Section 01 암의 개요

1 암의 특징

종양(tumor)이란 인체의 세포가 정상적인 제어기전을 벗어나 자율적으로 과잉 증식하여 형성된 조직 덩어리로 **신생물**(neoplasm)이라고도 한다. 양성종양과 악성종양으로 분류되는데, 일반적으로 악성종양을 **암**(cancer)이라고 한다(표 13-1). 양성종양은 전이되지 않으므로 악성종양만큼 생명을 위협하지는 않지만, 악성종양은 인체의 다른 기관으로 전이되는 경우가 많아 치료 및 생존 가능성이 크게 낮아진다.

암은 세포의 성장을 조절하는 유전자가 손상된 결과이며, 일단 손상된 세포는 성장을 확인하는 정상적인 화학신호에 더 이상 반응하지 못한다. 암세포는 정상적인 기능을 잃고 급속하게 분열하여 주위 세포를 **침습**(infiltration)하게 되는데, 비정상적인 세포는 종종 먼 부위로 이동하여 새로운 종양을 생성하는 **전이**(metastasis)를 일으킨다(그림 13-1).

암은 인체 어느 곳에서나 발생할 수 있다. 장기 내(간, 결장, 폐 등)에서는 고형암을 유발하고 혈액성분(골수, 림프계통 등) 내에서 림프종이나 백혈병을 유발한다.

표 13-1 양성종양과 악성종양의 비교

	양성종양	악성종양
성장 속도	늦음	빠름
국소에서의 성장	팽창성, 압박성	침윤성, 파괴성
국소 재발	드묾	흔함
원격전이	없음	있음
숙주에 대한 영향	일반적으로 경미	심각
세포의 이형성	약함	강함
혈관 및 림프관 침입	없음	흔함

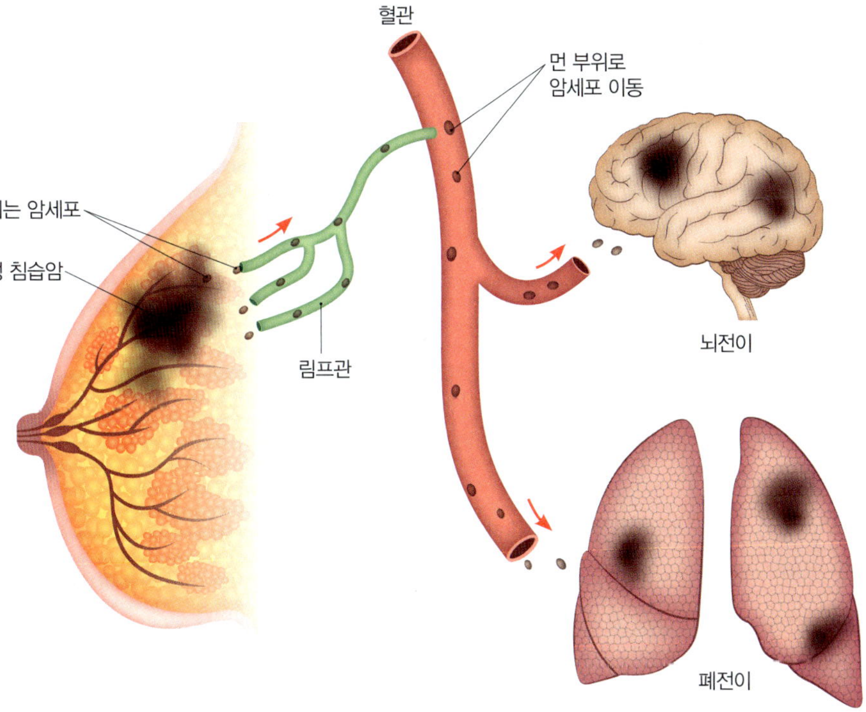

그림 13-1 **암세포의 침습과 전이**

2 암 치료

암은 조기에 발견하여 외과적 처치가 가능한 경우 신속하게 외과수술을 시행하는 것이 중요하다. 수술의 대상이 되지 않거나 수술 전후의 보조요법으로 방사선요법이나 화학요법, 면역항암요법을 시행한다.

1) 외과수술

외과수술에는 확대수술과 축소수술(기능보존수술)의 2가지 흐름이 있다. 예전에는 암을 철저하게 제거하는 것에 중점을 둔 확대수술이 주류였지만, 수술 후 발생하는 기능장애가 커서 최근에는 환자의 삶의 질을 중시한 축소수술이 많이 시행되고 있다. 진행도에 따라서는 수술 전 항암제를 투여하여 암의 크기를 줄인 후 외과수술을 시행하는 방법도 활발하게 이루어진다.

2) 방사선요법

수술이 불가능하거나 수술로 완전히 제거하지 못했을 가능성이 있는 경우에 방사선 치료가 시행된다. 또한 병적 골절에 의한 통증 등의 국소적인 증상을 완화할 목적으로도 시행된다. 방사선은 증식세포를 손상시키기 때문에 정상세포 가운데 증식성이 높은 세포무리의 손상이 부작용으로 나타난다.

3) 화학요법

화학요법은 수술 전이나 수술 후 항암제를 투여하는 방법으로, 세포분열이 활발한 암세포에 작용하여 암세포의 증식을 억제한다. 항암제 또한 방사선과 마찬가지로 증식이 활발한 정상세포무리까지 손상시켜 백혈구감소, 탈모, 구토, 설사 등의 부작용이 나타난다.

부작용과 함께 문제가 되는 것이 **약물내성**(drug resistance)이다. 항암제에 대한 암세포의 감수성이 감소하여 약효가 나타나지 않게 되는 것을 말하는데, 약물내성의 발생을 예방하기 위해 여러 항암제를 조합하여 사용하는 **병용요법**(combined modality therapy)이 이루어진다.

4) 면역항암요법

면역항암요법은 인체의 면역계통을 활성화시켜서 암세포와 싸우게 하는 치료법으로, 면역항암제가 사용된다. 면역계통을 이용하여 정확하게 암세포만 공격하기 때문에 부작용이 적고, 면역계통의 기억능력과 적응력을 증강시켜 면역항암제에 효과가 있는 환자는 지속적인 항암 효과를 누릴 수 있다.

면역항암요법이 기존 화학요법과 비교하여 다음과 같은 장점을 가진다.

① 면역항암제를 중단해도 면역계통이 기억능력을 활용하여 암세포를 계속적으로 공격하므로 치료 효과가 오랫동안 지속된다.

② 면역항암제는 기존 항암요법으로 효과가 부족했던 환자에서 생존률을 높일 수 있다.

③ 특정 유전자돌연변이가 있는 경우에만 효과적이던 표적항암제에 비해 면역항암제는 돌연변이 유무와 상관이 없이 다양한 암에서 효과를 나타낸다.

Section 02 항암제

암세포는 정상세포와는 다르게 매우 빠른 속도로 끊임없이 분화하여 성장하고, 암세포의 빠른 성장에 맞추어 세포에 영양을 공급하기 위한 새로운 혈관이 생성되는 특징이 있다. 또 세포의 성장과 유지를 위해 세포 내에는 여러 가지 신호전달체계가 필요한데, 몇몇 암에서는 특징적인 인자들이 신호전달체계에 관여하기도 한다.

항암제(anticancer agent)는 이러한 암세포의 특이적인 성질을 주로 공략하거나 호르몬을 조절하여 암세포의 발육이나 증식을 억제한다. 항암제는 크게 세포독성항암제, 표적항암제, 면역항암제로 분류되며 그 밖에도 항암제 사용으로 인해 출현하는 부작용에 대한 다양한 약물이 사용된다(표 13-2).

표 13-2 항암제의 분류

	1세대 항암제 (세포독성항암제)	2세대 항암제 (표적항암제)	3세대 항암제 (면역항암제)
작용기전	• 정상 세포에 비해 빠르게 분화하는 암세포를 직접 공격하여 효과를 나타냄	• 암세포 성장에 필요한 신호전달이나 단백질 조절과정에 연관된 세포 표면의 특정 부분 또는 세포 내부의 특정 신호전달과정을 차단하여 암세포의 증식이나 생존을 억제	• 암세포와 면역세포 사이의 신호경로에 작용하여 암세포가 인체의 면역계통을 회피하지 못하도록 하거나 면역세포가 암세포를 더 잘 인식하여 공격할 수 있게 함
장점	• 세포 내 DNA에 직접 결합하거나 DNA 합성에 필요한 효소를 억제	• 암세포만 선택적으로 치료할 수 있어 상대적으로 부작용이 덜함	• 일반적으로 1, 2세대 항암제에 비해 상대적으로 부작용이 덜함
단점	• 암세포 외에도 분화가 빠른 정상 세포를 공격해 중성구감소, 탈모, 구내염, 설사 등을 일읨 • 심한 구역과 구토 유발	• 표적으로 하는 특정 유전자 변형이나 단백질 등이 확인된 환자에게만 사용 가능 • 장기간 사용 시 약에 대한 내성이 생김	• 효과가 나타나기까지 시간이 오래 걸림 • 특정 단백질이 충분히 발현되지 않으면 효과가 낮을 수 있음 • 면역기능이 활성화되어 자가면역질환 유사 부작용을 일으킬 수 있음

1 세포독성항암제

세포독성항암제(cytotoxic anticancer drug)는 무분별하고 빠르게 분화하는 세포를 공격하여 항암 효과를 나타내는 약물이다. 따라서 암세포뿐만 아니라 빠르게 분열하는 정상세포(골수세포, 모근세포, 위점막세포 등)까지 공격하기 때문에 부작용으로 백혈구가 감소하거나 탈모가 일어나거나 구토, 설사 등의 부작용이 나타나게 된다.

세포독성항암제는 작용기전이나 유래에 따라 알킬화제, 항대사제, 국소이성질화효소억제제, 미세소관억제제, 항종양 항생제, 호르몬성 항암제 등으로 나뉜다(그림 13-2).

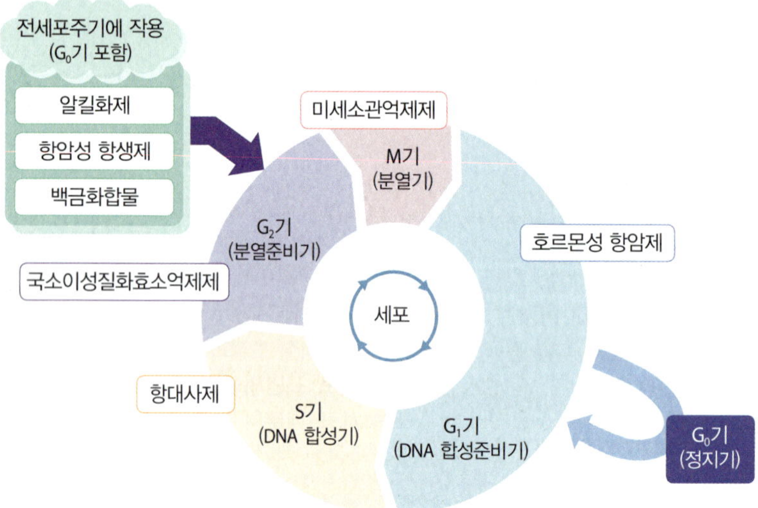

그림 13-2 세포주기와 항암제의 작용부위

1. 알킬화제

알킬화제(alkylating agent)는 DNA 분자와 결합하여 DNA 가닥의 교차결합을 일으킴으로써 구조를 손상시키는 반응성 높은 화학화합물이다. DNA 가닥 간의 교차결합은 이중나선이 풀리는 것을 방해하여 DNA 합성을 억제한다. 알킬화제는 세포주기의 모든 단계에서 세포 구성요소와 결합할 수 있다(세포주기 비특이적). 일반적으로 하나의 알킬화제에 내성이 생기면 다른 알킬화제에 교차내성이 일어난다.

알킬화제는 그 화학구조에 따라 질소머스터드 계열, 니트로소유레아, 백금화합물 등으로 구분할 수 있다(표 13-3).

표 13-3 알킬화제의 종류와 특징

약물명		투여경로	임상응용	용량제한독성
질소머스터드 계열	벤다무스틴(bendamustine)	정맥	만성림프백혈병, 비호지킨림프종	골수억제, 주입물 반응
	부설판(busulfan)	경구	만성과립세포백혈병	골수억제, 폐섬유증
	클로람부실(chlorambucil)	경구	백혈병, 비호지킨림프종	골수억제
	사이클로포스파마이드(cyclophosphamide)	경구, 정맥	유방암, 난소암, 백혈병, 다수의 암	골수억제, 방광독성(출혈방광염), 불임
	이포스파마이드(ifosfamide)	정맥	고환암, 폐암, 유방암	골수억제, 방광염
	멜팔란(melphalan)	경구	다발골수종, 유방암, 난소암	골수억제
	프로카바진(procarbazine)	경구	호지킨/비호지킨림프종	골수억제
	테모졸로마이드(temozolomide)	경구	뇌종양, 흑색종	골수억제
니트로소유레아	카무스틴(carmustine)	정맥	뇌종양, 림프종, 호지킨병	골수억제, 신장독성
	로무스틴(lomustine)	경구	뇌종양	골수억제, 신장독성
백금화합물	카보플라틴(carboplatin)	정맥	난소암, 폐암, 방광암, 유방암	골수억제
	시스플라틴(cisplatin)	정맥	고환암, 난소암, 폐암, 유방암	신장독성, 이독성
	옥살리플라틴(oxaliplatin)	정맥	대장암, 췌장암	골수억제, 감각신경병증

2. 항대사제

항대사제(antimetabolite)는 암세포의 DNA 및 RNA 합성과정 중 주요 효소를 억제하여 암세포의 증식을 방해하는 약물이다. 항대사제 중 다수는 세포주기에 특이적이며, 세포가 성숙하는 S주기의 세포를 죽인다. 엽산대항제, 퓨린대항제, 피리미딘대항제로 나뉜다(**표 13-4**).

표 13-4 항대사제의 종류와 특징

약물명		투여경로	임상응용	용량제한독성
엽산대항제	메토트렉세이트(methotrexate)	경구, 정맥	급성림프백혈병, 융모암종	골수억제, 구역, 구토, 설사, 구내염, 점막염, 탈모, 발진, 신장독성
	페메트렉시드(pemetrexed)	정맥	비소세포폐암, 중피종	
퓨린대항제	클라드리빈(cladribine)	정맥	털세포백혈병	골수억제, 구역, 구토, 구내염, 고요산혈증
	플루다라빈(fludarabine)	정맥	만성림프백혈병	
	머캅토퓨린(mercaptopurine)	경구	급성림프백혈병, 만성골수백혈병	

표 13-4 항대사제의 종류와 특징 (계속)

약물명		투여경로	임상응용	용량제한독성
퓨린대항제	펜토스타틴(pentostatin)	정맥	털세포백혈병	골수억제, 구역, 구토, 구내염, 고요산혈증
	싸이오구아닌(thioguanine)	경구	급성비림프백혈병, 급성림프백혈병, 급성골수백혈병	
피리미딘대항제	카페시타빈(capecitabine)	경구	유방암, 위암, 간암, 췌장암	골수억제, 구역, 구토, 점막염, 설사, 관절염
	사이타라빈(cytarabine)	정맥	급성림프백혈병, 급성골수백혈병, 만성골수백혈병	
	플루오로유라실(fluorouracil)	정맥	두경부암, 결장직장암, 유방암	
	젬시타빈(gemcitabine)	정맥	방광암, 췌장암, 유방암, 난소암, 비소세포폐암	

3. 국소이성질화효소억제제

국소이성질화효소억제제(topoisomerase inhibitor)는 DNA 가닥을 분리하여 복제할 수 있도록 돕는 DNA 합성과정의 필수 효소인 국소이성질화효소(topoisomerase)의 작용을 억제함으로써 암세포의 DNA가 복제되는 과정을 방해하는 약물이다.

국소이성질화효소억제제는 크게 국소이성질화효소I억제제와 국소이성질화효소II억제제로 나뉘는데, 캄토테신(camptothecin) 유도체가 국소이성질화효소I을 억제하고 안트라사이클린(anthracycline) 계열과 포도필로톡신(podophyllotoxin) 계열이 국소이성질화효소II를 억제한다. 안트라사이클린 계열은 항종양 항생제이기도 하다(표 13-5).

표 13-5 국소이성질화효소억제제의 종류와 임상응용

종류			투여경로	임상응용
국소이성질화효소 I 억제제	캄토테신 유도체	이리노테칸(irinotecan)	정맥	전이성 또는 재발성 대장암, 직장암
		토포테칸(topotecan)	정맥	난소암, 소세포 폐암, 림프종, 급성골수백혈병, 진행성 자궁경부암
국소이성질화효소 II 억제제	안트라사이클린 계열	독소루비신(doxorubicin)	정맥	유방암, 방광암, 카포시육종, 림프종, 급성림프백혈병, 폐암
		다우노루비신(daunorubicin)	정맥	급성림프백혈병, 급성골수백혈병
		에피루비신(epirubicin)	정맥, 간동맥, 방광	유방암, 악성림프종, 연조직육종, 위암, 결장직장암, 폐암, 난소암, 간암, 표재성 방광암
		이다루비신(idarubicin)	정맥	급성골수백혈병, 급성림프백혈병
	포도필로톡신 계열	에토포사이드(etoposide)	정맥	폐소세포암, 백혈병, 림프종, 방광암, 고환암

4. 미세소관억제제

미세소관억제제(antimicrotubule agent)는 유사분열 시 DNA 복제과정에서 염색체 분리를 담당하는 미세소관을 방해하는 방법으로 암세포의 DNA 합성을 방해하는 세포주기 특이적 약물이다. 이 약물은 세포가 M기로 분열될 때 가장 효과적이며, 혈관이나 조직 밖으로 약물이 누출되면 심한 통증을 일으킬 수 있다.

미세소관억제제는 탁센(taxane) 계열과 빈카알칼로이드(vinca alkaloid) 계열로 나뉜다(표 13–6).

표 13–6 미세소관억제제의 종류와 임상응용

약물명		투여경로	임상응용
탁센 계열	도세탁셀(docetaxel)	정맥	유방암, 폐암, 전립샘암
	파클리탁셀(paclitaxel)	정맥	난소암, 유방암, 폐암
빈카알칼로이드 계열	빈블라스틴(vinblastine)	정맥	호지킨/비호지킨림프종
	빈크리스틴(vincristine)	정맥	호지킨/비호지킨림프종, 급성림프백혈병
	비노렐빈(vinorelbine)	경구, 정맥	비소세포폐암, 유방암, 자궁암, 난소암, 호지킨림프종, 카포시육종

5. 항종양 항생제

항종양 항생제(antitumor antibiotic)는 DNA의 특정 염기서열에 삽입되어 DNA나 RNA의 합성을 방해하고, 결국 단백질의 합성을 방해하여 세포 복제를 막는 약물이다(표 13–7).

표 13–7 항종양 항생제의 종류와 임상응용

약물명	임상응용
마이토마이신 C(mitomycin C)	만성림프백혈병, 위암, 결장 · 직장암
블레오마이신(bleomycin)	편평세포암(두경부, 피부, 폐, 식도, 자궁경부), 악성림프종, 배세포종양(고환 · 난소종양)
독소루비신(doxorubicin)	악성림프종, 폐암, 소화기암, 유방암
악티노마이신 D(actinomycin D)	윌름스종양, 융모상피종
다우노루비신(daunorubicin)	급성백혈병(머캅토퓨린과 함께 사용되는 경우가 많음)

6. 호르몬성 항암제

호르몬성 항암제는 인체의 호르몬 생성능력을 억제하거나 체내의 호르몬 작용을 방해하여 항암 효과를 나타내는 약물이다. 특히 암세포의 성장이 생식샘호르몬인 에스트로젠, 프로제스테론 등에 의해 영향을 받는 유방암이나 전립샘암 등에서 호르몬성 항암제가 많이 사용된다(표 13-8).

표 13-8 호르몬성 항암제의 종류와 임상응용

약물명		투여경로	임상응용
에스트로젠대항제	라록시펜(raloxifene)	경구	골다공증 예방, 유방암 예방
	타목시펜(tamoxifen)		유방암 치료와 예방
	토레미펜(toremifene)		
안드로젠대항제	비칼루타마이드(bicalutamide)	경구	전립샘암
	플루타마이드(flutamide)		
아로마대항제	아나스트로졸(anastrozole)	경구	진행성 유방암 치료
	레트로졸(letrozole)		
	엑스메스탄(exemestane)		
생식샘자극호르몬대항제	데가렐릭스(degarelix)	피하	생식샘자극호르몬(FSH, LH)과 남녀 성호르몬의 생산억제, 유방암, 난소암, 전립샘암, 자궁내막증과 자궁근종 치료
	고세렐린(goserelin)	피하	
	류프롤라이드(leuprolide)	피하, 근육	
	나파레린(nafarelin)	코스프레이	
	트립토렐린(triptorelin)	근육	

2 표적항암제

2세대 항암제로 알려진 **표적항암제**(targeted therapy)는 암세포에 나타나는 특정 단백질이나 유전자의 변화에 작용하여 암의 성장과 분화에 관여하는 신호전달을 차단함으로써 약리작용을 나타낸다. 세포독성 항암제와 달리 정상세포에는 작용하지 않고 암세포에만 특이적으로 작용하여 뛰어난 치료 효과를 나타내며 부작용도 적다. 하지만 특정 유전자변이가 있는 환자에게만 제한적으로 사용할 수 있고, 일반 항암제와 마찬가지로 약물내성의 문제가 여전히 남아 있다.

표적항암제는 성분에 따라 단클론항체와 신호전달억제제로 나눌 수 있다.

1. 단클론항체

외부에서 체내로 어떠한 물질이 유입되면 이에 대한 면역반응으로 유입된 외부 물질(항원)에 특이적으로 결합하는 일종의 단백질(항체)을 생성한다. 이처럼 한 종류의 항원에만 결합하는 항체를 **단클론항체**(monoclonal antibody)라고 한다. 여러 종류의 단클론항체를 제조하여 암을 치료하는 데 사용되며, 단독으로 사용하거나 세포독성항암제, 방사성물질과 같이 사용되기도 한다(표 13-9).

표 13-9 단클론항체의 종류와 임상응용

약물명	투여경로	임상응용
알렘투주맙(alemtuzumab)	정맥	• 알킬화제 또는 플루다라빈에 반응하지 않는 환자의 B세포 만성림프백혈병 치료
베바시주맙(bevacizumab)	정맥	• 혈관내피성장인자(VEGF)를 억제하여 새로운 혈관 형성을 억제 • 전이성 대장암
세툭시맙(cetuximab)	정맥	• 암세포의 성장을 억제하기 위해 상피세포성장인자수용체(EGFR)와 결합 • 전이성 대장암
젬투주맙(gemtuzumab)	정맥	• DNA 손상과 세포 사멸을 유발 • 급성골수백혈병
리툭시맙(rituximab)	정맥	• 정상 및 악성 B세포 항원(CD20)에 결합하여 B세포의 급속한 고갈을 유발 • B세포 비호지킨림프종 및 만성림프백혈병
트라스투주맙(trastuzumab)	정맥	• 표피성장인자수용체단백질-2(HER-2)에 결합하여 HER-2를 발현하는 세포의 증식을 억제 • 전이성 유방암

2. 신호전달억제제

신호전달억제제(signal transduction inhibitor)는 세포 내로 침투하여 비정상적인 신호전달경로를 차단하는 약물이다. 신호전달경로에서 중요한 역할을 하는 타이로신인산화효소(tyrosine kinase)에 작용하기 때문에 **타이로신인산화효소억제제**(tyrosine kinase inhibitors, TKI)라고도 불린다(표 13-10).

13

표 13-10 신호전달억제제의 종류와 임상응용

약물명	투여경로	임상응용
파조파닙(pazopanib)	경구	• 타이로신인산화효소와 결합하여 새로운 혈관 형성을 억제 • 신(장)세포암종
게피티닙(gefitinib) 엘로티닙(erlotinib) 아파티닙(afatinib) 오시머티닙(osimertinib)	경구	• 표피성장인자수용체와 관련된 타이로신인산화효소의 활성을 억제 • 비소세포폐암
이매티닙(imatinib) 다사티닙(dasatinib) 닐로티닙(nilotinib)	경구	• 타이로신인산화효소의 활성을 억제하고 세포의 증식을 억제 • 만성골수백혈병
렌바티닙(lenvatinib) 소라페닙(sorafenib) 수니티닙(sunitinib)	경구	• 암세포에 있는 여러 종류의 티로신인산화효소를 억제함으로써 암세포의 성장을 억제 • 간세포암, 신장세포암, 갑상샘암

3 면역항암제

면역항암제(cancer immunotherapy)는 암 자체를 공격하는 기존 항암제와는 달리 인공면역단백질을 투여하여 면역계통을 자극시킨 후 면역세포가 선택적으로 암세포만 공격하도록 유도하는 약리작용을 가진 약물이다. 세포독성항암제의 주요 부작용인 탈모, 골수억제 등을 줄이고 표적항암제의 내성 발생 위험을 개선한 약물이지만, 여전히 갑상샘질환, 간염, 폐렴 등의 부작용이 유발되며 기존 항암제에 비해 매우 고가이다.

면역항암제는 면역관문억제제, 면역세포치료제 등으로 나눌 수 있다.

1. 면역관문억제제

인체는 외부의 이물질(바이러스, 독소 등)이나 내부의 해로운 변화(암세포 돌연변이)로부터 자신을 보호하는 방어기전을 갖추고 있다. 암세포는 정상세포와 달리 표면에 특이항원이 존재하기 때문에 암 발생 초기단계에는 면역계통에 의해 파괴되지만, 이후 무한 증식하는 암세포와 이를 공격하는 면역세포의 균형이 무너지면 암세포가 본격적으로 증식을 하기 시작한다. 암세포가 더 성장하게 되면 체내 면역계통을 교란하는데 이때 일부 암세포는 면역세포의 면역관문(immune checkpoint)을 활용하면서 면역을 회피하게 된다.

면역관문억제제(immune checkpoint inhibitor)는 면역관문을 억제하여 면역세포의 힘을 증강시킴으로써 암세포를 죽이는 작용을 하는 약물이다. 원래 치료법이 거의 없었던 악성흑색종에 승인되어 현재 폐암 등에 적용이 확대되고 있다(표 13-11).

표 13-11 면역관문억제제의 종류와 임상응용

약물명	투여경로	임상응용
아테졸리주맙(atezolizumab)	정맥	전이된 비소세포폐암, 요로상피암
블리나투모맙(blinatumomab)	정맥	B세포 급성림프백혈병
이필리무맙(ipilimumab)	정맥	전이된 흑색종
니볼루맙(nivolumab)	정맥	두경부편평세포암, 호지킨림프종, 흑색종, 비소세포폐암, 신장암, 요로상피세포암
펨브롤리주맙(pembrolizumab)	정맥	요로상피세포암종, 호지킨림프종, 비소세포폐암, 두경부상피세포암, 흑색종

2. 면역세포치료제

면역세포치료제(immune cell therapeutic)는 체내의 면역세포를 추출한 뒤 특정 항원을 인식하도록 유전자 정보를 입혀 다시 몸속으로 주입하는 치료방식이다. 즉, 면역세포가 암세포를 정확히 찾아 공격할 수 있도록 일종의 내비게이션을 달아주는 방법이라고 할 수 있다.

CAR-T 치료제(키메라항원수용체 T세포 치료제)는 2021년 우리나라에서 처음 도입된 1인 맞춤형 원샷 항암제로 '킴리아'라는 상품명으로 나와 만성림프구백혈병 같은 혈액암 치료에 사용되고 있다. 주입(infusion)에는 15분 정도 소요되며 치료 전 항히스타민제인 다이펜하이드라민, 해열진통제인 아세트아미노펜, 구역을 완화시켜주는 프로클로르페라진을 정맥투여한다. 불쾌한 느낌이 있을 수 있으므로 환자에게 페퍼민트를 입에 물고 있게 할 수 있다. 치료 전과 후에는 혈액검사를 실시하여 세포가 적절하게 기능하는지를 확인한다. 활력징후를 확인하면서 열이나 염증반응이 있는지를 확인한다. 치료 효과는 주사 후 1일 이후부터 나타나기 시작하며 대개 2~3일 이내 반응한다. 열이 나면 치료 효과가 있다는 증거이기도 하나 사례에 따라 열이 나지 않아도 치료 효과가 있는 경우도 있다.

4 항암제의 부작용과 상호작용

1. 항암제의 부작용

항암제에는 ①골수장애(빈혈, 과립구 감소), ②감염병(저항력 저하에 의함), ③소화기장애, ④탈모 등의 공통된 부작용이 있다. 또 약물에 따라 특징적인 부작용도 나타난다(표 13-12).

표 13-12 각종 항암제의 부작용

부작용	세포독성항암제						표적항암제	
	대사 대항제	알킬화제	미세소관 억제제	항암성 항생물질	호르몬 항암제	인터페론	단클론 항체	신호전달 억제제
구역, 구토, 설사	○	○	○	○	○	○	○	○
탈모	○	○	○	○		○		
골수억제*	○	○	○	○		○ (특히 백혈구 감소)	○	
점막궤양	○	○	○	○			○	
광과민반응	○		○					
과민성			○				○	○
신경독성	○	○	○			○		
심장독성				○			○	○
신장독성		○					○	○
호흡기능장애	○	○		○		○	○	○
일과성 열감					○			
발기불능					○			
인플루엔자유사증후군						○	○	○

* 백혈구 감소, 감염, 빈혈, 혈소판 감소 및 출혈이 일어나기 쉬운 상태 포함

2. 항암제의 상호작용

항암제 치료에 동반해서 혈소판 감소나 신장기능 저하, 간기능 저하가 발생하기 때문에 사용 약물에는 주의가 필요하다.

① 혈소판 기능을 억제하는 비스테로이드소염제(NSAID)는 금기이며 진통제가 필요한 경우는 아세트아미노펜을 선택해야 한다.

② 신장기능장애가 발생한 경우 비스테로이드소염제나 아미노글리코사이드 계열 항균제는 더 악화시킬 가능성이 있기 때문에 투여하면 안 된다.

③ 항대사제인 메토트렉세이트는 비스테로이드소염제, 페니실린 계열 항균제와 병용하면 메토트렉세이트의 독성이 증가하기 때문에 주의가 필요하다.

④ 알킬화제인 사이클로포스파마이드는 클로람페니콜 계열 항균제를 병용하면 약효가 감소하기 때문에 투여하면 안 된다.

항암제를 투여받는 환자를 위한 간호중재

사정

- 위험요인 이력, 식습관, 건강력 등에 대해 확인한다.
- 견딜 수 있는 운동량, 현재 피로 정도, 일상생활동작 수행능력 등을 파악한다.
- 허약, 혼동, 기립저혈압 또는 상해 위험신호 등 안전에 관한 사항을 확인한다.
- 환자가 골수억제, 빈혈, 출혈, 구내염, 배변패턴 변화(설사, 변비), 탈모증, 신경독성, 거식증, 구역, 구토 등 투여 중인 약물 유형과 관련된 증상을 경험했거나 경험하고 있는지의 여부를 확인한다.
- 치료과정 전반에 걸쳐 지속적인 사정을 위한 기초자료로서 신체적, 심리사회적, 영적 사정을 수행한다.
- 흡연 여부를 확인하고 흡연습관에 대해 파악한다.
- 통증 여부와 통증 중재방법을 확인한다.

수행

- **통증관리** : 의료진과 협력하여 통증을 관리한다.
- **일상생활동작 수행능력** : 허용되는 범위 내에서 자가간호를 장려한다.
- **식욕** : 소량을 섭취하고 좋아하는 음식을 섭취하도록 권장한다.
- **구강간호** : 부드러운 솔이나 부드러운 천을 사용하고 점성 리도케인이 함유된 구강청결제를 사용한다. 구강 사정을 위해 점막염 척도를 사용한다. 구강건조증이 있는 경우 윤활제 및 보습제, 무설탕 껌 등을 고려하고 외상으로부터 보호한다.
- **휴식** : 피로는 일상활동 중 흔히 발생하므로 휴식을 취하도록 권장한다.
- **정맥라인 확인** : 터널식 주입카테터 또는 이식형 주입포트와 같은 이식된 주입포트를 점검한다.
- **피부손상 관찰** : 욕창, 설사로 인한 피부 벗겨짐 등을 확인한다.

교육

- 환자에게 식이요법 이행을 위한 구체적인 방법을 교육한다.
- 환자가 치료 선택에 관한 결정을 할 수 있도록 적절한 선택사항을 제시한다. 환자가 최대한 최상의 건강을 유지하도록 격려한다.
- 미지근한 물과 순한 비누로 목욕하고 피부를 가볍게 두드려 건조시키며 피부보습제를 사용하여 피부를 관리하도록 교육한다.
- 환자가 독립적으로 수행할 수 있는 활동과 도움이 필요한 활동을 구분하여 지원하고 지속적으로 환자안전을 제공한다.

항암제를 투여받는 환자를 위한 간호중재 (계속)

- 환자에게 처방된 항구토제의 복용 시기와 방법을 교육한다.
- 매일 충분한 수분 섭취, 섬유질이 풍부한 식품 섭취, 변비 유발 음식 피하기 등 변비 예방방법을 설명한다.
- 중성구감소증이 있을 때는 감염 가능성을 최소화하기 위한 개인조치를 설명한다.
- 환자, 보호자에게 통증에 대한 대처를 설명하고, 최대한의 완화 효과를 위해 주기적인 진통제 복용이 중요함을 강조한다.
- 빈혈의 원인 및 자가관리방법을 교육한다. 안전상의 이유로 환자에게 전동장비를 운전하거나 조작하지 않도록 한다.
- 약물치료는 환자와 암 유형에 따라 다르다. 부작용을 최소화하면서 최대의 세포독성 효과를 얻으려면 처방된 요법을 정확하게 따라야 함을 강조한다.
- 복약순응도를 높이기 위해 약품명, 복용량, 투여경로 및 시간, 부작용에 대한 협력과 이해를 구한다. 치료기간 중 건강관리습관을 유지하도록 권장한다.

13 확인문제

01. 화학요법 중에 암 환자의 혈구수가 감소하는 이유는?

① 정상적인 조혈세포도 항암제에 손상을 입는다.
② 파괴된 종양세포에서 조혈억제물질이 방출된다.
③ 남아 있는 종양세포가 급격하게 영양소를 소비한다.
④ 종양세포에 대한 면역반응이 조혈조직을 향해 일어난다.

02. 구역, 구토가 심하게 나타나는 항암제는?

① 부설판 ② 시스플라틴
③ 빈크리스틴 ④ 블레오마이신

03. 암세포를 죽이거나 성장을 늦추기 위해 대사경로를 방해하는 항암제는?

① 알킬화제 ② 항대사제
③ 미세소관억제제 ④ 항종양 항생제

04. 항암제와 그 부작용이 잘못 짝지어진 것은?

① 시스플라틴 – 요세관괴사 ② 빈크리스틴 – 말초신경장애
③ 다우노루비신 – 사이질폐렴 ④ 사이클로포스파마이드 – 출혈방광염

05. 항암제에 대한 설명으로 옳은 것은?

① 투약방법은 피부밑주사가 많다.
② 소화기에 대한 부작용으로 위궤양이 많다.
③ 부작용으로서 골수독성을 동반하는 것이 많다.
④ 부작용의 강도는 종양 축소 효과와 상관이 있다.

06. 악성종양과 그 치료제가 올바르게 짝지어진 것은?

가. 폐암 – 시스플라틴	나. 전립샘암 – 인터페론
다. 유방암 – 항알도스테론제	라. 악성림프종 – 독소루비신

① 가, 나　② 나, 다
③ 가, 라　④ 나, 라

07. 설명하는 항암제를 보기에서 찾아 넣으시오.

가. 이리노테칸	나. 파클리탁셀
다. 시스플라틴	라. 독소루비신
마. 아나스트로졸	

(1) 호르몬 생성능력을 억제하거나 체내의 호르몬 작용을 방해하는 약물 ________
(2) DNA 복제과정에서 염색체 분리를 담당하는 미세소관을 방해하는 약물 ________
(3) DNA 분자와 결합하여 DNA 가닥의 교차결합을 일으켜 구조를 손상시키는 약물 ________
(4) 국소이성질화효소 I을 억제하는 약물 ________
(5) 국소이성질화효소 II를 억제하는 약물 ________

정답 01 ①, 02 ②, 03 ②, 04 ③, 05 ③, 06 ③, 07 (1) 마 (2) 나 (3) 다 (4) 가 (5) 라

참고문헌

Abramowicz M. *Treatment Guidelines, Medical Letter*. New Rochelle, NY: The Medical Letter; 2015.

Abrams P, et al. The standardisation of terminology of lower urinary tract function: report from the Standardisation Subcommittee of the International Continence Society. *Neurourol Urodyn*. 2002;21:167.

Aguilar M, Bhuket T, Torres S, et al. Prevalence of the metabolic syndrome in the United States, 2003–2012. *JAMA*. 2015;313(19):1973–1974. https://doi.org/10.1001/jama.2015.4260.

Alberti KG, et al. Harmonizing the metabolic syndrome: a joint interim statement of the International Diabetes Federation Task Force on Epidemiology and Prevention; National Heart, Lung, and Blood Institute; American Heart Association; World Heart Federation; International Atherosclerosis Society; and International Association for the Study of Obesity. *Circulation*. 2009;120(16):1640–1645.

Alden K, Lowdermilk DL, et al. *Maternity and women's health care*. 11th ed. St. Louis: Mosby; 2016.

American Association of Clinical Endocrinologists. Clinical practice guidelines for developing a diabetes mellitus comprehensive care plan–2015. *Endocr Pract*. 2015;21(suppl 1):1–87.

American College of Obstetricians and Gynecologists' Committee on Practice Bulletins–Obstetrics. Practice Bulletin No. 171: management of preterm labor. *Obstet Gynecol*. 2016;128(4):e155–e164.

American Diabetes Association. Standards of medical care in diabetes–2021. *Diabetes Care*. 2021;44(suppl 1):S1–S232.

American Geriatrics Society. 2019 updated AGS Beers Criteria for potentially inappropriate medication use in older adults. *J Am Geriatr Soc*. 2019;67(4):674–694.

American Pain Society. *Principles of analgesic use in the treatment of acute pain and cancer pain*. 6th ed. Chicago, IL: American Pain Society; 2008.

American Psychiatric Association. *Diagnostic and statistical manual of mental disorders*. 5th ed. Washington DC: American Psychiatric Publishing; 2013.

Arellano AL, Papaseitl E, Romaguera A, et al. Neuropsychiatric and general interactions of natural and synthetic cannabinoids with drugs of abuse and medicines. *CNS Neurol Disord Drug Targets*. 2017;16(5):554–566.

Armstrong MJ, Oku MS. Diagnosis and treatment of Parkinson disease: a review. JAMA. 2020;323(6):548–560. Baldwin JN, Thibault ED. Substance abuse by pharmacists: stopping the insanity. *J Am Pharm Assoc*. 2001;41:373.

Beck AT, Steer RA, Brown GK. In: *Beck Depression Inventory II (BDI-II) manual*. 2nd ed. Indianapolis: Pearson Education; 1996.

Berger MJ, et al. National comprehensive cancer network guidelines insights: antiemesis, version 2.2017. *J Natl Compr Canc Netw*. 2017;15:883–893.

Bickley LS. In: *Bates' guide to physical examination and history taking*. 10th ed. Philadelphia: Wolters Kluwer Health/Lippincott Williams & Wilkins; 2009.

Billups NF, Billups SM, eds. *American drug index 2014*. 58th ed. Philadelphia: Lippincott Williams & Wilkins; 2014.

Brezing CA, Levin FR. The current state of pharmacological treatments for cannabis use disorder and withdrawal. *Neuropsychopharmacol Rev*. 2018;43:173–194.

Brown JD, Winterstein AG. Potential adverse drug events and drug–drug interactions with medical and consumer cannabidiol (CBD) use. *J Clin Med*. 2019;8(7):989. https://doi.org/10.3390/jcm8070989.

Brown LM, Isetts BJ. Patient assessment and consultation. In: *Handbook of non-prescription drugs*. 17th ed. Washington, DC: American Pharmacists Association; 2012:27.

Brown TL, Maahs DM, Bishop FK, et al. Influences of gender on cardiovascular disease risk factors in adolescents with and without type 1 diabetes. *Int J Pediatr Endocrinol*. 2016;8. https://doi.org/10.1186/s13633-016-0026-6. (2016).

Brunton L, et al. In: *Goodman and Gilman's the pharmacological basis of therapeutics*. 13th ed. New York: McGraw–Hill; 2018.

Busse JW, Craigie S, Juurlink DN, et al. Guideline for opioid therapy and chronic noncancer pain. *CMAJ*. 2017;189(18):E659–E666.

Camacho LH, Frost CP, Abella E, Morrow PK, Whittaker S. Biosimilars 101: considerations for U.S. oncologists in clinical practice. *Cancer Med*. 2014;3(4):889–899.

Camacho PM, Petak SM, Binkley N, et al. American Association of Clinical Endocrinologists and American College of Endocrinology clinical practice guidelines for the diagnosis and treatment of postmenopausal osteoporosis–2020. *Endocr Pract*. 2020;26(Suppl 1):1–44.

Canadian Pharmacists Association. In: *Compendium of*

pharmaceuticals and specialties 2014. Ottawa, Canada: Canadian Pharmacists Association; 2014.

Canadian Pharmacists Association. In: *Compendium of self-care products 2010*. Ottawa, Canada: Canadian Pharmacists Association; 2010.

Carpenito LJ. In: *Nursing diagnosis: application to clinical practice*. 14th ed. Philadelphia: Wolters Kluwer Health/ Lippincott Williams & Wilkins; 2013.

Centers for Disease Control and Prevention. Sexually transmitted diseases treatment guidelines. *MMWR Recomm Rep*. 2015;64(RR-03):1-137. 2015.

Chabner BA. Clinical strategies for cancer treatment. The role of drugs. In: Chabner BA, Longo DL, eds. *Cancer chemotherapy and biotherapy: principles and practice*. 5th ed. Philadelphia: Lippincott Williams & Wilkins; 2010.

Chandola T, Brunner E, Marmot M. Chronic stress at work and the metabolic syndrome: prospective study. *BMJ*. 2006;332:521.

Chen JJ, Dashtipour K. Parkinson's disease. In: DiPiro JT, et al., ed. *Pharmacotherapy: a pathophysiologic approach*. 11th ed. New York: McGraw-Hill; 2020.

Chong OT. An integrative approach to addressing clinical issues in complementary and alternative medicine in an outpatient oncology center. *Clin J Oncol Nurs*. 2006;10:83.

Clayton BD, Brown BK. Nausea and vomiting. In: Helms RA, et al., ed. *Textbook of therapeutics, drug and disease management*. 8th ed. Philadelphia: Lippincott Williams & Wilkins; 2006.

Clinical guidelines on the identification, evaluation, and treatment of overweight and obesity in adults: executive summary. Expert Panel on the Identification, Evaluation, and Treatment of Overweight in Adults. *Am J Clin Nutr*. 1998;68(4):899-917.

Clinical resource: comparison of cannabinoids. Pharmacist' s Letter/Prescriber's Letter. September 2018. Cloutier MM, et al. Expert Panel Working Group of the National Heart, Lung, and Blood Institute (NHLBI) administered and coordinated National Asthma Education and Prevention Program Coordinating Committee (NAEPPCC). 2020 focused updates to the asthma management guidelines: a report from the National Asthma Education and Prevention Program Coordinating Committee Expert Panel Working Group. *J Allergy Clin Immunol*. 2020;146(6):1217-1270. https://doi.org/10.1016/j.jaci.2020.10.003.

Cohen H. Be on the alert for high-alert drugs. *Nursing Made Incredibly Easy*. 2008;6(2):7-11.

Criteria Committee of the New York Heart Association. In: *Nomenclature and criteria for diagnosis of diseases of the heart and great vessels*. 9th ed. Boston: Little, Brown; 1994.

Curtis KM, Tepper NK, Jatlaoui TC, et al. U.S. medical eligibility criteria for contraceptive use. *MMWR Recomm Rep*. 2016;65(RR-3):1-104. 2016.

Dopheide JA, Stimmel GL. Sleep disorders. In: Young LY, ed. *Koda-Kimble MA*. 10th ed. Applied therapeutics; Philadelphia: Lippincott Williams & Wilkins; 2013.

Dowell D, Haegerich TM, Chou R. CDC guideline for prescribing opioids for chronic pain-United States, 2016. *JAMA*. 2016;315(15):1624-1645.

Eckel RH, Jakcic JM, Ard JD, et al. 2013 AHA/ACC guideline on lifestyle management to reduce cardiovascular risk: a report of the American College of Cardiology/ American Heart Association Task Force on Practice Guidelines. *Circulation*. 2014;129(25 suppl 2):S76-S99. https://doi.org/10.1161/01.cir.0000437740.48606.d1.

Ewing JA. Detecting alcoholism: the CAGE questionnaire. *JAMA*. 1984;252:1905-1907. Facts and comparisons. Drug facts and comparisons. St. Louis: Wolters Kluwer; 2015. 2015.

Ferrell B, Argoff CE, Epplin J, et al. Pharmacological management of persistent pain in older persons. *J Am Geriatr Soc*. 2009;57(8):1331-1346.

Ford A, et al. American College of gastroenterology monograph on the management of irritable bowel syndrome and chronic idiopathic constipation. *Am J Gastroenterol*. 2014;109:S2-S26.

Ford ES, Li C, Zhao G, et al. Prevalence of the metabolic syndrome among U.S. adolescents using the definition from the International Diabetes Federation. *Diabetes Care*. 2008;31(3):587-589.

French JA, Pedley TA. Clinical practice. Initial management of epilepsy. *N Engl J Med*. 2008;359:166.

Garber AJ, et al. Consensus statement by the American Association of Clinical Endocrinologists and American College of Endocrinology on comprehensive type 2 diabetes management algorithm-2020. *Endocr Pract*. 2020;26(1):107-139.

Garvey WT, Mechanick JI, Brett EM, et al. American Association of Clinical Endocrinologists and American College of Endocrinology comprehensive clinical practice guidelines for medical care of patients with obesity. *Endocr Pract*. 2016;22(7):842-884.

Gerhard-Herman MD, Gornik HL, Barrett C, et al. 2016 AHA/ACC guideline on the management of patients with lower extremity peripheral artery disease: executive summary: a report of the American College of Cardiology/ American Heart Association Task Force on Clinical Practice Guidelines. *Circulation*. 2017;135(12):e686-e725.

Gilbert DN, et al. In: *The Sanford guide to antimicrobial therapy 2014*. 44th ed. Sperryville, VA: Antimicrobial

Therapy, Inc.; 2014.

Goldman L, et al., ed. *Cecil textbook of medicine*. 24th ed. Philadelphia: Saunders; 2012.

Gordon DB, Dahl JL, Miaskowski C, et al. American Pain Society recommendations for improving the quality of acute and cancer pain management: American Pain Society Quality of Care Task Force. *Arch Intern Med*. 2005;165(14):1574–1580.

Grime D, Fitzpatrick M, Gordon J, et al. Canadian guideline for Parkinson disease. *CMAJ*. 2019;191:E989–E1004.

Grundy SM, Stone NJ, Bailey AL, Beam, et al. AHA/ACC/AACVPR/AAPA/ABC/ACPM/ADA/AGS/APhA/ASPC/NLA/PCNA guideline on the management of blood cholesterol: a report of the American College of Cardiology/American Heart Association Task Force on Clinical Practice Guidelines. *Circulation*. 2018;139:e1082–e1143. https://doi.org/10.1161/CIR.0000000000000625. 2019.

Guyton AC, Hall J. In: *Textbook of medical physiology*. 12th ed. Philadelphia: Saunders; 2011.

Haas DM, Caldwell DM, Kirkpatrick P, et al. Tocolytic therapy for preterm delivery: systematic review and network metaanalysis. *BMJ*. 2012;345:e6226. https://doi.org/10.1136/bmj.e6226.

Hatcher RA, et al. In: *Contraceptive technology*. 20th ed. New York: Ardent Media; 2008.

Helms RA, ed. *Textbook of therapeutics, drug and disease management*. 8th ed. Philadelphia: Lippincott Williams & Wilkins; 2006.

Henderson ML. Self-care and nonprescription pharmacotherapy. In: Krinsky DL, et al., ed. *Handbook of non-prescription drugs*. 17th ed. Washington, DC: American Pharmacists Association; 2012.

Hesketh PJ, et al. Antiemetics: American Society of Clinical Oncology clinical practice guideline update. *J Clin Oncol*. 2017;35(28):3240–3261.

Hinton CF, Harris KB, Borgfeld L, et al. Trends in incidence rates of congenital hypothyroidism related to select demographic factors: data from the United States, California, Massachusetts, New York, and Texas. *Pediatrics*. 2010;125(Suppl 2):S37–S47.

Hockenberry M, Wilson D. In: *Wong's nursing care of infants and children*. 9th ed. St. Louis: Mosby; 2011.

Ignatavicius DD, Workman ML. *Medical-surgical nursing: patientcentered collaborative care*. 7th ed. Philadelphia: Saunders; 2013.

Infusion Nurses Society. Infusion nursing standards of practice (2011), Store.untreedreads.com Institute of Medicine, Food and Nutrition Board: dietary reference intakes: a risk assessment model for establishing upper intake levels for nutrients. Washington, DC: National Academy Press; 1998.

International Association for the Study of Pain, Subcommittee on Taxonomy. Classification of chronic pain. Descriptions of chronic pain syndromes and definitions of pain terms. *Pain Suppl*. 1986;3:S1.

Jarvis C. In: *Physical examination and health assessment*. 6th ed. St. Louis: Saunders; 2011.

Joint National Committee on Detection. *Evaluation and Treatment of High Blood Pressure. The seventh report of the National Committee on Detection, Evaluation and Treatment of High Blood Pressure (JNC 7), NIH Publication 03–5233*. Bethesda, MD: National Institutes of Health; 2003.

Jones CM, Mack KA, Paulozzi LJ. Pharmaceutical overdose deaths, United States, 2010. *JAMA*. 2013;309(7):657–659.

Kaskutas LA, Bond J, Humphreys K. Social networks as mediators of the effects of Alcoholics Anonymous. *Addiction*. 2002;97:891.

Keltner NL, Steele D. In: *Psychiatric nursing*. 7th ed. St. Louis: Mosby; 2014.

Koda-Kimble MA, Young LY, eds. *Applied therapeutics*. 10th ed. Philadelphia: Wolters Kluwer/Lippincott Williams & Wilkins; 2013.

Kotecki JE. In: *Physical activity and health: an interactive approach*. 4th ed. Boston: Jones & Bartlett Learning, Inc.; 2013.

Lasser KE, et al. Timing of new black box warnings and withdrawal for prescription medications. *JAMA*. 2002;287:2215.

Laszlo KD, et al. Job strain predicts recurrent events after a first acute myocardial infarction: the Stockholm Heart Epidemiology Program. *J Intern Med*. 2010;267(6):599–611.

Laudet AB, Savage R, Mahmood D. Pathways to long-term recovery: a preliminary investigation. *J Psychoactive Drugs*. 2002;34:305.

Lazarou J, Pomeranz B, Corey P. Incidence of adverse drug reactions in hospitalized patients: a meta-analysis of prospective studies. *JAMA*. 1998;279:1200.

Leininger M. In: *Transcultural nursing: concepts, theories, and practices*. 3rd ed. New York: McGraw-Hill; 2002.

LeMone P, Burke K. In: *Medical-surgical nursing: critical thinking in client care*. 6th ed. Upper Saddle River, NJ: Pearson; 2015.

Lewis S, et al. *Medical-surgical nursing: assessment and management of clinical problems*. St. Louis: Mosby; 2014.

Lineberry TW, Bostwick JM. Methamphetamine abuse: a perfect storm of complications. *Mayo Clin Proc*. 2006;81:77.

Livne O, Shmulewitz D, Lev-Ran S, Hasin DS. DSM-

5 cannabis withdrawal syndrome: demographic and clinical correlates in U.S. adults. *Drug Alcohol Depend*. 2019;195:170–177.

Longo DL, ed. *Cancer chemotherapy and biotherapy: principles and practice*. 5th ed. Philadelphia: Lippincott Williams & Wilkins; 2010.

McCance KL, Huether SE. *Pathophysiology: the biologic basis for disease in adults and children.* 7th ed. St. Louis: Mosby; 2013.

McEvoy G, ed. *AHFS drug information 2015*. Bethesda, MD: American Society of Health-System Pharmacists; 2015.

McPherson TL, Hersch RK. Brief substance use screening instruments for primary care settings: a review. *J Subst Abuse Treat*. 2000;18:193.

McVary KT. Clinical practice. Erectile dysfunction. *N Engl J Med*. 2007;357:2472.

Meiner S, Lueckenotte AG. *Gerontologic nursing*. 4th ed. St. Louis: Mosby; 2011.

Melzack R. The McGill pain questionnaire: major properties and scoring methods. *Pain*. 1975;1:277.

Moore N, et al. Frequency and cost of serious adverse drug reactions in a department of general medicine. *Br J Clin Pharmacol*. 1998;45:301.

Moore TJ, Cohen MR, Furberg CD. Serious adverse drug events reported to the Food and Drug Administration, 1998–2005. *Arch Intern Med*. 2007;167(16):1752–1759.

Mugie SM, Benninga MA, Di Lorenzo C. Epidemiology of constipation in children and adults: a systematic review. *Best Pract Res Clin Gastroenterol*. 2011;25(1):3–18.

Mulhall A. Nursing, research, and the evidence. *Evid Based Nurs*. 1998;1:4.

National Academies of Sciences. *Engineering, and Medicine. The challenge of treating obesity and overweight: proceedings of a workshop-in brief*. Washington, DC: The National Academies Press; 2017. https://doi.org/10.17226/24830.

National Research Council. *To err is human: building a safer health system*. Washington, DC: The National Academies Press; 2000.

Nguyen Viet-Huong V, Dergalust S, Chang E. Epilepsy. In: DiPiro JT, et al., ed. *Pharmacotherapy*. 11th ed. New York: McGraw-Hill; 2020.

Nici L, Mammen MJ, Charbek E, et al. Pharmacologic management of chronic obstructive pulmonary disease: an official American Thoracic Society clinical practice guideline. *Am J Respir Crit Care Med*. 2020;201(9):e56–e69.

Niebyl JR. Nausea and vomiting in pregnancy. *N Engl J Med*. 2010;363:1544–1550.

Nishimura RA, Otto CM, Bonow RO, et al. 2017 AHA/ACC focused update of the 2014 AHA/ACC guideline for the management of patients with valvular heart disease: a report of the American College of Cardiology/American Heart Association Task Force on Clinical Practice Guidelines. *Circulation*. 2017;135:e1159–e1195.

Nix S. In: *Williams' basic nutrition and diet therapy*. 14th ed. St. Louis: Mosby; 2012.

O'Gara PT, Kushner FG, Aschei DD, et al. 2013 ACCF/AHA guideline for the management of ST-elevation myocardial infarction. *Circulation*. 2013;127:e362–e425. https://doi.org/10.1161/CIR.0b013e3182742cf6.

Pagana KD, Pagana TJ. In: *Mosby's manual of diagnostic and laboratory tests*. 5th ed. St. Louis: Mosby; 2013.

Parker RB, Nappi JM, Cavallari LH. Chronic heart failure. In: DiPiro JP, et al., ed. *Pharmacotherapy: a pathophysiologic approach*. 11th ed. New York: McGraw-Hill; 2020.

Potter PA, Perry AG. In: *Fundamentals of nursing*. 8th ed. St. Louis: Mosby; 2012.

Prochaska J, DiClemente C. Towards a comprehensive model of change. In: Miller W, Heather N, eds. *Treating addictive behaviors: a process of change*. New York: Plenum Press; 1986.

Qaseem A, Forciea MA, McLean RM. Treatment of low bone density or osteoporosis to prevent fractures in men and women: a clinical practice guideline update from the American College of Physicians. *Ann Intern Med*. 2017;166(11):818–839.

Reid WH. Recognizing and dealing with impaired clinicians, part I: recognition and reporting. *J Med Pract Manage*. 2001;17:97.

Reid WH. Recognizing and dealing with impaired clinicians, part II: treatment options. *J Med Pract Manage*. 2001;17:145.

Repchinsky C, ed. *Patient self-care: helping patients make therapeutic choices*. 2nd ed. Ottawa, Canada: Canadian Pharmacists Association; 2010.

Romanelli F, Smith KM. Clinical effects and management of methamphetamine abuse. *Pharmacotherapy*. 2006;26:1148.

Rossouw JE, et al. Lessons learned from the women's health initiative trials of menopausal hormone therapy. *Obstet Gynecol*. 2013;121:172–176.

Rossouw JE, et al. Risks and benefits of estrogen plus progestin in healthy postmenopausal women: principal results from the Women's Health Initiative randomized controlled trial. *JAMA*. 2002;288:321.

Sateia MJ, et al. Clinical practice guideline for the pharmacologic treatment of chronic insomnia in adults: an American Academy of Sleep Medicine clinical practice guideline. *J Clin Sleep Med.* 2017;13(2):307–349.

Scheffer IE, et al. ILAE classification of the epilepsies: position paper of the ILAE Commission for Classification and Terminology. *Epilepsia.* 2017;58(4):512–521.

Siscovick DS, Barringer TA, Fretts AM. Omega-3 polyunsaturated fatty acid (fish oil) supplementation and the prevention of clinical cardiovascular disease: a science advisory from the American Heart Association. *Circulation.* 2017;135:e867–e884. https://doi.org/10.1161/CIR.

Skidmore-Roth L. In: *Mosby's handbook of herbs and natural supplements.* 4th ed. St. Louis: Mosby; 2009.

Smith SC, Grundy SM. 2013 ACC/AHA guideline recommends fixed-dose strategies instead of targeted-dose strategies instead of targeted goals to lower blood cholesterol. *J Am Coll Cardiol.* 2014;64:601–612.

Sprague RL, Kalachnik JE. Reliability, validity and a total score cutoff for the Dyskinesia Identification System: Condensed User Scale (DISCUS) with mentally ill and mentally retarded populations. *Psychopharmacol Bull.* 1991;27:51.

Substance Abuse and Mental Health Services Administration. *Key substance use and mental health indicators in the United States: results from the 2018 National Survey on Drug Use and Health(HHS Publication No. PEP19-5068, NSDUH Series H-54).* Rockville, MD: Center for Behavioral Health Statistics and Quality, Substance Abuse and Mental Health Services Administration; 2019. Retrieved from https://www.samhsa.gov/data/.

Substance Abuse and Mental Health Services Administration. *Behavioral health barometer: United States, 2014. HHS Publication No. SMA-15-4895.* Rockville, MD: Substance Abuse and Mental Health Services Administration; 2015.

Sweetman SC, ed. *Martindale: the complete drug reference.* 37th ed. London: Pharmaceutical Press; 2011.

Taylor D, Stuart G. Chemically mediated responses and substance-related disorders. In: *Stuart GW, ed. Principles and practice of psychiatric nursing.* 10th ed. St. Louis: Mosby; 2010.

Therapeutic Research Faculty. In: *Natural medicines comprehensive database.* 11th ed. Stockton, CA: Therapeutic Research Faculty; 2009.

Tice SA, Parry D. Medications that require hepatic monitoring. *Hosp Pharm.* 2001;38(39):456. 595–606, 2004.

Tisdale JE. Drug-induced QT interval prolongation and torsades de pointes: role of the pharmacist in risk assessment, prevention and management. *Can Pharm J (Ott).* 2016;149(3):139–152.

Trinkley KE, Page II RL, Lien H, et al. QT interval prolongation and the risk of torsades de pointes: essentials for clinicians. *Curr Med Res Opin.* 2013;29(12):1719–1726. https://doi.org/10.1185/03007995.2013.840568.

Trissel LA. In: *Handbook on injectable drugs.* 18th ed. Bethesda, MD: American Society of Health-System Pharmacists; 2015.

Tyler VE. What pharmacists should know about herbal remedies. *J Am Pharm Assoc NS.* 1996;36:29.

U.S. Department of Agriculture and U.S. Department of Health and Human Services. In: *Dietary guidelines for Americans, 2020–2025.* 9th ed. ; December 2020. Available at. https://www.dietaryguidelines.gov/.

US Pharmacopeia 39/National Formulary 33. Rockville, MD: U.S. Pharmacopeial Convention; 2015.

USP Dictionary of USAN and International Drug Names. Rockville, MD: U.S. Pharmacopeial Convention; 2015.

VanDolah HJ, Bauer BA, Mauck K, et al. Clinicians' guide to cannabidiol and hemp oils. *Mayo Clin Proc.* 2019;94(9):1840–1851.

Vasilakou D, et al. Sodium-glucose cotransporter 2 inhibitors for type 2 diabetes. *Ann Intern Med.* 2013;159:262–274.

Virani SS, Alonso A, Benjamin EJ, et al. Heart disease and stroke statistics-2020 update: a report from the American Heart Association. *Circulation.* 2020;141:e139–e596.

Vlasnik JJ, Aliotta SL, DeLor B. Evidence-based assessment and intervention strategies to increase adherence to prescribed medication plans. *Case Manager.* 2005;16:55.

Vlasnik JJ, Aliotta SL, DeLor B. Medication adherence: factors influencing compliance with prescribed medication plans. *Case Manager.* 2005;16:47.

Wein AJ, Rovner ES. Definition and epidemiology of overactive bladder. *Urology.* 2002;60(5 suppl 1):7–12.

Whelton PK, Carey RM, Aronow WS, et al. 2017 ACC/AHA/AAPA/ABC/ACPM/AGS/APhA/ASH/ASPC/NMA/PCNA guideline for the prevention, detection, evaluation, and management of high blood pressure in adults: a report of the American College of Cardiology/American Heart Association Task Force on Clinical Practice Guidelines. *J Am Coll Cardiol.* 2017. http://www.onlinejacc.org/content/early/2017/11/04/j.jacc.2017.11.005. Published online November 13.

Willett WC. *Eat, drink, and be healthy: the Harvard Medical School guide to healthy eating.* Florence, MA: Free Press/Simon & Schuster; 2005.

Wilson N, Kariisa M, Seth P, Smith HIV, Davis NL. Drug and opioid-involved overdose deaths-United States, 2017–2018. *MMWR Morb Mortal Wkly Rep.* 2020;69:290–297. https://doi.org/10.15585/mmwr.mm6911a4.

Wilson W, Taubert KA, Gewitz M, et al. Prevention of infective endocarditis: guidelines from the American Heart Association: a guideline from the American Heart Association Rheumatic Fever, Endocarditis, and Kawasaki Disease Committee, Council on Cardiovascular Disease in the Young, and the Council on Clinical Cardiology, Council on Cardiovascular Surgery and Anesthesia, and the Quality of Care and Outcomes Research Interdisciplinary Working Group. *J Am Dent Assoc*. 2007;139(suppl):3S-24S.

Workowski KA, Bolan GA, Centers for Disease Control and Prevention. Sexually transmitted diseases treatment guidelines. *MMWR Recomm Rep*. 2015;64(RR-3):1-137. 2015.

Yancy CW, Jessup M, Bozkurt B, et al. 2013 ACCF/AHA guideline for the management of heart failure: a report of the American College of Cardiology Foundation/American Heart Association Task Force on Practice Guidelines. Circulation. 2013;128:e240-e327. https://doi.org/10.1161/CIR.0b013e31829e8776. Yancy CW, Jessup M, Bozkurt BJ, et al. 2017 ACC/AHA/HFSA focused update of the 2013 ACCF/AHA guideline for the management of heart failure: a report of the American College of Cardiology/American Heart Association Task Force on Clinical Practice Guidelines and the Heart Failure Society of America. *J Card Fail*. 2017;23(8):628-651. https://doi.org/10.1016/j.cardfail.2017.04.014.

Yu DT, et al. Impact of implementing alerts about medication black-box warnings in electronic health records. *Pharmacoepidemiol Drug Saf.* 2011;20(2):192-202.

Basic Pharmacology

INDEX

찾아보기

- 한글
- 영문

찾아보기

한글

ㄱ

ㄴ

ㄷ

ㄹ

ㅁ

ㅂ

ㅅ

ㅈ

ㅊ

ㅋ

ㅎ

기타

● 영문

A

B

C

D

E

F

G

H

I

K

L

M

Q

R

S

T

U

V

W

Z

기타

찾아보기

▶ 감수

신인철 전)한양대학교 의과대학 약리학교실

▶ 편집위원

김순애	을지대학교 의과대학 약리학교실	**이상원**	한양대학교 의과대학 약리학교실
김학림	단국대학교 의과대학 약리학교실	**이서울**	원광대학교 의과대학 약리학교실
김헌식	충북대학교 의과대학 약리학교실	**장용우**	한양대학교 의과대학 약리학교실
송진호	중앙대학교 의과대학 약리학교실	**최 웅**	충북대학교 의과대학 약리학교실

▶ 공역자

강재구	건양대학교 의과대학 약리학교실	**안 나**	우송정보대학교
강찬미	동서대학교	**오재성**	제주대학교 의과대학 약리학교실
고형종	동아대학교 의과대학 약리학교실	**유양경**	군산대학교
김남현	가톨릭관동대학교 의과대학 약리학교실	**유은정**	부산과학기술대학교
김동훈	동아대학교 의과대학 약리학교실	**윤석희**	경민대학교
김명희	삼육보건대학교	**이서연**	원광대학교 의과대학 약리학교실
김미지	경복대학교	**이소영**	광주대학교
김민지	경일대학교	**이연종**	성균관대학교 의과대학 약리학교실
김산옥	송곡대학교	**이영희**	동남보건대학교
김성해	동명대학교	**이윤복**	동서대학교
김세령	예수대학교	**이윤정**	서울여자간호대학교
김영만	전북대학교	**이은주**	동의대학교
김혜령	신한대학교	**이인숙**	한남대학교
김효정	대동대학교	**이정은**	한서대학교
류소임	강원대학교	**이효정**	광주대학교
문 희	순천대학교	**임수진**	인천가톨릭대학교
문미선	춘해보건대학교	**임준서**	부천대학교
박상인	강원대학교 의과대학 약리학교실	**장정희**	계명대학교 의과대학 약리학교실
박선희	한양대학교	**정 현**	대전보건대학교
박수진	대구한의과대학교 약리학교실	**정경화**	전주대학교
박정숙	남부대학교	**정지훈**	중앙대학교 의과대학 약리학교실
박해정	경희대학교 의과대학 약리학교실	**조인영**	전남대학교
박혜숙	제주한라대학교	**채경숙**	서정대학교
방초희	호남대학교	**최영실**	경인여자대학교
백윤아	서일대학교	**최재원**	연대(원주)대학교 의과대학 약리학교실
서보경	대구보건대학교	**현주은**	상명대학교
석조운	이화여자대학교	**황영희**	충북대학교
손혜경	고신대학교		

Basic Pharmacology for Nurses

간호사를 위한

기본약리학

2025년 2월 15일 초판 인쇄
2025년 2월 20일 초판 발행

공 역 신인철 외
발행인 배영환 외
발행처 도서출판 의학교육
등록번호 제 2013-114 호
주 소 서울시 영등포구 영중로 138-1(영등포동 8가 80-2) 드림프라자 B 901호
Tel 02) 2637-4806, 4863 Fax 02) 2637-4807
홈페이지 www.medipub.co.kr
E - mail okpress1208@naver.com
정 가 45,000 원
I S B N 979-11-6127-251-1 93510